U0250674

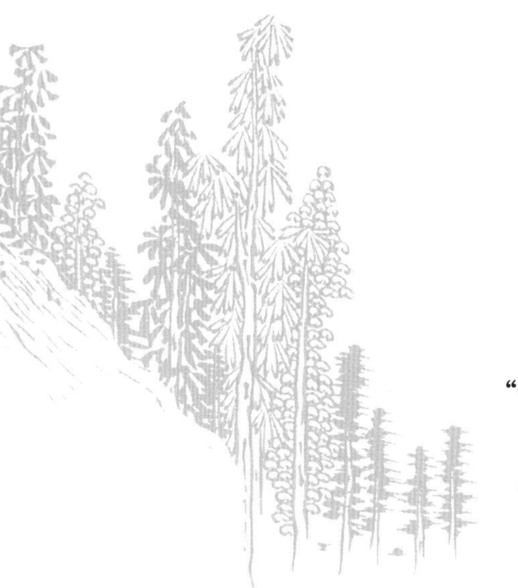

“十三五”国家重点图书出版规划项目　　中医流派传承丛书

川派中医

CHUANPAI ZHONGYI　　ZHONGYI LIUPAI CHUANCHENG CONGSHU

名誉总主编————颜正华　周仲瑛

总　主　编————陈仁寿　王　琦

分册主编—杨殿兴　和中浚　张　毅

Chuanpai Zhongyi

Zhongyi Liupai Chuancheng Congshu

CTS K 湖南科学技术出版社

中医流派传承丛书

川派中医

编委会名单

分册主编：杨殿兴　和中浚　张　毅

分册副主编：江　花　徐姗姗　汪　剑　邱隆树

分册编委：王　丽　陈塑宇　李春苹　陈乙鑫

王　鑫　彭　鑫

总 序

《说文》释“流”曰：“水行也。从㳅㐬。㐬，突忽也。”段玉裁谓㐬之本义乃“不顺忽出也”。派者，“别水也”，故左太冲有“百川派别”之谓。则流派者，即百业之突忽别流可知。历史上的中医流派众多，灿若繁星，以其划分方式不同，而有学说、世家、地域之分。

中国地大物博，地情、民情、病情复杂，故中医讲究“因地制宜”。各地先贤常因各地风物人文不同，而各有所长，诊疗手法各具特色。经过长期的进取开拓、发展传承，孕育出了一大批地域流派，吴门、孟河、新安、海派、浙派、燕京、川蜀、湖湘、岭南……不胜枚举，如同星宿分野九州。这些地域流派将中医原有的理论实践基础结合当地的具体情况，若水之别流，突忽分出，有所发展，有所延伸。又如支流汇聚，百川入海，从而丰富了原有的内容，扩展了原有的实践，维护着各地人民群众的健康，同时推动着中医不断向前发展。因此对于流派的研究挖掘，既是传承的一环，又是发展的一环。

中医流派的形成，与人、地、传、文化等因素密切相关，每个人对经典理论与医疗技术的认识不同，不同的地域能造就不同的人—病—药—效之间的关系，不同的历史、地理环境与人脉形成不同的流派，文化程度与文化特色能造就不同的中医流派，所以研究中医流派是一件十分有意思、有价值的事情。通过流派的研究，可以挖掘中医学中的不同学术思想、临床经验、用药特色、传承模式等，特别对于当今发展中医，做到“传承精华，守正创新”具有深远的现实意义。

今湖南科学技术出版社策划的国家“十三五”图书出版项目，邀请南京中医药大学陈仁寿教授担任总主编，上海中医药大学、浙江中医药大学、山东中医药大学、湖南中医药大学、首都医科大学、苏州市中医医院等单位在中医流派研究方面有建树的专家学者共同编纂这套“中医流派传承丛书”，可以全面展示不同地域中医流派的历史脉络、医人医著、学术思想、临证经验、发展现状，对于多视野、多维度地了解我国各地中医药的发展历史具有文献价值和实用价值。

这套丛书目前包括了10个有代表性的地域流派，各册主编都是在全国中医文献与流派学科领域具有相当影响力的著名专家。每个分册的内容安排，既有历史回望，又有当代现状与未来展望；既有浅显易懂的历史文化科普，又有专业学术的医论医理探讨，我认为可称得上是古今贯通、深浅得宜。通过这套丛书，不论是中医爱好者，还是从事临床研究工作的同志，相信都能有所收获。

近年来，党和政府越来越重视中医药事业的发展，中医文献与流派研究得到了广泛的支持和重视，并取得了可喜的成就。这套丛书的问世，可以说是承天时、地利、人和于一身，本身既是对近年来中医流派研究成果的一个汇总和展示，又将会对中医流派的继续研究有所帮助，对中医事业的传承有所贡献。

中医流派的内涵十分丰富，本丛书第一辑仅出版10个中医地域流派，希望后续有更多的地域流派分册著作不断问世，更希望还能有中医学术流派等方面的系列著作涌现，从而掀起学习和研究中医流派的高潮，将中医各个具有特色的流派展示给世人，以供人们学习、借鉴和研究。

故乐为之序！

颜正华

2020年12月

总前言

唐代诗人张文琮的《咏水》有曰：“标名资上善，流派表灵长。”

所谓流派，是指在学术与学问的传承过程中，形成的不同派别，如水之流动必有支出，山川溪水各有风格，中医也不例外。

中医流派是中医学术思想和临床经验代代传承的主要载体之一，在绵延数千年的祖国医学历史长河中，中医流派络绎纷呈，许多流派对中医的传承和发展做出了巨大贡献。我们把中医流派主要概括为 3 种类型：地域流派、学术流派、世医流派。其内涵与外延各有不同，但又有交叉。地域流派是指一个地区众多医家长期行医而形成的极有影响的中医流派，以地方命名为主，如吴门医派、孟河医派、海派中医、新安医派等；学术流派是由于学说观点不同而形成的中医流派，以中医学说理论或医家命名为主，如伤寒学派、河间学派、易水学派、温病学派等；世医流派是指某种学术观点和诊疗方法代代相传而形成的中医流派，以中医世家及其医疗技术命名为主，如苏州葛氏伤科、南京丁氏痔科、无锡黄氏喉科等。通过对中医流派的研究，可以挖掘中医药学术思想精华、梳理中医药传承脉络、提炼中医药创新思路、指导中医药临床应用，为此有必要进行系统总结，以供中医药临床、教学、科研及中医药文化传播参考。

中医流派研究是一个系统工程，所涉及内容广泛而丰富。本丛书主要选择部分地域流派进行研究和编纂，以揭示地域流派中的历史与人文、人物与著作、学术与临证、传承与创新等内容。

地域流派的形成，与当地的历史、地理、文化及习俗等地域因素密切相关，包含着人文与科学的双层内涵。地域流派强调其医家同处于某一地区，虽医家之间可能学术观念不完全一致，也不一定均有相同的传承关系，但由于同受当地文化熏陶培育，必然可以在文化上找出共性特征，从而基本符合地域流派的条件。在以地域冠名其医学流派之时，其必然强调自身对地方文化的认同，有利于加强当地中医界的凝聚力，并且可以促进更全面深入地挖掘和传承地方名医经验。同时，有利于获得地方政府和社会各界对当地中医更多的关注与更大的支持。

目前，中医学界对地域流派研究主要涉及吴门医派、孟河医派、新安医派、海派中医、岭南医派、龙江医派、钱塘医派、八桂医派、山阳医派、川派中医、燕京医派、湖湘医派、永嘉医派、盱江医派、齐鲁医派、长安医派等。

本丛书第一辑选取了具有代表性的10个地域流派进行编写，分别是吴门医派（苏州）、孟河医派（常州）、新安医派（安徽）、海派中医（上海）、燕京医派（北京）、浙派中医（浙江）、川派中医（四川）、岭南医派（广东）、齐鲁医派（山东）、湖湘医派（湖南），每一个流派作为一册，共计10册。每册内容分别从地域历史、人文基础、代表医家及著作、历史遗存、学术思想及其影响、传承和研究情况等方面将每个地域流派的内涵与风貌进行介绍。各册分别由苏州市中医医院欧阳八四主任医生、南京中医药大学陈仁寿研究员、安徽中医药大学陆翔教授、上海中医药大学梁尚华教授、首都医科大学张净秋教授、浙江中医药大学郑洪教授、四川省中医药学会杨殿兴会长、山东中医药大学李玉清教授、湖南中医药大学周德生教授等担任主编。

在编写过程中，主编们带领各自的团队，在丛书总体策划与编写原则要求下，积极与地方中医药教育、科研、医疗以及民间机构、学者取得联系，就其当地的地域流派研究现状、传承情况等方面进行咨询；与目前地域流派中的代表医家进行交流，就其学术思想、传承建议等方面展开探讨；通过实地走访采风，对流派现存的历史遗迹、医药文献等进行拍摄、录像。力求使本丛书集目前地域流派研究之大成，具有里程碑的意义，对今后地域流派的研究具有重要的参考价值。特别是其中的名家学术思想与临证经验，对临床医生具有指导意义。

为了使体例基本一致，但又要保持各自特色，编写过程中多次召开编写讨论与交流会，大家各抒己见，相互学习，相互借鉴。因而各册既符合丛书的总体要求，但又各有千秋，符合中医流派本身所蕴含的异同、特性与交融。

希望通过本丛书的出版，引起中医学界对中医流派的重视，同时提高广大中医同行对中医流派的认知，并从中吸取精华，服务于当代中医教学与临床，推动当今中医的传承与创新。

希望读者们对本丛书的编撰提出宝贵意见，指出其中存在的错误，并对我们今后的中医流派研究工作提出建设性建议。

陈仁寿

2020 年 12 月于南京

前言

四川，雄踞我国西南，古称巴蜀。成都平原自古就有“天府之国”的美誉，天府之土，沃野千里，物华天宝，人杰地灵。

巴蜀自古出名医、产中药，四川号称“中医之乡、中药之库”。据历史文献记载，从汉代至清代，见诸文献记载的四川医家有1000余人，川派中医药影响医坛2000多年，历久弥新；川产道地药材享誉国内外，业内素有“无川药不成方”的赞誉。

在“发扬传统，正本清源，继承创新，唱响川派”文化精神的引领下，从2012年开始，四川启动了“川派中医药源流与发展”和“四川名中医药专家经验继承与整理”两项系统工程。在全省范围内组织专家、学者，整理古代中医文献，探访近现代名家，追根溯源，厘清川派中医药学术源头，出版了大型专著《川派中医药源流与发展》（2016）；又对近现代具有代表性的100位川派著名中医药学家的学术思想、临床经验进行研究整理，出版了《川派中医药名家系列丛书》（已出版50位川派中医名家），为后人留下了一份宝贵的文化遗产。在“传承精华，守正创新”指导思想的鼓舞下，川派中医药的振兴，方兴未艾，川派中医名医工作室、流派学术专业委员会、川派中医药文化传承基地等项目相继启动，《川派中医药名家系列丛书》2019年项目已获得国家出版基金资助。

百川入海，集腋成裘，回顾中医药学的发展历程，无不浸透着各地区、各位中医药先贤们的智慧与结晶，不同学派、流派的传承与发展，最终必将会促进祖国医学的进步与繁荣。今天，湖南科学技术出版社组织全国中医药专家、学者，选取了10个地域流派率先进行研究整理，必将为中医药学的百花园增辉添彩。

《川派中医》完全按照丛书的总体编纂要求和体例设计进行编撰，共分为五章，第一章历史回声，重点介绍了四川的地域、形成流派的历史与文化基础、流派的形成过程；第二章千秋前贤，着重介绍了川派中各个历史时期具有代表性的医家及其生平、著作和医学贡献；第三章文以载医，介绍了川派中医的历史遗存，包括医药文献、历史遗迹、典故传说、医事医话；第四章学思流芳，介绍了川派中医在全国比较有影响的重要学说代表人物及其学术思想；第五章百年医道，对川派近百年来的传承情况、研究概况以及对现代中医药事业发展的作用进行了介绍，其中重点介绍了具有三代传承、影响深远、活跃至今的15个中医流派。

本书作者主要由原《川派中医药源流与发展》的成都中医药大学、四川省中医药科学院的主创人员承担，新增了西南医科大学和云南中医药大学几位师生参加。2020年6月正式启动，由主编杨殿兴、和中浚、张毅拟出本书编写提纲和安排各章编写人员，然后大家分头查阅资料，研究整理，着手撰写。先后召开了几次会议专题研究，于2021年5月全书定稿。绪论由和中浚执笔，第一章由江花、和中浚、陈乙鑫、王鑫执笔；第二章由杨殿兴、徐姗姗执笔；第三章由和中浚、王丽执笔；第四章由汪剑、和中浚、陈塑宇、李春苹执笔；第五章由邱隆树、张毅执笔。主编杨殿兴负责各章的审稿和全书的统稿。书稿中采用的名老中医图片及处方，主要来自成都中医药大学博物馆和图书馆，一并致谢！

由于时间较紧，又多人分工撰写，加之学识水平有限，书中舛、漏、舛、谬在所难免，敬望各位专家、学者不吝赐教！

杨殿兴

目录

绪论

川派中医是中医学在四川地区的一个主要地域学派，它以四川、重庆为主，旁及云南、贵州，影响波及全国各地，是我国西南地区影响最大的中医主流学派。它在巴蜀文化的长期孕育下，在四川盆地高山大川与丘陵平原等复杂地理条件并存的多重环境下，在寒冷、潮湿、暑热等不同复杂气候条件交织之中，经过漫长历史的砥砺磨炼，由巴蜀医家在学术经验总结积累和临床辨证用药过程中逐步形成。

川派中医最为突出的特点是历史悠久，医家众多，医学成就突出，人称“中医之乡”。不仅川东诸巫最早兼通医术，彭山彭祖养生术渊源久远。更有意义的是成都老官山西汉墓出土医简横空出世，虽然其文字少于长沙马王堆汉墓医书，但医简涵盖的早期理论内容较为系统，涉及医学类别较多，学术较为成熟，成就斐然。它与扁鹊医派和《内经》的学术关系密切，其医简成书时间介于马王堆汉墓先秦医书和传世中医典籍《内经》已成熟的中医理论之间，呈现出承上启下的标志性节点位置，填补了这一学术过渡时期长期医学史料的空白，刚一出土就受到国内外学术界的高度关注。其中《六十病方》拥有较成熟的病症方剂近百首，是迄今最早也是内容最为丰富的复方方书。与医简同时出土的人体髹漆经穴漆人，裸体直立，高 14 厘米，完整精致，与绵阳双包山汉墓出土人体经脉漆人造型一脉相承，从双包山经脉漆人体表纵行的手三阳三阴经、足三阳经及督脉共 13 条经脉，发展到老官山经穴漆人绘有清晰的22条红色粗线和阴刻白色细线29条，成为人体十二经脉的最早版本，同时还有任脉及躯干部3条环行横线的带脉及三焦图像。双侧共有100多个脉俞位置的显著标识，其躯干部位阴刻“心”“肺”“肾”“盆”等文字，成为世界上最早和最为完整的人体经穴模型，为老官山出土医学文献与扁鹊医学关系的确定提供了有力证据，有着重要的医学和文物研究价值。这是四川地区首次发现，也是我国历年来有关医学简牍最为集中，数量最大的一次重大医学考古发现。其学术源于战国名医扁鹊，是出土医学文献中内容最为全面系统，与早期中医理论、经脉、针灸学和临床诊断辨证及治疗关系最为密切的医学文献。进一步突出了川派中医在全国的重要学术地位。

四川传世医学文献中，以汉代涪翁的《针经》、唐代昝殷的《产宝》、宋代杨子建的《十产论》为标志，提示针灸和妇产科两门专科在四川起源较早，源远流长。唐代成都名医昝殷于大中年间，集唐以前诸家关于胎产的论述，兼收民间验方，结合个人临床经验，编成《经效产宝》一书，成为现存最早的中医妇产科专著。唐代政治家陆贽（754—805）贬充忠州（今重庆）别驾，陆氏谪居僻地，因当地疫疾流行，遂编录《陆氏集验方》50卷，学者评价认为“忠州之《集验方》，按病取方，处方治病，此医案之权舆也”[《东皋草堂医案》兴机（张拱端）序]，惜其书已佚。其他亦有一些擅长专科的医家见载于史籍，如宋代治愈显仁皇太后眼疾的皇甫坦、清初治愈孝康皇后目翳的刘之琦，明代医家韩懋著《杨梅疮论治方》，提示他们对一些专科疾病有较高造诣，在医案、方书、眼科、外科等学科的成就上在全国拥有一定的早期学术优势。

川派中医学术风格辛辣厚重且具多样性，各个历史时期发展不平衡。与新安医学、孟河医学等江南中医地域学派家族传承较为集中，医家乐于著述的特点稍有差异。其学术成分独特又较为多元，外省寓川与本籍医家兼容并包，城镇中儒医与乡间医家各领风骚，多种学术主张和不同学术风格散布巴蜀各地，主要偏重医家长期在临床功夫的积累，师生递相传承的特点或较为显著，而在著书立说方面或有些薄弱。一些名医，其临床疗效虽有口皆碑，但终身忙于诊务，鲜有本人自撰的著述传世，早期如郭玉、石藏用、皇甫坦，晚清民国年间成都四大名医沈绍九、顾燮卿、陆景庭、王朴诚，重庆如补晓岚，现代如蒲辅周、叶心清等。但医家辨证用药功夫扎实，临床经验丰富，学术造诣深厚，一有适当的机遇则大放光彩，如蒲辅周 1956 年在北京辨证治疗“流脑”一言中的，叶心清为中外政要治疗获得广泛赞誉。

第二个特点是“中药之库”。四川位于中国南北交界的西南地区，四周高山环绕，西北高原峡谷、川东及盆地周边丘陵密布、川西为肥沃的成都平原，寒温暑热各类地理气候兼具，因而动植物资源丰富，药物品种和产量在全国名列前茅，在中药产地的位置上位居中枢，主要以南方气候为主，西北高山高原兼有某些北方寒冷多雪的气候特点。其次从本草文献的发展历史而论，北宋唐慎微《证类本草》集宋以前历代本草之大成，上承《神农本草经》和《本草经集注》以来的诸家主流本草文献内容，下启明清本草学术发展，为《本草纲目》之蓝本，煌煌 60 余万言巨著，载药 1746 种，系统反映了北宋以前已亡佚本草文献的内容和发展脉络，有关药物的别名、性味、形态、产地、采收、功效、主治、炮制、鉴别、食疗、附方、药图等多项内容一应俱全，成为编撰体例较为完备的大型综合性本草的中流砥柱，其规模和成就也为此前的多种本草文献难以比拟，除其后的《本草纲目》外，其他多数本草文献很难望其项背，雄踞于本草学术发展历史上的中枢地位。

第三是擅用热药。四川潮湿的地理气候环境，导致医家喜用热药以逐寒湿，如宋代就有“藏用担头三斗火”，清代民间也有医家喜用热药而有“周花椒”之称。但从理论上予以系统阐述，开宗立派，还应该归功于晚清邛州郑钦安，郑氏著《医法圆通》《医理真传》《伤寒恒论》，开创火神派，其后该派名医辈出，如祝味菊、吴佩衡、刘复、卢铸之等不胜枚举，弟子众多，影响巨大。四川火神派医家擅长使用附子、干姜、桂枝等一类温热药，喜用经方，屡起重危病症，在全国独树一帜。郑钦安主张“洞明阴阳之理”，重视人体立命之本的元阴元阳，而以温扶坎中真阳为主。其学术主张对于《伤寒论》的经方学说和中医肾命学说的发展有着重要推动作用。扶阳派擅长运用《伤寒论》经方中的四逆汤、理中汤、桂枝汤等温补脾肾为主的热药。对形成于金元，发展于明清薛己、孙一奎、赵献可、张景岳的温补学说赋予了更多创新性的理论和用药新意，其“阳主阴从”的学术主张和温热药在临床多种疾病的广泛运用受到全国各地医家的推崇，近年更在全国形成扶阳热潮。

第四是医药兼擅，针药兼擅。古代如唐代陈士良，五代韩保昇，北宋唐慎微、陈承，近代如清末唐宗海、刘兴，都是医家而知本草，撰有本草著作。不少川派医家擅医识药，善用草药，如重庆名医补晓岚、熊寥笙、张乐天、陈源生，绵阳李孔定等。中药学家凌一揆、张廷模等先从医后擅药，炮制名家徐楚江亦兼临床，皆重中药的临床应用，创建中药性效学派，编写《临床中药学》。针灸名家吴棹仙、叶心清、蒲湘澄、李仲愚等既有很高的内科辨证治疗用药修养，又以针灸学成就驰名。

川派本草文献和方书向来以注重临床运用为特色。古代医药不分，四川古代中药学家多为中医名家，他们在编著本草时发扬其知医擅药的优点，从李珣、唐慎微开始，就特别注意从药物在方剂中的作用总结其功效，注重药物功效和临床方剂的收集、总结与记载，唐慎微《证类本草》附方3000余首，开创以方证药，方药对照编写方法。《史载之方》"随证论脉，按方施药"，方多自创，善用祛风除湿药和活血药，切合蜀地多湿的特点。《草木便方》是一部具川东地方特色的草药类本草，渊源于作者先辈《耄寿医学》，载药方共700余个，按临床学科分类叙述，方药并论。《本草问答》为唐宗海个人临床用药经验总结。陈潮祖《中医治法与方剂》以五脏为核心，以法统方，便于临床选方用药。

川派中医的学术价值首先是对于四川中医药学术传承发展的重大推动，通过医家办学授徒，中医学术不断传承发展，如绵阳涪翁、程高、郭玉师徒三代，近代四川中医学堂、巴县医学堂、四川国医学院等在成都、重庆的艰难办学，四川中医人才队伍得以培养壮大，20世纪50年代，四川的中医人数居于全国前茅。

川派多位著名医家在全国的学术影响较大，随着四川寓居北京的萧龙友、左季云、邹趾痕，乔迁武汉的冉雪峰，移居沪上的成都祝味菊、华阳刘复，在昆明的西昌吴佩衡、在南京的叶古红等医家在全国各地悬壶济世，在北京、武汉、云南等地兴办中医教育，特别是1955年末四川10余位德高望重的名医集体赴京，以及"火神派"扶阳用药经验在全国的广泛流传，川派中医的学术经验在全国尤其是西南地区得以不断推广和广泛传播，四川医家对全国中医学术发展也做出了自己的独特贡献。

第一章 历史回声

四川古称巴蜀，以川东川北高山峻岭和西北西南高原包绕形成四川盆地，文化源远流长，自古即有『天数在蜀』『易学在蜀』『儒源在蜀』『文宗在蜀』等美誉。有『中医之乡、中药之库』之称，此皆得益于巴蜀自然社会文化环境的长期滋养孕育，形成了跌宕起伏的川派中医学历史，炼就了富于巴蜀特色的川派中医风格，孕育出名医辈出的川派医家队伍，发展了丰富多彩的川派中医学术流派。

第一节 中医之乡

四川素有“中医之乡”之称，主要言其中医历史悠久，从医人数较多，名医辈出，名家在全国影响大、社会威信高，传统中医特色浓厚，群众认可度高，发展基础好、中医学术活跃，流派纷呈，中医事业和学术发展突出。与现代以来，四川全省重视中医学，为全国“振兴中医工作的先声”与“中医现代化国际科技大会（成都）”连续举办，中医院的建设成效显著等有关。更与四川特殊的地域环境、文化特点、风俗习惯等有着重要关系。

一、四川盆地

（一）复杂的地理

四川雄踞我国西南，先秦时候东部属巴、西部名蜀，具有悠久的文化，3000 多年前三星堆文化有力地证明了古蜀国文明水平。秦代时置蜀郡，汉代时属益州，地处我国长江流域上游，因境内有岷、雒、泸、巴四大河流经其中，自宋元以后一直名称四川。系西南边陲与中原文化交流的前沿与通道，山水险峻秀美，世界闻名。其地东邻湖北，南接云、贵，西连西藏，北靠陕、甘两省，其周边被高大群山和高原所环绕（图 1－1），北为秦岭巴山，东为

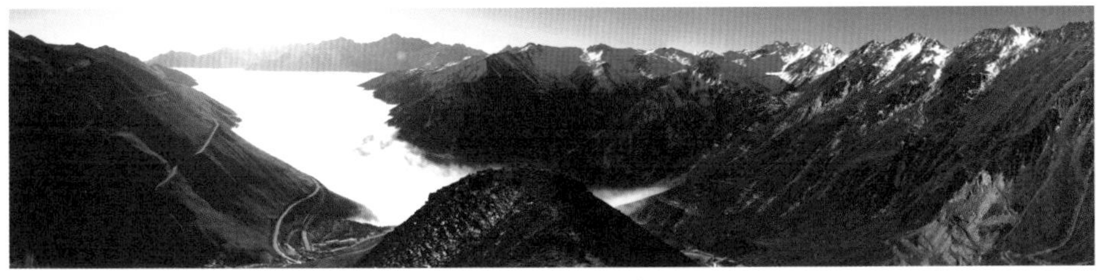

图 1－1　川西北高原

巫山群峰，南有云贵高原，西为横断山脉，形成以四川盆地为中心的自然形态。全川地形复杂，西部成都平原（图1－2），沃野千里，号称“天府之国”，人口密集而富饶；东北部及周边遍布众多丘陵，渐次增高为山地、高原、高山，全川大致可划分为东西两部分。东部古为巴地，以丘陵、山区为主，坡地面积较大，元、明、清三朝之后一直属于四川管辖，1997年中央批准重庆建立直辖市。西部古为蜀地，包括成都平原、川北、川南丘陵、大山及盆地西部高原。

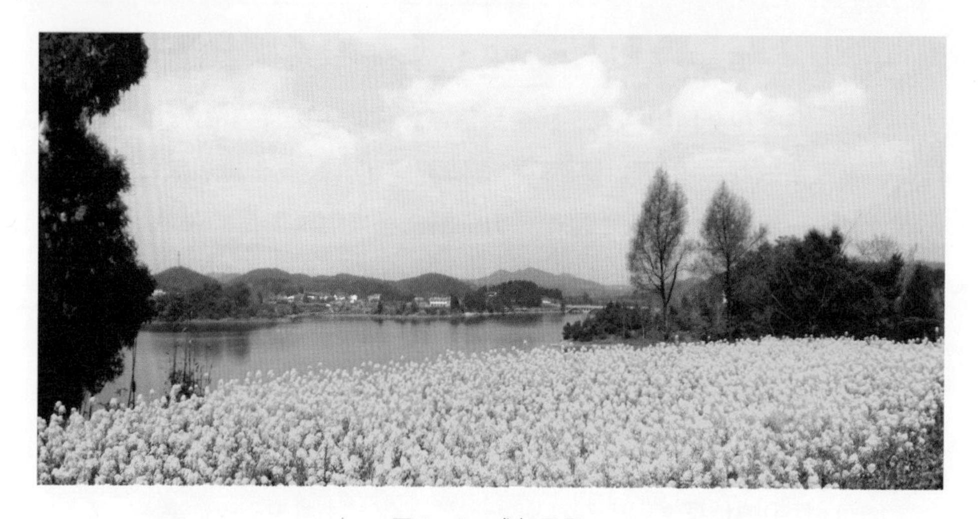

图1－2　成都平原

（二）潮湿的气候

四川常年气候温和，属亚热带季风性湿润气候，年平均气候为18 ℃，冬季最低气温为6 ℃～8 ℃。与同纬度地区相比，四川年平均温度明显偏高，尤其冬季，由于冷空气受北方秦岭大巴山阻挡，四川盆地冬季平均温度比长江中下游地区高，与广东北部相当。年积温比同纬度高，无霜期也较同纬度地区长。四川盆地东部和西部气候有许多共同点，但也有差异。东部一般在5—6月多雨（类似江南的梅雨），7—8月受副热带高压控制，高温干旱，成为中国夏季气温最高的地区之一；西部4—5月则多春旱，7—8月受西南暖湿气流影响而多雨。降雨量充沛，可达1000～1300毫米，主要集中在6—10月，四川境内以长江为首的河流水系发达，河流有1400多条，且很多河流流域面积极广，储藏了丰富的水资源。秦岭和大巴山形成的天然屏障，阻挡了由北方南下的寒潮侵袭，封闭的地形导致四川盆地常年风速偏低，是我国年平均风速最小的地区之一。由于盆地四周主要是山区，仅东南部地势相对较低，有利水汽进入，西北部山区相对较高，不利于水汽的散失，也不利于暖气流与外界冷空气的交换，因此其气候特点表现为四季分明，冬暖春温夏热，又因云层厚实，高山阻挡，盆地闭塞，空气不易流通，重庆冬季多雾，水湿难以蒸发，故潮湿偏盛。

二、川民性格

四川从历史上看，多灾多难，除了富庶的川西平原外，更多的是丘陵大山，自然灾害素来多发，加上战乱频仍，瘟疫连绵，这些艰苦的生存条件，虽然给川民生活带来了苦难，但更磨砺了川民勤奋、耐劳、乐观、向上的质朴品格，以及不屈不挠的精神。

（一）绝处逢生之勇

四川被誉为“天府之国”，主要指成都平原得都江堰水利之益，物产丰富，而绝非指全川环境优渥。唐代伟大诗人李白曾作《蜀道难》诗云：“危乎高哉！蜀道之难，难于上青天！”慨叹蜀道之险，难与外界沟通，人们生存环境恶劣，天灾人祸连绵不断。四川历史上的自然灾害，素来多发，既有水、旱、风、雹等多种气象灾害，又有地震、山崩、泥石流等地质地貌灾害，还有蝗灾、瘟疫等生物灾害，历史上的战祸与瘟疫每每纠缠不解，以致四川长期民不聊生，贫穷困苦，但川人却以顽强拼搏，不屈不挠的精神克服天灾人祸的打击，置之死地而后生，勇敢开拓，创造了灿烂的巴蜀文明，繁衍昌盛至今。

1. 战祸频仍

由于四川物产丰饶，历来为兵家必争之地，故有“天下未乱蜀先乱”，川人只能在灾祸中谋求生存与发展。根据《四川通志》记载：“蜀自汉唐以来，生齿颇繁，烟火相望。及明末兵燹之余，采菖迁徙丁户稀若晨星。”[1]

---

[1] 张晋生，黄廷桂. 四川通志卷五上 · 户口［M］. 四库全书 · 史部，1984：1.

清康熙二十四年（1685）四川进行了全面的人口统计，经历过大规模战事的四川省仅余人口9万余人。

在宋金战争中，四川军民顽强战斗，御金于四川盆地之外，后又经长达半个世纪的抗蒙战争。蒙古军曾先后三屠成都，故有“蜀人受祸惨甚，死伤殆尽，千百不存一二”的记载；1639年明末农民领袖张献忠起事入川避剿而毁成都，杀人如麻；1673—1680年清军与吴三桂在四川的战乱，历时七年。民国年间，四川内部军阀分为五个派系，川军在20年中一共打了478起大小不等的地盘之战。

然川人历来爱国护家，抗日战争全面爆发后，北出四川的二十二集团军调往山西，划入阎锡山二战区，在历次大会战中，战绩卓著，成功将日军阻击在潼关之外，成为人所称道的“铁血之师”，兑现出征时的誓言：“敌军一日不退出国境，川军一日不还乡。”正如1945年10月8日的《新华日报》所载：“四川人民对于正面战场是尽了最大最重要责任的。”四川是一个日军从来没有踏足过的省份，但是抗战伤亡人数居全国各省之最！川军为全国抗战提供了20%的兵员！抗战期间共计有350万川军参战！有64万川军儿郎客死他乡。川军猛矣！川人勇哉！

2. 瘟疫连绵

有关中国四川疫情的记录，最早见于晋代。据四川省档案馆文献资料记载：“晋武帝太康元年（280），旌（德）阳大疫，死者十七八。”从汉代到近代，四川历朝都不乏疫灾的记载。其中晋、唐、宋三朝疫灾相对记载较少，明代以后明显增多。疫灾的发生主要集中在清代及民国，并呈现出越来越频繁的态势，而且波及的范围愈广，后果愈加严重。这是由于四川在多次连续大规模的战争中，不断遭受轮番拉锯厮杀，尸横遍野，瘟疫随战乱接踵而至，“大头瘟”“马眼睛”“马蹄瘟”等瘟疫及天灾一个接一个，境内人口锐减，所以才出现巴蜀人口在元末和明末清初仅有几万、几十万人的历史记载。从晋代至民国的1600多年中，省内各地方志所记载的疫情不下千次。其中，流行范围连及几省的疫情有：晋惠帝元康七年（297），“秋七月雍、梁州疫”；唐太宗贞观十八年（644），“泸、濛、巴、普、柳五州疫”；唐文宗太和六年（832），“自剑南至浙西大疫”。波及全省的疫情有：宋高宗绍兴六年

（1136），明世宗嘉靖八年（1529），明神宗万历十六年（1588），清光绪十八年（1892）等。[1]

清嘉庆五年（1800），平武县境内山洪暴发，洪灾过后，随即瘟疫流行，死者甚重。咸丰二年（1852），奉节平安乡一带伤寒流行，疫期长达3个月，病人1万余人，死者两千多人。同治七年（1868），铜梁县“瘟疫四起，吐泻交作，二三时立毙，城市乡镇，棺木为之一空”。同年（1868）6月，德阳县麻脚瘟流行，邑中死亡两三千人，波及成都，传染几遍。麻脚瘟，又称麻脚痧。麻脚痧一直困扰着光绪年间的四川人民。后世学者认为，麻脚痧，即霍乱（又称“虎力拉”）的俗称。其死亡者甚多，可谓“沟死沟埋，路死插牌”的惨状，温江地方名医李风廷（1850—1925），在《李三太医歌诀》写道：“麻脚瘟发戊辰年，壬辰亦有此瘟传。手足麻木及吐泻，四脚如冰不能言。经验有方能救得，姜黄皂蝉与僵蚕，雄黄朱砂及陈艾，共末开水送下咽。服之顷刻吐泻止，能言尚可挽回焉。”清同治五年（1866）《中江县志》亦载：“道光元年辛巳冬及次年春，民病麻脚瘟，须臾气绝，有一家一日内毙九人者，行道忽毙者尤众。惟见者遽以针刺十指尖，出血可苏，缓者不救。或速服太乙紫金锭，或用黄荆、紫苏、薄荷、建石菖蒲、西砂仁研末服之，皆愈。无药以葱汤灌之，并以葱遍擦身亦有效。”[2] 对“麻脚瘟”的发生、症状、治疗均作了简洁的说明。

1916年据不完全统计仅霍乱、伤寒、麻疹、白喉、赤痢、天花、猩红热、黑死病8种传染病病人就达1672067人，死亡640656人，占当年全省已明死因人数的70.9%。1925年四川省在荒旱中死亡的116万人中，有30万人死于瘟疫。可见，民国时期传染病流行给川省民众带来巨大的人员伤亡和深重的苦难。[3] 尽管从古至今，四川灾难深重，川人通过中医方药的治疗，自身的顽强拼搏，兼借助外界的支援，一步步摆脱绝境，再创繁荣富庶的巴蜀文明。

---

[1] 席永君. 四川历史上的瘟疫（上）[N]. 华西都市报，2020-3-19（A13）. https：e. thecover. ch/shtml/hxdsb/20200319/126968：shtml.

[2] 张涛. 四川古代疫情研究［D］. 广州：广州中医药大学，2002：20.

[3] 李世平，陈贤敏. 近代四川人口［M］. 成都：成都出版社，1993：132.

（二）移民文化之融

由于前述战争、战乱及瘟疫等原因，四川人口数次急骤下降，引发了数次大移民活动，其中包括秦国占蜀、三国时刘备入川、清初湖广填四川、近现代以来的抗战内迁，大军南下，三线建设等，因此移民的迁徙与交融逐渐形成了独具特色的四川移民文化。

古代巴人、蜀人的祖先有不少自境外移入而定居巴蜀。如巴族部落有自长江中游迁入者，蜀族中的鱼凫氏从长江中下游迁入，杜宇氏的一支乃从今云南北部迁入并与川西土著汇合而成，开明氏则源于荆楚。

公元前 316 年，秦灭巴蜀，先后置郡县，行秦制，从公元元年到公元 138 年，巴蜀人口增加了 34％。《华阳国志·蜀志》载："秦惠王封子通为蜀侯，以陈壮为相，置巴郡，以张若为蜀国守，戎伯尚强，乃移秦民万家实之。"[1] 此为四川历史上有文献记载最早的一次移民入蜀。汉初关中饥馑，高祖下令关中百姓"就食蜀、汉"，向蜀地逃荒。东汉末年，刘焉避乱入蜀为益州牧，"时南阳、三辅民数万家避地入蜀"（《华阳国志·公孙述刘二牧志》）。后刘备入蜀建立蜀汉政权，亦曾从徐、荆携军民入蜀。蜀汉丞相诸葛亮曾六次出兵北伐曹魏，多次将汉中民户迁移入蜀。晋咸康年间，李寿在蜀称帝，引僚人入蜀，"布在山谷，十余万家"（《蜀鉴》卷四引李膺《益州记》），为文献所载首次从南方大规模迁徙民户入蜀。南宋末年，因金兵南侵，大批陕甘居民流入四川。元末明初，长江中下游爆发大规模农民起义，湖广地区居民有不少趋避入蜀。明初，明军以数十万之众从北、东两路，水陆并进攻取四川，留兵及军户屯守，并从湖广及东南、西北各省迁移大批民户入川，史称"湖广填四川"。明朝初年，明太祖采取移民垦荒和修筑田坝的措施，湖广、陕西、山西一带的大量移民迁徙至四川、河北、安徽等地。清朝建立之初，秦巴地区"国初时而田园长蒿莱，行万里间绝人烟也"，"川省初定，土满人稀"（《清圣祖实录》卷六），《康熙三十三年招民填川诏》下令采取"移民垦荒"的举措，允民随处插占开垦，永不起科，规定五年起才

[1] 常璩．华阳国志：卷三［M］．任乃强校注．上海：上海古籍出版社，1987：128.

征税，并对滋生人口，永不加赋。配合安排上户籍、编入保甲，这些政策为移民创造了良好的环境和条件，移民的持续时间长达100多年，入川人数约100万人，东南、西北十余省区的移民蜂拥而至，出现第二次“湖广填四川”的高潮，奠定四川今日人口大省的基础，极大地改变了本地的居民构成，故四川既有北方人的精悍，又有川人之灵气，还兼关中的豪气，四川盆地也逐渐恢复了往昔的繁荣。

1. 经济不断复兴

随着移民人口的增加和大量荒地的开垦，经过长期休养生息，四川社会经济得到了迅速恢复和发展，以至在较长时期里呈现出一派繁荣兴盛的景象。四川农村经济的发展最为显著，来自四面八方的移民带来了各省的先进生产技术，耕地面积迅速增加，粮食生产获得快速增长，仓库粮食爆满，粮价平贱。从雍正年间开始，四川已成为全国主要的水稻产地和主要的粮食输出地区。四川所产大米除满足本省需要外，尚有大量商品粮运销湖北、江苏、浙江、云南、贵州诸省。“各省米谷惟湖广常有余粟，江西次之；及四川生聚开辟，于是川米贯于东西，视楚米尤多。”[1]

2. 文化宗教的融合

巴王族出自姬姓，语言与中原诸夏相同。《左传》《华阳国志·巴志》记载战国时巴、楚通婚，说明其同属华夏语言系统，且近楚语。秦汉三国时期，在外来文化的影响下，巴蜀地区的传统文化发生了巨大变化，此之前，是“蜀左言，无文字”（扬雄《蜀王本纪》），“迁秦民万家实之，民始能秦言”（《蜀中广记》卷九十六引唐卢求《成都记·序》），“蜀人始通中国，言语颇与华同”（扬雄《蜀都赋》刘逵注引《地理志》）。从根本上改变了巴蜀地区的民风、民俗，从此巴蜀地区由“蛮夷之地”一变而为文化之邦。大量的文献及考古资料表明（图1－3、

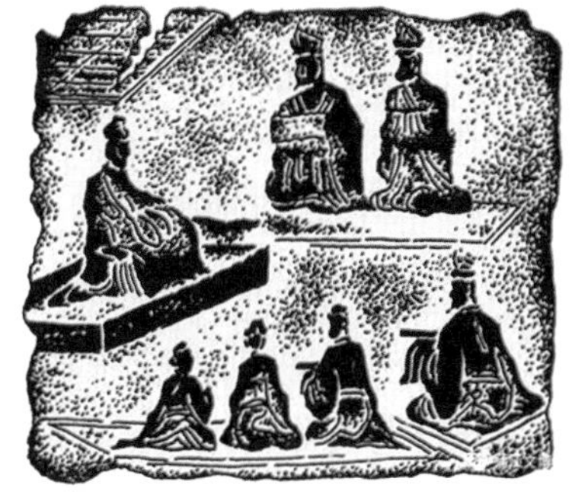

图1－3 汉文翁石室讲学画像砖

[1] 王庆云. 石渠余纪：卷四［M］//隗瀛涛注. 四川近代史稿［M］. 成都：四川人民出版社，1990：3.

图1-4），在秦统治巴蜀的110年间，在移民带来的外来文化影响及秦朝的政治压制之下，楚文化在巴蜀地区的影响日趋淡漠。

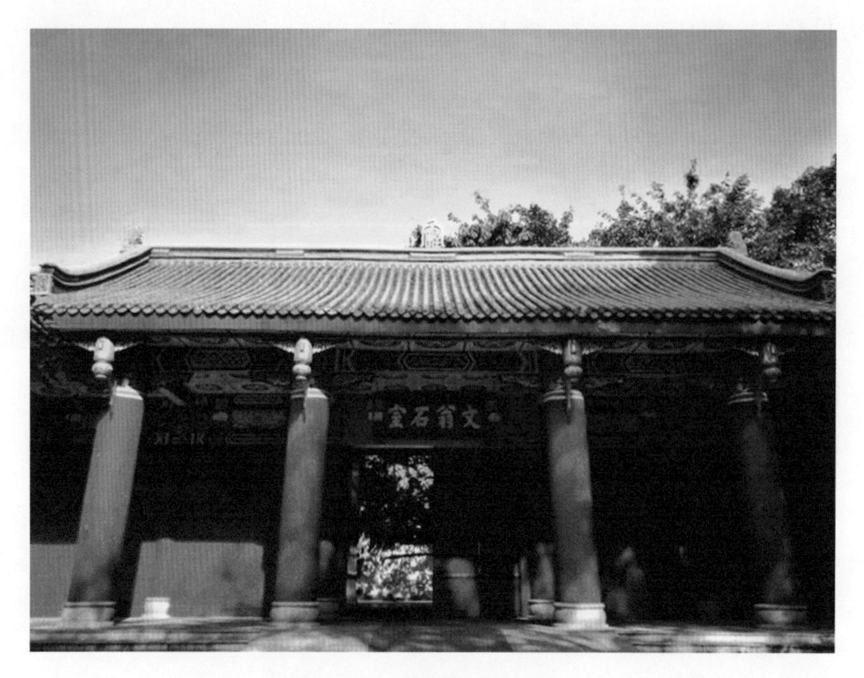

图1-4　成都汉文翁石室遗址

西汉初期蜀郡守文翁见“蜀地辟陋而有蛮夷风”而大力兴学，培养人才，开巴蜀士子京师游学之风气，又领先全国以“七经”（以“五经”加《论语》《孝经》）造士，于是“七经”之学盛行巴蜀，经学人才辈出。使蜀人有“好文雅”的记载（《四川通史》）。此外，巴蜀学者对汉代经学影响很大，如景武时期张宽撰《春秋章句》，是汉人为《春秋》经章句之学的第一人。东汉章帝时，杨终建言促成白虎观会议，并参与论考“五经”同异。汉顺帝时，翟酺上书建言重修太学曾促成太学重光和经学再兴。所有这些都是当时蜀人治学活动的闪光点，也是蜀学对儒学发展的重要贡献[1]。西汉早、中期，传统巴蜀文化急剧衰落，此期考古资料表现为传统巴蜀墓葬、器物急剧减少乃至消失，说明民间改习中原汉俗较为普遍；东汉末至三国南北朝时

[1]　舒大刚，吴龙灿．汉代巴蜀经学述论［J］．四川师范大学学报（社会科学版），2013，40（066）：11-12．

期，战争不断，巴蜀成为移民投足之地。“南阳”“三辅”流民西迁巴蜀，刘备入蜀建蜀汉政权，集各籍高官、学者入蜀，此后陈寿《三国志》奠定了流传至今的“三国文化”。西晋陇西六郡流民入蜀、成汉巴蜀大姓流徙荆湘，再次促成陕西、两湖地区与巴蜀文化的融合。四川地方史籍多有记载，“清初移民实川，来者各从其俗。举凡婚丧时祭诸事，率视原籍通行者而自为风气。厥后客居日久，婚媾互通，乃有楚人遵用粤俗，粤人遵用楚俗之变例……语言旧极复杂，凡一般人率能操两种语言，平时家人聚谈或同籍互话，曰打乡谈……与外人接谈则用普通话，远近无殊。”[1]

宗教的传播，也是形成巴蜀移民文化多元性的一个原因，张陵在大邑鹤鸣山创五斗米道，北传中原。最早的佛教图像，在乐山东汉晚期摩崖石刻上留下珍迹，不论是道教出川还是佛教的入川，都在巴蜀地区得到熔炼与发展。四川出土不少东汉晚期和三国蜀汉时期的佛像和文物，如成都万佛寺废址出土南朝佛教石刻造像，都是中国早期佛教文化的珍品。在北方中原石窟塑像的影响下，四川于北魏晚期开始凿造石窟，唐宋时期达到极盛，延续到元、明、清至民国仍有余绪，长达1400年，留下不少珍品，如广元、大足石刻等令人叹为观止。

因此巴蜀文化是中国文化的重要组成的部分，具有历史悠久，灿烂辉煌；兼容并包，渴求开放；提倡和谐，崇尚休闲；传承文明，积淀丰厚；具有多重性等特色[2]。

3. 医药卫生的发展

四川地形复杂多变、沃野千里、环境秀美、气候宜人、水量充沛，物产丰富，号称“天府”，优越的自然条件、丰富的物质资源足以保障人们的基本生活需求，社会经济的发展，导致人们对文化、医药的要求不断增加，为适应这种需求，统治者必然对中医药事业给予相当的重视，客观上促进了医药文化的发展。由于受中原政治动乱影响较小，故有避王莽之乱的涪翁、避唐末长安之乱而相继人蜀的李珣、杜光庭等；也有入川考察川产药材的医家

[1] 郭鸿厚，陈习珊纂修．四川省大足县志（一）：卷3［M］．台北：成文出版社，1976：337.

[2] 官岳．来知德易学研究［D］．济南：山东大学，2008：3.

孙思邈，如贞观十年（636），孙思邈入蜀到梓州，并为梓州刺史李文博治消渴病。由于名流荟集，客观上促进了学术的交流与活跃。四川又是多民族聚居之地，在长期的历史、文化发展中积累和形成了独具特色的民族医药，如藏医学、彝族医学等。四川也是道教兴起和发祥地之一，道教养生等活动，每与医学有关，也对中医药的发展产生积极影响。例如唐末成都医家昝殷，写出了中国首部妇产科专著《经效产宝》三卷，用方371首。四川盛产药材，全国各地对四川药材的需求，刺激成都药市兴起。药市最早出现于中唐时期的蜀地梓州（今四川三台县），唐末传到成都。宋代成都药市地位大提高，形成官、商、民共庆局面。[1] 南宋人陈元靓《岁时广记》卷36《置药市》条记载："唐，王昌遇，梓州人，得道，号元子，大中十三年（859）九月九日上升。自是以来，天下货药辈，皆于九月初集梓州城。八日夜，于州院街易元龙池中，货其所赍之药，川俗因谓之药市。递明而散。逮国朝天圣中，燕龙图肃知郡事，又展为三日，至十一日而罢。药市之起，自唐王昌遇始也。"[2] 王昌遇生平不详，大概是易元庙（在三台县城关镇书院街，新中国成立初尚存）中一位精通医药的道家。梓州城筑于南朝刘宋元嘉年间，居水陆之要冲。唐时，梓州是剑南东道、剑南东川官署所在地，已发展为丝织业中心之一，盐业、冶铜业、药业也很发达，有6万户30万人口，是仅次于成都的"蜀川巨镇"。因此梓州药市意义重大，在一定程度上推动了全国药材生产与流通，对当地医药经济发展更是有力促进，且很快即为成都府效法，后来逐渐推向全国，清末民初达到鼎盛，成为药材批发交易的重要市场。全国性的百泉、樟树、祁州三大药市，都是在这种庙会基础上形成的。

宋代成都药市进入一个新阶段，官员参与观市，与商、民共庆成为传统。药市举办地，发展到大慈寺和玉局观两处。市期由原9月9日1天延长到3～5天。北宋文史学家宋祁（998—1061），嘉祐二年（1057）时任益州知州。他在所著《益部方物略记》中说："成都九月九日药市……，芎与大黄如

---

[1] 唐廷猷，古今药市一千年［J］．中国现代中药，2014，16（8）：674-680.

[2] 陈元靓．岁时广记：卷36［M］．//置药市．翦伯赞，郑天挺．中国通史参考资料：（第5册）［M］．北京：中华书局，1982：93.

积，香溢于廛（存放地方），……今医家最贵川芎、川大黄。”成都药市发展，促进了四川优质药材在国内广泛销售并得到认可。有文献记载，陕辅、闽、浙的民间药商，两浙西路的官营药业“济民药局”，都到四川采购药材。最明显证据是：京城临安出现专卖四川两广药材的“川广生药市”；官药局成药典范《太平惠民和剂局方》中，有人统计使用“川”“巴”字头作药材处方名的，有川芎、川大黄、川乌、川当归、川羌活、川楝子、川牛膝、川姜黄、川椒、川干姜、川朴硝、川常山、川郁金、巴豆和巴戟天 15 种，官修《太平圣惠方》中还有川升麻等[1]。这对后世“道地药材”发展起到了推动作用。

（三）不懈变革之创

巴蜀地区地理上与中原联系长期不便，其人口在不同时代的巨大反差形成了奇特的冲击效应，生产力的发展时刻要求着四川人迅速适应环境，利用一切资源，不断变革，不断出新，创造出更加繁荣的文明和生活。

1. 川酒醉四方

四川除盛产药材外，因为拥有丰富的五谷资源、得天独厚的水源以及高超的酿造技术，古代的巴蜀人即以善于酿酒而著名。泸州老窖、五粮液、剑南春、郎酒、绵竹大曲等名酒享誉海内外，更有家家户户自酿的醪糟、扎酒等，形成了“无酒不成席”的饮食文化。

在中国的传统文化里，医与酒是不可分割的。事实上，繁体字“醫”，本身就包含了酒的成分。《说文解字》释云：“醫，治病工也。得酒而使，从酉。酒所以治病也。”在北魏郦道元的《水经注》和南朝刘宋时范晔《后汉书》的郡国志中，均记载了名为“巴乡清”的一种名酒。在广汉三星堆遗址出土的古蜀王杜宇的器物中，就发现了大量精美的酒器。酒的发明和使用，对药物炮制和疾病治疗起到了促进作用。《华阳国志·巴志》中，就记载了西汉末年公孙述据蜀时，曾使用药酒毒害政敌的事例，说明当时四川境内对于药酒的使用已较为普遍了。田锡为北宋初期京兆人，后徙四川洪雅（今四

---

[1] 唐廷猷. 中国药业史［M］. 3 版. 北京：中国医药科技出版社，2013：120.

川眉山），著有《曲本草》，为我国早期药酒专书，收录北宋初年的 14 种使用本草制曲酿酒的方法，而且还指出每一种酒的功能和禁忌，针对地域特点充分发挥其治病养生的作用，如该书中广西蛇酒祛风除湿，防治当地潮湿环境诱发的风湿证候；枸杞酒，补虚损、长肌肉、养颜。此外，还有江西麻姑酒、山东秋露、狗肉酒、豆淋酒、葡萄酒等。

川酒自古工艺独特，享誉四方，有诗言："蜀酒浓无敌，江鱼美可求。"一年四季，喝酒名目繁多，"团年酒""喝春酒""栽秧酒""雄黄酒""寿酒""婚酒""满月酒"等，数不胜数。平时宴请客人，不叫"请吃饭"，而是叫"请吃酒"，足见酒在四川人生活中的重要地位。

2. 川味聚天下

"人杂五方，家鲜土著"，移民入川，带来了饮食品种的大交流和大融合，使四川饮食及习俗在保持原有特色的基础上，得以充分吸收其他地方的饮食优点。如移民带入辣椒等各种调味品，促成了川菜麻辣鲜香的特色。有徐心余的《蜀游见闻录》写道："惟川人食椒，须择其极辣者，且每饭每菜，非辣不可。"[1] 四川人已经是无辣不欢。巴蜀先民在饮食文化上有两大不同于其他地域的重要特征；一是"尚滋味"，二是"好辛香"。由于巴蜀湿度大，气芳香可除邪臭，四川盆地气候潮湿炎热，味辛香可除湿、祛疾疠。重庆则以火锅最为出名，各地饮食文化在火锅中混合，最终融合为一体。此外，四川阆中的保宁醋，是全国三大名醋之一。阆中能出名醋，乃因当地制醋得到了中国"醋乡"山西人索廷义的真传，他到阆中，见此处山清水秀，又有酿醋传统，选取松花古井的矿泉水，62 味中药制曲，使保宁醋达到了极高的境界。保宁醋成为川菜的重要调料，它是山西人酿醋的绝技在四川继承发展的结果，也是移民饮食文化与四川本土生态条件融合的结果。

（四）随遇而安之乐

巴蜀各族民间生活丰富多彩，它既真实地反映着四川人的思想意识和审

[1] 徐心余. 蜀游见闻录 [M]. 成都：四川人民出版社，1985：98.

美观念，有利于增强着民众的健康，又丰富着人们的生活，陶冶着人们的情操，美化着社会风尚，激发起人们热爱生活的激情。

1. 文：外“戎”内“华”

巴蜀地区地理上的封闭性和其文化特征上的开放性，形成了巨大的矛盾。一方面，这种独特而优越的地理环境，使它具有特别稳固安定的社会政治环境，有利于当地文化的独立发展；另一方面，正由于它位居内陆盆地之中，使该地区的文化很难与周围文化交流，容易形成一种“盆地型文化”，容纳虽多，外射却少；保守意识容易生根，开放意识难以生长；创业精神强烈，外拓意识薄弱；文而不华，柔而不弱；具体而微，绌于宏观；善于筹措现实，不善规划未来；因历史传统的羁绊而生渴求新奇感与怀疑拒斥心；深沉有余而自省不足[1]。这种现象和困难，是需要四川人民以不屈不挠的精神、以开放的姿态进行艰苦的努力奋斗，加以克服和扬弃的。

四川不仅保留了原始的尚巫习俗，还接受了儒学和道家等思想，因而四川人既保留了南方文化的绚丽多情，具有灵巧轻扬的个性，又体现着西部文化的雄健坚韧，具有粗朴直率的特点。同时，四川人兼取各种文化思想，较少受理性的束缚，保留了较多的原始性，自由不羁，敢于走新路。自汉朝以来，从四川走出的既有司马相如、陈子昂、李白、苏轼、李调元这样恃才傲物、放浪形骸、不拘礼法的文学家，又有严君平、扬雄、唐甄、廖平、吴虞、李宗吾这样深邃怪异的思想家。

梳理从汉至宋1000多年间四川人群体性格和文化心理形成的脉络，四川人一直具有的性格特征有：一是吃苦耐劳，勤于耕作；二是头脑灵活，反应敏捷，但同时川东人性格急躁，好争强好胜，讲义气；三是成都人性格温和，偏好读书；四是俗尚奢靡，偏爱饮食、游乐。川人的体质有统计表明：川西人多为多血质类型，川东人多为胆汁质类型，川南人多为抑郁质和黏液质类型，四川人在整体上呈现出一种外“戎”内“华”的特点。“戎”即“西戎”，是指以刚毅、强悍、尚武为标志的带有原始、野蛮色彩的文化；“华”

[1] 五半人. 长沙文化［EB/OL］. 2014－12－30. http：//www.360doc.com/content/14/1230/09/5274174_436799068.shtml.

即华夏文化。外“戎”内“华”，即是一种以“西戎”文化包装下的华夏文化。[1]

2. 性：闲适散淡

《宋史·地理志》云：“川陕四路……民勤耕作，无寸土之旷，岁三四收。其所获多为遨游之费，踏青、药市之集尤胜焉，动至连月，好音乐，少愁苦，尚奢靡，性轻扬，喜虚称。”[2] 时至今日，在中国各省会城市中，成都依然是一座以生活闲适而闻名的城市，而这正是典型的川人的生活态度：勤恳工作之余，懂得享受生活，性格浪漫而生活闲适。生活节奏缓慢，缺乏紧迫感。肥腴的天府，给成都人闲得起的资本，物产丰饶，物价低廉，使人们有充分的条件来享受繁荣、舒适与人生的乐趣。四川人不仅好吃而且好喝，好喝主要表现在川人酷爱喝茶和喝酒上。“来客敬茶”是四川相沿甚久的一种习俗。四川茶馆极富特色，而且数量为全国之最。有对联描述道“忙里偷闲，吃碗茶去；闷中取乐，拿支烟来”。悠闲的生活方式，养成了缓慢的生活节奏。

3. 情：乐观幽默

巴蜀风俗文化中的“社交游艺”活动颇多，讲情义，充满温馨。巴蜀风俗文化中的“婚嫁习俗”，热烈隆重，异彩纷呈。巴蜀风俗文化中的“民间节会”，“民间艺术”，更是丰富多彩，赏心悦目。“巴渝舞”，勇猛刚烈；“火龙舞”，欢快奔放；“披毡舞”，绚丽多姿；德阳流传的“仿古祭孔乐舞”，庄重肃穆；彭山长寿城的“彭祖祭典”，韵味绵长。数不胜数的“民间节会”，如“药王会”“风筝节”“火把节”“桃花节”“兰花节”“荔枝节”“丝绸节”“龙舟会”“赛马节”等，既为巴蜀各地平添吉祥氛围，也为生活在巴蜀大地上的人们提供了健身活动和休闲聚会的机会。

川人性情乐观积极，爱摆“龙门阵”。四川人在品川茶、食川菜的过程中，用抑扬顿挫的四川乡音，侃聊天下大事、家长里短。旧时在成都，无论平民还是“袍哥”起了纠纷，一般都愿意通过“谈”的方式来解决，所谓

[1] 杨政．从四川群体性格特征出发看张大千的性格特征［J］．大舞台，2015（02）：257－258.

[2] 脱脱，阿鲁图．宋史：卷八十九［M］．北京：中华书局，1977：2230.

“一张桌子四只脚，说得脱来走得脱”。四川人正是在这种特有的闲适、惬意中，在推杯送盏中，在嬉笑怒骂中成就了一桩桩事业，而这正是四川人性格中举重若轻、豁达、乐观、积极向上的写照，这也让四川人在接人待物中充满了浓烈而温暖的人情味。[1] 四川人在巨大灾难面前对灾难的调侃，是一种对困难的蔑视，是一种以退为进的乐观积极，是一种以柔克刚的坚强韧性，在灾难面前四川人的乐观幽默是一种力量，正是四川人的这种乐观豁达激励着四川人民自强不息。

三、巴蜀文化

从中华文化的发展进程来看，巴蜀文化始终是长江文化中的主体文化，特别是在长江上游文化中占有举足轻重的地位。

根据考古资料，四川地区早在旧石器时代晚期便有人类活动。新石器时代月亮湾——三星堆遗址的发现，说明巴蜀文化是一支具有鲜明地域特征的、独立发展的区域文化。而从广汉三星堆——成都十二桥早期蜀文化遗存的发掘和研究来看，殷商时期的巴蜀文化已与中原地区不相上下了。到春秋战国时期，巴蜀文化已发展到相当高度，青铜冶炼、蚕丝纺织、造船及漆器等手工业并不逊色于同时期的中原地区。秦汉时期，四川地区的经济已经非常发达，成为秦统一全国的重要基地。而秦迁民巴蜀及西汉统治者对蜀地政治、文化措施的加强，对巴蜀文化的发展起到了积极的作用。特别是西汉文翁守蜀立学，更使“蜀学比于齐鲁”。在辞赋、黄老、律历、灾祥等巴蜀固有文化的基础上，出现了像落下闳、司马相如、扬雄这样具有重要影响的代表人物。到隋唐五代时期，巴蜀文化的发展再次形成高潮，出现李白、杜甫、陈子昂等文化名人。在绘画、文学、书法、音乐、舞蹈、科技等方面都产生了具有重要影响的代表人物或流派。两宋时期，巴蜀文化继续发展，达到了历史最高峰，与当时号称文化极盛的江南地区不分上下，互为伯仲。

---

[1] 关北光. 巴蜀风俗文化对川人的健康影响 [J]. 科教文汇（下旬刊），2008（09）：214－215.

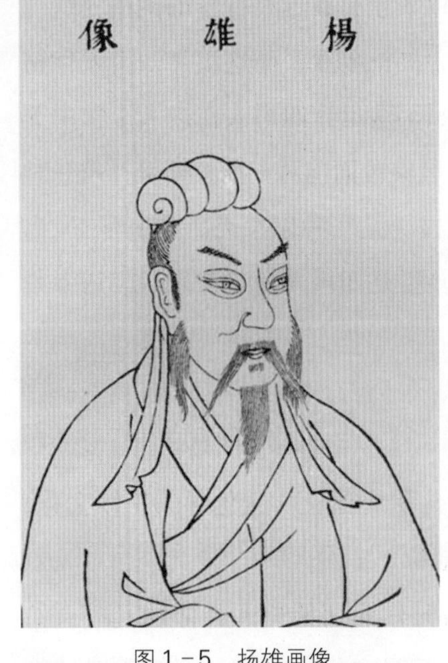

图1-5　扬雄画像

（一）修身儒学

天府之地，秀冠华夏。雄奇秀丽的巴山蜀水孕育了辉煌灿烂、独树一帜的巴蜀文化，也培育出许多优秀巴蜀俊彦。如西汉时期的蜀人扬雄（图1-5）虽一生贫困如影随形，但慧不为己谋，贫而怀天下；其仿《周易》著《太玄》、仿《论语》著《法言》（图1-6），肇开中国儒者仿经拟圣之作。他开创了简易朴质的东汉古文家法；明义理而力避杨墨佛老之虚无；他一生宗孔孟，倡儒学，反迷信，纯道统，从本体论上丰富了儒学思想，是当时独步儒林的思想家。确如王安石诗中评价云：“儒者陵夷此道穷，千秋止有一扬雄！”[1]

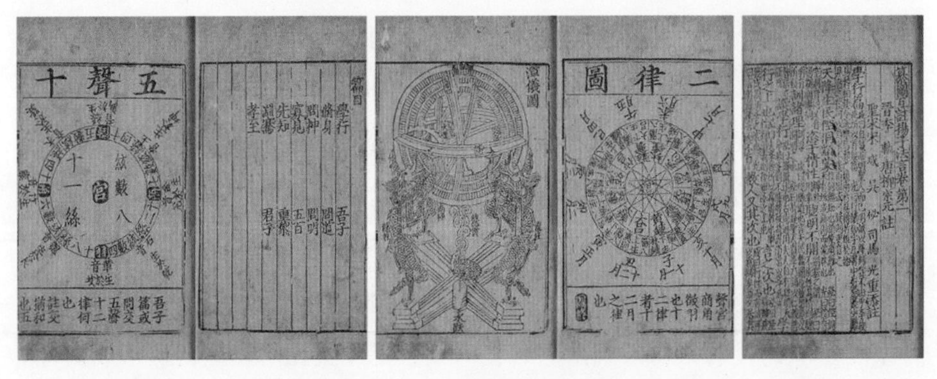

图1-6　明初刻本《纂图互注扬子法言》书影

宋代崇文，受儒家济世思想的影响，儒者对于中医医学经史典籍阅读理解的优势有助于其掌握扎实的理论基础，为其医学实践创造必要条件；医乃仁术，中医学道德观念中“仁”源于儒家所倡导的“仁”，其强调医者对生

［1］舒大刚，王贞贞．千秋止有一扬雄——扬雄生平及学术思想评议［J］．文史杂志，2019（02）：4－11．

命的尊重，对病人疾苦的感同身受，以及对医者仁心的内在修养，从而形成了“无儒不通医，凡医皆能述儒”的社会现象。在全社会的共同努力下形成了儒而知医的社会观念。他们借儒学研究，将仁爱孝亲、利泽生民融入医学之中，并将医学境界上升到一个全新的维度，如宋熙宁进士杨天惠，授彭山县丞，历邛州教授、彰明县令，著有《彰明附子记》；北宋政和间进士史堪，官至郡守，著《史载之方》，系宋代私家有影响的方书之一；五代后蜀人韩保昇，任后蜀翰林学士，奉诏主修《蜀本草》；陈承于北宋元祐年间编成《重广补注神农本草并图经》，大观时官至将仕郎，与裴宗元、陈师文等同校《和剂局方》等。说明宋代文人知医的风尚在四川表现较为充分，儒医的医学修养和成就突出。

唐代成都人昝殷著《食医心鉴》，五代南唐剑州人陈士良著《食性本草》，均从食疗养生着手，详尽地阐述了药食之间的关系、食疗的处方、各类人物食品的宜忌，为人们提供了丰富而切实可行的调理措施。宋代眉山人苏轼认为“人之生也，以气为主，食为辅”，他爱好美食，广泛摄取各地的蔬菜果肉，如黄州的猪肉、岭南的水果、惠州的羊脊骨等，以增加营养的平衡全面；他嗜茶有度，在《漱茶记》中提出了饮而不害之法，上等茶少许，数日以啜而养生；中下等浓茶漱口，既解腻除烦，又不损伤脾胃；还亲自酿酒，制配药酒，适量饮用以健壮胃气。诗词也是苏轼情感的宣泄和爆发点，其涉病诗词的特点更多类似于一种精神疗法，首先借助文学创作宣泄不良情绪，继而在创作中达到自我的和解。[1] 苏轼在被贬谪期间行医事于民间，在杭州做知府时，瘟疫时发，苏轼从个人的俸禄中拿出五十两黄金，在城中建了一座名叫“安乐”的病坊，三年之中治疗病人近千名。后来人们把苏轼收集的医方、药方与沈括的《良方》合编成《苏沈良方》，至今仍存世惠人。

南宋著名爱国诗人陆游（图1－7），在四川为官八年。非常重视保精育神养气，调神养心以安身。清心寡欲，安于清贫生活，有“治心无他法，要使百念空”“妙于服食，不如寡欲”之言；有“勿以有限身，常供无尽愁”

[1] 王居义，汪居安，戴优雅．苏轼与中医——兼论宋代儒而知医现象［J］．光明中医，2020，35（4）：487－489．

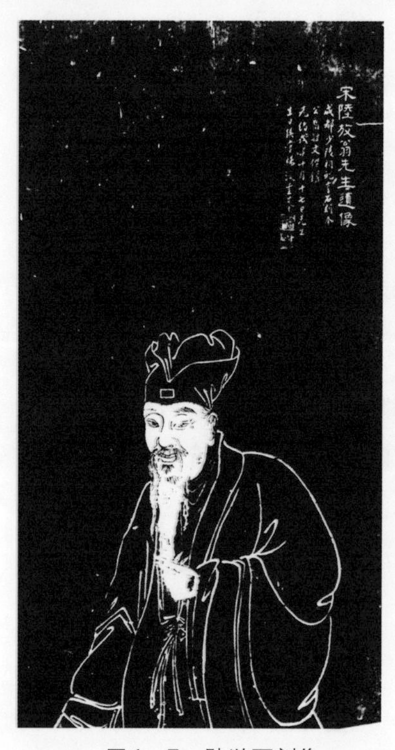

图1-7 陆游石刻像

之语，以减少忧愁思虑，节制欲望、心无杂念，达到“存神”的目的，保全精气神的充沛，维持生命力的旺盛。在《东斋杂事》中写道“徐行舒血脉，危坐学踵息”，提示四川不少文人知医，善于养生，尤其在情志养生方面有着多方面的认识和身体力行。

张骥早年毕业于四川法政学堂，历任陕西凤翔、米脂、榆林等县知事。中年在成都开设“义生堂”药号，坐堂应诊，又创办“汲古医塾”传播医道。其《医古微》所注六种传世文献皆为记录先秦两汉期间医事、人物与典籍的重要医史文献，为我们勾勒出一幅较为清晰的秦汉时期医学画卷，并开启了国内研究“扁鹊医学”的先河。[1]

清末民初四川著名经学家名山吴之英，累世积学，17岁以茂才选进成都尊经书院学习，受到当时的经学大师、书院山长王闿运的培养，学问日进。曾任资州艺风书院及简州通材书院讲席、灌县训导、成都尊经书院都讲、锦江书院襄校、国学院院正。有《寿庐丛书》七十二卷著述传世。王闿运称赞说：“诸人欲测古，须交吴伯竭。之英通公羊群经子集，下逮方书，无不赅贯。”民国时期，李肇甫在他编修的《四川方志简编》中也说：“自王闿运来蜀，遂以博学穷经为士林倡，于是乾嘉之学大盛于蜀，一时文人蔚起，鸿硕辈出。廖（平）、宋（育仁）、吴（之英）、张（森楷），尤著令闻焉。”吴之英曾考释针灸经络，与罗绍骥合编《经脉分图》。郫县姜国伊，早年业儒，举孝廉，晚年因病而究心医学，而著《姜氏医学丛书》。璧山黄钰，少时为县学禀膳生员，应童子试名列第一，1876年应乡试贡生，学识过人，凡天文、地理、太乙、壬奇、兵阵无不通晓，知医，于脉法、伤寒尤有心得，著有《伤寒辨证集解》等。成都刘复亦受业于廖

[1] 郭秀梅. 医古微略述［J］. 长春中医学院学报，1991（02）：64+61.

平，而以古医学为志，创立中国古医学会。

由此可见，儒学特别是易学、经学修养是川派中医重要的文化思想基础，儒学是川派中医的重要文化渊源。历代儒医们退可淡泊明志，进可宁静致远，真正达成“为天地立心，为生民立命，为往圣继绝学，为万世开太平”的人生理想。

（二）究理周易

“《易》有圣人之道四焉：以言者尚其辞，以动者尚其变，以制器者尚其象，以卜筮者尚其占”（《易传·系辞传上·第十章》）。子曰：“易与天地准，故能弥纶天地之道。”孔子以易明人事，后世学者亦多仿从孔子之说，易学四处传扬。目前有文献可考的巴蜀第一位《易》师是汉初的胡安。陈寿《益部耆旧传》佚文载：汉初胡安居临邛白鹤山传《易》，司马相如尝从之问学[1]。汉宣帝时赵宾“持论巧慧，《易》家不能难”，曾经影响《易》师孟喜。宋人杨绘、谯定、李焘等，将巴蜀易学溯源于扬雄之师严君平，充分显示了巴蜀易学源远流长，影响至深。[2] 元成时期，严君平精研《易》道，耽于《老》《庄》，居市卜筮，“与人子言依于孝，与人弟言依于悌，与人臣言依于忠”，有《易》著多种，其《老子指归》首开“《易》《老》会通、儒道融合”之先河。

到了唐朝时期，出现了以“易理”阐释“医理”的倾向，很多医者同时精通易学和医学。比如，袁天罡（唐初成都人）学识渊博，精天文，识《易》经，善数术，通医学，著有《气神功》《五行元统》《易镜元要》《太乙命诀》《九天元女六壬课》等。

五代十国时期，因安史之乱亡命入蜀，定居于梓州（今三台县）的李珣，为著名本草学家，素好辞章，醉心药学，颇有造诣，著有《海药本草》，受其弟李玹影响，于该书内记载了颇多炼丹资料。彭晓，后蜀永康（今都江堰市）人，精炼丹术，撰《周易参同契通真义》对东汉末年著名炼丹家魏伯

[1] 舒大刚，李冬梅．巴蜀易学源流考［J］．周易研究，2011（04）：25－33.

[2] 金生杨．巴蜀易学渊源［J］．四川师范大学学派（社会科学版），2004，31（03）：121－125.

阳的《周易参同契》进行注解，后者参同“大易”“黄老”“炉火”三家之理而会归于一[1]，以乾坤为鼎器，以阴阳为堤防，以水火为化机，因而该书注者彭晓应为精通易学的大家。

“自古文人多入蜀。”宋代程颐两次入蜀，提出“易学在蜀”的口号，其意指易学在蜀有其独特的不同于古法的学习方式和思维方式。蜀人“从博士受经”，“未能笃信道德，反以好文刺讥，贵慕权势”（《汉书·地理志》）。蜀人学习中原经书文化，不是笃信中原传统礼法，而是按蜀人自己的“不师故辙”的思维方式，建立了辞赋、黄老、卜筮、数术、历数等巴蜀固有传统缔合在一起的易学系统。[2] 宋代巴蜀易学在易学儒理化、图书化的重大转变过程中发挥了积极的推动作用[3]。宣和末年，邵雍之长子邵伯温携眷至蜀避兵乱，“‘七易’（医学七书）之学遂盛行于蜀”。巴蜀易学是祖国易学宝库中独具特色、自成体系的区域易学，具有“独立思考、创新精神、包容心态、医世情怀”的特点，而与齐、鲁中原易学争席，乃是历史之所必然。[4] 有据可查的巴蜀医者深究易学有涪翁、程高、郭玉、李常在、刘沅、郑钦安等。

宋元时期，易学进入又一次繁荣发展时期。南宋著名政治家理学家魏了翁为邛州蒲江人，系宋代蜀学的集大成者，推崇朱熹，兼重象数义理，对宋代易学推陈出新，著有医史著作《学医随笔》（附：历代医师）。杨康侯著《通神论》。杨绘（绵竹人）“专治经术，工古文，尤长于《易》《春秋》”，有《易索蕴》《钩易图辨》《群经索蕴》《书九意》《春秋辨要》《诗旨》《元运元气本论》等。青神县人杨子建著有《杨子建护命方》《通神论》《十产论》（前二者皆已散佚）。黄庭坚谓之：“蜀地僻远，无从问所不知。子建闭户读书，贯穿黄帝岐伯……今子建发明五运六气，叙病、裁药，错综以针艾之方，与众共之。”又元代理学家吴澄说：“余尝疑于是，后见杨子建通神论，乃知其论已先于余，余请以先天后天卦以明之。”“世以岁气起大寒

---

[1] 高少才，王志勇. 周易参同契简析 [J]. 陕西中医，2009，30 (04)：485.

[2] 谭继和，祁和晖. 巴蜀医学研究的新探索——周易见龙序 [J]. 中华文化论坛，2000 (04)：101.

[3] 金生杨. 宋代巴蜀易学研究 [D]. 成都：四川大学，2008：2.

[4] 冯广宏. 易学在蜀　蜀学在易 [J]. 西华大学学报（哲学社会科学版），2006 (02)：24－27.

者，似协后天终艮始艮之义。然而非也。子建以岁气起冬至者冥契先天始震终坤之义。”[1] 可见其精专医易二术，明乾坤大义，通五运六气，在医易会通中起着一定的作用。

明清四川医家对于《周易》一书普遍重视。如有“明代三大才子”之首的新都杨慎著有《素问纠略》《男女脉位图说》，明代南充医家罗仲光著《古活人方》。清初著名学者向廷赓业余为医，精专经史子集，著有《伦风》《易图解》等。杨凤庭（四川新郡人），知晓百科，尤精医道，医药专著有《医门切要》《脉理入门》，亦专于易学，著有《易经解》《道德经注》，另有未见刊行的《修真秘旨》《女科书》，认为诊脉贵在知脉神，而脉神的内涵“大抵必通一气、阴阳、三才、四时、五行、六部、七诊、八要、九候，而后总而会取一神，得神则一切可忘矣”，此“一气，阴阳”之法，无不受易学的影响，借助易学补充医学[2]。陈惟直（嘉定洪雅县人）治《易经》；莫国行（四川合州人），著有《莫氏医案》《河洛图说》诸书；唐容川（彭县人），著有《医易通说》《医易通论详解》，并说“余每谈易辄引易义”，认为世界万物之理，皆备于《易》理之中，故中医之理也源于《易》，即使西方学术，亦在《易》理的范围之内。姜国伊（四川郫县人），工于诗赋、经学，精于医学，尤专于《易》，常谓人曰：吾于他经，诵不下万遍，而《易》，则十万遍不啻……谓《八阵图说》乃黄帝风后所传，不自武侯始，于是作《八阵图说》阐明其义；胡醴铭著《内经易读》，等等。

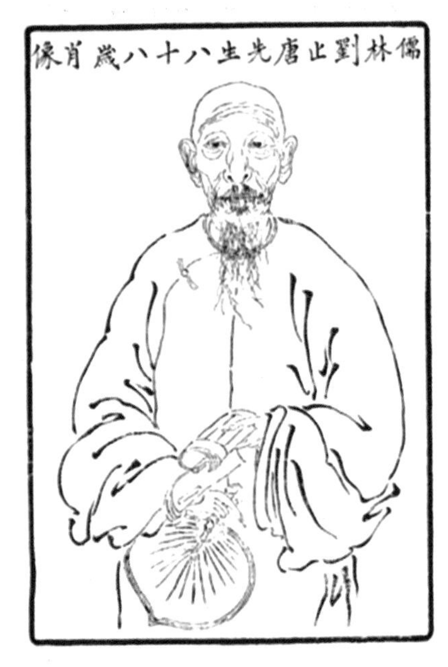

图1-8 “川西夫子”刘沅画像

清代刘沅（双流人）（图1-8）自曾祖刘家珍开始，四世研经，三世习

[1] 徐仪明. 数与宋明医易学［J］. 复旦学报（社会科学版），1998（06）：62-66+97.

[2] 鲍晓东. 杨凤庭《弄丸心法》及其医学思想［J］. 中医文献杂志，2014，32（03）：14-18.

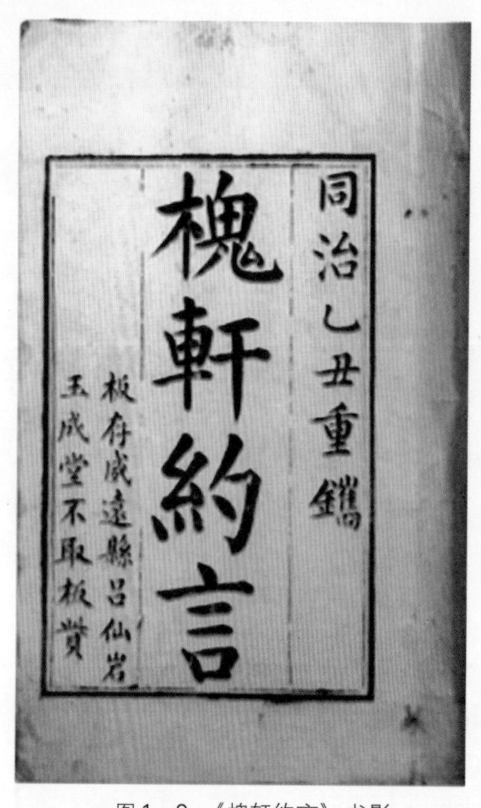

图1－9 《槐轩约言》书影

《易》，创“槐轩学派”（图1－9），被誉为“一代大儒”，弟子数以千计，人称“川西夫子”。刘沅之父刘汝钦继承和发展了刘汉鼎的先天易学，洞彻性理。刘沅幼承庭训，虽一生遭遇坎坷，但生逢清代学术鼎盛时期，复遇塾师徐十樵、静一道人、野云老人等名师，经名师指点，50余年潜心讲学著述，以儒学为本，融道入儒，会通禅佛，著述等身，创“槐轩学派”，梳理易学，著有《周易恒解》诸作，把学问实用于人生。槐轩在哲学上纠正长久以来先儒解易往往“贵阳贱阴”的观点，在阴阳理论的实用领域下功夫，从有形的气血扩展到无形的动静，以大易先天阴阳太极之论，以论人之先天形成，此先天太极之论，乃是槐轩易学与医学钮合之点，又据此先后天之说论脏腑与药性药用。子刘棖文编辑出版其《医理大概略说》，涉及望闻问切诊法、医论等。邛州郑钦安师从槐轩先生刘沅，学本《黄帝内经》《周易》太极、仲景之奥旨，郑氏深通易理，援易以解医，谓“人生立命全在坎中一阳”“万病皆损一元阳气”，强调元阳真气在人体生命活动中的重要作用，提出“辨证不离伤寒六经”“治病重在扶阳”“贵中”等学说，其受易学的影响显而易见。用药多为大剂姜、附、桂等辛温之品，故人称“姜附先生”“郑火神”，对纠正世俗滥用苦寒的意义重大。撰《医法圆通》四卷（1874）、《医理真传》四卷（1869），论乾坤坎离、五行、四诊、辨阳虚阴虚、杂病内外虚实及经方时方之要。认为“万病不离伤寒”“学者欲入精微，即在伤寒六经提纲病情方法上探求”，著《伤寒恒论》，擅长使用四逆汤、白通汤、甘草干姜汤、吴茱萸汤等伤寒名方来治疗多种阳气衰微病症。他指出“凡阳虚之人，多属气衰血盛，无论患任何疾病，多源阴邪为殃，切不可再滋阴”[1]。晚晴医家郑钦安为代表的扶阳学派尤为突出。其在《医理真传·阳虚症问答》中直云：“阳者阴之主也。”因此重剂峻温阳气、单刀直入是其处理阳虚症的主要治法，而酌加散寒，吴佩衡强调“扶阳驱寒，宜温不宜补，温则气血流通，补则寒湿易滞”[2]。运用姜附桂等温热药达到“阳药运行，阴邪化去”的目的。其弟子甚众，如门人卢铸之等，颇得其真传。双流张骥，乃民国年间四川著名经学家、中医学家、医史文献学家及医学教育家。其幼时拜入槐轩刘仲韬门下，故其毕生所学及学术成就与槐轩学派密不可分。

清末民初著名经学家廖平，区别今古易学，引《灵枢》《素问》、佛道之学入《易》，主《易》为人天之学，以《易》爻分三统，以上下经主小大之学[3]。廖氏旅齐鲁时，曾与名医萧龙友互究医学[4]，萧并为廖氏光绪丁酉(1897)《古学考》题署书名。其《六译馆丛书》中有医著20余种，见解独特，医学已成为其儒学研究中密不可分的重要组成部分。二位应属一代大儒通医的典型代表。

儒医唐宗海亦将易理用于医学，著有《医易通说》二卷、《医易通论详解》一卷，并说“余每谈医辄引易义”。其他如郫县姜国伊，早年业儒，举孝廉，长笃志经学，尤专于《易》。咸丰十年（1860）久病不愈，究心医学。璧山黄钰，少时为县学禀膳生员，应童子试名列第一，1876年应乡试中贡生，学识过人，凡天文、地理、太乙、壬奇、兵阵无不通晓，知医，于脉法、伤寒尤有心得，著有《姜氏医学丛书》。

现代医家任应秋4岁即就读私塾，及长入江津县国医专修馆攻读经学，其间曾求学于经学大师廖平。其时廖平已年逾七旬，喜其聪敏好学，故悉心指点，并传授治学之法，使任应秋在治经学、训诂学、考据、目录等方面打下扎实基础，为以后研究中医学奠定了扎实的文化根底。任氏刊行的著作达

[1] 曹传东，马海舰，李盈盈．辩“阳八味”不可“益火消阴”论［J］．中医文献杂志，2012（4）：23－24．

[2] 张存悌．吴佩衡学术思想探讨（上）［J］．辽宁中医杂，2006，33（6）：740－741．

[3] 同上．

[4] 刘时觉．四库及续修四库医书总目［M］．北京：中国中医药出版社，2005：143．

37 种，1300 余万字，在现代中医界堪称学术翘楚。当居四川儒医中与廖平一脉相承的理论大师。成都刘复亦受业于廖平，得其传，以继承古医学为志，创立中国古医学会。由此可见，儒学特别是易学、经学修养是川派中医重要的文化思想基础，儒学是川派中医的重要文化渊源。

因此中医是在易学影响下形成的生命学说，易为医之源，医为易之绪，《周易》是中医学的理论源泉；作为方法论的易学在中医学者认识疾病，探索病道的发展历程中，贯穿始终。章楠在《论易理》中云："天下道理，一而已矣。医理即易理，儒道即医道。"[1] 医易思想的本质是借助易学元素对传统医学理论体系进行分析、修正与改良的一种思维活动。故上溯秦汉，下至明清，医易相通相参，自然而然。综上所述，可见四川儒医不但在易学理论上有着多方面的成就，而且将其运用于医学及临床，成为火神派崛起的基础和核心理论，推动了川派中医的理论创新，郑钦安扶阳学说从而开宗立派。

川派医家中不少有较高诗书文化修养，早期闻名的诗人有李珣等。至清代有王光甸、王文选、刘福庆、刘仕廉、曾懿等。刘福庆著有《了缘诗草》，曾懿著《古欢室诗词集》。近现代长于诗词书画的还有萧龙友、吴棹仙、沈佛愚、李重人、任应秋、宋鹭冰、王渭川、傅灿冰、李孔定等。如吴棹仙著《养石斋诗稿》，李重人有《龙池山馆诗》。

（三）问道青城

道学思想对中医有着极大的渗透，而信奉道家思想的医家，也被我们称作道医，他们或学黄老，或为道士。以道教医家而言，一是援医入道，既完善修养生命的体系，更借医弘道；二是援道入医，以医道兼融，故有"医能通仙"的说法。葛洪提出："古之初为道者，莫不兼修医术，以救近祸焉。""为道者，以救人危使免祸，护人疾病，令不枉死为上功也。"[2] 强调修养生命、证道成仙为终极目标，集养生济世于一体的功夫。其基本的医学法术既是修养生命的补充，又是行道与证道的方便。正如盖建民在《道教医学》

[1] 章原. 章楠医易思想研究 [J]. 南京中医药大学学报（社会科学版），2017，18（3）：155－160.
[2] 余值. 葛洪的医学思想对现代人医疗观念的启示 [J]. 中国道教，2009（2）：14－17.

中所言："道教在创始、发展过程中奉行的是一条以医传教、借医弘道的立宗创教模式。"[1]

巴蜀之地具有浓厚的道教文化氛围，古代巴蜀盛行占卜、风水、送魂等祭祀活动。民间择城址、寨址、房址时，常以"灵龟"卜问吉凶。《北史》卷六十六《泉企传》有"巴俗事道，尤重老子之术"之语。鹤鸣山为道教的发源之地，青城山（图1－10）为道教的发祥地，峨眉山也为佛道修行的名山。道与医有着千丝万缕的关系，一人身兼道士与医家的现象，在古代四川十分普遍，最早可追溯到商周时期的著名医家彭祖，其后有皇甫坦、张道陵等人。民间也流传"十道九医"的说法。早在原始社会和先秦时期，医巫不分，巴蜀地区的传统巫术与祭祀在民间长期居于重要地位，并与阴阳五行、原始道教等文化的联系日多，同时不断从儒学、谶纬学、佛学中汲取营养，广泛地流行和发展于四川民间。

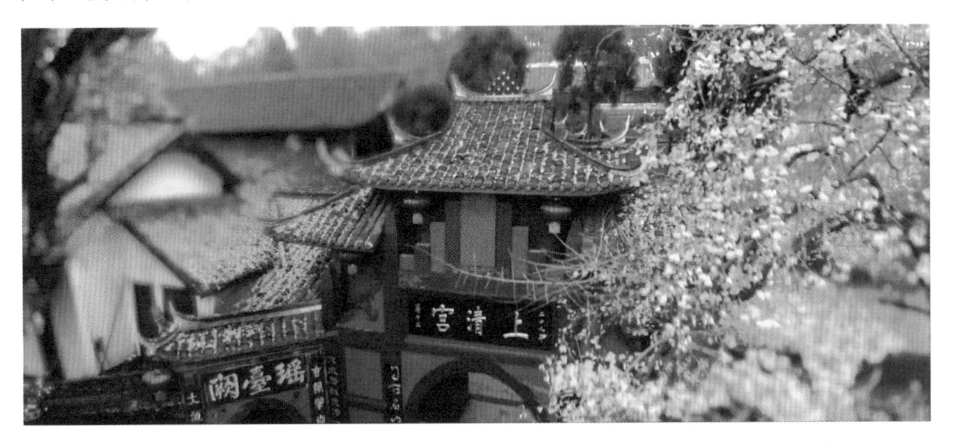

图1－10　青城山上清宫

自古以来，巴蜀地区一直有着独立的丹道传授系统。早在东汉和帝时，青城山已经有炼丹家传习岷山丹法。《黄帝九鼎神丹经》和《太清金液还丹经》都产生于汉代的巴蜀地区，是早期炼丹术的代表作，分别开创了道教的还丹派和金液派。最早由安期生传授给马鸣生，再传给阴长生，汉末张陵得到这两部仙经，继而传给王长与赵升，其后也一直在巴蜀地区流传。加之蜀

[1] 江幼李．道家文化与中医学［M］．福州：福建科学技术出版社，1997：270．

地物产丰富，给炼丹合药提供得天独厚的条件：其一，炼丹所需要的原料，有很多都产自巴蜀地区。《史记·货殖列传》中说："巴蜀亦沃野，地饶卮、姜、丹砂、石、铜、铁、竹、木之器。"《本草》中说："丹砂出符陵"，符陵就是巴蜀地区的涪州。其二，巴蜀地区的峨眉山、青城山、绥山、鹤鸣山等，一直都是炼丹者炼丹合药的理想地点。葛洪在《抱朴子·内篇·金丹》中提到："古之道士，合作神药，必入名山……可以精思合作仙药者，有华山……青城山、峨眉山、绥山……"[1] 传说山上都有正神或者地仙居住其中，可以助力有道之士，山上有灵芝仙草，可以避大兵大难，便于在山中合药，故巴蜀地区的丹道也较其他地区更为流行。

故巴蜀之地，道医荟萃，上古即传巫彭为一位精通医药的名医。据《山海经·海内西经》："开明东有巫彭、巫抵、巫阳、巫履、巫凡、巫相，夹窫窳之尸，皆操不死之药以距之。"夏商时期彭祖晚年定居犍为郡武谋（今四川彭山县东），死后葬于彭亡山（今彭山仙女山）。今四川彭山县东不远处尚存有彭祖祠。《彭祖摄生养性论》不分卷，著者托名彭祖。又名《摄生养性论》，后辑入《道藏》。认为摄生之要在于养性。

东汉至三国时期，蜀郡李常在，亦擅长生之术，年逾百岁而貌若五十许人。医道甚高，凡疗人疾病，重者三日起痾，轻者一日而愈。"世世见之如故，故号之曰常在。"（出《神仙传》）东汉张道陵曾任巴郡江州（今重庆）令。后居江西龙虎山，修习道家长生之术。顺帝时，广事游历之后，赴四川大邑鹤鸣山，成道后石鹤九鸣，乡人崇信，遂尊为"天师"。其后设立"天师道"，凡入道者需出五斗米，故又称"五斗米道"。他精通各种炼养方法，善为人治病，即以在家之身，承传先秦房中、行气、服食之法，养生防病，救人急难。他首创三官手书忏悔治病之法，并善用符水（含朱砂、雄黄）治疗各类精神疾病，亦炼制外丹，推动了中医外科的发展。值得一提的是，张道陵以医显道，其根本目的是让更多病人从此信仰道教，并以道教理法觉悟生命，使得道以医行之妙，影响达于今天的道医界。

---

[1] 葛洪. 新编诸子集成（第一辑）：抱朴子内篇校释［M］. 王明，校释. 北京：中华书局，1986：85.

唐代“安史之乱”后战乱不止，四川由于其封闭的地理环境，远离战祸，成为无数中原人士的避祸之地，使中原和蜀地的文化科技形成了一次大的融合。这为巴蜀地区文化的发展提供了一个很好的契机，尤其是在促进医药发展方面。一时蜀中医药著述成风，《周易参同契真义》《参同契大易二十四气修炼火丹图》等相继出现。道教的“心无为则身安”“积精累气以成真”等内丹养气的观念也逐渐深入人心，如蜀之夹江道医皇甫坦为宋高宗时显仁太后治疗目疾而立愈，与高宗谈论长生久视之术，高宗即深为叹服。又如北宋著名的道家学者，安岳陈抟也曾师从邛州高人何昌一、蜀中高僧麻衣道者修习何昌一的“锁鼻术睡功”，然后结合中医理论行坐功，以呼吸导引之术，调理全身气血经络，产生《二十四气导引坐功图》。

明清时期四川著名道医有泸州的韩懋，创立大江西派的李涵虚等。清代乐山李涵虚创道教内丹学西派，民国徐海印在《天乐集》中载：“涵虚真人初遇三丰仙师，次遇纯阳道祖，承文始、东华两派之心传，道成创立大江西派。”李涵虚著述较多，撰有《太上十三经注释》《无根树词》《道窍谈》《三丰秘旨》《文终经》《后天串述》等，重编《张三丰先生全集》。道教自太平道及张道陵天师道以降，不乏政教合一的型态，但西派丹道，仅论治身，于经世治民之术皆虚言之。“独全性命于乱世，不求闻达于诸侯，深造以道。”李涵虚《道窍谈》表明了出世治身才是他的价值取向，不在意治国安民之事。[1]

因李涵虚曾受张三丰丹法，与钟吕丹法汇合，所以与东派不尽相同。他将性功分为九层炼心，又将命功分为四层：开关、筑基、得药、炼己。主张丹法以清静立基，然后阴阳双修。在修炼方法上，提出了“存道心，去爱河，达到万法皆空”境界之修养方式。在逆修成丹方面，历来均言精气神，李涵虚则特别主张“心”。他不但强调真心的作用，且由人欲未交处说真心，此心便近于儒家讲的本心良知。因特别重视心，故李涵虚另作有《收心法》《循途录》。《循途录》又名《九层炼心文终经》，以九层方法炼心，是具体功法之描述。《收心法》则曰：“下手功夫先静心，次缄口、次调息。心静则气

[1] 张忠荣. 内丹丹法西派始祖——李涵虚［J］. 中国道教，2003（3）：52.

平，不调之调为上。”并大引孔孟语以阐释，且更区分儒道养气之不同，是说道家还丹可兼有儒家之美：儒家道家养气各有不同。养自然之气，可以得生。养浩然之气，则可生可死。[1]

（四）参禅峨眉

佛教在两汉之际传入中国，在中国古代政治、思想、文化的影响下走上了中国化的道路。佛教认为“众生平等”“一切众生皆是我父母”，反对杀戮，倡导和平，慈悲为怀。强调“大慈与一切众生乐，大悲拔一切众生苦”。佛教认为因果报应，种因得果，在医德观的形成中进一步约束医者的行为。医道与佛法的精神非常吻合，都是一种发自内心的慈悲。佛教将疾病之苦列为人生八大痛苦之一，佛教有所谓的“七法广施福田”，其中之一就是“常施医药”，施药治病是一种功德[2]。

峨眉山以独特秀美的地理环境，孕育了众多僧人，在佛学与中医文化的交流互鉴中，有一批著名的僧（尼）医，他们或有所师承，或研读医籍自学成医，并以其医技之精妙与医德之高尚，受到群众爱戴及史志著录，因而广为传说，垂名长远。扬佛法，弘中医。五代时前蜀人智广和尚，精于骨伤科，初居雅州（今雅安）开元寺，治病以竹片拍打痛处，能使挛者伸，跛者行，其余疾病亦应手而愈。因疗效奇特，唐昭宗乾宁二年（895），蜀王王衍特请其来成都宝历寺为人治病。智广将所得资财用于修造该寺天王阁，被当时群众称为“圣医”。病者一日达数千百人，他助人免除人生八苦之一的“苦疾病”，实乃大爱[3]。

僧医们潜心钻研，在中医专科技术方面则各有所长。峨眉僧医最有名的成就便是“人痘接种术”，此事在清代朱纯嘏的《痘疹定论》有明确记载。该书卷二“种痘论”详细记载了中医人痘接种术的发明者和操作过程，以及最终的效果。清初四川峨眉山僧人释月潭，自纂《眼科秘书》二卷，收录治

---

[1] 赖贤宗．一贯天机直讲中的道德经丹道诠释［J］．老子学刊（第十五辑）．老子学刊．2020（01）：54－56.

[2] 付爽．略论佛医与中医的医学之道［J］．兰台世界，2011（29）：69－70.

[3] 陈先赋，林森荣．四川医林人物［M］．成都：四川人民出版社，1981：24.

眼方约90首，包括汤、丸、膏、散、丹、锭、点、洗等剂型，提倡“内外互治”的综合疗法，可知其治疗眼科方面成就斐然，方法繁多，故“珍之如宝，坚不轻传”。有眼医袁绍霖，闻峨眉有僧精眼科，乃步行百十里以赴请僧教授。自此后，袁氏能和药作点眼剂，且治病皆收良效[1]。道光时期本园大师，在成都文殊院出家，不仅精通医学，尤长于针灸，著有《同仁针灸》二卷。该书在《针灸大成》《类经》诸书的基础上条分缕析，图文并茂，颇受医者欢迎，另辑有《汇集金鉴》二册。峨眉千佛顶老僧仁恒上人朴实敦厚，神志爽朗，平日不禅不诵，唯以“推拿疗法”为人治百病，经其所治者，靡不释手而愈。其法不用药物，器械，独运其掌理其筋骨脉气，如治水之道，在其收治畅导，以免壅窒之患[2]。

周述官（1853—1926），字守孺，四川巴县人，清光绪癸巳科举人。生而体弱，长失调养，再加饮食不节，罹患疫寒积滞等症，又嗜酒及吸食鸦片，以致体愈羸，病愈臻，虽经多方调治，终难复原。幸而光绪十九年（1893）在渝州遇松山陈师父，随其习少林禅功，继又于成都道院得《内功图说》一册，光绪十七年（1891）于资阳通慧寺遇少林静一空悟师父，获授《增益易筋洗髓内功图说》十二卷，得其口传心授逾三月，日习达摩易筋洗髓功夫，仅习年余工夫，病去瘾除，精神振奋，体健身强。空悟禅师所传《增益易筋洗髓内功图说》图多说少。周守孺便在每图之后注明动作，体势气数，升降呼吸，根据其师所传，自身心得，将佛家、道家及儒家性命修持之理，合而为一，阐释易筋洗髓功法；又参以丹经、古医经，孜孜不倦，历数年之久，编纂成书，分为十七卷。其弟子张瑶，字艺耘，四川巴县人，随周氏习空悟禅师所传之功病愈。在其师所授各图外，旁搜博引，阐发奥义，分为十八卷，名为《增演易筋洗髓内功图说》刊行。

另有光厚禅师擅长用三昧真火为人疗疾，“三昧真火”要求施术者专心致志，心宁神安，方可练到“如中医针灸家之金针银针同，其细如线”，真

[1] 傅芳，倪青．中国佛教医学丛书：中国佛医人物小传［M］．厦门：鹭江出版社，1996：149－150.

[2] 何志愚．仁恒、源照上人合传［M］．峨眉山市政协文史委员会、峨眉山佛教协会编印，1990：71－73.

火生，行督脉，穿泥丸，循右手出大拇指头。老和尚认为大拇指螺纹之中心是“火门”，真火从此处出，然后按至病人穴位，利用按摩的手法，按扬交错，病人会有烧灼感，皮肤潮红。萧天石曾描述他的治疗效果，“其疗效见功神速，有立竿见影，当下即愈者”[1]。丹家有言：“自古神仙无别法，不把真阳渡予人。”景伯先生曾赞其云：“光厚老和尚应是活菩萨，而不是活罗汉。罗汉是自了汉，光厚禅师一生舍己救人，舍己救世，应算是菩萨行中人。以彼一生行事，活人无数，度人无数，而每救活一人，于自己功行，又必有所损，故实为超罗汉而即身成佛的人。”

清朝末年著名外科医生灵溪大师，年轻时师从名医天映和尚（长于内外科、杂病及炼丹术）习医，尽得其传。灵溪出师后，于成都市普贤庵业医，医术精湛而不染世俗，救人无数，享誉甚广。成都中医学院教授、外科名医文琢之幼时曾患重病，虽经多方医治，见效甚微。其父慕灵溪大名，携之就医。灵溪详问病情及所用方药，诊为外邪入里化热，用急下存阴法使病情转危为安，很快痊愈。从此其父与灵溪大师过往甚密，灵溪见文琢之天资聪颖，于其 10 岁时正式收之为徒。文氏跟师 8 年，朝朝随侍，内外科、杂病及炼丹术尽得其传，而以攻习外科为主，后悬壶成都，成为一代名医。此外，僧海江、光德和尚等，皆秉性慈善，精于医术，惟以济人利物为事，就医者络绎不绝，深受人们爱戴。其他如清末简阳辉宗擅长外科。先后在资阳宝积寺、新都宝光寺、内江圣水寺担任方丈，光绪年中隐居成都普贤巷。相传辉宗被贫困之家请去诊病，不索酬劳，常赠予方药，他慈悲为怀的声名远近遐迩。

故佛学为专修儒学的知识分子开辟了一个新的思想领域，对教义、教理的实践修行，也因此衍化出众多的解释而分化成不同宗派。到隋唐时期，中国化的佛教已经达到了成熟阶段。其精神部分，依然渗透到后世千年的社会生活中。在浩如烟海的中医学古典书籍中，也涉及与佛教有关的理论内容。

（五）淳厚民俗

纵观四川古今历史，境外人口多次、大量迁徙入川，这对四川民俗的衍

[1] 萧天石．道海玄微［M］．台北：自由出版社，1981：584－588．

变带来了十分明显的影响。四川过端午节挂艾草、煎百草汤、喝雄黄酒、赛龙舟等活动，楚俗有五月吃蒜泥，在川东和整个四川都十分流行吃蒜泥，重庆火锅很重要的作料就是蒜泥。火锅在四川的流行，嗜食辛辣的习俗，对川派辛温药物的使用也产生潜移默化的影响。

民国以后，社会动荡，西方文化大量涌入，对民间风俗影响巨大。在岁时节令，婚丧嫁娶、衣食住行、民间娱乐等方面变化尤为明显，中华人民共和国建立以后，四川民俗发生根本性变化。人民政府大力提倡破除迷信，树立新风，对旧民俗中迷信荒诞、奢靡无度的种种陋俗进行革除，同时一些传统良俗得以恢复、继承。

1. 重视水利

四川土地肥沃，物产丰饶，在《汉书·地理志》中记载着“巴蜀……土地肥美，有江水沃野，山林竹木，蔬食果实之饶。民食稻鱼，亡凶年忧”。“苗以水为命”，巴蜀地区历来重视水利。四川都江堰水利工程闻名世界，李冰父子率百姓凿离堆、分岷水，“旱则引水浸润，雨则杜塞水门”，使得川西平原“水旱从人，不知饥馑”。都江堰一年一度的“放水节”也就成了四川农业生产的重要习俗。四川的天然地理环境及先进的用水习俗给境内中药材的生长创造了优越的种植条件，使相当多中药由野生变为家种，形成了川产道地药材品牌。在《神农本草经》和《名医别录》两种早期的本草古籍中，记载产自巴蜀境内的药物就将近 80 种，占《神农本草经》记载药物总数的 1/5 左右。

2. 农桑为本

历史学家翦伯赞先生说过：我国“医药的进步，毫无疑义是农业发达的结果”。宋人祝穆地理书《方舆胜览》卷 51 记载，唐末僖宗时成都已有蚕市、药市。他说：“成都，古蚕丛氏之国，其民重蚕事，故一岁之中，二月望日鬻花木、蚕器号蚕市，五月鬻香、药号药市，冬日鬻器用者号七宝市，俱在大慈寺前。”四川农民多以养蚕为副业。房前屋后，田边地角，只要有一隙之地，无不栽桑养蚕。人称“蜀中墙下树桑，宅内养蚕，习以为常”。唐代王建曾有诗云：“雨里鸡鸣一两家，竹溪村路板桥斜，妇姑相唤浴蚕去，闲着中庭栀子花。”生动地描绘了四川蚕农的生活情景。除了蚕丝的商用价值，蚕和桑叶及桑树的桑白皮、桑枝、桑椹全身都是药，有很高的药用价值。在四川民间，百姓在暑湿时节还用桑叶来泡水或者煮汤喝，平时也可以用来降血压。四川的养蚕民俗，推动了蚕和桑叶药用价值的开发和运用。

3. 拓集市，广交通

自古四川虽为崇山峻岭之地，但船行水运、轿行、马帮发达。不仅拉动了蜀地中药材市场的经济繁荣，亦为境外医药人才进入蜀地创造了有利条件，外来医家入蜀，带来了不同的学术思想，也充实了川派中医的学术内容，有利于川派中医流派思想的丰富和创新。

四川各地的乡村集市俗称“场”，赴市称为“赶场”，“赶场”成为四川农村地区商品流通的主要形式，或一、四、七，或二、五、八，个别地方也有逢双者。场市商贩有“坐商”和“行商”两种。药王——孙思邈，听闻四川的药物不仅种类丰富，产量巨大，并且品质优异、药效佳，又多名贵药材，慕名来到四川考察，行居青城山，开铺治病。当地山民广泛种植川芎等药材，在药王庙所在的太平场自发建立了一个药材市场，借助商贩以及赶场的形式，拉动了四川中药材的市场流通，同时也推动了四川医药的发展。由于唐末五代国内分裂战乱，农业遭受破坏，朝廷收入严重不足，国家需要发展商业来搞活流通，增加财政收入。地方最高长官亲临现场参与促商活动，自然能起巨大的推动作用，遂有唐宋成都药市的盛况。

庆历年间（1041—1048），任益州知州的田况喜游乐，写有24首遨游诗，一首名《重阳日州南门药市》，诗名说出了药市地点在成都南门外玉局观前空地。其诗有两句道“成都府门重阳市，远近凑集争赍欣”，“但喜见民药货售，归助农业增耡芟（锄头和镰刀）”，反映了药市盛况和父母官的期望。成书于绍兴三年（1133）的《鸡肋篇》作者庄季裕，喜旅行，他在该书卷上云：成都“重九药市，于谯门外至玉局化五门，设肆以货百药，犀麝之类皆堆积，府尹、监司皆步行以阅。又于五门之下设大尊（酒器），容数十斛，置杯杓，凡名道人者皆恣饮，如是者五日”。[1] “五门”是成都外城墙西南

[1] 庄季裕.《鸡肋篇》成都重九药市［M］//马继兴. 宋代的民营药商［J］. 中国药学杂志，1992（增刊）：3.

城门楼——得贤楼的别称，在玉局观前不远，因楼下开有五道城门得名。城楼巍峨华丽，城门内外是繁华的商业区和游览地。时1斛为10斗，数十斛则有数十万毫升之量。五门设酒，证实了陈元靓成都药市帅守置酒迎宾记载[1]。这种官、商、民共庆，大家都来吸药气愈疾的习俗，反映药市的经济效益、社会效益和生活地位。

4. 悠久的卫生习俗

岁时习俗具体形式包括庆贺、祭祀以及各种集会仪式，其中保障人身健康、消灾免病的意识占有相当重要的位置，从古代的巴人和蜀人开始，就已经出现了包含卫生内容的社群活动，经过长期传承，形成了一些民间广泛流行的卫生习俗。在春节前夕，人们就会开始清洗衣被、“打扬尘”，干干净净过年。清明节，上坟扫墓、填土培坟，以避免秽气外逸、尸骨外露和病菌传播。除了祭祀之外，清明节也包含有游娱的内容，人们称这种活动为“踏青”，趁着春阳萌动之际外出，有舒展身肢、振奋精神的作用。农历五月天气渐热，正是疠疫发生的时节，而古俗中因为蒲叶似剑，称为蒲剑，谓可辟邪，菖蒲、艾叶芳香气味，可作香料或驱蚊。每年端午节家家都会采集艾叶、菖蒲、苍术等挂于门首，以辟邪消灾，保家人安康。四川特别是川西各地长期以来形成了围绕药王庙为中心的药王会，既是中药材交易的盛会，也是市民游玩娱乐的重要习俗节日，如成都市新都区的药王庙、川北的岳池县川主庙以及四川的其他地方如蓬溪、广元、三台等地都有举行药王会的传统。既表明了四川人民对于药王的普遍信仰和崇拜，由此也可以感受到四川人民远离疾病、祈求健康的愿景。由此可见，民间卫生习俗对中草药的应用不仅具有一定的科学价值，而且在代代相传和沿革中促进了中草药普及应用，成为人们根深蒂固的观念，习而不察地融合在日常生活一举一动，一言一行中。

在小儿降生之前，为了祈祝母亲顺利生产，旧俗有“催生礼”。在断脐三天后，人们还会对新生儿进行人生第一次洗礼，称为“洗三朝”，其用意一是洗净婴儿从前世带来的污秽，消灾免难；二是祈祥求福，图个吉利，也

[1] 唐廷猷. 古今药市一千年[J]. 中国现代中药，2014，16（08）：674－680.

有为婴儿洁身防病的实际意义。[1] 产妇生产后必须吃红糖醪糟鸡蛋，以祛瘀生新，帮助身体恢复。新生儿每天都要洗澡洗头，即使数九寒天也不例外，以此来增强婴儿的抵抗力。被大家所熟知的“坐月子”的习俗，即产妇在一个月之内不得出门，更不能洗澡洗头，额头常用毛巾包裹，或戴上帽子，以免感受风寒，产妇和新生儿都必须满月后才能出门。且人们已经认识到“男女同姓，其生不蕃”。四川形成了多种多样的丧葬方法，包括：天葬、土葬、水葬、火葬，等等，不过大多数地区以土葬为主。人们一般会将死者的棺木密封，然后入土深埋。并对坟墓逐年培土，以防止尸体腐气和病菌外溢传播。死者在病中用过的衣物、被单全部焚化，死者生前的居室用石灰消毒，隔数天后才住人，以防止传染。

《食医心鉴》为四川早期的食疗方剂专著。不仅收载了临床各科常用的食疗方剂，而且详尽地介绍了其功效和制作工艺。晚清成都华阳人曾懿所著《中馈录》介绍食品制作加工的方法，书中食物制作方法灵活、注重杀菌消毒，根据时令选材以保证食物新鲜、卫生以保养身体，如“九十月间霜蟹正肥”、糟鱼“如鱼已干透，至四五月间，则不用甜糟；只用好烧酒浸沾……免生蛀、霉等患。夏日佐盘餐，亦颇适于卫生也”“泡盐菜法……如有霉花，加烧酒少许”等[2]。

四、川派中医

川派中医的形成，是在川渝两地地理气候和社会环境等多重因素的基础上，经过历代巴蜀中医先贤不懈奋斗，逐渐自然形成的。其中地域气候条件是社会基础，文化影响是核心因素，中医学术发展是根本原因，同时省内外医家的融合交流有着非常重要的促进作用，近现代形成高潮。随着前些年陈先赋、林森荣《四川医林人物》和陈先赋等《四川名医传》的出版，特别是近年杨殿兴主编的《川派中医药源流与发展》的系统总结，川派中医的面貌日益清晰，特色愈来愈凸显，影响日益扩大，越来越被中医界广泛认可，已

[1] 薛冬平. 南充市阙家镇火烽村生育礼俗访谈［J］. 科教文汇（下旬刊），2017（10）：142－143.

[2] 曾懿. 中国烹饪古籍丛刊——中馈录［M］. 北京：中国商业出版社，1984：1－18.

成为四川中医的一张响亮学术名片。

（一）地域环境

四川和西南地区的地域环境是决定川派中医产生和形成最根本的基础，一方水土养一方人。四川盆地四面环山，周围崇山峻岭，海拔在1000～4000米之间，由盆地中间向四周逐渐增高。全川降水多，日照少、云雾大、风速低，导致空气湿度高，年相对湿度为70％～80％，云雾量名列全国之首，重庆被称为雾都。秋季每每阴雨连绵，故白居易诗有“林峦少平地，雾雨多阴天”诗句。[1] 多数地区属于温和湿润的亚热带季风气候，尤以川东丘陵地区和成都平原较为典型，西南西北的高山地区则山高阴冷潮湿，全川湿气偏胜。盆地潮湿的地理特点造成四川人喜食辛辣厚味以逐寒湿。农村房前屋后，高山峡谷，遍地生长的中药材，得天独厚的地理拥有丰富的药材资源。古代爬坡上坎的交通方式，山区民风民俗彪悍，川渝两地及滇黔两省乡民常年累月地辛苦劳作，在恶劣环境下磨炼出强壮体质和练就吃苦耐劳的精神。长期战乱频发，随之疫病流行的社会环境。这些就是川派中医所面对的艰难困苦的自然环境，但也成为考验医家本领，有利于中医充分发挥医疗作用的社会环境。

谢观在《中国医学源流论》“地方病”中论及我国不同地域气候对医家用药特点的影响，其中在与四川有关的内容中特别点明重用乌附的特点，认为从长江流域来说，四川人用附子作为常用食品，医家用乌头附子动辄数两，麻黄柴胡动辄数钱，江南人看见如此用法，未免心有余悸。但是在四川却很少出现伤阴劫阴的弊病。

其地理气候特色滋养孕育出与其相应的厚重沉毅的中医学术风格，也就是医家既注重传统，粗中有细，辛辣爽快，又每每善于包容，具有务实开拓的品格，形成擅长运用以姜桂附为特色的“火神”派和医药兼擅，流派纷呈等为特征的川派中医。这里高山峡谷的恶劣地理和潮湿多雾的气候条件无疑举足轻重，它既是最为关键的自然因素，也是环境条件中最重要的社会基础，是形成川派中医风格的前提。此外，它与本地盛产花椒、附子等热性药物，

---

[1] 谢思炜. 白居易诗集校注［M］. 北京：中华书局，2006：849.

巴蜀民众嗜食辛辣风格的食物等民间习俗也有着一定联系。川派中医医家的产生，就是生于斯、长于斯，生活于此地，行医于此地的中医医家，即使他们成年后远走他乡，北上东徙，其身上巴山蜀水常年浸润形成的这种辨证用药风格早已深入灵魂，始终伴随医家，终身难以磨灭。一些外省医家，入川长期定居以后，也逐渐为四川的地理气候特点所感染熏陶，逐渐川化，或者将其故乡的风格与川派融合，或者将其原有的学术风格渗透于川派中医学术之中，丰富和发展了川派中医的内容。

（二）文化积淀

学术流派最核心的标志就在于其独特的思想观念和卓有建树的学术主张。历史上有“儒源在蜀”“易学在蜀”“文宗在蜀”之说，显示出巴蜀文化中儒学的突出地位和源远流长。巴蜀不少古代著名儒家知医，或儒而兼医，或先儒而后从医，如唐代名相陆贽，宋代大学者苏东坡、著名诗人陆游，进士史堪、杨天惠，晚清进士唐宗海、周云章，经学家如廖平、吴之英、黄钰、姜国伊，名士张骥，萧龙友等均涉医行医，多有医学著述，史堪的《史载之方》和唐宗海的《中西汇通医书五种》尤其著名，廖平医学著述达20余种，张骥的《汲古医学丛书》向为学者所重。儒学的理论主张，诸如儒家的仁者爱人、孝悌等往往是儒者从医的主要原因，儒医悬壶济世的主张，一直是川派中医所遵循的最基本的思想原则，直至近代，成都名医王朴诚、王伯岳行医悬挂的对联，“开门问疾苦，闭户阅沧桑”就生动地表现了这一观念。儒医始终是川派中医中最有成就和影响最大的一个群体，除前述之外，如宋代唐慎微、晚清王文选等均是有较高儒学修养的医家，与士子交往密切。

早在宋代时程颐就称“易学在蜀”，四川不但易学大家云集，相关易学著述丰硕，而且不少易学家兼攻医学，或医家兼通易学，如唐初袁天罡、后蜀杨绘、宋代杨子建、清代杨凤庭、唐宗海、姜国伊等。易学研究积累到清代刘沅时，终于在其弟子郑钦安身上爆发，易学对人体阳气的认识是四川火神派的学术渊源，其开派宗师郑钦安与槐轩学派刘沅之间的文化传承关系清晰而明确。

道家与医学在养生学上有不少交融。唐代西蜀江源炼丹家梅彪撰成《石药尔雅》，内容与道家外丹的药物有关，是隋唐时期重要的矿物药文献，也是世界最早的化学辞典手册，我国古代首部矿物学著作。四川永康彭晓撰写的《周易参同契分章通真义》，被认定为是《周易参同契》诸家中最早的注本。此二书都是在唐代炼丹术兴盛的背景下，出现在巴蜀地区的，它们反映了唐五代时期巴蜀地区炼丹术的流行。因为四川盛产丹砂等药物，导致名医孙思邈二次入川。川派多位医家对道教的养生观深有体悟，如宋代道医皇甫坦对高宗谈及富有道家哲理的养生主张。明代巴蜀道医中韩懋的医学成就较为突出，其号飞霞子，每着道装云游名山大川，主张“一气流行”学说。清代李涵虚创立道教内丹“西派”，喜好仙道，通晓丹法，将性功分为九层炼心，又将命功分为开关、筑基、得药、炼己四层。主张丹法以清静立基，阴阳双修。现代成都外科医家张觉人被称为著名“丹道医家”，其《中国炼丹术》《外科十三方考》的不少内容都与道家有关，重庆医家补晓岚兼融道家养生术。可见，川派中医与道家文化也有着一定联系。

因此，巴蜀文化是川派中医形成的核心因素，它与川派中医相互依托发展而渗透融合，医依儒学、易学、道学文化而更好地发展，儒学、易学、道学依托医学更得以彰显，巴蜀传统文化与中医学有着不解之缘。

四川人“吃得咸，看得淡”，好喝酒，喜饮茶，讲排场，重义气，成都人讲究休闲娱乐，这些民间习俗和文化观念也必然对川派中医的产生和特色有一定影响，故川派医家中不少医家多才多艺，乐观豁达，体健长寿，如王文选、补晓岚、萧龙友、黄济川、蒲辅周、杨天鹏等医家多高寿。

（三）学派发展

就发展历史而言，川派中医于汉代已在全国崭露头角，老官山西汉医简突出的学术地位已举世公认，其内容涵盖中医理论及诊断、经脉、针灸、方药、临床等多个方面，较马王堆医书的学术价值更为成熟，也更有临床价值。与之相呼应的是两汉之交隐居绵阳的涪翁，郭玉任太医丞及其与汉和帝的故事，师徒三代有关针灸和脉学的传承事迹，为《后汉书》所载，从而青史留名。其后经过唐慎微在本草学上的承先启后，《证类本草》到达宋代中医药学术的高峰，川派中医再次声名卓著。此期史堪对于四川地域病症特点有着精辟认识，周学海在“评注《史载之方》序”中谓其“方药多麻黄、羌活、三棱、莪术发汗利血之品者，蜀地湿胜、气滞血痹也”，精辟指出了其用药具有的典型地域特色及其原理。此时医家中陈承与石藏用两人用药有着寒热两种截然相反的风格，提示川派中医学术的包容性和多样性。但其形成经过明清两代不断的积累沉淀，其后于明代四川中医学术有所式微。至清代特别是晚清时，四川中医学术趋于活跃，其学术成就再一次引人注目，到晚清邛州郑钦安时方开宗立派，以其为代表的火神派崛起，唐宗海率先开创中西医汇通派，两者名闻全国。这与《伤寒论》在四川广泛流传，医家在临床中善于运用伤寒辛温温阳方，名家对《伤寒论》研究有较多心得有关。火神派传人中名家辈出，由四川而影响西南、进而远及上海和全国，声名远扬，阵容日渐庞大。

川派中医各历史时期发展不尽平衡，如针灸以汉代为高潮，本草以宋代为高峰，临床以清代为丰富，至晚清之后学术日益活跃，著述不断增加，学派纷纷而起，但整体而言川派中医至近现代方蔚为大观，如中药性效学派因成都中医学院开办中药学专业而诞生，温疫学派因学校温病教研室的成立和治疗钩端螺旋体病的机遇而产生。川派医家在全国的声名鹊起，同时与1955年四川10余位名家集体赴京的机遇有关，逐渐形成川派医家整体在全国的声誉；也与成都中医学院1956年建立，集中了四川一大批中医教学和临床骨干，中医高等教育事业对学术发展提供的重要条件有关。它与四川从古代社会战乱频发，医家主要立足基层，较为分散，家族和师徒之间的学术传承不够稳定，一变而成现代以后，中医学发展得到国家的高度重视，中医事业发展的规模前所未有，学术交流日益活跃等多种因素都有着很大的关系。

民国年间，定居北京的川籍儒医萧龙友（图1－11、图1－12）居北京四大名医之首，20世纪30—50年代，川派中医人才济济，尤以1955年末北京成立中医研究院和1956年成立北京中医学院，主要从四川和江苏征调名医，四川赴京的冉雪峰、蒲辅周、杜自明、叶心清（图1－13～图1－15）、王伯岳、李重人、任应秋等10余位医家闻名遐迩。成为我国近现代中医内科、骨科、针灸、儿科、中医教育等多方面的领军人物，在中医学的多个领域都做出了不可磨灭的重要贡献。

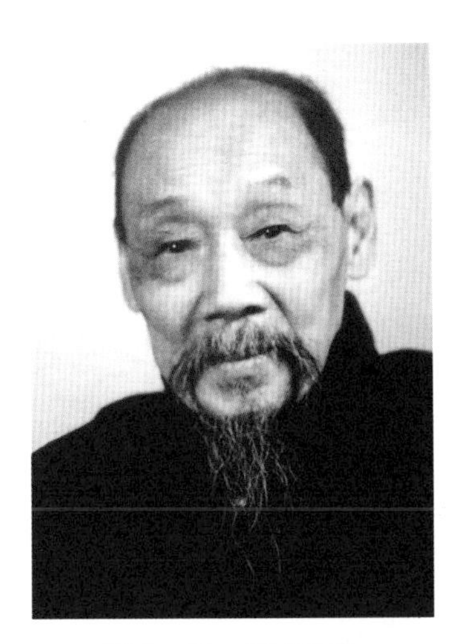

图 1－11　萧龙友像

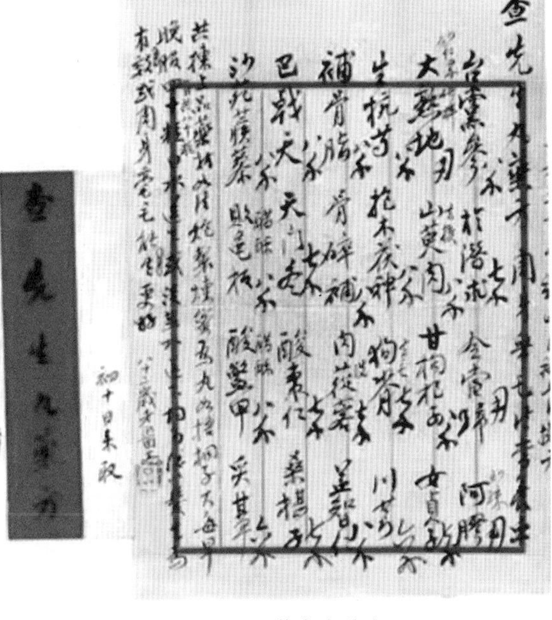

图 1－12　萧龙友处方

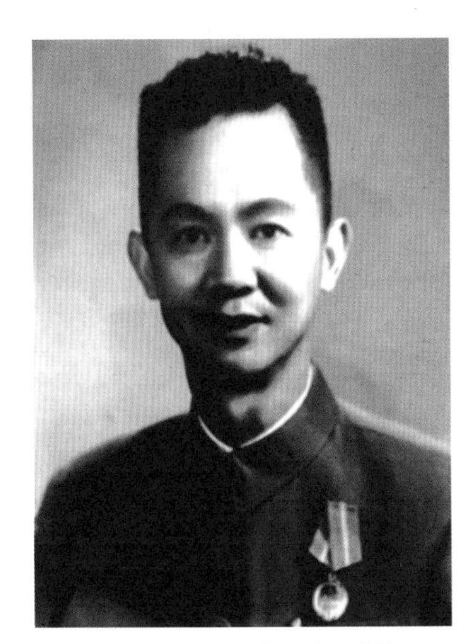

图 1－13　金针名家叶心清像

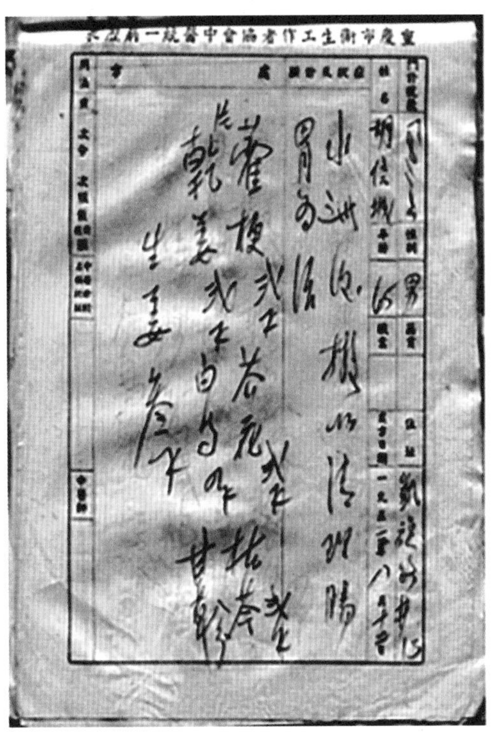

图 1－14　叶心清处方

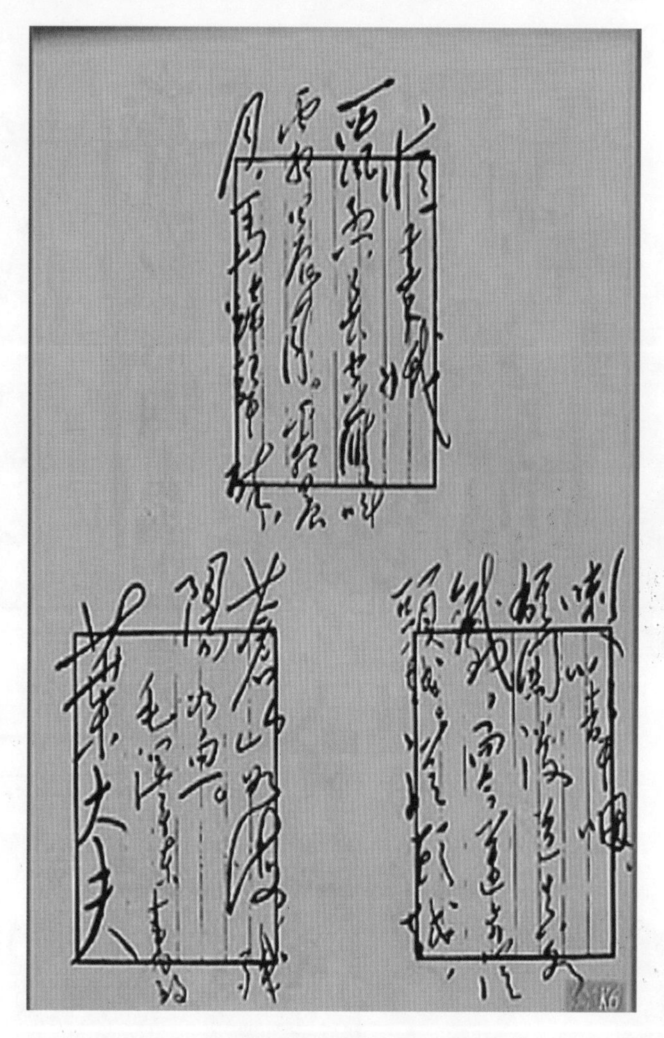

图 1－15　毛主席题赠叶心清《娄山关》手迹

川派医家中一些名家或医药兼擅，或熟悉草药，善用草药。这与古代医药不分，针灸与汤药并重，医家通晓药性，四川盛产中草药等多种因素有关。川派医家中有不少医家，特别是一些擅长治疗慢性虚损疑难病症的著名内科大家，以淳正平和灵巧为特点。这既指其为人处世平和低调，长期潜心读书治学，孜孜不懈致力于学术；更因其行医特点和用药风格，不炫奇，不斗胜，不偏执，不剑走偏锋，熔寒温于一炉，各家学说兼收并蓄，以和为本，“以平为期”。充分展现川派中医流派纷呈，兼容并包的精神。可见中医学术发展是川派中医形成的根本原因。

（四）融合交流

相对艰险封闭的自然条件，造成四川古代与省外特别是北方中原地区学术交流困难，古代四川医家与外界交流不易，更是形成其独特地域医学风格的重要原因。只是在安史之乱和明清湖广填四川、抗日战争等特殊的历史时期，才出现中原、陕西、湖广等地人口不断涌入，文人、医家亦随之大批入川，促进了各地医家与四川医家之间的学术之交流，推动了四川中医学术的发展，导致川派医家的队伍逐渐壮大，学术愈加丰富。

外省医家尤其是中原地区的医家曾经对四川中医学的发展产生过重大影响。如西汉末涪翁避乱居涪，唐末五代时为避长安之乱入蜀的李珣和杜光庭等。特别值得一提的是清代医学名家黄元御入川执掌久真堂，乾隆十七年（1752），御医黄元御被任命署理川军军医馆——久真堂，为金川平乱将士提供治疗水土不服之症的方药。黄元御仔细了解藏区的气候，官兵高原缺氧和高寒以及军中发生的伤寒、咳嗽等病症，携御药房银质药具和部分御药房太监一同前往成都，将宫廷秘方、宫廷御药房中治疗肺病、咳嗽最好的药材和藏区的冬虫夏草、贝母、红景天等名贵药材相配伍，用人参、天麻、鹿茸、灵芝、桑黄等名贵滋补药材为药引子，秘制出多种强健体魄，提高免疫力，抗高原低氧环境的膏、丹、丸、散，用于清军携带服用，以克服低氧、伤寒、咳嗽、倦怠、疲惫等病症。这期间黄元御亦通过了解士兵症状和用药效果，修改补充完善了他的《长沙药解》一书[1]。其后四川宜宾钟文焕特别服膺黄氏《伤寒悬解》《金匮悬解》，在黄氏诸书经方基础上续编歌诀，加以阐发。

从外地入川的医家与四川本土医家的辨证用药风格多有不同，对于充实川派中医的学术队伍，促进川派中医的学术创新，必然起到了重要的推动作用。近代以来，特别是抗日战争时期，北方，江南等地省外名医大批涌入四川，如骨科郑怀贤来川后定居成都，江苏承淡安在成都传授针灸，上海秦伯未在永川，江苏王渭川在万县。张简斋在重庆开设医馆，张氏轻灵的用药风

---

［1］百度百科．久真堂．久真堂［EB/DL］http：//baike. baidu. com/；tem/%e4%B9%85%E7%9C%9F%E5%A0%82/18140391nnocdeapt=1.

格给重庆陈源生等医家以深刻的影响，更加促进了全国各地医家与川派医家之间的学术交流，推动了四川中医学术的发展。湖北胡光慈、贵州宦世安等人或开办诊所医院，或兴办医校及讲习班，或创办中医药刊物杂志等，对于四川中医药学术发展及人才培养都起到了极大的促进作用。

近代以后，中国社会发生了巨大的变革，西医学传入中国势已不可阻挡，传统中医开始踏上了“发皇古义，融会新知”的变革之旅，随着交通条件的改善，四川名医出川者渐多，或北上，或东下，或南迁，所到之处，或悬壶行医，或兴办中医教育，参与到当地中医药事业，使川派中医的学术思想和临床经验在全国得到了更好的、广泛的传播，不仅成为省外其他地区中医药发展不可或缺的中坚力量，也为四川与各地中医药学术交流和发展做出了不可磨灭的贡献。如彭县唐宗海清末先后赴京，游历沪、粤，其渊博和高超的医术，深得当地医家和病人的交相赞誉。“医不能疗者，一经容川诊治，沉疴顿除，人俱惊为神奇[1]”其他如成都祝味菊、华阳刘民叔、巫山冉雪峰、会理吴佩衡、洪雅叶古红等，他们对于上海、武汉、昆明、南京等地的中医学发展都做出了自己的重要贡献。省内外医家的融合交流对川派中医的形成有着重要的促进作用。

三台萧龙友，幼读经史，后入成都尊经学院攻词章科。光绪丁酉科拔贡，1900 年后历任山东嘉祥、济阳、淄川知县，济南高等学堂教习，1914 年历任财政、农商二部秘书等职。自学成医，名重京城，被誉为“北京四大名中医之冠”，1928 年弃官从医，擅长治疗虚劳杂病，1930 年与孔伯华创办北平国医学院并担任院长，为川籍名医中在北京影响最大者，其他川派医家民国年间在北京卓有声望的还有左季云、邹趾痕等。

成都祝味菊先学中医，后学西医，因而学贯中西，重视中西医之间的合作。因幼承家学，经成都宿儒为其教授医经，青年学西医，业西医，但因听讲于卢铸之“扶阳医坛”，受益颇深，1917 年移居上海，先后执教于上海中医专门学校及中国医学院，后与好友筹办景和医科大学，1937 年与西医梅卓生、兰纳组建中西医会诊所。因擅用辛热重剂“附子”，每以温补之法力起

[1] 陈先赋. 四川名医传 [M]. 成都：四川科学技术出版社，1991：3.

沉疴而名震上海，人称“祝附子”，有力地冲击了当时上海受温病学派影响而用药偏于“轻清之风”，因而医界也开始注重温阳，故其传人甚众，包括陈苏生、徐小圃、徐伯达、徐仲才、王兆基、章次公、陈耀堂等。

四川会理吴佩衡曾听学于“扶阳医坛”。1921 年至云南行医，擅长使用大剂附子而挽重疾，故人称“吴附子”。1929 年代表云南中医界，反对“废止中医案”，其后留沪行医 7 年，1945 年创办《国医专刊》，1948 年，创办云南第一所中医学校——云南私立中医药专科学校，任校长兼教师之职。1960 年任云南中医学院首任院长。

巫山冉雪峰，悬壶武昌，曾先后组建湖北省中医公会和中医学会，担任中央国医馆湖北分馆馆长等，创办《湖北省中医杂志》，筹建武昌中医夜校，创建私立湖北武昌中医专门学校等。

叶古红（1876—约 1940），四川洪雅人，留学日本东京帝国大学，民国年间在南京开馆行医，成为誉满江南的名医。

故历代川派医家既发挥了古代巴蜀人上仰星空，浪漫不羁，性格豪放开朗，又具有下俯于地，求真务实的特质，善于改革创新，敢于开拓，不断探索新知的科学精神。

第二节 中药宝库

四川地处长江上游，系西南边陲与中原文化交流的前沿与通道，山川险峻秀美，世界闻名。高山深峡、丘陵平川、雪峰凛冽、河谷温润，复杂而多样的地理环境和独特的气候特点造就了其丰富药材资源，是我国主要的中药材生产地，中药产业发达。同时，四川也造就了一大批医药学家，故被誉为“中医之乡，中药之库”。

一、天然药谷

卢思道：“西蜀称天府，由来擅沃饶。”《华阳国志·蜀志》云：蜀地“沃野千里，号为陆海”，“其山林泽渔，园囿瓜果、四节代熟、靡不有焉”，“皆溉灌稻田，膏润稼穑……又识齐水脉，穿广都盐井诸陂池，蜀于是盛有养生之饶焉”。《名医别录》载有种产于巴蜀的药物，民间流传有“天下有九福，药福数西蜀”的谚语。四川盛产道地药材，文天祥《赠蜀医钟正甫》诗中写道：“炎黄览众草，异种多西川。”如川贝母、川乌、川黄连、川附子、花椒等著名川产道地药材。四川峨眉山是“仙山药园”，重庆金佛山有“北有长白山，南有金佛山”之说，四川多地盛产数十种道地珍贵药材。

四川人民更在长期的中药药材种植历程中，形成独特的药食文化、养生文化、观赏药卉的各种节日，如四川眉州的苏轼在开封为官时，即在自家花园种植川芎、白芷等中药以自娱，他认为川芎可制佳酿和御瘴等。

四川地形多变，气候复杂，又未受过第四大陆冰川的侵袭，生态环境和气候多样，使药材资源极为丰富，并呈现明显的区域性和地带性分布。如高山的冬虫夏草、川贝母等；岷江流域的干姜、郁金等。其他如江油的附子，绵阳的麦冬，都江堰的川芎，石柱、雅安的黄连（图1-16），遂宁的白芷，中江的白芍、丹参，汉源的花椒，天全的川牛膝等有明显的地域性，质量优而产量高，故这些药材在国内外久负盛名。四川现已查明的中药资源种类超过7200种，约占全国中药资源品种的85%，大宗药材的产量占到全国的三分之一，因此，在中医界有“无川药不成方”之说，足见川药在中医界及国内影响力巨大。[1]

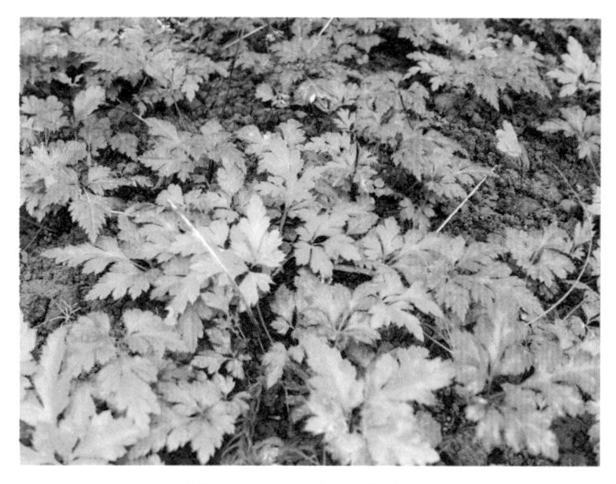

图1-16 雅安黄连

二、道地川药

川药多指以四川为主产，同时涵盖云南、贵州等西南地区出产的部分药物。因为四川得天独厚的环境优势，历史上所产之川药品种多、数量大、质量好，疗效高，故每在药名前冠以“川”字，如川芎、川乌、川楝子等以示道地。

（一）川药数量

从全国第四次中药资源普查（2019年6月止，见【壮丽70年·中医药与祖国共成长】系列报道⑤——中医药科技产业快速发展）获悉，四川省查明各种植物、菌类、藻类中药材7290种，常用中药材重点品种312种，占全国中药材品种的85%，川芎、川附子、川黄连等86种道地药材享誉全球，如为大家熟知而常用的川药即有：川乌、川牛膝、川大黄、银杏、干姜、金钱草、川厚朴、佛手、川木香、天麻、石菖蒲、川白芍、丹参、蓬莪术、羌活、川贝母、甘松、五倍子、川黄柏、川独活、通草、川麦冬、羌活、川白

[1] 杨殿兴，田兴军. 川派中医药源流与发展［M］. 北京：中国中医药出版社，2016：4，8，33，62-73，171，568，592.

芷、川木通、川泽泻、乌梅、川花椒、麝香、川陈皮、巴豆、川郁金、白及、川楝子、半夏、附子、青蒿、川枳壳、杜仲、桃仁、川续断、姜黄、党参、使君子、黄连、银耳、补骨脂、蜀漆、冬虫夏草、川芎、川牛膝、麝香等，已成为中国第一大“天然药库”。

四川明代 13 府中共查得 6 府所属的方志，有 5 种府志和 2 种县志共收载药材 241 种。其中，既有现行公认的川产道地药材如黄连、川芎、附子、川楝子、麦冬、石菖蒲、厚朴、木通、黄柏、白芍、川牛膝等，也有当归、枸杞子、山药等其他重要药材，还有现时较为少用的藤萝花、木斛、金线重楼、蜂房、紫背龙芽、枫香等。又其中川楝子、何首乌、黄连、荆芥、苦参、牛膝、五倍子、香附等药材多次出现，表明其在明代时在四川分布较为广泛。

（二）主要品种

黄连：在唐代即被公认为四川道地药材，唐代《新修本草》云：“黄连，蜀道者，粗大节平，味极浓，疗渴最佳；江东者节如连珠，疗痢大善。”后医药学家称之为川连。成都府（今成都市及其附近县市）、马湖府（约为今四川省屏山县、沐川县、雷波县、马边县一部分及云南省水富县、绥江县、永善县一部分）、夔州府（位于重庆市东部）和夔州府云阳县（今重庆市云阳县）、嘉定州洪雅县（今眉山洪雅县）之志书都记载有黄连的出产，表明明代时黄连在四川的出产已颇具规模。黄连在保宁府、夔州府、嘉定府及峨眉山、叙州府（地处四川省南部，包括今四川省宜宾市、高县、富顺县、南溪县、长宁县、筠连县、珙县等地）、忠州（今重庆忠县）和石砫厅（今重庆市石柱土家族自治县）的志书都有记载，足见川黄连在明清两代的出产都较为广泛。

川芎：始载于《神农本草经》，列为上品，已有 1500 多年的栽培历史。苏颂《图经本草》云“……今关、陕、蜀川、江东山中多有之，而以蜀川者为胜……”南宋时期有文献记载“芎穷，以川中来者为上……”明代成都府志、保宁府志（今四川省东北部阆中市一带）都记载了川芎的出产。川芎现主产都江堰市及崇州、彭州、新都等地，以都江堰产量最大、质量最好。都江堰在南宋癸酉年间已有栽培，距今有 800 多年历史，明时属成都府，为灌县。民国陈仁山《药物出产辨》载“灌县（今四川省都江堰）川芎为道地货，芎窮更名为川芎”。当地所产川芎个大、饱满、质坚实、油性大、香气浓郁，尤以本市马祖寺川芎最为著名。（图 1－17）

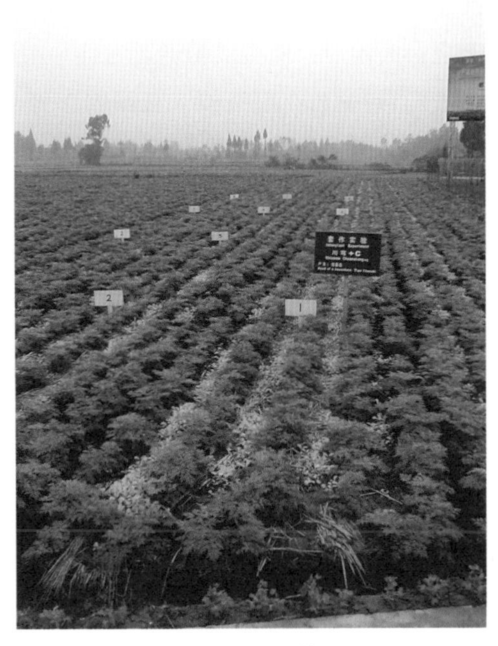

图 1－17　川芎

附子：《唐本草》云“附子，乌头，并以汉蜀州锦道、龙州者佳……余处虽有造得者，力弱，都不相似”。四川江油历来为附子道地产区，其种植加工历史可以追溯到唐代以前，迄今已有 1300 余年，形成了“打尖”“拔芽”“修根”等独特技术，还有精湛的加工炮制技术。南宋杨天惠《彰明附子记》中就有详细记载。《本草纲目》亦指出彰明的附子质量最佳。明洪武十三年（1380）江油县属保宁府剑州，嘉靖四十五年末（1566）改属龙安府。江油的附片加工，片张大而匀、片面有纵向花纹、半透明状、油润有光泽、酥脆。成都府志中也记载了附子的出产。（图 1－18）

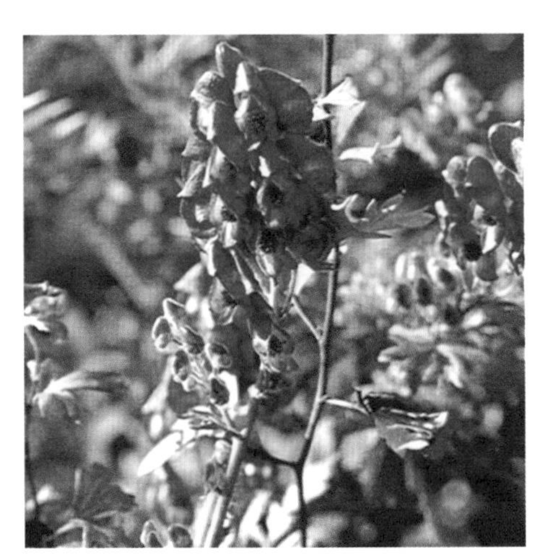

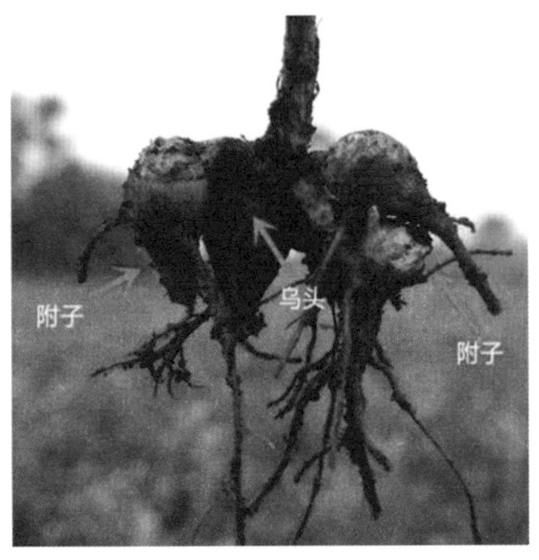

图 1－18　附子

川楝子：《本草纲目》载“《别录》曰：楝实生荆山山谷。弘景曰：处处有之……颂曰：楝实以蜀川者为佳……时珍曰……其子正如圆枣，以川中者为良”。成都府、保宁府、马湖府之志书均有记载，表明川楝子在明代四川的分布较为广泛。

麦冬：据《道地药材的形成与分化探讨》记载，四川绵阳麦冬于清乾隆年间从浙江引种。而明代成都府志、保宁府志和夔州府志都记有麦冬，表明四川在明代即有麦冬的出产，但未知是否为栽培。今四川麦冬主产绵阳市和三台县，历史悠久，素有“绵麦冬”之称。

石菖蒲：菖蒲《神农本草经》即载“生上洛及蜀郡严道”，后世以“生于石上者”为石菖蒲。成都府、保宁府、马湖府之志书都有石菖蒲的记载。

厚朴：《本草蒙筌》卷之四·木部载“陕西川蜀多生，梓州出者独胜”。梓州即今四川绵阳三台县一带。现主产盆周山区，以万源、通江、宣汉、古蔺、芦山、平武、都江堰、彭州等县、市产量较大。川厚朴加工精细，内皮紫红、香气浓郁、指甲划之有油渗出，称“紫油厚朴”。成都府志、保宁府志有载。

黄柏：最初不以川产者为最佳。如《神农本草经》《名医别录》载檗木“生汉中山谷及永昌”，陶弘景则云：“今出邵陵者，轻薄色深为胜，出东山者，厚而色浅。”及至唐代，黄柏的产地主要在川陕之间，如《元和郡县志》载兴州顺政县武兴山“多漆及黄檗”，《新唐书·地理志》载金州汉阴郡土贡黄檗，所述地区即今陕西汉中、汉阴县一带。五代《蜀本草》始明确指出“以蜀中者为佳”，后世本草方志咸宗之。《增订伪药条辨》总结川黄柏、关黄柏的优劣为“四川顺庆府南充县出者为川黄柏，色老黄，内外皮黄黑，块片小者，可作染料用。湖南及关东出者，为关柏，块片甚大而薄，色淡黄者次”。如今，黄柏主要分布于四川的盆周山区，主产峨眉、洪雅、都江堰、广元、旺苍、南江、古蔺等县、市。成都府志有载。

牛膝：川牛膝之名最早见于唐蔺道人《仙授理伤续断方》，本为四川地方习用品，南宋时期作为怀牛膝的替代品入药，元明以后逐渐分化为独立品种，其栽培历史始于明代。成都府、保宁府和马湖府等处方志都有记载。现主产天全县及乐山市金口河区，以根粗壮、分枝少、质柔韧、断面色浅黄、味微甜而著称。据所查方志，成都府和保宁府的药材出产较为丰富。

乌头：首载《神农本草经》，谓天雄“与乌头、附子三种，本并出建平，谓为三建，今宜都佷山最好，谓为西建，钱塘间者，谓为东建，气力劣弱，不相似”。建平即今四川巫山，宜都即今湖北宜昌市，钱塘即今浙江杭州市。唐代《新修本草》载“天雄、附子、乌头等并以蜀道绵州、龙州出者佳”。明代所查方志载有附子，未见乌头。清代保宁府、龙安府（四川省北部，辖今四川省平武县、江油市、彰明县等处）、嘉定府之峨眉山、泸州（今四川泸州市一带）、绵州（今四川绵阳市一带）、志书则均有记载。

川贝母：明代有“川贝甲中华，尊贝冠全川”之语，而今仍以四川万源县（清为花萼山）所产贝母质量最好。川贝母颗粒均匀、质坚实、粉性足、色白有光泽。龙安府、峨眉山、松潘卫之志书有载。[1]

巴戟天：历来是四川的重要物产。《元和郡县图志》载渝州普安县为唯一贡巴戟天之地，而今以滁州巴戟天为主。明代方志中尚未见巴戟天的记载，清代则见于保宁府、顺庆府、夔州府、忠州等地，分布较为广泛。据所查方志，除成都府、保宁府出产仍较为丰富外，龙安、嘉定、资州出产也较为丰富。

从四川清代 15 府共查得 12 府所属的方志中有盛产药材记载的，分别为 21 种府志和 1 种山志，此外还有直隶厅州的 16 种方志。共出产 272 种药材。明代方志所载的大部分常用药材清代仍有记载，除黄连、川芎、附子、石菖蒲、川牛膝、麦冬、川楝子、厚朴、黄柏等道地药材外，升麻、天冬、巴戟天、红花、乌头、半夏、天南星、续断、贝母等药材亦有广泛分布。

从方志资料来看，现在的川产道地药材在明清两代的方志中均有记载，其中如黄连、川芎、贝母、巴戟天等药材的分布都较为广泛，尤其黄连一味，明清方志中有大量记载。四川以成都府和保宁府的药材出产最为丰富。有学者认为道地药材的意义在于临床疗效，而道地药材的形成与变迁则是自然环境与人文社会共同作用的结果，其中人文社会的各种影响起到了至关重要的作用。通过明清时期大量方志资料的整理、分析可以发现，四川地区在古代

[1] 梁飞. 明清时期部分地区道地药材的方志文献研究［D］. 济南：山东中医药大学，2010：5.

已逐步成为规模较大的药材产地，其药材资源已得到充分发掘。如四川的附子、川芎、厚朴、杜仲。药材产区经过明清数百年的发展，逐渐稳定，直至今天。

三、中药盛地

四川是世界25个生物多样性热点地区“喜马拉雅—横断山区”的核心组成部分之一，这里是我国中药的物种库，孕育了类型丰富、独具特色的生物遗传物种。其丰富的地貌与气候特点构成了全国乃至全球少见的自然生态系统垂直带谱，小生态环境十分复杂，其复杂程度位列全国第一。四川是全国三大林区、五大牧区之一，也是我国植被类型最丰富的省区之一。药用植物有4600余种，其占全国药用植物种类的80%以上，所产中药材总产量占全国药材总产量的1/3，是全国重要中药材基地之一，同时所产的中药材具有稀缺名贵、特产多、质量优的特点。

唐代、清代乾隆、抗战等时期人口大迁移入川以后，人口数量大量增加，有着大量中药材的需求，中药采集、种植、加工、销售已经作为四川农业生产、工商业经济发展、社会进步的重要环节和组成部分。四川作为中药资源大省，古代人民对川药的种植、加工、组方成药、流通等皆有详细的记载，经过千年的传承与发展，特别是近年来，政府十分重视和支持中药材的发展，截至2021年4月，仅在四川省贫困县就建有中药材标准化种植（养殖）基地24个，带动贫困地区发展种植面积达20.8万亩，特别是川贝母、川附子、川芎、川黄连、川牛膝、川黄柏、川丹参、川楝子、川楝皮、川椒、川厚朴等50多种优质道地药材更是在国内外享有盛誉[1]，2020年底全省中药材种植面积达800余万亩。规模以上中药企业200余家，中药工业主营业务收入达583亿元，占全省医药工业的36%（见2021年1月28日《中国中医药报》，田兴军署名文章）。在以技术创新为核心的产业转型中，四川中药产业的各个环节正经历着翻天覆地的变化。如中药资源普查、种植种苗基地建设、种植资源库建设、中药原料质量监测技术服务中心建设保证了中药材原料的

［1］施尚泽．四川中药材种植现状及发展［J］．西南农业学报，2002，15（1）：120－122.

质量可控；中药饮片的 GMP 标准化生产使得传统的中药炮制过程更加标准和规范；中药大品种、化妆品、保健品的研发与生产利用创新技术实现了中成药、配方颗粒生产的现代化与产业化，延续了四川的养生保健文化，对国民健康和社会经济发展做出了突出贡献。

根据四川省自然生态环境，大致可将省内药材产区分为：盆地中药材生产区、盆地边缘山地药材生产区、攀西地区药材生产区、川西高山峡谷药材生产区。

四川多元化的地理环境和多雨潮湿的气候特点，成熟的农耕技术与灌溉技术，对四川中医药的发生发展和医家用药特点有显著影响。一方面，地域的多样性提供了丰富的物产，使得境内生长的中药品种多，产量大，为中医药的发展提供了雄厚的物质基础，也为民间医家采药用药提供了便利；另一方面，盆地空气湿度大，时多阴雨天气，山高寒冷，重庆冬季多雾，也形成了巴蜀乡民体质禀赋多健壮结实，感受寒湿病邪较多的特点。而成都、重庆等大城市人口密度大，成都四季气温偏高，重庆夏季气温高，被称为“火城”，故春夏之交人体易感温热疫邪。因而四川医家一方面擅用辛温发散，温阳除湿药物，处方药猛剂重；另一方面不少名家用药轻灵平和淳正，以及伤寒与温病学术并行，不同学术风格兼容并存，在中医地域医学中独树一帜。因而川地盛产川药，川人患病必用川药，川派中医习用川药，外地医家喜用川药，这些因素互为因果，造就了四川成为中药盛地的不可撼动的地位。

第二章

千秋前贤

四川中医药历史悠久，自古出名医，产中药。从汉代至明清，见诸文献记载的四川著名医家有一千余人，川派中医药影响医坛两千多年，历久弥新；川产道地药材享誉国内外，业内素有『无川药不成方』的赞誉。经过特殊的自然、社会、文化的长期浸润和积淀，四川历朝历代名医辈出，学术繁荣，医派纷呈，源远流长。

四川古称巴蜀，雄踞我国西南，先秦时候东部属巴、西部名蜀，具有悠久的文化历史。

四川素有“中医之乡，中药之库”的美誉，巴蜀中医药源远流长。四川医药学起源较早，源于巴蜀独特的自然环境和长期社会文化的蕴涵积累。早在原始社会和先秦时期，据《山海经》记载，在四川境内，巫医活跃，巫医是中医的源头，在上古时代，医、巫不分，人们的疾病、灾祸都求助于巫医、巫师。巫医是古代以祝祷为主或兼用一些药物来为先民消灾治病的人。《山海经》的《海内西经》，记载了“巫彭、巫抵、巫阳、巫履、巫相”等10位上古巫医，主要活动在四川境内，《海内西经》称其为“巫咸国”，在四川省北部，巫医技术海内闻名，这应该是巴蜀医学最早的记载和起源。

《山海经·海内经》云：“先龙始生氐羌。”历史记载“氐羌之族，从西汉水上源有龙之称，而为巴蛇之巴发源地（《巴蜀史迹探索》）”。古代龙蛇相通，岐舌国之人，以龙为图腾，亦称龙蛇族。《史记·五帝本纪》记载：“黄帝居轩辕之丘，而娶于西陵之女，是为嫘祖。”史学考证，黄帝元妃丝绸之母嫘祖为氐羌，后定居西陵古国，即今四川盐亭县南。《山海经·海内经》云：“黄帝妻雷祖。”（即今嫘祖）《通志氏族略》云：“雷氏，方雷氏之后，女为黄帝妃，盖古诸侯之国。”故黄帝元妃嫘祖即雷祖，与雷公同姓。岐舌国首领岐伯与西陵国首领雷公，同为医家，他们常聚会于柏梓二龙山，研讨治病救人之术。后雷公娶岐伯之妹岐娘为妻，生有嫘祖。岐伯、雷公，同为黄帝之臣，雷公为嫘祖之父，岐伯为嫘祖舅父。《古今医统》云：“上古黄帝臣，姓雷名敩，善医，著有《致教论》《药性炮制》等。”《帝王世纪》云：“黄帝命雷公、岐伯论经脉旁通问难。”《黄帝内经》虽为黄帝问，岐伯答，但其中也有雷公的见解。因此，黄帝问难之岐伯、雷公，乃上古四川盐亭岐舌国首领岐伯与西陵国首领雷公。

汉代四川中医有了明确的史料记载，《华阳国志》和《后汉书》中载有汉代涪翁、程高、郭玉等医家史实。1993 年绵阳双包山西汉武帝时期墓出土木胎髹漆经脉漆人，将人体针灸模型的历史从宋代针灸铜人提前 1000 余年，成为世界上最早的人体经脉模型。2013 年在成都老官山再次出土了汉代针灸漆人和 920 支医简。全国最早的药市出现在唐代中唐时期，有史料记载全国最早的药市出现在四川绵阳梓州（三台）和成都。

汉唐以降，四川历朝历代中医药学不断发展，涌现出了一大批著名医家和有影响的医药学著作，为中医药学的发展贡献了力量。四川是当之无愧的“中医之乡，中药之库”，从汉代至明清，见诸文献记载的四川医家有 1000 余人，川派中医药影响医坛 2000 多年，历久弥新；川产道地药材，享誉国内外，业内素有“无川药不成方”的赞誉。

第一节 汉唐五代

四川中医药历史悠久，出名医，产中药。汉唐五代是巴蜀中医药学理论形成和早期发展的重要时期，据《后汉书》记载，四川绵阳汉代的涪翁、程高、郭玉在针灸和脉学方面都有着很高的造诣；在成都老官山出土汉墓中的九部医书（正在研究整理之中），表明了秦汉时期川派中医药在中医理论、诊断、方药、病候等方面具有非凡的成就。东汉张道陵在四川大邑鹤鸣山创立了五斗米教（又称正一盟威之道，简称正一道），成为道教第一代天师，故道教徒称其为“祖天师”。他精通各种炼养方法，善为人治病，他首创三官手书忏悔治病之法，并善用符水（含朱砂、雄黄）治疗各类精神疾病，亦炼制外丹，推动了中医外科的发展。张道陵以医显道，并以道教理法觉悟生命，使得道以医行之妙，影响达于今天的道医界。

唐代成都名医昝殷撰著了我国现存最早的妇产科专著——《经效产宝》，影响至今；还著有《道养方》《食医心鉴》各三卷，是我国较早的食疗专著。唐代宰相陆贽，被贬四川忠州，编录了《陆氏集验方》五十卷；其后人宋代陆游，曾任四川夔州（今重庆奉节）通判，在蜀居住八年，陆游传承济世活人祖训，又受巴蜀中医药环境影响，编著了《续陆氏集验方》。唐末道医杜光庭随僖宗入蜀，他一生勤奋，学识渊博，著作宏富，有很高的名望和很大的贡献，代表医著为《玉函经》（又名《广成先生玉函经》）和《了证歌》；《玉函经》是继晋代王叔和《脉经》之后又一部以论述脉理为主要内容的著作。五代南唐的陈士良著有《食性本草》十卷。五代后蜀医家周挺，精于儿科，著有《保童方》一卷，这是已知四川地区最早的儿科专著，比现存最早的儿科经典——宋代钱乙的《小儿药证直诀》还要早200年左右，可惜后来亡佚。

凡此，可窥见一斑，汉唐五代时期，四川中医药的发展为中国医学史上写下了辉煌的一页。

一、涪　翁

（一）医家生平

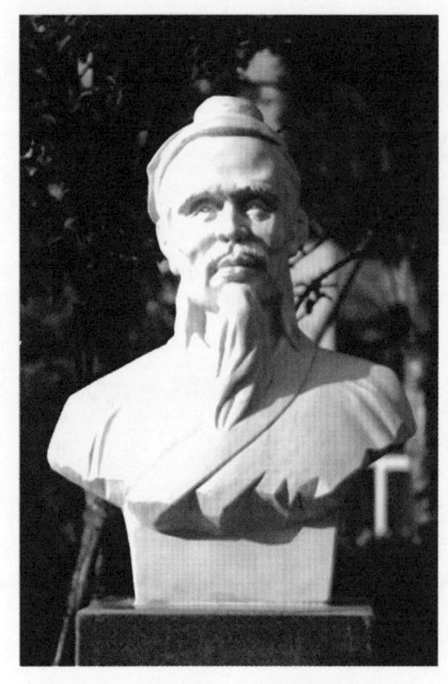

图2－1　涪翁雕像

涪翁，西汉末、东汉初涪县（今绵阳市区）人（图2－1）。张杲《医说》、周守忠《历代名医蒙求》和《四川通志》等均有记载。《直隶绵州志》和《彰明县志》，咸谓其因“避王莽乱，隐其姓名”，由于“亡其姓氏”，又以渔钓为业，故“人以涪翁称之”。

西汉末年，社会动乱，战争四起，涪翁经历新莽之乱，无意仕途，遂结庐涪江之畔（四川绵阳市郊），以行医济世、隐居垂钓为乐。涪翁德行高洁，卓尔不群，不肯与世浮沉、随波逐流，故姓名不显。因常于涪水附近垂钓，故自号涪翁。涪翁见民有疾者，不分贵贱，乐为诊治，其治病以针术见长。涪水一带百姓，赖其治愈者，为数甚众。史料对涪翁的生平事迹多有记载，如《直隶绵州志》：“涪翁，以渔钓终老，精医术，亡姓氏，人以涪翁称之，祀乡贤。”宋代绵州通判杨叔阑为缅怀这位医界先贤，书有一首题为《问涪翁》的诗曰：“闻汉有涪翁者，独钓江干，不知氏名，其避世之雄呼？……呜呼涪翁，独钓江上。天高地厚，水阔山空。寒暑推迁，万物终穷……”同一年代，世人在他渔钓处的山岩上雕刻有“涪翁山”三个大字；他的住处被命名为“涪翁村”；有佚名作者作七律《渔父村》评价涪翁：“自云深处碧溪流，渔父逍遥村上头。世际周秦嫌逐鹿，身潜江渚伴浮鸥。桃源鸡犬名还在，柳浪纶竿事竟休。风景尽随烟水去，依稀新月旧时钩。”明代万历年间，绵州城南延贤山建有“南山十贤堂”，祀绵州历代名贤十人，首祀者亦为涪翁。明代绵州举人李梓撰写《南山十贤堂记》，今堂废碑存，文见延贤山下，俗称鸡公石，石下为清嘉庆十七年（1812）所建一堰沟，名“涪翁堰”。清光绪年间修建的李杜祠尚保存有汉涪翁像碑一块（原置古春酣亭中），书赞：“西汉中微，名贤放逐，有一父老，不知何出。钓隐涪江，针经著录。弟子程高，再传郭玉。矫矫清风，依依乔本……”清光绪年间绵州宿儒吴朝品作诗、夔门名士张朝墉书写的六条屏诗碑，记述了涪翁的生平、品格、志趣及其对医学的杰出贡献、著作和承其后者的情况。尤值一提的是，四川省地方志《四川通志》《直隶绵州志》和《彰明县志》等对涪翁均有记载，由此可见其影响之巨。

（二）学术成就

涪翁医术精湛，医德高尚，尤精于脉法及针灸，治病以针术见长，其时代远在华佗之前，是继扁鹊之后最先见于正式文献的针灸医家。“见有疾者，时下针石，辄应时而效。”其治病不问贵贱，乐于施治，深得历代民心的敬仰。东汉广汉郡（今四川广汉）人程高，拜涪翁为师，虚心好学，尽习其术，后悬壶民间，济世活人；其后广汉新都（今四川新都县）人郭玉，仰慕程高的医德和医术而师从之，衍其真传，擅于针术，尤通脉理，官至太医丞、校尉。从涪翁到程高再至郭玉，皆一门师承，为东汉时著名的针灸学家，他们医术精湛，名颂千古，从其医事轨迹和学术影响可窥见。

涪翁是见诸正史的第一位川籍医家，著《针经》《诊脉法》等书。涪翁及其弟子对我国医学，特别是对四川中医、针灸学的传播和发展，做出了不朽的贡献。至东汉时期，四川地区的针灸学术已达相当水平，并取得了较高的成就。

（三）代表著作

《针经》已佚。著于公元 1 世纪的东汉光武帝时期（公元 57 年以前），是我国有史料记载的最早的一部针灸专著。在此以前，扁鹊采用了针灸疗法，《黄帝内经》中也有关于针灸的内容，但不是针灸的专著。考现存之《灵枢经》与《九卷》《黄帝针经》（《针经》）当是同书异名，而后世诸多医家称《灵枢经》，又名《针经》，此《针经》应是指《黄帝针经》，有别于古《针经》和涪翁所著《针经》。因此涪翁的《针经》显然与《灵枢》无关，而是不属于《黄帝内经》系统的另一著作。然至唐代时，涪翁所著之《针经》已亡佚，其内容、卷数皆无人知晓。

《诊脉法》，已佚。其再传弟子郭玉精于脉诊，此书内容必定不凡。

二、郭 玉

（一）医家生平

郭玉（约1—2世纪），东汉针灸学家，字通直，广汉新都（今四川新都县）人。《华阳国志》卷十云："郭玉通直，盖亦所修。"注云："郭玉，字通直，新都人也。明方术，伎妙用针，作《经方颂说》。官至太医丞、校尉。"（图2-2）

图2-2 汉代郭玉"太医丞印"

（现存北京故宫博物院）

汉和帝（89—105）时，郭玉任太医丞（朝廷的高级医官），相传和帝欲试其脉法，乃令嬖臣美手腕者与女子杂处帷中，使其各诊一手，问所疾苦。郭玉曰："左阳、右阴，脉有男女，状若异人。臣疑其故。"帝叹息称善，可见其诊之神。

郭玉少时生计艰难，饱经饥困忧患，深知劳动人民的疾苦，立志学医为百姓造福。他敬慕涪城名医程高的医德和医术，拜程高为师，衍其真传，为涪翁再传弟子。

（二）学术成就

四川针灸早在西汉时期便取得了可观的医学成就，涌现出以涪翁为代表的一批从民间名医到官拜太医丞的针灸医家，但年代久远，著述均已亡佚，故其学术思想无以归纳，委实可惜。但仍可从《后汉书》等文献的只字片语中窥得一二。

史载郭玉尝与帝论医，谓“医之为言意也。腠理至微，随气用巧，针石之间，毫芒即乖，神存于心手之际，可得（意会）而不可言传也”（《后汉书·卷八十二》）。郭玉认为针者当安神定志，凝神于心手之际，方能“随气用巧”于至微之腠理，针石之间不得有毫芒偏差。这一认识恰如《内经》所言：“粗守形，上守神。神乎神，客在门……粗守关，上守机，机之动，不离其空。”直至今日，施针者重视守神之律仍被现代医家所尊崇。

郭玉在针灸、脉学等方面有很深的造诣，史书称他“治病多奇效”，善诊脉，明方术，妙用针，鸣于当时，反对巫祝、迷信。

郭玉针灸技术十分高超，为人仁爱宽厚，治病不论贵贱尊卑，皆尽其心力，尤其是为穷苦百姓治病，不收金钱。据史料记载，郭玉为穷人治病，疗效显著，往往久病痼疾，能一针见效，而为达官贵人治病，却间或不愈。汉和帝对此感到十分奇怪，让一个郭玉曾看过病的贵人换上穷人的衣服去就医，郭玉一针下去，病即痊愈。汉和帝召见郭玉责问其故，郭玉说：“医之为言意也。”即说医生为人治病，必须全心全意，病人如果不干扰医生，能让医生做到专心致意，就能把病治好。而权贵者官高势赫，医生怀畏惧或奉承之心为其诊治，心神分散，所以医治效果较差。他还指出，为显贵治病有四难：“自用意而不任臣，一难也；将身不谨，二难也；骨节不强，不能使药，三难也；好逸恶劳，四难也。”即强调治病时病人和医生必须密切配合，平时生活要有规律，注意运动和劳动锻炼，增强体质，就不易患病，即使患病后也容易治愈。这些至理名论，深得疗疾与养生之道，至今仍为人们所重视。

（三）代表著作

《经方颂说》已佚，内容无法考证。

三、昝 殷

（一）医家生平

昝殷，别名昝商（797—859），四川成都人，官医博士，精于妇、幼科。

据嘉庆《四川通志》、同治《重修成都县志》等记载，唐宣宗大中六年（852），昝殷在成都已颇有医名。其时白敏中任剑南西川节度使，驻守成都。因家族中有患难产而死于非命者，引起白敏中的焦虑，遂晓喻所属，遍访名医，寻求良方。时人举荐昝殷后，白敏中亲自召迎，询以救治妇产急难病症的良策。昝殷一一为之剖析，皆令人信服。白氏家族中复有产妇经其救治而转危为安，使白敏中对昝殷的精湛医技有了更深刻的了解，于是白敏中建议昝殷将其经验总结编成专书，以便推广，在公元853—856年间完成了书稿，白敏中阅后甚为赞赏，“重其简要，命曰《产宝》”。公元857年，复经周颋为之补益作序后，此书便逐渐流传开来。原书早佚，清人张金城在日本得此书抄本，携归重刻，遂为《经效产宝》三卷（图2-3）。昝殷还著有《食医心鉴》《导养方》各三卷，于食医及体育疗法的发展亦有助益。

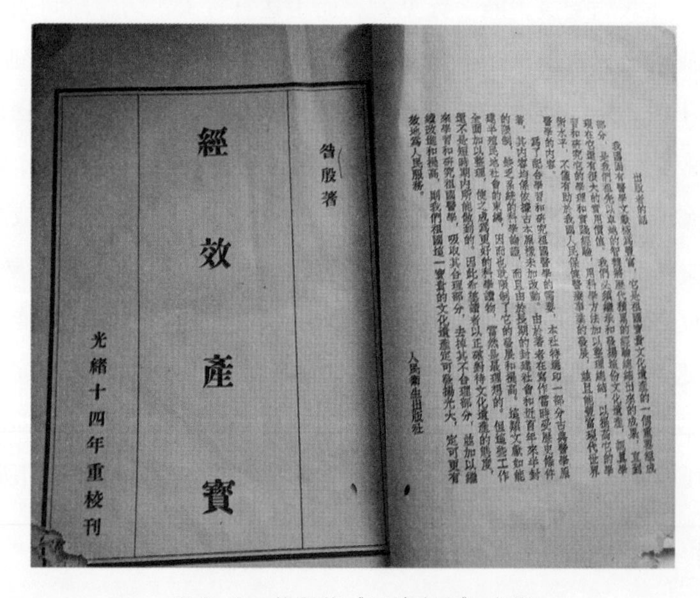
經效產寶

昝殷著

光緒十四年重校刊

出版者的話

我國固有醫學文獻極爲豐富，它是祖國寶貴文化遺產的一個重要組成部分，是我們祖先以卓越的智慧將歷代積累的經驗總結出來的成果，直到現在它還有很大的實用價值，我們必須繼承和發揚這份文化遺產，而且學習和研究它的學理和實踐經驗，用科學方法加以整理總結，以提高它的學術水平，不僅有助於我國人民保健醫療事業的發展，並且能豐富現代世界醫學的內容。

爲了配合學習和研究祖國醫學的需要，本社特選印一部分古典醫學原著，其內容均係依據古本原樣未加改動。由於著者在寫作當時受歷史條件的限制，缺乏系統的科學論證，而且由於長期的封建社會和近百年來半封建半殖民地社會的束縛，因而也就限制了它的發展和提高。這類文獻如能全面加以整理，使之成爲更好的科學讀物，當然是最理想的。但這些工作絕不是短時期內所能做到的。因此希望讀者以正確對待文化遺產的態度，來學習和研究祖國醫學，吸取其合理部分，去掉其不合理部分，並加以繼續改進和提高，則我們祖國這一寶貴的文化遺產定可發揚光大，定可更有效地爲人民服務。

人民衛生出版社

图2-3　昝殷著《经效产宝》书影

（二）学术成就

古代四川医家在清代以前不重分科，多以内科、伤寒为主，兼攻各科。至宋朝医事分科才逐渐形成。早在唐代昝殷就根据自己的临床经验，并广收博采唐以前关于胎产的文献及民间经验，著成《经效产宝》一书，实属难得，是我国最早的妇产学科专著，也为川派妇产学科奠定了重要的学术地位。至北宋时，四川眉州的杨子建又著成纠正异位妊娠的《十产论》，与之遥相呼应，成为近现代四川妇产科崛起的重要学术渊源，对中医妇产科临床有重要的指导意义。《经效产宝》一书言简意赅，颇具学术价值，其中很多观点至今仍为临床沿袭并奉为纲领，对四川妇科乃至整个中医妇科的发展影响深远，实可称为中医妇科奠基之作。

《食医心鉴》为我国较早的一本食疗专著，对我国食疗学的研究和发展具有一定指导意义和实用价值。该书内容丰富，形式多样，取材容易，能却病养生，当时深受人们欢迎，并传入朝鲜等地。

（三）代表著作

1.《经效产宝》又名《产宝》

《经效产宝》是我国现存最早的中医妇产科专著。成书于847—852年间，集唐代以前诸家关于胎产的论述，兼收民间验方，结合昝殷个人临床经验而著成。《经效产宝》三卷，分41论，52篇，主要讨论妊娠、难产、产后病症，共收集了有关经闭、带下、妊娠、坐月难产、产后诸证等经验药方378首。书中所载处方和短论，简单明了，实用性强。

上卷论述养胎、保胎、安胎、食忌、恶阻、胎动不安、漏胞下血、身肿腹胀以及难产诸疾，特别对横产、倒产作了重点介绍。中下卷论述产科各种疾病的治疗与方剂共25篇。该书围绕妊娠、分娩、产后等病症详论证治，每类证型先列医论，后述方药。如论妊娠恶阻“夫阻病之候，心中愦愦，头旋眼眩，四肢沉重，懈怠，恶闻食气，好吃酸咸果实，多卧少起。三月四月多呕逆，肢体不得自举”，可谓详尽具体，切合临证。处方以人参、白术、茯苓益气健脾利水，橘皮、生姜、竹茹和胃降逆止呕，对妊娠恶阻有可靠疗效。又如对胎动不安（即先兆流产）的论述，提出“安胎有二：因母病以动胎，但疗母疾，其胎自安；又缘胎有不坚，故胎动以病母，但疗胎则母瘥”，与现代科学认识完全吻合。其所拟安胎方，用续断、艾叶、当归、干地黄、阿胶等药，有补肾、养血、止血安胎的功效，至今仍为临床习用。

昝殷对于临产及产后诸多病症，主张“内宜用药，外宜用法”。如对于产后出血，首创“擀心下”（按摩子宫）与内服药相结合，以预防产后出血。对于产后热结，大便不通者，除运用内服药之外，主张结合蜜煎导坐药通大便。产后血晕，由昝殷首次提出，为产后危急重症之一，除主张当“速投方药”外，还介绍了用烧红的秤砣、江石醋熏蒸的民间疗法，不仅简便易行，也确能收到一定效果。对于产后乳汁自出，昝殷认为当根据虚实不同运用不同的方法，气虚者宜补而止之；如因乳汁蓄积，当以外敷之法。产后乳痈，宜服连翘汤，外以赤小豆末调敷。在救治难产上，用滋阴强壮药物内服，以增强产妇的体力；再加上外用手法助产，使胎儿娩出，这在当今仍具指导意义。其中对横产（肩产式）、倒产（足产式）等助产方式的介绍，也有颇多值得取法之处。

2.《食医心鉴》

昝殷对食疗颇有研究，著有《食医心鉴》，共三卷，为食疗专著，成书于大中七年（853）。该书收集食疗验方，总结了唐以前食疗养生方面的内容。全书列中风疾状、诸气、心腹冷痛、脚气、五种噎病、消渴等16类病症的食治方。对每类疾病，都论述病因、病机、症状、辨证施治及食疗原理。每首食治方均注明主治病症，原料、用量、制法、食法，简明实用，论述精辟。全书共载方211首，主要方式是以食物、药品煮粥、汤羹、馄饨、面条、做饼、泡茶、浸酒等。其中以粥为最多，共载有药粥方57首，如高良姜粥、黄芪粥、紫苏子粥等方至今仍沿用。载有汤羹方20余种，如冬瓜羹、乌雌鸡羹、水牛肉羹等。载药酒方10余种，如牛膝浸酒，虎胫骨浸酒、仙灵脾酒等。其食治医方多具取材方便、容易制作、价廉效验之特点。如书中关于产后的论述曰：“（产妇生育）百日之内，犹尚虚羸……饮食失节，冷热乖衷，血气虚损，因此成疾，药饵不知，更增诸疾。且以饮食调理，庶为良工耳。”收集了十多首治疗妇人产后疾病的食疗方，有治“气血不调”“虚损无力”的白羊肉红米粥方；治“产后虚损，乳汁不下”的猪蹄粥方；治“产后痢，腰腹肚痛”的野鸡肉馄饨方等。

原书宋以后失传，今本为日本学者从《医方类聚》中辑出，共一卷，内容仅原书之大半。现收入《历代中医珍本集成》丛书（1990年版），是现存最完整的版本。

3.《导养方》三卷

论述了体育疗法的理论和方法。

四、陈士良

（一）医家生平

陈士良，生卒不详，唐代医家。汴州（今河南开封）人，一说浙江钱塘。以医名于时，874—880 年曾任剑州（今属四川省剑阁县）医学助教、药局奉御。本职为食医之官，专门掌调饮食。一方面他可以直接接触和掌握广泛的各类食物药品去加以比较鉴别，了解其来源、性味、功能，另一方面通过反复的临床实践，进一步验证其处方、用法是否有效，合乎科学。在这些有利条件的基础上，陈士良坚持不懈，刻苦钻研，终于取得科学研究的丰硕成果，成功撰写《食性本草》，使食疗养生在四川源远流长。

（二）学术成就

四川是道教发源地，物产丰富，美食众多，故医家历来重视养生，唐代以来，食疗在四川地区得到了巨大的发展，作为知医擅药的食疗代表人物，陈士良编写的《食性本草》与孟诜的《食疗本草》，汪颖的《食物本草》合称为“食物中药”的三大名著，川派本草向来以注重临床为特色，该书在古代药物学史上有相当重要的地位，许多医家给予了高度评价，具有较高的科学价值。

（三）代表著作

《食性本草》。《食性本草》共十卷，是我国古代三大食疗著作之一，该书将《神农本草经》《本草经集注》《新修本草》《食疗本草》《本草拾遗》中有关食疗的药物分类编写，广泛总结旧说，并“附以己说”。书中记载有各类食用动植物药和制品，并配以食治诸方及四时调养脏腑之术。此外，还载有集贤殿学士徐锴为此书所写的序言。

此书广泛流传于明代以前，后来散佚。现在仅有部分内容散见于其他相关著作中，如唐慎微的《证类本草》和李时珍的《本草纲目》等。《证类本草》中菘菜（即白菜）下的注文小字有："陈士良云：行风气，去邪热气；花可下糟下酒藏甚美。"又如"薄荷"条下引陈氏云："主风气壅并攻胸膈，作茶服之立解。"北宋政和六年（1116），由政府重新修订刊行的《重修政和证类本草》将该书作为主要参考书之一，采用了《食性本草》意见40余条。此外《嘉祐本草》也引有《食性本草》内容34条。

明代著名医药学家李时珍认为：《食性本草》以《神农本草经》等书中有关食疗的药物为编写的基础，并且吸收陶隐居、苏恭、孟诜、陈藏器等医家食疗养生经验，参考《食经》及《食医心鉴》等食疗著述而写成。唐慎微评价《食性本草》：此书"所养以治百病"，集各家之所长，尤能"附以己说"。

五、李　珣

（一）医家生平

李珣（907—960），字德润，五代时梓州（今四川三台县）人，唐末著名的"花间派"词人与中药学家，人称蜀秀才，因其为波斯人，故又有"李波斯"的雅号。其祖先为波斯（今伊朗）人，从丝绸之路到中国长安经商，隋代来华，唐初随国姓改李。唐末战乱，随僖宗入蜀。918—925年，前蜀王衍在位七年，聘李珣为宫廷"宾贡"（负责礼仪的官员），任参议一类闲职，相与评词品乐，兼议医药经商事等。其弟李玹，为著名的香料商人与炼丹家，曾入青城山炼丹；其妹李舜弦，做过蜀后主王衍的昭仪。受家学影响，李珣与其妹李舜弦均尚老庄、善诗词。

梓州每年农历九月兴大型药市，外地商贾云集。李珣在助其父经营舶来海药的过程中，积累大量资料。925年王衍亡国后，李珣经商香料并游历岭南，饱览南国风光，认识了许多从海外传入的药物及岭南药。由于当时人们对外国药物知之甚少，李珣作为见多识广的药商，以他特殊的身份撰著了影响深远的中药学著作《海药本草》，该书对香料的记载，为各类本草之首，更为佛道各家各类香品的制作，提供了品种、药性与炮制的基础。

（二）学术成就

隋唐五代时期，四川出产药材产量约占全国的1/6，同时其他地方的药材也大量贩入四川，甚至波斯等国的外国药材也进入了四川。香药主要是通过海舶自国外输入的药品，所以又称海药。李珣因其家中以经营香药为业，因此对于海药的性质与功用了解比较深刻，在9世纪末10世纪初李珣撰著了首部外来药物本草——《海药本草》。

《海药本草》是沟通中外，促进香药应用不可或缺的重要本草著作，是我国丝绸之路中外文化交通中结出的中药学硕果。

《海药本草》一个显著的特点就是收罗香药最多，香药的记载多达50余种，如青木香、零陵香、甘松香、茅香、瓶香、丁香、乳头香、安息香、甲香、迷迭香、荜澄茄、红豆蔻、没药……其中多数香药是阿拉伯商人贩卖的商品。用途除直接入汤药外，也作熏疗美容、安神助定、导引开窍与调味食用。另外李珣熟知道家丹法，故该书记载的炼丹资料亦多，如雄黄条，“画家及丹灶并时烧之”；石硫黄条，“并宜烧炼服”；银屑余条，“今时烧炼家每一斤生铅，只炼一二珠”。

《海药本草》还有一个显著特点是“独详于偏方”，在每味药的功用主治后常附有偏方，包括单方和复方。在药物用法上亦多种多样，有汁饮、洗浴、淋蘸、贴敷、含化、酒服、蒸煮、烧炼等，适合于临床使用。

（三）代表著作

《海药本草》。约成书于五代，流行于宋代，南宋末亡佚。该书所论药物，多数来自海外，或从海外移植我国南方，故称《海药本草》。该书总结了唐末五代时南方药物及外来药的情况，特别补充了一些海外医药知识，为我国第一部外来药专著，许多海外药物如丁香等是通过该书介绍后才真正被临床所使用。原书共六卷，其中96种标注外国产地。如安息香、诃梨勒出波斯，龙脑香出律因，金屑出大食国。

《海药本草》所载药物内容详尽，该书将药物分为玉石、草、木、兽、鱼虫、果等6类，详论药物形态、产地、品质优劣、真伪鉴别、采收、炮制、性味、主治、附方、用法、制药法、禁忌、畏恶等。有些条文兼载药名解释。从药物分布来看，大多在岭南、南海和海外。所载药物有 16 种（车渠、金线矾、波斯白矾、瓶香、钗子股、宣南草、藤黄、返魂香、海红豆、落雁木、莎木、栅木皮、无名木皮、奴会子、郎君子、海蚕）为李珣首次在本草中正式记载，书中收载的海桐皮、天竺桂、没药等为当时其他本草著作所未载。

《海药本草》参考引用前人文献较丰富，有 50 多种，以地方志居多，该书也是最早的地方本草专著，在引用的医学著作中以陈藏器的为最多，并有所补正。如陈藏器言迷迭香“味辛温无毒，主恶气”，李珣补充该药“性为平，不治疾”。

原书至南宋已佚，幸由宋代蜀人唐慎微《证类本草》《通志艺文略》，宋代傅肱《蟹谱》、洪刍《香谱》、李昉《幼幼新书》等书的征引，才得以保存部分内容。今人范行准等多人辑本，共辑药物 124 种，包括玉石部 8 种，草部 38 种，木部 48 种，兽部 3 种，虫鱼部 16 种，果部 9 种，米谷部 1 种，器用部 1 种。李珣和他的著作《海药本草》丰富了中国药物学，是回族医学的重要基础与典籍。

第二节 宋元时期

宋元时期是我国古代科学技术发展的高峰期，指南针、火药、活字印刷术对人类文明进步做出了重大贡献。宋代政府重视中医药发展，成立校正医书局，国家药局；金元时期，中医呈现出百家争鸣、不断创新的局面，医学理论、教育、临床等各方面得到长足发展。

宋元时期四川中医药在多个方面取得了重要成就。北宋著名的思想家、哲学家、内丹学家——陈抟，在易学、养生方面影响深远；虞庶、袁坤厚等对《难经》多有阐释；史崧献出家藏《灵枢》并进行整理，使《黄帝内经》得以全貌保存；杨子建著《十产论》，记载助产操作方法；唐慎微以一己之力撰著《经史备急证类本草》，沿用500多年；田锡著有《曲本草》，这是我国最早介绍“曲”和各种曲酒的专书，也是我国现存的古代专记此事的唯一专著；史堪所著《史载之方》多用祛湿行血、强筋健骨之品；大文豪苏东坡为后世留下了《苏沈良方》；杨天惠任县令期间写成《彰明附子记》（简称《附子传》）；陈承、石用之用药一寒一热，“藏用担头三斗火，陈承箧中一盘冰”体现早期川派医家不同的用药风格。

一、陈　抟

（一）医家生平

陈抟（871—989），字图南，号扶摇子、希夷先生，普州崇龛（今四川安岳）人，北宋著名道教祖师、易学家和内丹家，即传说中的“陈抟老祖”（图2－4）。少年有济世大志，后潜心修道，曾游峨眉山讲学，并旅居成都鹤

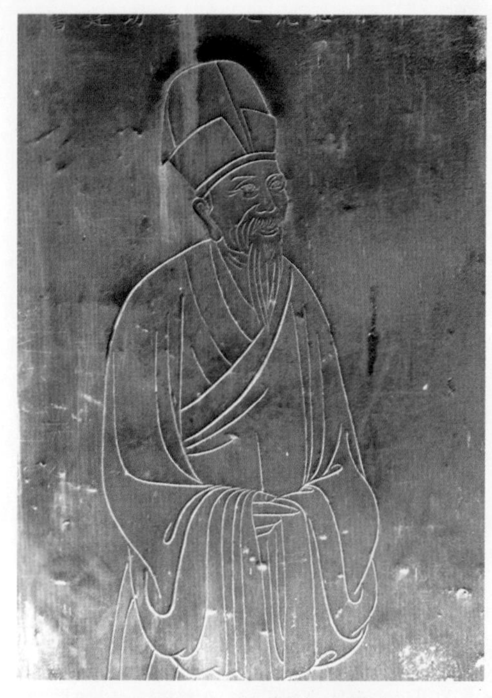

图2-4　安岳陈抟石刻像

鸣山静修，后隐居华山，以石壁刻《无极图》，承传汉代象数并太极图等，影响到宋明理学。

在四川安岳县现有保存完整的明代陈抟墓，有陈抟的《自赞铭》，这是全国独有的实物。在陈抟所著的《易龙图》自序中，也称自己为“西蜀崇龛人”。南宋王象之的《舆地纪胜》中记载：“钦真观，在安岳县之崇龛镇，即陈希夷故宅。”

（二）学术成就

陈抟创绘了“先天方圆图”“太极图”等《易》图，是中国太极文化的创始人，创立“先天易学”，奠定了道教内丹修炼理论基础。

陈抟的思想以道家学说为中心，继承汉代以来的易学传统，融合儒家修养、佛教禅理，形成了一套系统的内丹理论。提出“炼精化气”“炼气化神”“炼神还虚”“复归无极”的内丹修炼法。

陈抟还以睡功养生养志为著名，号称“睡仙”，主张通过修炼睡功以摄生延年，他高卧华山，常一睡数月不起，在睡中修道。其睡诀（又名“蛰龙法”）曰：“龙归元海，阳潜于阴。人曰蛰龙，我却蛰心。默藏其用，息之深深。白云高卧，世无知音。”即在睡中修习心息相依之功夫。现四川道教徒中，不仅传有陈抟睡功法，更有终生实践者。陈抟的养生功法丰富了道医养生内涵，而其与麻衣相连的心相学，又影响到道医学者的望诊诸法。

（三）代表著作

陈抟著有《指玄篇》《胎息诀》《观空篇》《阴真君还丹歌注》等，他注重养生，强调内丹修炼法，将黄帝、老子之学的清静无为思想、道教修炼方术和儒家修养、佛教禅观汇归一流，被后世尊称为“睡仙”“陈抟老祖”，影响深远。

二、唐慎微

（一）医家生平

唐慎微（1056—1136），或因避讳作唐谨微，字审元。北宋蜀州晋原（今四川崇州市）人，徙居成都华阳。著名本草学家、医学家。精于医药，名噪乡里。唐慎微好读书，凡经史、医药、佛道无所不读，得一方、一论必记录。他定下一个规矩，凡是读书人来找他看病，分文不取，但有一个条件，就是希望他们帮助收集名方秘录。这个新奇的办法深得病人欢迎。他们在看各种经史百家书时，只要发现一个药名、一条方论，赶紧记录下来告诉唐慎微。就这样，经过长时期的积累，唐慎微终于收集到了大量的医药资料。依靠这些资料，民间名医唐慎微几乎靠一己之力，编成了本草史上划时代的巨著——《经史证类备急本草》（图2－5）。

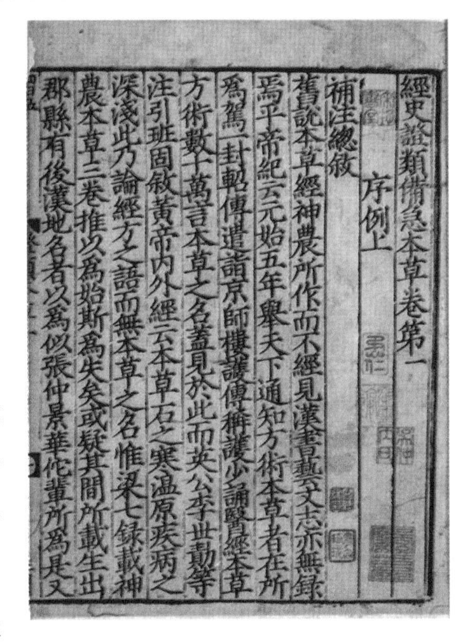
經史證類備急本草卷第一

序例上

補注總敘

舊說本草經神農所作而不經見漢書藝文志亦無錄焉平帝紀云元始五年舉天下通知方術本草者在所爲駕一封軺傳遣詣京師樓護傳稱護少誦醫經本草方術數十萬言本草之名蓋見於此而英公李世勣等注引班固敘黃帝內外經云本草石之寒溫原疾病之深淺此乃論經方之語而無本草之名惟梁七録載神農本草三卷推以爲始斯爲失矣或疑其間所載生出郡縣有後漢地名者以爲似張仲景華佗輩所爲是又

图2－5　唐慎微著《经史证类备急本草》书影

（二）学术成就

1. 医药兼通，传承川药

川派医家中一些名家或医药兼通，或熟悉草药，善用草药。这与古代医药不分，医家通晓药性，四川盛产中草药等多种因素有关。其中最为著名、最有代表性的就是唐慎微，他医术精湛，闻名遐迩，经过多年广采博辑，编成《经史证类备急本草》。特别值得一提的是，由于唐慎微是生于川、长于川、学医于川、行医于川的本籍医家，因此对四川道地药材的记载最为详实。

2. 弘扬本草，名垂千古

《经史证类备急本草》集前代和当时本草学之大成，上承《神农本草经》和《本草经集注》以来的诸种本草文献内容，后启明清本草学术发展，系统反映了北宋以前已亡佚本草文献的内容和发展脉络，成为编撰体例较为完备的大型综合性本草，其规模和成就也为此前的多种本草文献难以比拟，是本草学研究的范本，除其后的《本草纲目》外，其他本草文献很难望其项背，在本草史上具有重要地位，将我国本草学推向了一个新的高度，在宋代四川以至中国古代的药学史上闪耀着不灭的光彩，影响了中国古代医学达500年之久，其取得的成就居于当时世界同类学科的前列。因此，伟大的医药学家李时珍对唐慎微的业绩给予了高度评价。他说："使诸家本草及各药单方垂之千古，不致沦没，皆其功也。"

3. 以方证药，方药对照

川派本草向来以注重临床实用为特色。古代医药不分，四川古代中药学家多为中医名家。唐慎微是一位临床医生，在编著本草时发扬其知医擅药的特点，注重药物功效和临床方剂的收集、总结与记载，使药书中的药物讨论紧密结合临床用药。唐慎微在《证类本草》中采录了古典医籍如《伤寒论》《金匮要略》《千金方》等方书共计80余种，还有当时医家常用和民间习用的单方、验方，以及自己临床验证行之有效的处方，共3000余首，方论1000余条，分别载入有关药物项下，使学者开卷尽览其用途、用法。唐慎微开创的这种"以方证药，方药对照"的编写方法，不仅更能体现中医理法方药的特色，且更为切合临床实用，自此而下的药物著作，多沿用此种体例，影响深远。

（三）代表著作

《经史证类备急本草》，简称《证类本草》。《经史证类备急本草》是我国现存完整的本草著作中年代最早的一部。全书60余万字，共三十一卷，共记载药物1746种。其中有562种药物是唐慎微广搜博采得来。这些药物大多是宋开宝、嘉祐年间两次筛选所遗弃的药品，是了解唐代和五代以前药物学发展的重要资料。著书过程中，他收集到许多极为珍贵的药学资料，如《雷公炮炙论》《食疗本草》《本草拾遗》《海药本草》《食医心镜》等许多重要的前代本草著述，都是有赖于他的努力才得以流传至今，为后世保存了宋以前大量医药文献。该书将有关药物的各方面（别名、性味、形态、产地、采收、功效、主治、炮制、鉴别、食疗、道地性、附方、药图等方面）知识兼收并蓄，汇为一体，使人开卷得以备览。近世学者认为：《证类本草》的编成，标志着我国本草从此具备了药物学的规模。英国科技史家李约瑟评价说："12、13 世纪的《大观经史证类本草》的某些版本，要比 15 和 16 世纪早期欧洲的植物学著作高明得多。"

《证类本草》成书以后，由于唐慎微的经济条件所限，无力刊行这样一部巨著。但这部书的价值很快就得到社会的认可。大观二年（1108），杭州仁和县尉管句学事艾晟受集贤孙公的委托，将《证类本草》校正刊行，这就是《大观本草》。《大观本草》问世以后，进一步得到政府的重视。政和六年（1116），朝廷派遣医官曹孝忠等校正《大观本草》而成《政和本草》。唐慎微的毕生心血通过两个校正本流传于世。

三、苏东坡

（一）医家生平

苏轼（1037—1101），字子瞻，号东坡居士（图 2－6），眉州（今四川眉山市）人，北宋著名政治家、文学家。不仅在诗、词、赋、散文、书法、绘画等方面造诣极高，而且在医药方面也有较深的研究，是中国历史上罕见的全才。是川派养生家中，文、医、养皆具的代表文人之一。

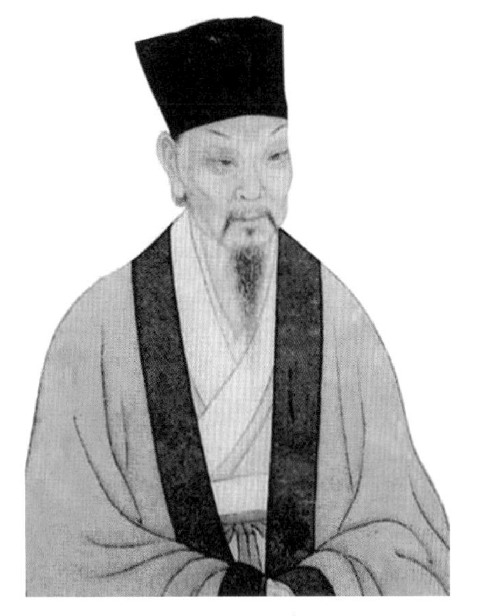

图 2－6　苏东坡像

苏轼的从政生涯坎坷，在宦海沉浮中多次被贬谪。他秉性刚正不阿，对朝廷新党、旧党把持朝政，贪腐成性深恶痛绝，坚决反对，故一直不受重用，屡遭排斥打压，在遭受诬陷的乌台诗案中，身陷囹圄，饱受牢狱之灾，险些殒命。他屡遭朝廷贬谪流放，辗转流离于凤川、密州、徐州、湖州、黄州、登州、杭州、颍州、定州、惠州、儋州等地。但不论在何时何地，他百折不挠，不甘沉沦，坚持为民，为百姓所拥戴，厥功至伟。

苏轼被贬谪流放之地，生活环境艰苦恶劣，且医疗条件低下，他能寿近古稀，皆得益于他深究养生之术，力行养生之法，通过精神情志修养、药物内丹、形体活动、注意饮食等多种方法养生。

苏轼学问渊博，热心医事。元祐四年（1089），任杭州知府，当时“杭州大旱，饥疫并作”，苏轼多方救济饥民。次年又私捐黄金五十两，加以府库纹银，创办起一所病坊，名为“安乐坊”，收纳贫苦病人，三年间医愈病人数以千计。我国是世界上最早出现医院的国家，至唐代，医院称为“病坊”。苏轼所办的病坊，是我国历史上第一个公私集资合办的医院。

（二）学术成就

苏轼为川派养生之文人代表。古往今来，俊秀的巴山蜀水孕育了灿烂的巴蜀文化。“文宗自古出西蜀”（郭沫若语），在这个人才辈出之地，文人雅士爱好医学，注重养生之术，其中最具代表性的人物首推苏轼。他生性放达，为人率真，深得道家风范，好交友，好美食，好品茗，亦雅好游山水，这些特点，有着深深的川派文化烙印，也是廿年四川家乡生活潜移默化的结果。可以说，“幽秀雄险”的巴蜀山水，赋予了苏轼诗人的灵气；物产丰富的天府之土，培厚了苏轼养生的底蕴；重仙崇佛的宗教文化，点化了苏轼修性的道缘。这种幼时具有的川人特点，影响其一生，使其即使面临困境，仍能乐观豁达，淡然处之，甚至苦中作乐，不断寻找生活的真趣。

苏轼文而知医，对医学和养生学颇有研究，更注重身体力行。他非常注意饮食调养，坚持“已饥方食，未饱先止”“宽胃以养气”等养生原则。他在《安州老人食蜜歌》《服生姜法》《服茯苓法》《桂酒颂》《漱茶说》等文中详细地介绍了服食蜂蜜、生姜、茯苓、桂枝、茶等药食的方法和功效。苏轼喜结交道士、禅僧，受到他们的影响，常静坐养性。曾在海南儋县建了一座用于静坐养生，安神静志的“息轩”。还结合中医气血理论，自创气功保健法，包括卧息功、步息功、爬行功和桥功等。在文学与养生两方面均取得了令人瞩目的成就。在医药方面也有不少传世成果。

《苏沈良方》是川派中重要的善本方书，以近似医学随笔的体裁，广泛论述医学各方面问题，内容丰富，至今仍有重要参考价值。《苏沈良方》，加之宋代史堪的《史载之方》、明代韩懋的《韩氏医通》等方书，成为了巴蜀医方学派的代表。

（三）代表著作

《苏沈良方》，又名《苏沈内翰良方》。原书十五卷，是北宋末年佚名编者根据沈括的《良方》（又名《得效方》《沈氏良方》《沈存中良方》）十卷与苏轼所撰《苏学士方》（又名《医药杂说》）整理合编而成的中医善本方书。现流传版本分为八卷本和十卷本两种，两种版本各有可取之处，但也各有不足，故现代已有互补不足之融合版本出现。该书之方剂主要以病因、气血失调、专科及保健为依据而分为治风方、治疫方、治气血方、妇科方、儿科方及养生方等。其所载方剂特点之一是方源广泛，除名医名家外，有自民间至官吏宫廷，有自俗世至僧道。如自民间医家的“桂圆方”“神保丸”等，来自官吏及宫廷的“诃子丸”“柴胡汤”“引气丹”等，来自僧道的“圣散子方”“九宝散”等。

《东坡养生集》。为明朝末年，王如锡广泛收集整理苏轼有关养生的书信、诗词、论著以及旁人对苏轼养生的相关记载，编写成《东坡养生集》，全面反映了苏轼的养生思想。全书共分为十二卷，载有关于食疗的论述，日常的起居调养和服食导引等调身的方法，还有“达观”的胸襟以及洞察世事等修心的内容。

四、史　堪

（一）医家生平

史堪，约生于北宋元丰年间（1078—1085），字载之，著名医家，眉州

（今四川省眉山县）人。为政和年间（1111—1118）进士，官至郡守，史书无传，身世不详。其事迹散见于两宋及清代笔记中。如宋代鲁应龙《闲窗括异志》记其治疗同郡朱师古之异疾，三日而愈。宋代施彦执《北窗炙輠录》载：史堪初未知名，当朝权臣蔡京患便秘，史氏以一味紫菀清其肺气调治而愈，自此医名大著，其治病审证精切，用药精炼，常三四服药即效。不愈即重新审证，检讨其由。史堪在宋代名重一时，学术思想与医术影响颇著，其医方为当时众多名家方书所收录，被誉为医术堪与许叔微相伯仲的名医。

（二）学术成就

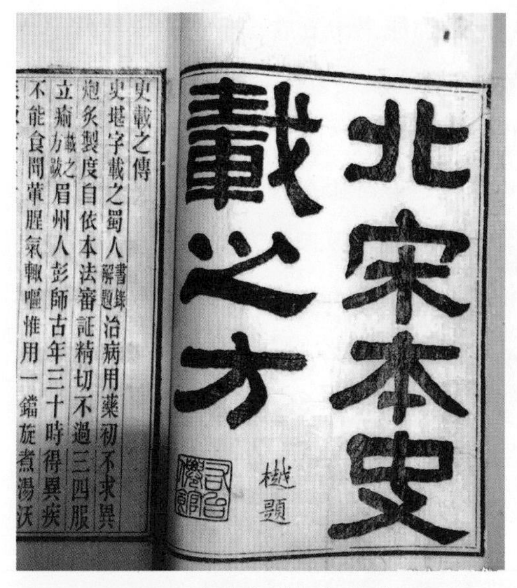
北宋本史載之方
樾題

史載之傳
史堪字載之蜀人書錄解題治病用藥初不求異
炮炙製度自依本法審証精切不過三四服
立瘉方跋載之眉州人彭師古年三十時得異疾
不能食聞葷腥氣輙嘔惟用一鐺旋煮湯沃

图2-7　史堪著《史载之方》书影

史堪的《史载之方》（图2-7）在方书中占有重要的学术地位，在众多的宋代方书中独具一格，其方每为其他书籍所未载，史氏处方多得之于个人经验，独出机杼，如治便秘用紫菀，治赤痢用桑寄生，治脾胃用风药以及治痰先顺气的理论，多有创见。重视运气学说，运用“五运六气”的生克制化理论来认识和治疗疾病，是本书的一大特点。该书在诊断方法上重视察脉辨证，对于瘀血、痰饮诸学说殊多发挥，今之研究者尤为珍视。

《史载之方》虽是一本方书，却十分重视医理的阐发，全书先论后方，论重于方，辨证分型出方，非通常仅仅罗列医方的方书可比。采用“随证论脉，按方施药”的编写方法，条分缕析，要言不烦，所论均与具体病证的诊断治疗相结合。对《素问》《脉诀》《伤寒论》等多有阐发，颇切临床实用。如“伤寒论”一门提出治伤寒有四失：一失之愚，即不辨阴阳，不分内外，当汗而下，当下而汗；二失之不精，即不知病之源流，不识病之传变，误投药饵；三失之怯，即当邪气炽盛，病情危困之时，不能果断处理；四失之暴，即以不怯为志，好胜逞强，鲁莽行事，妄下药饵。这四条是为医之大忌，也是史氏对治疗其他诸病的告诫。

《史载之方》刊行之后，影响颇著。从宋代诸家方书以及稗官杂记对史氏佚事与理法方药的记载和引证，可见一斑。本书传至清代已十分罕见，为藏书家之珍藏。周学海等对此书评价很高，至今仍具有较高的临床参考价值。

（三）代表著作

《史载之方》，又名《史氏指南方》，是一部反映宋代医学发展特点的方书。约刊于1101年以前。分上下二卷，共31门，载方90余首，其中冠以方名者，如“荆芥散”“神和散”等共27首。

书中除关于四时正脉，运气生病等基础理论的论述外，主要记载了大府秘、大府泄、小府秘、小府泄、身寒、头痛、胀满、黄疸、疫毒痢、半产等30余种内、外、妇、儿各科病症的脉症及方药。

善于运用脏腑理论辨证论治，认为五脏病变可相互影响。如其在“喘证门”指出：“世人论凡喘者，皆以为肺……谬也。”即喘病之病位不只在肺，且与其他脏腑相关，并分列宣降肺气，清热养阴；温补肾阳，纳气平喘；平肝息风，宣肺化痰；健脾益肺，养阴化痰等四法治之。

《史载之方》主要有以下特点：

1．随证论脉，独辟新见

史堪强调：“善为医者，当审察其脉，审其病之所在而已。”《史载之方》在诊断方法上重视察脉辨证，四诊合参中皆以脉诊为重，将脉象作为辨证的主要依据，论脉独辟新见。《史载之方》开篇即论四时脉学，全书31门，专论脉象的有“四时正脉”等4门，另“诊断失血”等9门均以脉象为纲，所论疾病的症候表现、治法方药等次列于不同脉象之下。“诊室女妇人诸脉”为妇科脉象，全书其他各篇，亦每以“以脉候明之”。涉及的脉象有浮、沉、滑、数、弦、涩等20余种，反映出宋代脉学的发展概况。故周学海赞其“随证论脉，条分缕析，独辟新思，启发后学，功在《脉经》《脉诀》之上”。足见其在脉学上积有的丰富学识和心得。

2. 因地制宜，用药独特

蜀地自古多湿，所患疾病多与湿邪相关，湿为阴邪易伤人体阳气，发病则痹阻筋骨脉络，阻碍气血运行而导致病变。故蜀地从医者，宗“天人相应”观，用药每多反映其地域特点，多用祛风、除湿、活血及补阳药。如史堪自制方剂常用细辛、羌活、独活等“风药”祛风散寒、除湿止痛，并多配伍三棱、川芎、当归、莪术等理气活血之品和牛膝、狗脊、续断、巴戟天、五加皮等强筋健骨、祛风除湿之品。代表方如治疗“水土寒湿”所致足跟痛方由“牛膝半两，黄芪半两，独活、当归、石斛、附子、萆薢、五加皮各一分，天麻、大芎、续断各十铢，细辛、木香各三铢，官桂四铢，芍药一分”组成。清人周学海在“评注《史载之方》序”中谓其“方药多用麻黄、羌活、三棱、莪术发汗利血之品者，蜀地湿胜，气滞血痹也”。点明了史堪的用药特色及机制。

3. 药食并进，顾护脾胃

四川地处盆地，气候温润多湿，湿邪黏滞，最易困脾，史堪治病立法强调“保真去邪”，论脉注重胃气，因胃气是脾胃功能在脉象上的反映，在疾病的预防与治疗上，常利用药物为主、辅以药膳，药食并进，以顾护脾胃。如《史载之方·大府秘》言：“元气虚弱，肾水空虚，胃无津液，大府涩迟，六脉微而虚，宜用苁蓉粥。肉苁蓉一分，米一掬，先洗苁蓉令净，切令极细，同米，用水两碗以上，煮作稀粥，既熟，入少许葱，并薄入盐酱调和，空心，投三四盏。”这种以药粥的形式治疗元气虚弱便秘的方法对后世颇有启迪。

五、杨子建

（一）医家生平

杨子建，名康侯，号退修，生卒年不详，北宋元符年间眉州青神（今四川眉山青神县）人。因感蜀地偏远，缺医少药，自幼刻苦钻研医术，以济世活人为志。精研医技，遍览岐黄之书，在医学上精熟《内经》《难经》，并旁及百科，著有《护命方》五卷、《通神论》十四卷、《难经续演》等医著。北宋文学家黄庭坚游历青神中岩寺时，曾结识杨子建，相交甚密，并悉读杨氏医学著作，对其刻苦钻研，自学通医甚为赞赏，他在为杨氏所著的《难经续演》（又称《注解难经》）撰写的序文中说："天下之学，要有宗师，然后可臻微入妙，虽不尽明先王之意，惟其有本源，故去经不远也……今年以事至青神，有杨康侯子建者，以其所论著医，惠然见投，悉读之，而其说汪洋。蜀地僻远，无从问所不知，子建闭户读书，贯穿黄帝岐伯。无师之学，至能如此，岂易得哉……是亦仁人之用心云尔。"其嘉许之情，跃然纸上。

（二）学术成就

1. 妇产科方面

作为川派中医妇产科著名医家，杨子建在临床实践中，因感当时收生者少精良妙手，而致痛伤难产，产妇无辜殒命，胎儿横遭夭折，遂于其临床经验基础上，参阅前人有关妇产科学说，编著《十产论》，是中国古代妇产科医学上的重要文献。

世界医学史上异常胎位转位术，一般认为是16世纪法国医生阿姆布露斯·巴累（1517—1590）所创。但从《十产论》所载的转胎手法来看，我国在这方面的成就则要领先西欧近500年。因此，可以说，《十产论》针对异常胎位提出的行之有效的转胎治疗手法，是异常胎位转位术的最早记载。清代名医程钟龄曾赞叹曰："《十产论》可谓精且密矣。"后《十产论》流传日本，震动了日本医界。其助产的技术操作手法，在当时的历史条件下，已达到了相当先进的水平。

2. 医经方面

著《难经续演》（一作《注解难经》），杨子建注《难经》比虞庶稍晚，但对《难经》的保存与流传与虞庶一样起到了承先启后的重要作用，在发挥《难经》义理与学术上也有重要贡献。

杨子建认为《黄帝内经》之五运六气理论，为治百病的根本，然时医不读原书，后世通晓五运六气之道者唯王冰一人而已，然王冰之注《内经》，于迁变行度莫知其始终、次序。为彰其理，杨氏发编摩之志，著《护命方》《通神论》等书以阐发之。

（三）代表著作

1.《十产论》

《十产论》成书于北宋元符年间（1098—1100），是我国现存最早专论难产的著作。其著述一曰正产，二曰催产，三曰伤产，四曰冻产，五曰热产，六曰横产，七曰倒产，八曰偏产，九曰碍产，十曰盘肠产。书中详细记述了妇女临产中的横产（手或臂先露）、倒产（足先露）、偏产（额先露）、碍产（脐带缠肩）等各种不同类型的生产状况，并具体说明了纠正各种不同胎位的方法技巧，以及各种难产的急救处理办法。

《十产论》阐明了具体的纠正异常胎位的转胎操作手法。如在论横产（肩式产）转正手法中云："儿先露手，或先露臂，此由产母未当用力而用之过也。儿身未顺，用力一逼，遂致身横不能生下。当令产母安然仰卧，后令看生之人，先推儿手令入直上，渐渐逼身，以中指摩其肩推上而正之，或以指攀其耳而正之。须是产母仰卧，然后推儿直上，徐徐正之，候其身正，煎催药一盏吃了，方可用力令儿生下。"又如针对碍产（脐带缠肩）云："儿身已顺，而露正顶，不能生下，盖因儿身回转，肚带攀其肩，以此露正顶而不能生，当令产母仰卧，令看生之人，轻推儿近上，徐徐引手以中指按儿肩下，拨其肚带，仍须候儿身正顺，方令产母用力一送，使儿生下。"

杨氏《十产论》具有可操作性，实乃经验之谈，正如杨子建云："凡生产，先知此十症，庶母子两命，皆得保全。世之收生者，殊少精良妙手多致误事，予因痛切而备言之。"尽管与现代产科相比，杨子建对难产的认识和处理方法还显得很不全面。但在当时的历史条件下，能够提出较为完整的理论和一套行之有效治疗难产的操作手法，确属难能可贵。

2.《难经续演》

《难经续演》为《难经》十《注》之一种，原书已佚，其注文保存于《难经集注》中。杨子建对《难经》的注解与唐初杨玄操的注文，古今本《难经集注》中相混，因《集注》只提"杨曰"，故难分辨。虞庶的注文中明确提到"杨曰"之处有9处，可以认定是唐代杨玄操注文，其余多数当属杨子建注文。因杨玄操是初唐人，距南宋王翰林集注《难经》的时代已相去较远，杨子建则是当朝人。以理推之，一般古籍均是年代愈久则亡佚愈多。故《集注》中提“杨曰”之文，或为杨子建之作。

3.《护命方》《通神论》

《护命方》五卷、《通神论》十四卷，均未传世。

六、皇甫坦

（一）医家生平

皇甫坦（1096—1178），字履道，南宋瑕丘人（今山东兖州），后避乱入蜀，定居夹江（今属四川乐山）。宋朝著名医学家、道士。

皇甫坦精于医术，又善观相，对道教养生之术颇有心得，得妙通真人朱桃椎之传，通内外丹之谜。绍兴十九年（1149）显仁太后苦于目疾，御医几治不效，高宗颁诏天下，募请良医。临安太守张称，以道士皇甫坦医技精湛，乃荐举之。皇甫坦受高宗召见，并为太后疗疾，坦投以方药，立获奇效，太后目疾愈。高宗大喜，厚赐之，一无所受。高宗曾派他赍香祷于青城山，又复召其入宫问以长生久视之术，坦曰：“先禁诸欲，勿令放逸，丹经万卷，不如守一。”高宗对他清静无为的思想颇为叹服，特为其筑室庐山，赐御书名其所，曰“清虚庵”，赐紫衣丝履、御书《黄庭经》《阴符经》《道德经》三书，又诏画师绘其像，陈列宫中，以嘉誉之。

皇甫坦常被高宗召入宫中，医疾问道。宋孝宗赵眘即位后，他仍不得闲，四次受君命持香往返于灊山、庐山和青城山，代为祈祷。皇甫坦于宋淳熙五年（1178）去世，葬于青城山。

（二）学术成就

1. 眼科方面

皇甫坦以眼科闻名，在眼科方面有较高的学术造诣和影响。南宋绍兴年间，显仁太后患眼疾，宫里延请了许多国医治疗，均不显效。临安守臣张氏举荐名医皇甫坦，结果应手而愈。宋高宗喜出望外，特赐御书“清静”二字“额以名其庵，且绘其像禁中”。（见《古今图书集成医部全录·医术名流列

传·皇甫坦传》)

2. 道家方面

巴蜀之地具有浓厚的道教文化氛围，青城山、鹤鸣山是中国著名的道教名山，道教文化源远流长，道家注重炼丹和养生，历代蜀医多受其影响，道、医与养生有着千丝万缕的联系，一人身兼道士、医家、养生家的现象，在古代四川十分普遍，民间也流传“十道九医”的说法。皇甫坦禀承道家清净无为的思想，注意内外丹的修炼，有所成就，“善布气”。他注重养生修炼，内功达到一定的境界，山中道士云其年七十二，容颜虽不及二十年前，但仍满面红光，老态不显，其寿达82岁。他的清净无为思想，也获得宋高宗称许。

第三节 明清时期

四川中医在明代似进入了平台期，知名中医及论著相对较少。此期川派医家在全国影响较大的当数韩懋，所著《韩氏医通》有关病案格式的内容在明代医学史上占有重要一席，所创三子养亲汤、交泰丸等沿用至今。另外，明代四川唯一的状元杨升庵，官至翰林院修撰，经院讲官，一生博学多闻，著作达400余种；《明史·杨慎传》称："明世记诵之博，著述之富，推慎第一。"目前传世的著作存有《升庵集》《陶情乐府》及医药著作《素问纠略》《男女脉位图说》《何首乌传》《江阴彭氏医录之践》《杂说》等100余种，因其在政治、文学等方面影响甚大，医学成就反被湮没。清代川派中医渐入高潮，清初江津李栻著《伤寒述微》；乾隆年间名儒，人称西山先生的新都杨凤庭，著有《失血大法》《医门切要》《弄丸心法》等刊于世；乾隆年间什邡朱音恬著《医理元枢》；嘉庆年间宜宾齐秉慧著《齐氏医书四种》；道光年间彭州黄元吉纂《医理发明》；岳池王世钟著《家藏蒙筌》，如此等等，均可圈可点。晚清时期四川名医荟萃，既有火神派开宗立派的郑钦安，更有全国知名的中西医汇通派领袖唐宗海，他如井研名医贺龙骧、华阳女医曾懿、川东名医王文选等均名噪一时，并留下医论医著惠及后世。

一、韩　懋

（一）医家生平

韩懋（1441—1522），字天爵，曾易名白自虚，号飞霞子，人称白飞霞，当时用名以白飞霞尤为驰著。韩懋乃明朝中期四川泸州人，既是著名中医学家，也是道士。

韩懋本将门之子，幼而聪敏，能诗善文，少年时代曾习儒攻文，博及群书，因生来孱弱，其父母兄嫂亦多病，科举失利，遂弃儒学而就医道。初师从表舅华恒岍（荣昌名医），先后得峨眉山隐士陈斗南、金华名医王山人、武夷仙翁黄鹤老人、庐山良医休休子等名医高人的指点，得其师授秘传，数年实践，医术精深，治愈其父之脚气成患、其兄之消渴重疾、其嫂之亡阳危症。继而以道家身份出游，寻师访友，足迹遍黄河上下、大江南北，广展医技，活人无数，故享有“名满天下”之誉。明正德年间（1506—1521），韩懋游至京师，大学士杨文忠以重礼相待。武宗闻之，乃召见，与语大悦，赐号“抱一守正真人”，诏筑“白云观”使之居。后还归峨眉寓，与嘉州（今乐山）“四谏”（即彭汝寔、程启充、徐文华、安磐，皆进士及第，详见《明史》与《嘉定府志》）等名士交谊甚厚，为置行寓于锦江之浒，遂晚年居成都。太史杨升庵亦与之交好，甚赞其医术、德行，称之曰“贞隐先生”（《新都县志》《泸州志》）。泸州南仙顶山有“飞霞洞”遗迹，传为韩懋修炼处之一。

（二）学术成就

1. 首创六法兼施的医案格式，在明代医学史上占有重要地位。医案对于传承中医医学体系，记录医家的临床经验，阐述其医学思想，具有特殊的重要作用。韩懋首创六法兼施的医案格式，“六法者，望、闻、问、切、论、治也。凡治一病，用此式一纸为案。首填某地某时，审风土与时令也；次以明聪望之、闻之，不惜详问之，察其外也；然后切脉、论断、处方，得其真也。各各填注，庶几病者持循待续，不为临敌易将之失，而医之心思既竭，百发百中矣”。主张每病填写医案一宗，以备考核，并借以总结经验教训，其缜密而翔实的医案设计，成为后世医家书写医案的重要参考。是在前人病案书写方法的基础上，对中医病案格式的一大创新，开创了记载完整病历之先河。

2. 自创方流传沿用迄今，其中尤以三子养亲汤、交泰丸独具特色。三子养亲汤取紫苏子降气行痰、白芥子涤痰、萝卜子消食化痰，共奏理气祛痰之效，“三子”均系行气消痰之品，合而为用，各逞其长，可使痰消气顺，喘嗽自平。本方用三种果实组方，以善治老人喘嗽之疾，并寓“子以养亲”之意，原书云：“三士人求治其亲，高年咳嗽，气逆痰痞，甚切。予不欲以病例，精思一汤，以为甘旨，名三子养亲汤，传梓四方。”正如吴鹤皋云：“奚痰之有飞霞子此方，为人事亲者设也。”（《医方考》）故以“三子养亲汤”为名矣。交泰丸（在韩氏书中并未取名），乃悟《周易》坎离相交之妙用，其方以黄连清心火、官桂温肾阳，从而使心肾相交、水火既济。

3. 对梅毒的治疗有较高造诣，撰著我国最早的《杨梅疮论治方》。韩懋对梅毒进行了专门研究，撰成我国最早论治梅毒的专著《杨梅疮论治方》。

（三）代表著作

韩懋所著医书主要有《韩氏医通》二卷，《方外奇方》《海外奇方》（已佚），《杨梅疮论治方》一卷（已佚）。现仅存《韩氏医通》（图2-8）。

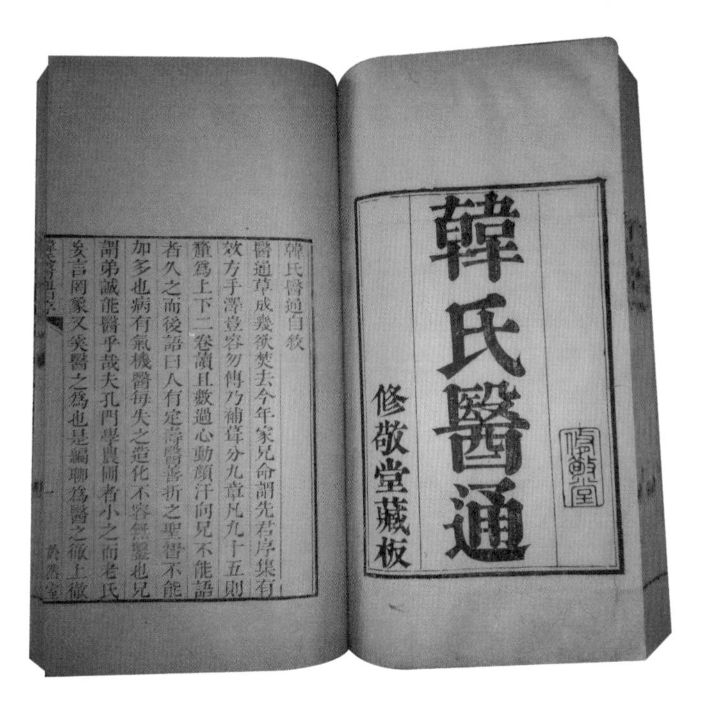
韓氏醫通自敘
醫通草成幾欲焚去今年家兄命詷先君序集有
效方手澤豈容勿傳乃補葺分九章凡九十五則
釐爲上下二卷讀且數過心動顏汗向兄不能語
者久之而後語曰人有定壽醫善折之聖智不能
加多也病有氣機醫每失之造化不容無鑒也兄
謂弟誠能醫乎哉夫孔門學農圃者小之而老氏
亦言兩家又奚醫之爲也是編聊爲醫之徹上徹

韓氏醫通
修敬堂藏板
修敬堂

图2-8　韩懋著《韩氏医通》书影

1.《韩氏医通》又名《医通》，因清代张璐亦著《医通》，后人为了区别，故称韩懋所著者为《韩氏医通》。《韩氏医通》成书于1522年，为综合性医书，是一部少而精之作，包括医论、医话、医案、诊法、方药等内容。全书分上下二卷，九章。上卷为绪论章、六法兼施章、脉诀章、处方章、家庭医案章共五章；下卷为悬壶医案章、药性裁成章、方诀无隐章、同类勿药章共四章。全书对各类问题的论述共95则，载方22首。介绍了韩氏医理脉法、处方用药、医案书写、临证经验等内容。

如“绪论章”云：“人之养气践型而致中和者，医之道也；失而至于针砭药饵，第二义矣。”因为“得医之最上义者，气之冲，神之化，皆此身之真息以踵也”。真息就是土德，“土为冲气，脾胃为谷气，冲气寄旺，谷气辅运，无一刻之停，此所谓真息也，而以踵焉”。反映了韩懋认为医贵保冲和而重预防的学术思想。

“六法兼施章”中的医案格式，即一望形色、二闻音声、三问情状、四切脉理、五论病源、六治方术。为后世医家书写医案之准绳，它上承淳于意的“诊籍”，下启喻嘉言之“与门人定议病式”。从望形色、闻声音、问情状、切脉理、论病原、治方术六方面形成了一个记载完整病案的先例。

韩懋对脉学有深入研究，对于提高内伤杂病的诊治水平起到了积极的推动作用。如“脉诀章”云：“予补以有力、无力二者。丹溪以血、气、痰、水为病之提纲，则脉滑在血分，而有余为痰，凡有形者从之；涩在气分，而有余为火，凡无形者从之。浮在表，沉在里（非三部九候之浮沉，此为脉势，彼为指法），迟为寒，数为热，有力为实，无力为虚。执此提纲，脉可得而明矣。”

书中专列家庭医案和悬壶医案两章，短小精悍，医理透彻。

“药性裁成章”中，对当归、香附、半夏、黄连等运用，根据阴阳升降，五味宜忌，制炼调剂，曲尽配伍遣药之妙。半夏曲、交泰丸等，均出于此。

“同类勿药章”载有多种非药物的养生疗法，如“多病善养者，每夜令仆擦足心，至极热，甚有益。三里、肾俞，皆不可缺”；“老人尤宜与少艾偎卧。予戚有喻千户者，行此，年九十余，康健”。在预防、治疗内伤疾病时，除以中药辨证施治为主要治疗手段外，还常配合按摩、灸法、敷贴法等其他治法，以期获得更好的疗效。

书中所载补益之法颇为详备。韩懋对补法的运用尤有心得，处方用药十分重视与病人年龄、体质、地理环境、自然气候等的关系。论述精当，语言简练，而所谈者多切实可用，如“中寿之年，雅宜补剂；壮年色劳者惟退热，不必补”。以异类血肉有情之品大补阴阳、固本培元，其功非金石草木可比。内容平淡而功效神奇。

韩懋崇尚温阳，重视脾肾，擅长运用附子等辛温类药物，他盛赞附子回阳之功：“黑附子回阳，霸功赫奕。”善用半夏、白芥子、鹿角等辛温、化痰、温阳诸品。

韩懋植根于中国古代哲学“一元论”思想，提出了“一气流行学说”，认为人身乃是一气贯通，“一气”为“呼吸之根，性命之蒂”，气机之根蒂，而此一气萌生于“命门”，流行于全身。在临证治疗上，韩懋善于用药“流动”诸气，他说：“予尝避诸香药之热，而用檀香佐附，流动诸气，极妙！”在火证的治疗上，也善于回溯本源，从一气流行来消除“火邪”——“五脏皆有火，平则治，病则乱。方书有君火、相火、邪火、龙火之论，其实一气而已。”

韩懋将自拟方、师授秘方及其炼制方法公之于众。如治痰良方“霞天膏”，妇科秘方“女金丹”，外科妙方“滇壶丹”等。自制诸方，简而精妙，如疗咳嗽气喘的“三子养亲汤”、补气血的“异类有情丸”、防治瘟病的“五瘟丹”、健益小儿之“七味保婴汤”、调心肾的“交泰丸”等。并记载了半夏曲、霞天膏等制法。

《韩氏医通》现存明刻本、清刻本、《中国医学大成》本。

2.《杨梅疮论治方》一卷，已佚。《杨梅疮论治方》是中国已知第一本治疗梅毒的专书，较陈司成1632年《梅疮秘录》早问世多年。

韩氏所处年代正值梅毒广为流传之时，当时众多医家对之进行了研究治疗。如刊于1525年的薛立斋《外科心法》中有治梅毒的病案，刊于1531年的汪机《外科理例》中亦有对梅毒的治疗记载。虽然这些研究记载可能都先于韩氏，但均不是治疗梅毒的专著。韩氏对此病进行专门研究，在《韩氏医通》中有“近时霉疮亦以霞天膏入防风通圣散治愈”的记载，而后撰成治梅毒的专著《杨梅疮论治方》。惜其已佚，其主要内容及学术思想已不可考。

二、杨凤庭

（一）医家生平

杨凤庭（1711—1785），字瑞虞，号西山，清代四川新都县人，乾隆年间名儒，人称西山先生。据记载，杨凤庭幼负奇姿，六岁就塾师，端谨如成人，不二年，《四书》《五经》俱成诵。乾隆元年（1736），杨凤庭考取举人，参加会试未能及第，激发其立志博览《十三经》《廿一史》，辩论古今人物得失，并究心天文、地理、医卜、星象、奇门遁甲诸书。

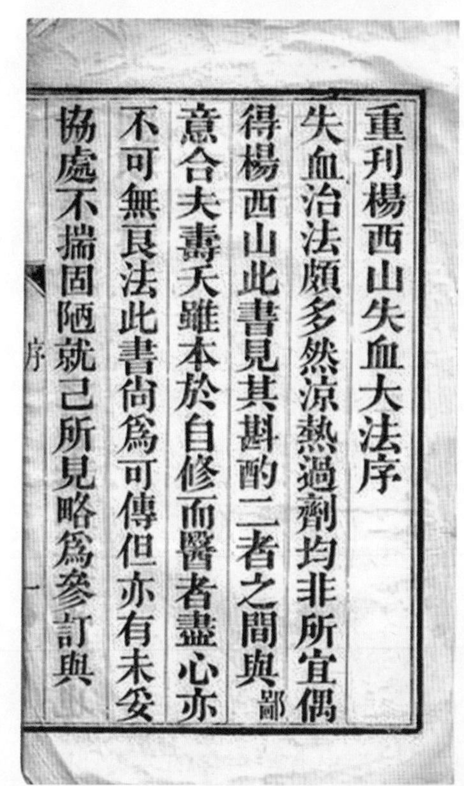
重刊楊西山失血大法序
失血治法頗多然涼熱過劑均非所宜偶
得楊西山此書見其斟酌二者之間與鄙
意合夫壽夭雖本於自修而醫者盡心亦
不可無良法此書尙爲可傳但亦有未妥
協處不揣固陋就己所見略爲參訂與

图2－9　杨凤庭著《失血大法》书影

杨凤庭既通经史，又精医术，为人治病，应手辄愈。尤其对血证有较多研究，撰成《失血大法》（图2－9），提出血证本虚标实的基本病机和血证病位重在肝脾的见解。杨凤庭著述颇丰，如《易经解》《道德经注》等，医学著作有《医门切要》《脉理入门》《弄丸心法》《修真秘旨》等行世，另有《女科枢》《分门辨证》及《脾胃总论》等，未见刊行。

（二）学术成就

1. 独树一帜，撰著《失血大法》。有关血证论治的专书，川派清代名医杨凤庭、唐宗海可谓影响深远。唐宗海在《血证论》自序中说：“时里中人甚诩乡先辈杨西山先生所著《失血大法》，得血证不传之秘，门下抄存，私为鸿宝。吾以先君病，故多方购求，仅得一览……”由此可见，其《失血大法》一书，虽仅8400余字（旧式标点符号不计在内），但具真知灼见，被医者尊崇。杨氏在结语中对其著作阐明：“上溯素难经旨，确宗先师仲景、东垣心法，并采薛氏立斋、赵氏养葵、张氏景岳、冯氏楚瞻及诸书中简妥之，并余历验斟酌诚实为言，并非一时执一偏臆见妄为著论立方也。”

《失血大法》内容简短精练，首言血证病理机制和辨证施治方法，次论与虚劳和痨瘵的关系。其论失血，以吐血为主，兼涉咳血、咯血、溺血、便血。辨证中，尤重脏腑虚损不足。选方用药，多采撷前人而又有所发挥。

（1）本虚标实，病位重在肝脾。杨氏立足临床，认为“失血之人，肝已大虚，木枯火焚，若不重加滋补，救其枯槁，补肾生肝，如熟地黄、当归、阿胶、鹿胶、鹿角、酸枣仁、甘草之类，而惟用柴胡、青皮、枳壳、芩、栀等伤伐肝木之气，肝风愈鼓，血愈不藏”。因此，他认为：“失血一证，大抵由于肝不藏血，脾不统血。肝不藏血则阴虚生火，脾不统血又阳虚生痰，此火与痰本从虚生，而不可独治火清痰也。”从而提出了失血之证以本虚标实，重在肝脾的基本病理机制。在治法上他独树一帜与众不同：“余之治法，凡失血初起，先责重肝脾，盖脾阴虚而肝火易生，木胜而脾气受克，气上脉急，阴虚生热，宜以甘缓之，以酸苦收之，降之。先用甲己化土汤，白芍药五钱，炙甘草二钱，白芍能敛阴而泻肝火，酸以入肝，苦以下逆也；甘草泻心即泻火之源，而兼缓肝之急，补土之虚。”也正是基于对血证的这一病机认识，杨氏将甲己化土汤（芍药甘草汤）列为治血之基本方，此后在辨证的基础上进行化裁，变化丰富。

甲己化土汤即《伤寒论》之芍药甘草汤。甲己属十天干，在五行中甲为木，己为土，所以在甲己化土汤中，属甲木之白芍能滋阴养血，能补充出血后的阴血不足，且能柔肝，肝气柔和则肝藏之血不妄动，使肝气不刚强伐克脾土，则脾气能够正常统摄血液；配属己土之甘草，既能直接补益脾气以摄血，又能与芍药酸甘化阴而滋补阴血，以充实肝阴，间接敛藏肝气。正如杨氏解释云：“白芍能敛阴而泻肝火，酸以入肝，苦以下逆也；甘草泻心即泻火之源，而兼缓肝之急，补土之虚。”此方虽药只二味，但立法平正可取，确有使“脉缓，中宽，气和，血定”的疗效。杨氏以甲己化土汤作为基础方，然后根据“气逆者调之，血热寒之，血寒温之，血滞行之，血逆降之，血脱固之，气虚补之，气脱收之，脏虚填之”的原则，随症加减。阴虚加生地黄、牡丹皮、童便；阳虚加焦术、酸枣仁、童便、炮姜；气虚加黄芪、焦术、茯神；外感加防风、焦芥、薄荷；火盛加牡丹皮、黄芩、犀角；格阳加镇阴煎；伤暑加香薷、扁豆、黄连；跌打加桃仁、红花、山漆；怒伤加郁金、香附、竹茹；气逆加降香、沉香、枇杷叶；血枯加龟胶、鹿胶、阿胶；干咳加熟地黄、天冬、麦冬；不止加茅根、侧柏、童便等。

（2）立法选方，重视脏腑辨证。杨氏治疗血证尚不完全囿于此，临证注重脏腑辨证，根据病情变化立法选方，既扬先贤古法之长，又多有发挥。如对失血病人，下元虚甚，而见发热、口渴、气喘、戴阳等龙雷火动者，以六味地黄丸加肉桂、酒炒黄柏治之，此法既吸取了赵养葵、朱丹溪治疗龙雷火的经验，又独创了以肉桂引伏、黄柏苦折的“半引半折”法。有失血过多，反见口渴、大热、烦躁，如白虎汤证者，属真虚假实，杨氏嘱之切不可误投寒凉，而应以当归补血汤调营养卫，促阳生阴长而虚热自退。肝郁化火、口苦目眩、胁胀，熇熇发热者，逍遥散以银柴胡易柴胡，加贝母、地骨皮治之。热伏血分而阴虚肝郁者，宜用景岳“真元饮”加味（熟地黄、当归、青蒿、童便、炙草）治之；若咯血而兼见遗精者，以补中益气汤与六味地黄丸早晚交替服用，杨氏认为：“唯用补中益气汤，以甘温升举而扶肺胃之阳，使清阳通天；用六味地黄丸，以甘凉降润，而济脾肾之阴，使浊阴归地。两方交进，朝暮兼服以交养之，以臻于和。”（卷七《失血症立方》）

2. 首重脉诊，力荐“七诊大法”。杨氏首重脉诊，著有《脉理入门》和《弄丸心法》。他在《弄丸心法·卷二》中说：“盖脉者，人之神，生气之灵，随气之鼓动，而著见其机，游于经隧，而鼓舞气血者也。其源根于先天之精气，充养接续于后天谷气。”他力荐“七诊大法”。所谓“七诊大法”，即三诊法和四推法。三诊法是指切脉的浮、中、沉三种指法；四推法是指切脉时三指向上下左右四面推寻的指法。

三诊法“三指均布，并轻取之，以验浮分，这便是浮，则为腑，以候诸阳，则阳气盛衰，外邪隐见，即可定见。次三指匀匀渐渐按去，以验沉分，看通体各部孰有孰无，右三部俱有，便脏气无偏绝，这便是沉，则在脏，以看脏中真气，孰存孰亡。然后不轻不重，从沉分举到中，静候自然，以验三部连贯与否，不论大小诸象，但能连贯，稍带和缓，即是有胃，则生；若荒乱无序，每至必别，便是胃气已绝，真脏脉见。此三诊者，所谓浮为天，沉为地，中为人也”（《弄丸心法·卷二》）。

四推法“三指平布，从尺向寸推看，是谓推而上之。设如以手逆而推，若推之上则上，是谓阳气能通；若下而不上，则邪必内陷，或中有积聚，清阳已不足矣；若到不能至寸，便为阳绝。然后三指自寸至尺，推而下之。若随推而下，便为阴精有根，外邪易解。然后三指均平，自沉里挨筋之间，渐渐轻提其手，倚在高骨之边，是谓推而外之。若愈推愈显，便知外邪猖炽；若内而不外，全属里邪。然后从高骨之边，渐推渐重，以至两筋之际，是谓推而内之。若随推即内，里气尚通，二便九窍自无秘结；若外而不内，表邪正炽，里气已不通矣”（《弄丸心法·卷二》）。

杨氏七诊大法从立体的层面进行诊脉，较为全面而深刻地反映了疾病的本质，充分体现了杨氏对脉诊认识的精深及查脉的详细。他说：“能如此七诊，便自然特见其独也，生死明决，病之真情不能逃遁也。”（《弄丸心法·卷二》）

（三）代表医著

杨凤庭一生著述颇丰，著有《易经解》《道德经注》等，医学著作有《失血大法》《医门切要》《脉理入门》《弄丸心法》《修真秘旨》等行世，另有《女科枢》《分门辨证》及《脾胃总论》等，未见刊行。

1.《失血大法》。于咸丰七年（1857）有彭县刻本，后有刘棖文参订、守经堂刊本。1929 年，曾经渠县杨体仁辑入《一壶天》中。本书内容简短精练，8400 余字，全书内容虽不分章目但层次分明，主要论述失血以及围绕血证有关的虚劳和痨瘵，首言血证病理机制和辨证施治方法，次论与虚劳和痨瘵的关系。失血又以吐血为主，咳血为次，简略涉及衄血、便血、溺血等一些血证症治。辨证中，尤重脏腑虚损不足。选方用药，多采撷前人而又有所发挥。

2.《弄丸心法》八卷。撰于清乾隆年间。初刊于 1911 年。作者谓医家治病，选方遣药有如以手弄丸，圆转自如，不可泥古。故题名《弄丸心法》。卷一～卷二总论脉诀；卷三～卷四杂论医理；卷五～卷七内科杂症；卷八妇科、儿科。现存清刻本。杨氏写成该书后并未立即刊行，而被其门人弟子奉为至宝而私藏。故熊辅周于《弄丸心法·序》中云：“而及门弟子，类若各具一体以竞雄。故于先生之书，彼得一节焉，或扃之以为秘珍；此得一节焉，或藏之以为鸿宝。”此等情况延续100余年之后，于宣统三年（1911）由其再传弟子张福堂捐资雕版，此书方才公之于众。

3.《脉理入门》是一本诊法类中医文献。成书于清乾隆二十四年(1759)。书载脉诀、诊脉论、五脏六腑论、五脏六腑歌、正脉十六部论、脉神、一元之气图等二十二篇，末附《失血大法》。

三、齐秉慧

（一）医家生平

齐秉慧（1764—?），名有堂，号戎州逸士，桃园主人，晚号寿世翁，四川戎州（今四川宜宾）人，卒年不详。齐秉慧生性聪慧，幼年习儒，就学于其母舅罗子容夫子及南邑孝廉张汀西。弱冠之年，家遭变故，赤贫如洗，移居长邑（今四川长宁县），入馆教书，历时九年。因体弱多病寻访名医不遇，遂研读《薛氏医案》方知病因所在，识峻补之法，对证选方，几年方愈。之后游历南岳、滇黔、山东诸地，访名师，研医理。曾拜清初名医喻昌门生舒驰远受业者黄超凡为师，潜心学习三年。

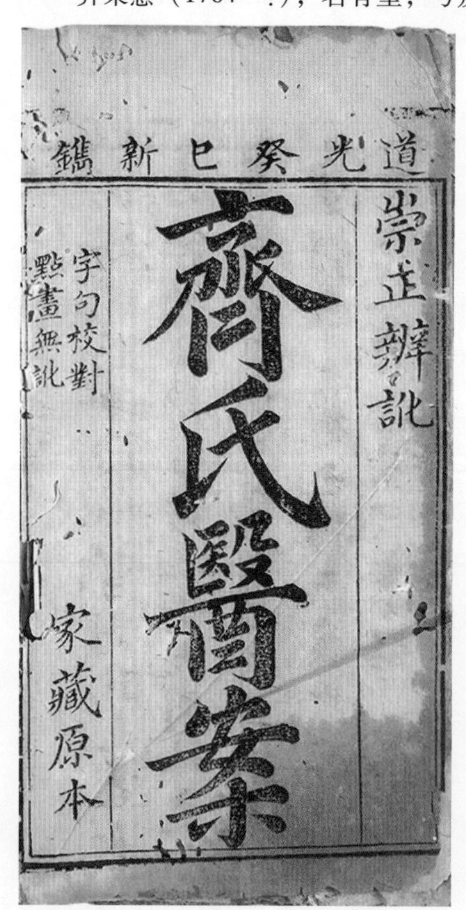
道光癸巳新鐫
崇正辨訛
齊氏醫案
字句校對點畫無訛
家藏原本

图2-10　齐秉慧著《齐氏医案》书影

齐秉慧涉足医林50余年，医迹遍及重庆、泸州、永宁、长宁、纳溪等30余县。齐秉慧治学严谨，勤于笔耕，每诊一病，即立一案，历30余载至1833年辑成《齐氏医案》六卷(图2-10)，时年已逾古稀。1834年又辑成《痘麻医案》，次年编成《齐氏家传医秘》上下卷。1835 年，齐秉慧季子双穗及门人将其著作合辑为《齐氏医书》，曾数次刊印，流传颇广。

（二）学术成就

1. 首重医德，敬业重道。齐氏非常重视医德，为后学树立了榜样。他在《齐氏医案·凡例》卷首中首立医德八条，诫勉医者，劝医敬业重道，注意医德医风。①病家请诊，必先问其病势之缓急，急者则先诊，不得以富贵贫贱分别先后。②审证用药，务要仔细留心。③遇危迫之病，必须尽力挽回。然必与病家讲明，方可用药。如乘危吓诈，徒索人财，使病家悬心，病人作苦，不顾人之性命者，应受谴责。④诊视贫贱鳏寡茕独者，尤宜格外加意，诚心施治，以全其生。如贫病无依者，付药之外，量力周治，以添补不足。⑤行为端正，如诊妇女，必俟侍者在旁，然后诊视。⑥衣冠应整洁，举动大方，但不可过于奢华。⑦不可唯利是图。⑧用药有毒无毒，都需审病后酌定。齐氏高尚的医德，对从业者有着深刻的教育意义，故熊吉堂在书后评说："字字金玉，堪为后学津梁。"

2. 治学严谨，崇正辨讹。齐氏以名师之教，聪慧之智，涉足医林 50 余载，活人万千，医案盈叠。他治学严谨，在《齐氏医案·凡例》中说："业医者宜淹博明通，方能入道，一知半解者，未许窥毫末也。"他勤奋好学"谦恭下士，访友求师，稍有余闲，便将今古名医诸书，熟读揣摩，一一融会贯通，得之于心，熟之于目，自然应之于手，而无差谬"（《齐氏医案·凡例》）。他一生勤于笔耕，每诊一病，即立一案，每于诊视病人回到寓所后，即翻书验病，援古证今，以观用药是否确当。从学医始到辑成《齐氏医案》，历时 36 年。齐氏之书，均为临床经验的结晶，更为难能可贵的是，他将未治愈的病例也立案入书，毫不掩其不足，示人从失败中吸取教训，其博大的胸襟，着实令人钦佩。

3. 推崇伤寒，百病立法。齐氏推崇《伤寒论》六经辨证，认为"仲景六经之法，医学之要典也"。他说："医书自《内经》虽备医药之理，而六经尚无定法定方。至汉儒张仲景治伤寒，始创三百九十七法，一百一十三方，大开六经之门。学者不由斯入门，临证如涉大洋，茫无边际。虽皓首穷经，有何益哉？必当熟读六经，条分缕析，自然胸有成竹，目无全牛，否则不足以称为医也。”（《齐氏医案》）并在六经辨治的基础上有所发挥，提出了六经分治的具体辨证方法。

齐氏师承黄超凡，黄氏乃喻嘉言之门生，喻氏故后，黄氏又师从喻氏之大弟子舒驰远。故齐秉慧得二家之传，实为喻氏之再传弟子，对喻氏之说每多赞誉。他宗喻氏之说将六经视为百病立法，认为仲景六经“不能专治伤寒，一切杂病治法统在其中”。为此，他专门立“杂病论”一篇以论述其理。他说：“无论何时杂病见证，总不外乎六经，以仲景六经之法治之，无不立应。”（《齐氏医案》）

4. 效仿《医贯》，重视脾肾。齐氏受温补学家赵献可的影响较大，他在书中仿《医贯》之例，作先天图说、八味地黄丸论、水火论、先天水火总论、滋阴降火论、相火龙雷论等。沿袭赵氏命门之说，并附以己见及验案，在治疗杂病中，每以重视脾肾而著称。如治疗难治性疾病反胃，他认为：“胃为肾之关门，肾病而胃始病，饮食入于胃，必得肾水以相济，而咽喉有水道之通，使上可转输，下易运化。”（《齐氏医案》）提出了从肾论治反胃的两种方法。一为肾水不足，一为肾火不足。肾中阴水枯竭，则大肠必然细小，水不以润之，故肠细而干枯，肠即细小，则饮食入胃，不能下行，必反而上吐，证见食下即吐，方用熟地黄、山茱萸、当归、玄参、麦冬、五味子。肾中命火衰弱，则釜底无薪，无以蒸腐水谷，此肾寒而脾亦寒，脾寒不能化，必上涌于胃，而不肯受，则涌而上吐，证见食久而始吐，朝食暮吐，暮食朝吐，方用熟地黄、山茱萸、肉桂、茯苓。又如吐血一证，一般多用清金保肺等治法，齐氏从赵献可用补中益气汤中悟出，认为吐血是脾胃气弱，气不摄血所致，故以调理脾胃方法为主。

（三）代表医著

齐秉慧著有《齐氏医书四种》，即《齐氏医案》《痘麻医案》《齐氏家传医秘》和《痢症汇参》。

1.《齐氏医案》六卷。本书虽名医案，但主要内容却是医论。卷一以六经学说论述伤寒、温病和内伤杂病，主张临证分辨六经，按法治病；卷二分述太阳、阳明、少阳、太阴、少阴、厥阴六经证治大义；卷三详析先天水火之说，着重论述虚劳、痨瘵、咳喘、痰饮等病证，并介绍了地黄丸的多种加减应用方法；卷四主要论述后天脾胃病证及其主方补中益气汤，并附眼、耳、鼻、口齿、咽喉等病证的诊治经验；卷五主要论述血证，突出介绍了诊治吐血衄血的独特经验；卷六以论述妇科经带胎产和乳病为主，并介绍了部分应急丹药以及瘟疫与痧证的诊治。该书每述病证，先引前贤精论，次述己之见解，后举实践验案，或论中夹案，或案中夹议，使理寓于案，案证于理，医理临床融为一体，具有较高的临床实用价值。本书充分体现了齐氏在医学理论上的见解，临床经验和一些效方。

2.《齐氏家传医秘》二卷。卷上辨五行八卦、生克制化、阴阳表里、寒热虚实及论分经治病、方药合参等。下卷载杂证诊治诸法及药性。其中有效经验方及单方可供借鉴。论理多宗医旨，取法前贤；论治多循成法，善于化裁古方，而不泥于古。治外感常用羌活汤、败毒散之类，疗内伤善用补中、归脾、四君、六君、八珍、十全、养荣、六味、八味等方。讲究辨证，立法精准。现存清刻本。本书又收入《齐氏医书四种》中。

3.《痘麻医案》二卷。该书为论痘疹之专著。上卷论述痘疹的病因病机、临床症状和各种转归；下卷论述痘疹治法，汇集痘疹有效方70余首。该书的特点是："按证立方，指示精详，因人投剂，辨析妥当。"

四、王文选

（一）医家生平

王文选（1808—1889），字锡鑫，号亚拙、席珍子、同仁（图2－11），原籍湖北石首市，祖父一辈举家迁万县大周里，后移居万县苎溪

亞拙先生小照讚
覩君儀容 飄然若仙 天真爛熳
純近自然 資生孝友 志在聖賢
筆參造化 學究人天 優游琴書
瀟灑林泉 樂善不倦 眉壽永年
漢平辛卯舉人候選知縣郎

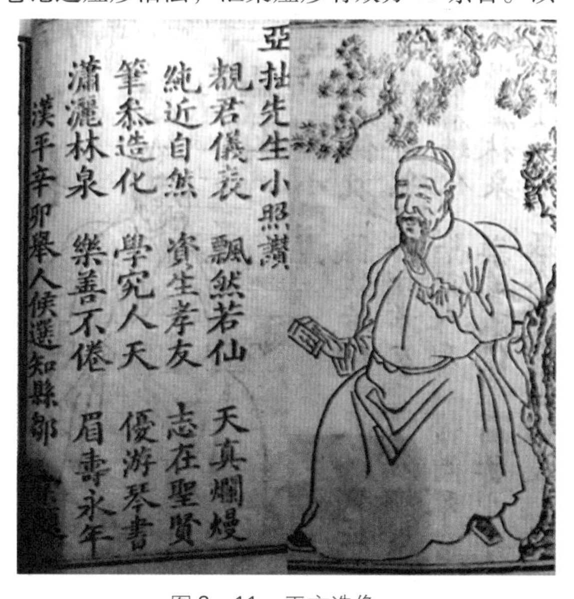

图2－11　王文选像

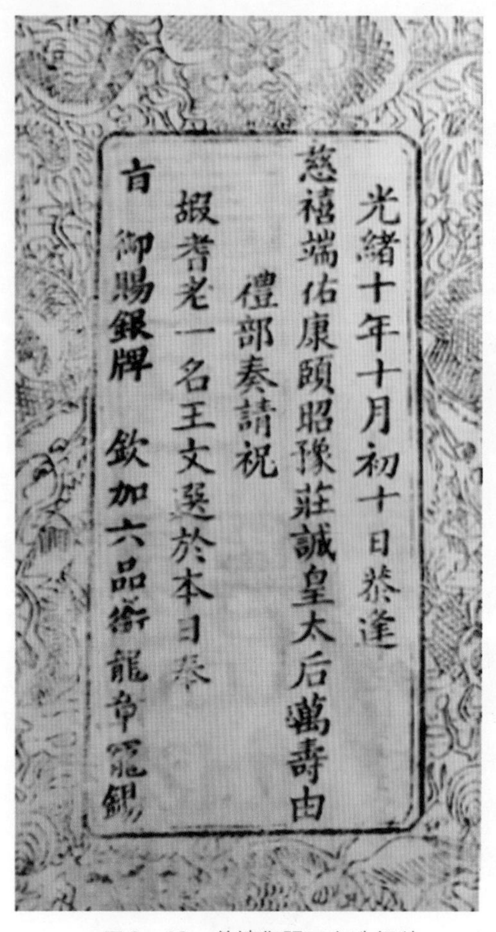

图2－12　慈禧御赐王文选银牌

河畔天德门，是清嘉庆至光绪年间巴蜀川东名医。

王氏自幼善学，尤好医药，先从同邑觉来先学医，研修幼科，后又与同世医彭宗贤、赵吉华再研痘科，医术益精。清道光末年在万县开设“存存医馆”，就医者如织。同时，募资建立“人堂”，帮助贫苦百姓治疗疾病，并在调养所、崇善堂、宝善堂等药店为群众义务诊病，原万州桥为其独自募款修建，医名佳誉广播长江三峡地区。清光绪十年十月初十，慈禧御赐王文选银牌（图2－12），钦加六品衔龙章。

王文选著述甚丰，现存世有《医学切要》《眼科切要》《痘科切要》《外科切要》《奇方纂要》，合称《医学切要全集》，另辑刊《存存汇集》《日月眼科》《针灸便览》等，合称《存存汇集医学易读》。

（二）医学成就

1. 御赐名医，善举感天。王氏自幼习儒读书，及长外出游学，涉世颇深，交友亦广。以后弃儒习医，潜志岐黄，涉猎众家，壮年即有医名。道光末年，于万县天德门开设“存存医馆”。光绪初年，王氏又倡募建立“人堂”，以济世活人为宗旨，凡贫病就医，不取分文，病愈去时，量远近送以路资。王氏医术精湛，医德高尚，于内外妇儿，皆有造诣。“县人老媪少妇，白叟黄童，求治者门无停履，或二三十里，或四五十里，闻风而来者，舆马络绎不绝，先生口讲指画，药方日书百纸，无不立效。”（《南浦贡生魏明谦

序》）

王氏一生以医济世，医德高尚，乐善不疲，广行慈善，造福一方。虽享盛名而家资欠丰，行医所得富者之诊金，全用于救济贫病。他兴义学，置义棺，设苎溪河义渡，修长岭岗堰塘湾路，建长兴、仁寿、三多等民桥。更有甚者，独立募资修成万州桥、天德门。其中，万州桥被列入古万县八景，该桥还被收入中国桥梁专家茅以升所著《中国桥梁技术史》和英国李约瑟所著《中国科学技术史》等文献。

由于他医术高超，医德感人，医著宏丰，善举感天，深得社会的普遍赞誉。

2. 医术精湛，医著甚丰。王氏壮年即有医名，一生勤奋，医作甚丰。王氏一生上研岐黄，下究名贤，以其渊博的理论知识和丰富的临床经验，整理编撰出许多医学著作，流传至今的有《活人心法》四卷、《医学切要》六卷（其中包括《医学切要》一卷、《眼科切要》一卷、《幼科切要》一卷、《痘科切要》一卷、《外科切要》一卷、《奇方纂要》一卷）；另辑刊《存存汇集医学易读》二卷、《存存汇集·针灸便览》一卷、《存存汇集·日月眼科》一卷、《光明眼科》一卷、《遂生外科》一卷，合称《存存汇集医学易读》。《寿世医鉴》三卷、《亚拙医鉴》一卷等。《亚拙医鉴》《寿世医鉴》光绪年间曾三次刊行。

王文选文化底蕴深厚，除了医名以外并擅长书法、诗词、棋类等。由于他的文学功底深厚，医著精当适用，常把枯燥的医学知识用诗歌韵律的形式加以概括，虽是医学，更是文学，故医家争相收藏，广受欢迎。其医著多流传于川渝鄂一带。至今四川、湖北一带60岁以上的民间医生对于王氏的诊脉口诀、以药求病诀、药性六字经有的还能朗朗上口，运用自如。王氏从中医理论到临床各科多有涉及，其在《寿世医鉴》自序中云："每当行有余力，翻阅历代名医诸书，照其脉诀、药性、汤头、并各种医理依法辑成，摘其切要，或分条目对证用药，或按病证察号觅方，共成六卷。"认为其意义在于"世之医者，智愚不一，敏捷者固可博览兼收，而性鲁者安能广搜遍记？且寿世之书，不在文义，苟辨真切。俾学者始则可诵读入门捷径，继览诸家方书，则了如指掌矣"。王文选实为晚清四川普及类中医著作的代表医家之一，此类医著的刊行，对清末四川普及类医学著作的繁荣和中医学的推广做出了较大贡献。还著有《方便一书》《应验良方》《药性弹词》《医学便读》等，共二十余部，五十余卷。

（三）代表医著

1.《寿世医鉴》全书分上、中、下三卷。是王文选综合性著作，成书于清道光二十七年（1847）。该书是王氏一生医学经验的总结，具有很高的医学价值，目前濒临失传。《寿世医鉴》卷上部分主要为诊断，含有鉴面知病诀、鉴目知病诀、鉴小儿知病诀、闻声知病诀、五脏现病诀、医箴、切脉知病诀、六部浮沉迟数脉诀、浮脉总诀、浮脉六部主病、百句脉诀、五脏独脉歌、诸病当宜当忌脉诀歌、五脏六腑病由歌、五脏六腑虚实寒热要药歌、风寒暑湿用药歌、景岳八略等内容。

《寿世医鉴》卷中部分主要为方剂、药物、医案及养生，含有见病知方汤头歌、药性弹词、十九畏歌、十八反歌、引经报使歌、妊娠禁药歌、见病用药歌、医案六十则、保生延年篇、天竺国婆罗按摩导引法十八法等内容。

《寿世医鉴》卷下部分主要为药物、经络、临床用药、验方及修身治家行善劝词，主要含有药性六字经、十二经脉起止歌、十二经气血多少歌、治中风、中寒、中暑、霍乱、水肿对症用药歌、亚拙山人五行丸、元宵灯火、救苦神针、古书奇验方（一百零七方）等内容。

2.《存存汇集医学易读》（1849 年刊行）。内含《存存汇集》《日月眼科》《针灸便览》等，合称《存存汇集医学易读》。内容丰富，特点突出，一是将前人著述与自己观点和经验紧密结合，有论有据；二是将深邃而显枯燥的专业知识采用诗歌韵律的形式加以描述，以增强读者的记忆，真正达到了书贵传播之目的。如《存存汇集·医学易读》四诊歌诀云：“尝读真人千金方，闻而知病医之良。望而知病为中医，切而知病乃平常。望闻问切为四诊，神圣工巧古书详。见病先要望气色，面色光润病无妨。色见生气如何认，赤如棉裹珠内藏……”又如《日月眼科》看眼歌中云：“上古医治始岐黄，历代名医各立方，集有眼科数十种，视法调治无不藏。无外寒热与虚实，初学读之易渺茫。余经此科已数载，阅历自信不敢藏。遂将经历应验者，照症用药各拟方……”总之，读王氏之书是一种享受，字里行间无不显示出王氏的医学与文学交融之功底，有寓教于乐、寓医于文之美感，堪称一代儒医。

3.《医学切要全集》（1847年刊行）。含有《医学切要》《眼科切要》《幼科切要》《痘科切要》《外科切要》《奇方纂要》等医著。王氏既穷医理，又精临床，既法古人，又多变通，内外妇儿各科都有造诣。以儿科为例，如《幼科切要》看小儿病状歌云：“小儿有病令人怜，全仗医生仔细观。令人抱出光明处，先将面部用心看。额属心兮鼻属脾，左肝右肺两腮前。颊乃肾经为主宰，五经辨色要心虔。白者气虚黄有积，赤者为热青为寒。鼻塞声重伤风起，眼下青色主饮痰……如斯诊治细斟酌，药到病除福无边。少者怀之遵圣意，惟愿赤子寿百年。”又如书中烦渴门载：“小儿体虚口渴，诸药不效，余用洋参二钱，麦冬三钱去心，五味三粒，水煎服。伤风发热，口渴，用炒栀、淡豆豉各一钱，水煎服。余治一小儿夏月泄泻后烦渴饮茶，小便不已，用熟地、枣皮、山药、茯苓、陈皮、半夏、甘草、花粉、麦冬、五味，水煎服，四剂而愈。小儿夏月泄泻烦渴，用黄连煎汤调六一散服之即安……”

五、唐宗海

（一）医家生平

唐宗海（1846—1897），字容川，四川彭县（今彭州市三邑镇）人，晚清进士，著名医学家，中西医汇通学派先驱（图2-13）。清咸丰、同治之交，因避兵灾随家迁广汉，拜李本生为师习儒家经典，复从王利堂习理。1862年考取秀才，虽家道中落，仍勤苦读书。其父唐瑞麟体弱多病，遂立志学医以尽孝道。24岁著成《医柄》，为其第一部医学著作。癸酉六年，其父患血证，唐宗海为治父病求得杨西山《失血大法》并深入研究。其父六年后病逝，其妻又患血证，唐宗海亲制方剂，其妻痊愈。随后唐宗海治

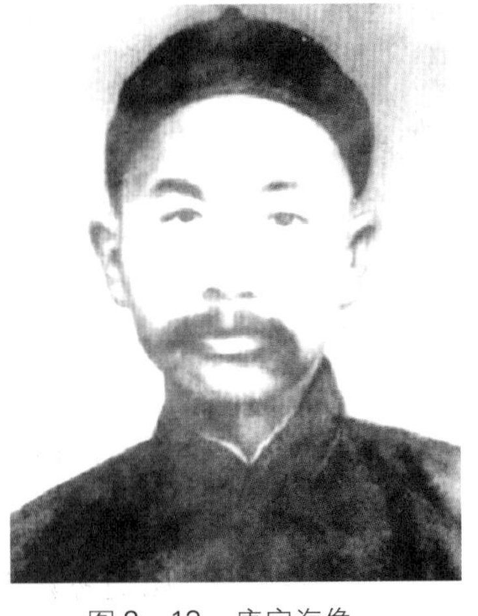

图2-13　唐宗海像

疗其他血证，十愈七八，名声大振。甲申年（1884）著成《血证论》，次年考中举人，其学识人品，“名闻三蜀”。

戊子年游学江南，途经上海，广施仁术，申城百姓相传：“医不能疗者，一经容川诊治，沉痼顿除，人俱为神奇。”光绪十五年（1889）己丑科中二甲进士，授礼部主事。同年，奉母赴京，将《血证论》示于当世，医者咸服，名噪京城。随着西学东渐，唐宗海认识到中、西医各有所长，主张取长补短，中西医汇通，撰成《中西汇通医经精义》二卷，于光绪十八年（1892）刊行。1896年其母病逝于武汉，1897年唐宗海扶母灵柩回川，遇川东疫病染疾归家，不幸辞世。

（二）学术成就

1. 不为良相，甘作良医。唐宗海与众不同，他打破了历代儒医的传统生成模式——“业儒不就，因习医”。他于光绪十五年（1889）考中进士。进士是科举考试的最高功名，根据清朝的制度，考中进士，一甲即授官职，其余二甲参加翰林院考试，学习三年再授官职，总之中取进士便是仕途有了保证。唐宗海不为官场名禄所动，潜心医学，成就了他一生的医名。唐宗海作为一代名医和中国早期中西医结合的杰出代表，其好友刘光第（“戊戌六君子”之一）称赞他“活人有奇术”，《清史稿》将他列名记述。

2. 首倡“中医汇通”。唐宗海是早期倡导中西汇通的著名医家，是中西汇通学派的杰出代表人物之一。在西医学的传入对中医学产生巨大冲击的历史背景下，他立足中医基本理论，借鉴西医学重要生理病理学机制，重新诠释了脏腑之间的相互联系和功能，融汇中西，撰著了《中西汇通医书五种》，成为以“中西汇通”命名的第一种完整著作，也是后来人们将主张中西医兼融思想的医家称为“中西医汇通派”的由来。唐宗海试图将中西医学理论融会贯通，他指出：“西医亦有所长，中医岂无所短……不存疆域异同之见，但求折衷归于一是。”《中西汇通医书五种》内收《中西汇通医经精义》（又名《中西医判》）《本草问答》《金匮要略浅注补正》《伤寒论浅注补正》《血证论》。《清朝续文献通考》中曾有评述：“近世医家，喜新者偏于西，泥古者偏于中，二者未将中外之书融合贯通，折衷至当。唐氏慨之，研精覃思，著此五种书，执柯伐柯，取则不远。”正是当时对唐宗海的评价。

3. 撰著《血证论》。囿于其父患吐血、下血症多方求治无效，促使唐宗海开始潜心探索血证，经过 11 年时间的研究写成《血证论》（1884），八卷。阐述气血关系，血证的病机及其疗法，极有心得。集血证诊治之大成，创“止、消、宁、补”之要法，精辟独到，至今仍为临床医家诊治血证所遵循。此书一出，让他闻名遐迩，声誉远播。

唐宗海对于血的生理功能以及运行情况的论述，多从阴阳水火气血立论，从气血的相互关系进行说明。主张治血调气，调和阴阳。对于血证的病机，他认为常见的血证不外两大类，一类是血液溢于体外，如吐血、咳血、鼻衄、唾血等，一类为各种瘀血、蓄血等。具体而言，影响血证出现的主要病机，除脏腑功能失常之外，还应注意三个方面：一者气机阻逆，血随气行，多见血证；二者火热炽盛，迫血妄行；三者瘀血阻络，血失常道。唐宗海通过多种血证的治疗，摸索出血证治疗的四大法则，即“止血”“消瘀”“宁血”“补血”四者。

（1）“止血”为第一法。凡遇突然出血，在治疗时，首先应当使用止血之法。否则，血液溢出不止，会导致血脱气耗，产生不良后果。以吐血为例，唐宗海对于止血之法，首推“其法独取阳明”，并首推张仲景泻心汤，再随症加减。唐氏对方中大黄评价很高，认为大黄推陈出新，能损阴和阳，使上逆气机迅速下降，无闭门留寇之后患，最为良药。对于吐血之症，实证者十居六七，虚寒者十中一二。失血过多，如外伤出血者，宜独参汤以救护其气，气不脱则血不奔矣；寒证者，面色惨白，手足清冷，脉沉微迟涩，宜甘草干姜汤主之。总之，血之为物，热则行，冷则凝，见黑则止，遇寒亦止。止血之法虽多，而总莫先于降气，沉香、紫苏子、杏仁、旋覆花、降香、枳壳、半夏、厚朴、川贝母、香附之类随症加减。唐宗海曰“存得一分血，便保得一分命”，故以止血为第一法。

（2）“消瘀”为第二法。血证病人血止之后，其必然会有离经之血而未排出体外，这些血液留于人体之中，则形成瘀血。凡有所瘀，无不阻塞气道，阻滞生机，久则变为骨蒸、干血、痨瘵。亦有久病必虚，久病必瘀，瘀血不去，新血不生，旧血亦不能自去也。临床中常用当归补血汤、八珍汤加桃仁、红花、牡丹皮、枳壳、香附以补泻兼施，祛瘀而不伤正，以气血双补，活血祛瘀，意气行则血行。唐宗海又根据三焦辨证，对血瘀情况对症治疗。如血瘀上焦，症见胸、背、肩疼痛、麻木等，宜用血府逐瘀汤或人参泻肺汤，使上焦瘀血一并廓除；血瘀中焦，腹中胀满，腰胁着痛，而带脉环腰一周，下连血室，带脉在中焦脾之部分，即从脾治，观察张仲景肾着汤，可知治脾即是治带，宜用甲己化土汤（芍药甘草汤）加桃仁、当归、姜黄主之；下焦瘀血多以妇科疾病常见，而下焦之瘀多属阴凝，以温药治为宜，方以少腹逐瘀汤加吴茱萸、干姜等。唐氏认为凡瘀证所见者，虽见气虚、脾虚均应消瘀为先，再予益气、行气，方能祛瘀生新。因此，他主张于止血之后，应当消瘀，故将消瘀作为血证治疗的第二法。

（3）“宁血”为第三法。待血止瘀消之后，在数天或数十天之间，为防止血液再次潮动，须选用方药使血液得以安宁，故将宁血法作为血证治疗的第三法。唐氏认为：冲气逆乱是引起出血的根本原因，出血已止，瘀血已消，其血复潮动而出者，为血不安其经常故也。血之所以不安者，皆由气之不安故也，宁气即是宁血。唐宗海在使用宁血法时特别重视各种动血的原因，针对不同情况分别予以施治。如胃经遗热，气燥血伤而动血者，以犀角地黄汤合白虎汤治之；肺经燥气，失其津润之制节者，以清燥救肺汤治之；因肝经风火，血不能静者，以逍遥散和之；冲气上逆，气逆血升者，法张仲景治血以治冲为要，麦门冬汤主之。

（4）“补血”为第四法。血证病人，出血之后，其血必虚。血虚者其阴亦不足，阴者阳之守，阴虚则阳无所附，血虚则气无所依，亦可因之而亏。因此在血证后期，其血已止，亦未留瘀，而运用宁血法之后又无再次出血之顾虑，惟遗留人体正气之虚衰，他主张此时当用补血之法。唐氏在运用补血法时强调脾胃为后天之本，气血生化之源，脾主统血，五脏皆受气于脾，故凡补剂，无不以脾为主，并提出滋胃用甘露饮，滋脾用人参固本汤或归脾汤统治之。人参养荣汤补脾胃以补心；肝血虚者，以四物汤加减，除补肝外，针对肝之辨证，还需配以柔肝、和肝之法；左归饮为补肾阴法，用肾气丸从阴化阳，补火济水以治肾阳。临床中还应注意气和血在补血与补虚方面的关系，气能生血，故补气亦能补血，用生脉饮加减；气属于阳，血属于阴，滋阴同时加用少量补阳药物，喻阳中求阴。唐宗海认为血证属虚劳门，故宜滋补，根据心主血、脾统血、肝藏血、肾藏精、精血同源的脏象理论，补虚注重调补心肝脾肾，又因肺主气，气行则血行，气虚则血滞，故益气补肺亦不可忽略。

（三）代表著作

唐宗海著有《血证论》《中西汇通医经精义》《伤寒论浅注补正》《金匮要略浅注补正》《本草问答》《医学一见能》《痢症三字诀》《医易通说》等，前5本合成于《中西汇通医书五种》丛书，刊于1892年，后世又将其所有著书编为《唐容川医学全书》。

1.《血证论》共八卷。为唐宗海力作，其影响甚广。卷一为总论，分述阴阳水火气血、男女异同、脏腑病机、脉证生死、用药宜忌、本书补救论；卷二论述血上干证治，诸如吐、呕、咯、唾、咳血等血证14条；卷三为血外渗证治，有诸如汗血、血箭、血痣等7条；卷四为血下泄证治，有诸如便血、便脓、尿血等6条；卷五为血中瘀血论治，有诸如瘀血、蓄血、血臌等5条；卷六为失血兼见诸证，有痨瘵、咳嗽、发热等40余条；卷七与卷八，编列出本书应用的方剂200余个，并附以方解。《血证论》是我国第一部有关血证治疗的专著。

2.《医学一见能》。本书为医学普及读物，作者希望使读者“一见而能”，故名。卷首诊治，其余各卷为内、外、妇、儿各科病证证治及救急各方。内容按人体部位和病情症状分门别类，直截了当，便于不知医者查阅。书中并用歌诀的形式提示概括，易于习诵。全书论述简明，切于实用。书中不追求精深的理论，以收录有效验的医方为主，以病痛部位分门，大大方便了病者和初习医学者。现代著名中医学家秦伯未对此书曾备为赞赏，亲为批校，先后印行8版。

3.《中西汇通医书五种》。自西医传入中国后，国内医学界有推崇西医而否定中医的，亦有崇尚中医而视西医为异端邪说的。唐宗海则认为，西医初出，详形迹而略气化，中医略形迹而详气化，各有所短亦各有所长。力主汇通中西，厘正医道。他摘灵素诸经，录其要义，兼中西之说解之，以中医古代医学理论为基础，吸取已输入我国之西医解剖、生理学等知识，并采用西医之解剖图，撰成《中西汇通医经精义》二卷，于1892年刊行（初名《中西医判》）。该书分人身阴阳、五脏所属、血气所生、脏腑为病、诸病所属、望形察色、认脉精要、审治处方等28节，为中国最早汇通中西医学的一部著作。次年，唐宗海又撰成《本草问答》二卷、《金匮要略浅注补正》九卷刊行于世；1894年，所撰《伤寒论浅注补正》七卷亦刊出。以上4种医书，加上《血证论》，于同年辑成《中西汇通医书五种》丛书刊出，阐述了在中医理、法、方、药上的汇通思想，是唐宗海的医学代表之作。他力图把中西医学统一起来，开创和促进中西医学之结合。

唐宗海首倡一帜，学者应之，如朱汶文、张锡纯、恽铁樵等，形成中西汇通医派。唐宗海是中国中西汇通医派的先驱和代表人物之一。他还著有《六经方证中西通解》《痢症三字诀》等。

六、郑钦安

（一）医家生平

郑钦安（1804—1901），名寿全，清末名医，伤寒学派南派的代表人物，我国近代具有较大影响力和代表性的伤寒学家，四川省邛州（今邛崃市）东路白马庙人。郑钦安出身儒门世家，原籍安徽，其祖宦游入川，遂定居邛州。幼习经史，稍长则博览群书，16岁时随父由邛崃迁居成都，师从于德高望重被誉为“川西夫子”创立“槐轩学派”的一代通儒兼名医刘沅（字止唐，清代著名经学家、思想家、教育家、文学家、医学家），钦安受其易学与医学思想影响极大，熟读精研《内经》《周易》《伤寒论》诸书，对《伤寒论》领悟尤深，深得仲景立法垂方之义，谓六经辨证可愈外感，亦可治内伤，辨证不离伤寒六经。他对人体阳气的作用领悟至深，认为人生立命全在坎中一阳，万病皆损一元阳气，强调元阳真气在人体生命活动中的重要作用，治病立法重在扶阳，用药多为大剂姜、桂、附等辛温之品，形成独特的理论体系。24岁行医于蓉城，医术精湛，以重剂热药屡愈疑难大病，惊世骇俗，誉满西南，踵门求其治者络绎不绝，被世人尊为“姜附先生”“郑火神”。《邛崃县志》称其为“火神派首领”，是公认的扶阳学派创始人。中年学验俱丰，设帐授徒。自郑氏以后，传其学者代有其人，私淑其学术思想的医家也遍及川滇乃至华夏，在当今医林中独树一帜，发挥着不可替代的重要影响，且不断发扬光大。

（二）学术成就

1. 创立扶阳学派，以火神著称

扶阳学派，又名火神派，源于伤寒学派，以仲景学说为宗，融合温补学派的精髓，理论上推崇温扶阳气，临证以擅用姜桂附等热药而著称。四川是扶阳学派的发源地和兴盛地，郑钦安是公认的扶阳学派创始人。百余年来，扶阳学派在四川、云南、贵州等一带广为流传，并代有传人，如秉承真传的弟子卢铸之等一门三代，均以“卢火神”而著称于世；云南吴佩衡、上海祝味菊等，也均以“吴附子”“祝附子”之名而独步医林。

扶阳学派从理法至方药多崇温热，对阳虚阴寒病证的辨识全面而深刻，重视阳气是扶阳学派的学术思想核心，认为“万病皆损于阳气”“阳气无伤，百病自然不作”，因此治病立法，首重扶阳。临证擅长使用以姜、桂、附为代表的火热温性药物治疗各类疾病，风格独特，疗效显著，故而得“火神派”之名，其学术思想具有鲜明的地域特色，方药运用也极具独特个性，因屡起危急重症、疑难杂症而为人所传颂，在西南乃至全国的影响都颇为深远。

近年来，扶阳学派以其辨证用药见解独到，激发了众多中医学者的探索热情，得到中医界越来越多的关注，全国各地涌现出不少扶阳学派的学习研究者，从不同层面对其进行了挖掘整理。扶阳学派的理论核心与临床价值充分表明，这是一个值得学习、研究、传承与发扬的医学流派。

2. 精研《伤寒论》，深得仲景精髓

（1）阳主阴从，肾阳为本。以郑钦安为代表的扶阳学派，学术底蕴直承《伤寒论》，融合前贤的重阳思想，强调“阳主阴从”。在阴阳两纲中，阴阳处于等同地位，缺一不可，然而在相互作用过程中，阴阳的作用有主次之分，郑钦安指出“阳者阴之根”“阳主而阴从”“阳统乎阴”，于阴阳之中尤重阳气的作用，认为人身以阳气为主导，阳为主，阴为从。人体正常的“阳主阴从”生命协调状态若被打破，就会导致以阳为主导的“阴平阳秘”关系失调而发生疾病。在诸种阳气中，郑氏特别强调肾阳的作用，认为人生立命全在“坎中一阳”。“坎中一阳”即肾阳，“下阳为上、中二阳之根”，肾阳为人身阳气之本，立命之根。强调人生立命在于以火立极，治病立法在于以火消阴，并进一步提出了“病在阳者，扶阳抑阴；病在阴者，用阳化阴”的治疗主张，在临床实践中，始终贯穿“阳主阴从”的主导思想。这是郑氏扶阳学派的理论核心，也是其倡用附子、四逆辈温扶肾阳的理论依据。

（2）扶阳固本，擅用姜附。郑钦安极其重视人体阳气，对阳虚证的辨治有独特的认识与经验，认为万病皆损于阳气，其治病立法，重视扶阳，在论治时强调“治之但扶真阳”，使阳气旺而阴邪自消，真阳复则精血津液自生。以善用姜、桂、附等温热药著称于世，用量大而准，治愈许多群医束手的重证，指出“补坎阳之药，以附子为主”，为扶阳之首药，用于补肾阳；干姜为补脾阳主药，桂枝为补心肺阳气主药，肉桂用以补下焦阳气，吴茱萸为补厥阴阳气主药。组方原则均以温补脏腑阳气为主。继仲景之后，郑钦安开创了附子临床运用的新局面，拓宽了附子的临床应用范围，使临床应用附子有更加切实可行的依据。

（3）精辨寒热，独具特色。郑钦安最为独特的学术思想是对阴证中的难点——真寒假热（即阴火）的辨识。四川地区由于地域气候、生活饮食习惯等原因，真寒假热证病人数量较多。单纯的阴证辨认并不难，难的是寒热真假的辨别，郑钦安对阴寒偏盛所致虚阳上浮、外越、下陷所引起的种种假热之象，其称之为“阴火”者，有着相当深刻的认识。郑钦安有一句名言：“总之众人皆云是火，我不敢即云是火”，就是指阴火，即阴证所生之火，又称假火，本质是阴寒偏盛，导致虚阳上浮、外越、下陷而引起的种种“肿痛火形”其实是假象，常见的如慢性咽炎、口腔溃疡、牙龈肿痛、舌疮、口臭、头痛、颧红、目赤、耳鸣（以上各症即俗话所谓“上火”）以及内伤发热、皮肤包块红斑、足心发热如焚等都是极为常见的病症，看似火热之象，其实是真寒假热亦即阴火，极易被误认作火症和阴虚火旺，俗医治以滋阴泻火之法，“实不啻雪地加霜”。郑钦安在“阳主阴从”的主导思想影响下，独具慧眼，指出这是“阳虚”所致。如午后夜间面赤，或发热，或午后身热，这些通世皆认为阴虚证治之不效，而郑钦安却认为：“况午后正阴盛时，阳气欲下潜藏于阴中，而阴盛不纳，逼阳于外，元气升多降少，故或现面赤，或现夜烧，此皆阴盛之候”，而午后发热，或夜间发热，“多属阴盛隔阳于外，阳气不得潜藏，阳浮于外，故见身热”，采用回阳收纳，白通汤治之，并以大量篇幅阐明“阴火”的假象与本质，窥破阴霾，指点迷津，确为真知灼见。如《医理真传》（图2－14）“钦安用药金针”所言：“予考究多年，用药有一点真机，与众不同。无论一切上中下诸病，不问男妇老幼，但见舌青，满口津液，脉息无神，其人安静，唇口淡白，口不渴，即渴而喜热饮，二便自利者，即外现大热，身疼头痛，目肿，口疮，一切诸症，一概不究，用药专在这先天立极真种子上治之，百发百中。若见舌苔干黄，津液枯槁，口渴饮冷，脉息有神，其人烦躁，即身冷如冰，一概不究，专在这先天立极之元阴上求之，百发百中。”其中郑钦安将舌象列在首位，强调了舌象在辨寒热真假中的认证价值。

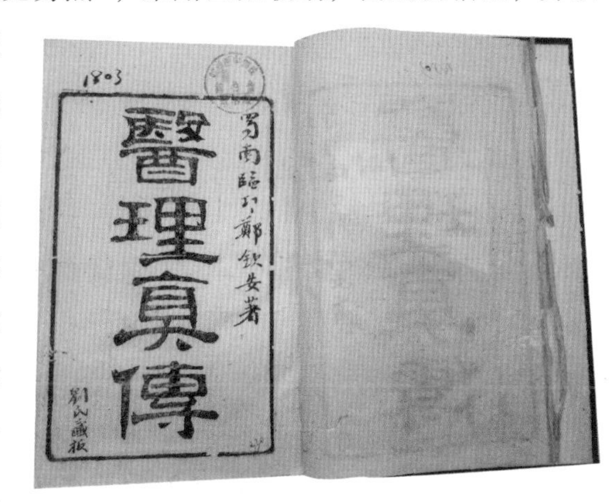

图2－14　郑钦安著《医理真传》书影

对阴火、假热证的辨治是扶阳学派学术思想的精髓，郑钦安特别指出而为一般医家所忽略的，就是这类阴气盛而真阳上浮之病，其对阴证辨识的创举与治验，可谓前所未有。

（4）法尊伤寒，活用经方。郑钦安崇尚《伤寒》之学，用方多尊经方，以伤寒方为主，继承发扬了张仲景《伤寒论》“温扶阳气”大法，尤其重视《伤寒论》“少阴病”诸方，如四逆汤、通脉四逆汤、白通汤等。且处方用药不偏执，精于辨证论治，临证中善于圆通运用成方，一方多用；学习应用《伤寒论》不拘于方，明理为要。《医法圆通》卷四对仲景方药有专题总结，不但重视《伤寒论》理论对于临床的指导，重视经文的阐述发挥，同时重视经方的研究，将伤寒三阴病理法方药发挥到极致，大量运用理中、四逆辈治疗诸种杂病，如血证、心痛、头痛、咳嗽、脐痛、中风、发斑、胃痛、痿躄、谵语，以及耳、目、喉、舌、齿、鼻等百余种病证，均能见微知著，活法圆通，技巧独超，疗效卓然。

（5）阳回阴存，津液复生。郑钦安所创立的扶阳学派有一个显著特点，运用姜桂附等温热药物时，很少同时用滋阴药。郑钦安云："四逆汤力能回先天之阳，阳气一回，津液复升，焦枯立润。"其实这是遵循仲景之法，《伤寒论》用人参益气生津，而不配伍甘寒养阴之沙参、麦冬、天冬、石斛、生地黄、天花粉之属，此即仲景"阳回阴存""回其阳则津自生"之理。如《伤寒论》中治疗阴阳两虚的茯苓四逆汤、四逆加人参汤是也。阐明了阳生阴长的道理，就能知晓仲景、钦安的用药神机，阴津要靠阳气运化，阳虚气化不及，津液不能蒸腾，虽为阴阳两虚，但阳气一经回复则阴津能随之复生，这就是"阳主阴从"的妙用，否则过用滋腻有碍阳气回复，得不偿失。但何时应用养阴之品呢？钦安有确凿的临床经验之谈，"凡服此等热药，总要服至周身、腹中发热难安时，然后予以一剂滋阴，此乃全身阴邪化去，真阳已复，即予以一剂滋阴之品，以敛其所复之阳，阳得阴敛，而阳有所依，自然互根相济"。

（6）纳气归肾，引火归元。郑钦安既法尊仲景，又发展创新，独创了温潜大法，为后世治疗阴盛格阳、虚阳浮散之证开辟了新的治疗途径。他用温热与潜降药物配伍，常常用附子与磁石、龙齿等配伍应用，温以壮其怯，潜以平其逆，引火归元，导龙入海。创造了潜阳丹、潜阳封髓丹等。潜阳丹：由砂仁、附子、龟甲、甘草组成。郑氏认为砂仁辛温，能宣中宫一切阴邪，又能纳气归肾；附子辛热，能补坎中真阳，真阳为君火之种，补真火即是壮君火也；龟甲一物，坚硬，得水之精而生，有通阴助阳之力；甘草补中，有伏火互根之妙。潜阳封髓丹：附片、龟甲、砂仁、炒黄柏、甘草。用以治疗因命门火衰，下焦阴寒过盛，逼阳上浮之虚火妄动诸证，颇见奇效。

（三）代表著作

郑钦安引易入医，明析阴阳，学术风格独树一帜，将多年医学心悟著书立说，刊行于世。著有《医理真传》《医法圆通》《伤寒恒论》三书传世，影响极大，被后世奉为扶阳学派开山之作。

《医法圆通》一书诸阳虚阴证证治中，处处可见“急宜大剂回阳”等字眼。《医理真传》主医易汇通，结合易理阐述医理，以阴阳坎离为纲，强调真阴真阳为性命之本，讨论阳虚证、阴虚证及杂病的辨治。《医法圆通》以阴阳为实据，辨明阴阳虚实及杂病处方圆机活法，并批驳时医弊端，示人用药法眼。《伤寒恒论》则发明仲景之学，考释伤寒。

1.《医理真传》四卷。1869 年刊行。突出体现了郑钦安学术思想特色，为火神派的奠基之作。其中心论点即人身以元阴、元阳为立命之本，而以阳为主导。该书共四卷，以理论指导临床，从临床验证理论。卷一概述乾坤坎离，阴阳五行等基本理论，阐述郑氏辨病认证总法；卷二、卷三分别为阳虚证问答和阴虚证问答，列举阳虚证、阴虚证各数十条，皆为临证之真实记录，其辨在疑似之间，其治巧妙而多验，尤其是对阳虚证的辨治积累了独到经验；卷四介绍杂问、切脉、认病捷要总诀，辨认诸症法，用药金针等。该书系郑氏阅读陈修园医书十三种之后，对书中分阴、分阳之实据，用药活泼之机关，略而不详者的补充。全书分题立论，条理清晰，熟谙六经。强调辨证论治，调理气血，顾护阳气，其论深入浅出，言简意赅，医理证治，浑然一体。该书自刊行以来，多次印刷，颇受欢迎，影响益深，是一部中医临床识病、辨明医理的实用参考书。

2.《医法圆通》四卷。1874 年刊行。该书羽翼《医理真传》内容，仍宗治病注重阴阳实据及处方活法圆通之主旨，进一步充实完善了火神派学术思想。该书分为四卷，前三卷阐述郑氏对内、妇、儿科诸杂病的辨治经验，卷四对仲景方药进行总结。主要内容以讨论杂病和常见症为题目，辨明内外虚实，经方时方之要，结合时弊详加论说，详释方义，细析脉理，阐释用药之道，切合临证实际，活用仲景之法，并不偏执，独到之处颇多。该书自问世以来，几度刊行，是与《医理真传》齐名的一部中医临证实用参考书。

3.《伤寒恒论》十卷。为郑钦安研究《伤寒论》的代表作。1894 年刊行。郑氏在自序中言“《伤寒》一书，相传千余年，俱云仲景原文，名贤迭出，注家亦多，不胜枚举。余阅原文，颇有领悟。兹将原文逐条一一剖析，不敢与前贤并驾，但就鄙见所及，逐条发明，虽不敢云高出手眼，此亦救世之本心，聊以补名贤之不逮”。遵舒驰远之例分为上中下三篇。该书发挥仲景原文，切实说理，将条文与临床实践紧密结合，释方辨脉，指导辨证治疗，不沿袭前人陈说，独具创见。

郑钦安把握《伤寒论》之精髓，于临证中广泛运用伤寒经方治疗各种病证，卓有成效，著《医理真传》《医法圆通》《伤寒恒论》三书，各具特点，相互阐明，均为其临证经验的真实总结，理论联系实际，切合临床应用，贯穿以阴阳为总纲，万病不出六经宗旨，不出一元真气的学术思想。尤重阳虚阴盛之阐发，善用大剂量姜、桂、附以回阳救逆，拯人于危。其于阳虚辨治所积累之独到经验，弥足珍贵，实为中医学之瑰宝。三书各具特色，切合临床实用，风靡西南地区。在清末，刊行版本种类之多，刊行频率之高，实属罕见。

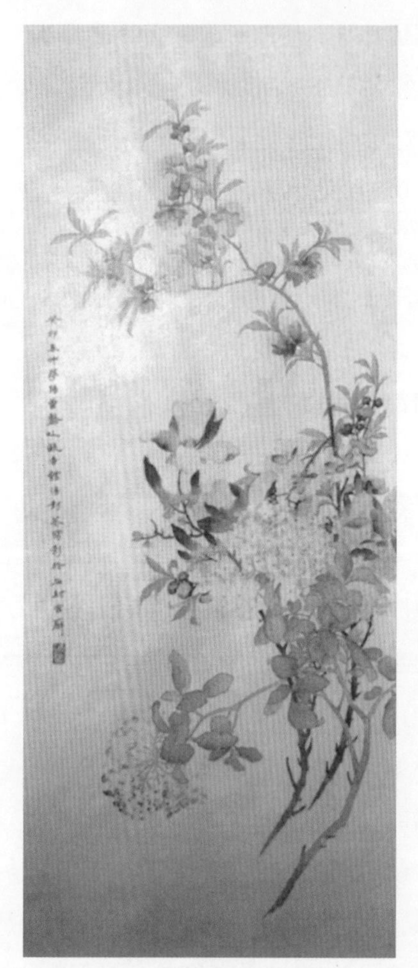

图 2－15　曾懿绘画作品，现藏四川大学博物馆

七、曾　懿

（一）医家生平

曾懿（1852—1927），字伯渊，又名朗秋，号华阳女士，斋室名古欢室，四川华阳人，晚清著名女医家，书画家（图 2－15）。其父曾咏，官至安庆府署知，曾懿10岁时丧父，随母亲左锡嘉由江西鄱阳扶柩西上，历尽艰辛，返回华阳。锡嘉为晚清著名闺秀诗人，知书识礼，曾懿自幼即承母教，经史古文、诗词书画、医药典籍，无所不习。20岁嫁与江南名士袁幼安，后于1878年随夫出川，曾宦游闽、皖、浙、赣等省凡二十余年，开阔了视野和胸怀。夫妻间朝夕讲求，风雅唱和，使曾懿在文学和医学方面皆有长进。

曾懿自学成医，广采众家之长，凡精

辟之论述，严谨之方剂，都一一摘录，深究医理，悉心钻研。曾懿身历四次温病，皆得力于《温病条辨》转危为安，领悟其妙在不专攻伐而顾护津液，对叶天士、吴鞠通等温病学家尤为推崇。行医数十年，精医理、重实践，建术颇丰。

（二）学术成就

1. 寒温一统，中西汇通。明清时期，温病学说的创立和形成，与伤寒学说产生了激烈争鸣，伤寒、温病之治逐渐泾渭分明。曾懿尤其推崇张仲景、叶天士、吴鞠通等伤寒温病大家，对《伤寒论》《温病条辨》均有较为深刻的研究。曾懿不拘于寒温之说，认识到伤寒之法可用于温病，温病治法亦能补伤寒之不足，倡导寒温一统，对伤寒和温病的病证及其治法融会贯通，在医学理论上不执一家之言。例如，曾懿提出：“温病愈后，面色萎黄，舌淡，不欲饮水，脉迟而弦，不食，阳气虚也，小建中汤主之”。认识到温病高热期间，治疗多用寒凉，邪退之后可能造成阳虚，在重视温病伤津的同时，更考虑到病后伤阳。

曾懿不仅悉心研读中医经典书籍，而且吸纳接受西方医学理论，将中医与西医融会贯通，提出新的医学观点，如“节劳以保脑力”“时吸新鲜空气以保肺气”“运动使血络（脉）流通”等。尤其在“妇科”开卷即说：“……昔者女子幽因于深闺之中，不能散闷于外，非但中怀郁结不舒，即空气亦不流通，多病之由，职是故也。主治之法，审其无外感别症，惟有养血疏肝为主。幸近年来渐趋文明，讲求运动、卫生，妇科之病当因之而减矣。”

2. 药食同用，善用食疗。曾懿既是医生，又为家庭主妇，在烹饪方面有着得天独厚的优势。她在《医学篇》中运用了很多食材来治疗疾病，有的是纯食物治疗，有的是药食同用来治疗，其中以药食同用居多。下卷杂症卷中，在治疗阴虚喉痛时，“用甘枸杞一两，煨猪蹄肉，食之神效”。治疗久咳肺燥无风寒者，“小猪肺一副，不见水，去心，将小磨麻油灌入肺管内，以线系管头，入砂罐内，加水炖烂，早起空心吃肺，不用盐，去浮油，连吃两个痊愈”。在纯食疗方面，用鸡汤治疗噎膈，“食下即达下焦，不似前之饮水，格格不入……此后每食必用鸡汤煮粥食之，胃膈即开，病即愈矣。如遇此症，可用极肥老母鸡杀剖洗净剁极融碎，和冷水慢火熬成浓汁，不加盐，略加姜汁饮之，无不见效。”此方法还可以治疗噤口痢。食疗不仅减轻了病人吃药的痛苦，而且在治疗某些疾病方面简便又有效，还可以用于平时养生保健。曾懿在《女学篇》后附录了《中馈录》，此书介绍了制作与保存食物的方法，同时也包含了曾懿的养生保健思想。

3. 著书立说，行医救国。作为晚清具有进步思想的爱国女医家，面对国家动荡的局面，受维新思想影响，提出“行医救国”的爱国思想，她认为只有整个国家人民身体健康，国家才能强大。曾懿指出“医学卫生，以保康强，所以强大种族之原理也”，将治病救人、讲究卫生和注重健康，上升到强族保国的高度。《医学篇》介绍了她的医学观念及临证经验（图 2－16），《女学篇》和《中馈录》从侧面反映和完善了其医学观点并体现了她的爱国思想。

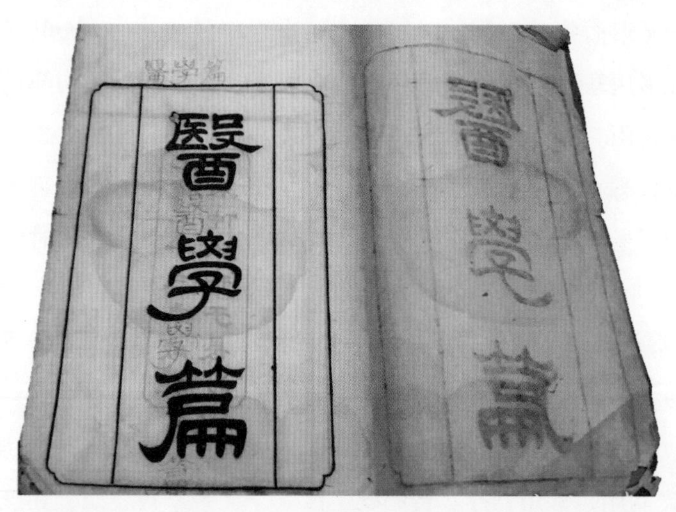

图2－16　曾懿《医学篇》书影

（三）代表著作

曾懿十分重视医学卫生知识的普及，积极向病人传授防病养生的知识。晚年，她将自己的学术思想和学识编成《古欢室丛书》，流传至今。诗词方面也有《古欢室诗词集》存世。近年来四川大学出版社出版了由徐洵、马宇点校的《曾懿集》。

1.《医学篇》。成书于光绪三十二年（1906），于次年秋刊于湖南长沙。后加上《女学篇》《中馈录》，名曰《古欢室医书》三种，申医学救国、女学救国之旨。《医学篇》共上下两册，上册4卷，第一卷脉论、舌色论、温病、伤风、伤寒病论等18篇，第二卷、第三卷为温病传入中下焦治法，第四卷为伤寒治法。下册4卷，第一卷为杂病，第二卷为妇科，第三卷为小儿科，第四卷为外科。书中对伤寒、温病的病情及治法详加辨析，并将《温病条辨》《温热经纬》诸书各方，摘录成帙，明澈显要。同时将生平经历有效古方、时方及自制诸方，分成伤寒、温病、杂症、妇科、幼科、外科等类，一并附于书中。该书刊出后，不胫而走，医者甚为重视。1933年，苏州中国医学研究所将该书重辑，分为《诊病要诀》《杂症秘笈》《幼科指迷》《寒温指迷》《妇科良方》《外科纂要》六种，名为《曾女士医学全书》，使该书流传更广、影响更大。内容包括中医诊法、热病杂证治法，妇、儿、外科辨治要领，临证多可借鉴。现存1933年苏州国医社铅印本。

2.《幼科指迷》。成书于光绪三十二年（1906）。《幼科指迷》为《医学篇》八卷之三，曾懿在博采众家之长后经自己试验，确有临床效验之经验汇编，主要是治病验方的收集。书中首论小儿生理及用药特点，认为峻攻骤补皆非所宜，次论“看虎口三关法”，看部位、辨颜色、判轻重，力主接种牛痘，集35种儿科疾病的治疗验方，所涉疾病广泛，如胎毒、胎惊、脐风、脐湿等胎疾，马牙、鹅口、口疮等口腔疾病，头疮、天疱疮、奶癣、热疖、痱子等皮肤病，痰喘、伤风咳嗽、吐泻、惊风、疳积、痞疾、遗尿等内科常见病。所列之方简单易学，除了内服之外，尚有洗浴、食疗、外擦、贴敷等外治方法。如吴茱萸贴足心治口疮，滑石、绿豆粉外扑治痱子，山药、益智仁等炖猪小肚治遗尿，反映了作者善于收集、整理别人成功经验的好学精神。而她认为慢惊系脾虚生风，暴吐泻不可作虚寒论等观点也反映了她一定的学术主张。

3.《寒温指迷》四卷。成书于清光绪三十二年（1906），主要论述伤寒、温病证治，并详加鉴别。卷一载温病伤寒伤风辨论16篇，兼及温病各证治法，卷二、卷三论温病传入中下焦治法，卷四为伤寒论治。将《温病条辩》《温热经纬》诸书中的方剂，摘录成帖，使人一目了然，便于查阅。

4.《妇科良方》四卷。成书于清光绪三十二年（1906），书中详载妇科有效方。曾懿运用成方，并不拘于原书所规定的主治条文，常扩大其应用范围。重视民间经验，在其治法中介绍了不少有效单方。常用的安胎奇效方就是一个民间验方。方中墨鱼四两，略洗盐味，老母鸡一只，杀鸡洗净，纳墨鱼于鸡腹中，炖烂食之，“永无小产之患”。有流产史者，预服此方，以避免在孕期服用其他安胎药物。曾懿认为食治胜于药治，因孕期多用药，往往对胎儿不利。

5.《外科纂要》一卷。成书于清光绪三十二年（1906），书中简要介绍了外科阴疽、石疽、恶核、瘰疬、痈毒、疔疮的治法，收载方剂 18 首。

6.《女学篇》。本书是一部颇具特色的女教专著。突破了以往许多女教读物“三从四德”的格调。全书分“结婚、夫妇、胎产、哺育、襁褓教育、幼稚教育、养老、家庭经济学、卫生”等九章。所论均与家庭教育，特别是家庭女子教育紧密相关，是中国古代家教论著的代表作。光绪三十三年（1907）在长沙刊刻行世。

曾懿认为，作为家庭主妇，应当兼懂医理，带头搞好家庭卫生和保健。在“卫生”一章，集中介绍了医学卫生常识。

7.《中馈录》。本书是一本烹饪著作。一卷，共 20 节。除总论外，详细记录了 20 种食品的制作和保藏方法，便于初操家务的主妇参考仿效。有制香肠法、制肉松法、制皮蛋法等。该书涉及四川、云南、江苏等地的风味特色，如四川的盐泡菜，云南的宣威火腿，江苏的醉蟹等。记载了富有“辣味”的食物和其他川味食物。《中馈录》收录于 1907 年刊行的《古欢室全集》中，1984 年出版了陈光新的标点注释本。

八、廖　平

（一）医家生平

廖平（1852—1932），原名登廷，字旭陔，一作勖斋，后名平，号四益，继改字季平，改号四译，晚年更号为六译（图 2－17）。四川井研县人。清末民初我国著名思想家、经学家。晚清名臣、清代洋务派代表人物、四川学政张之洞简放四川学政时，廖平到省城成都参加院试，受张之洞的赏识，名列第一。不久调成都尊经书院第一期深造，直接受业于张之洞，后又从王闿运治今文经学，成为尊经书院著名的“五少年”之一。光绪十五年（1889）中进士后在成都尊经书院襄教。辛亥革命后，曾出任四川军政府枢密院院长。1914 年后，任国学学校校长并兼华西大学、成都高师学校教授。作为中国“最后一个儒家学派的最后一位思想家”，廖平以“推倒一时，开拓万古”的勇气向传统经学挑战，其说多为前人未发之论，并不断超越自我，成为清末使四川学术获得全国性声望的一代蜀学大师。

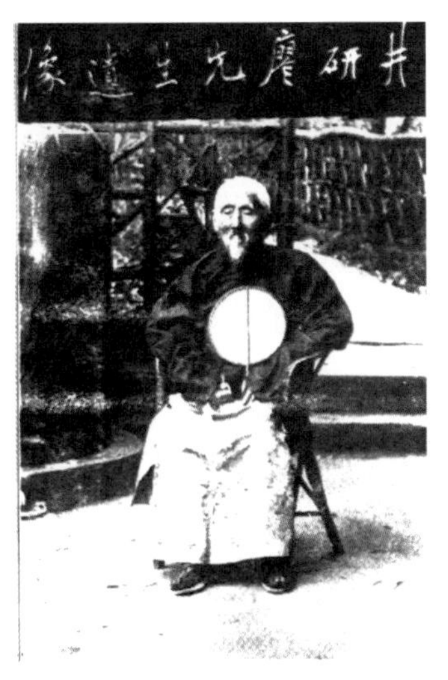

图 2－17　廖平像

廖平著述总计达百数十种，大多数载于《六译馆丛书》中。少年时曾习医，同治三年（1864）前后受业于井研名医廖荣高，1914 年后深入研究《内经》《伤寒论》等古典医籍的整理与研究，以经学治医，力主复古，1912—1918 年间，辑评医学著述 20 余种，合称《六译馆医学丛书》，计数百万言，于脉学、伤寒尤多新见。1919 年后因病风痹，更加注重医学。蒙文通谓“孰知先生之有功医术，初不亚于经学。晚年所获，固在医而不在经学也”。其有关医经方面的著作有《隋本黄帝内经明堂》《诊皮篇补证》《诊络篇补证》《人寸诊补证》《三部九候篇》《诊骨篇补证》《诊筋篇补证》《营卫运行杨注补证》《分方异宜考》《灵素五解篇》《平脉考》《难经经释补正》等，重点对杨上善《太素》诊法的古文经法内容本天人小大之说进行考释评注补充，对《内经》中多篇内容及《难经》进行整理发挥，提出了许多不同于他人的独到见解。廖平校勘古医籍颇精深，考证伤寒甚详。廖平所著《伤寒杂病论古本》是据《诸病源候论》《外台秘要》《千金要方》与《千金翼方》等医书辑补而成，并详加考证，力求恢复《伤寒论》的原貌，且阐述了他的独到见解，并对前人辑录《伤寒论》的工作进行评价，见解独到。

廖平一生勤于著述，成果斐然，有著作 140 余种，先后编为《四益馆丛书》《六译馆丛书》。内容涉及经史、小学、医药等领域。廖平是中国近代最大的一位经学大师，影响深远，赢得了人们的普遍尊敬。

（二）学术成就

1. 廖平经学六变。廖平学术思想一生中演变了六次，故晚年自号“六译老人”。他曾说：“为学须善变，十年一大变，三年一小变……若三年不变已属庸才，十年不变斯为弃才矣！”廖平经学六变的精髓在前二变。第一变的平分今古，就是平分今文经学与古文经学，其基本思想是今文经学与古文经学的根本在礼制。第二变的尊今抑古，就是尊崇今文经学，贬抑古文经学，与平分今古之论正相反对。其认为古文经学皆刘歆伪作，只有今文经学才是孔子的真正之学。在新旧横陈、异说纷起的中国近代，要讲尊经尊孔，就得有创新，于是就有了他后来的经学另外四变。另外四变实际内容并无可取，但他构建其理论时，融合了古今中西各种学说，不但突破了今文经学的界限，同时还突破了整个经学的界限。这一超越前人的学术贡献打破了陈旧、腐朽的经学体系，开拓了读书人眼界，是中国近代改良、维新思潮的发酵。

2. 整理内难，重视脉法。廖平经学功底深厚，以对医经的校勘整理研究为主，与川派医家多数重在临床普及的提要类著述风格不同，其著述多种，涉猎理论较广，内容丰富厚重，素为学界看重。廖平以今文经学大师的眼界，晚年关注医学典籍，尤对杨上善《太素》诊法诸篇特别留意，引张仲景、王叔和、皇甫谧、孙思邈、王冰等著作多方补正，撰“古诊法十种”，反复申明古代诊脉不专诊两手，而对《内经》《伤寒》《脉经》《太素》等古医书中有关“尺”“关”等字，皆予以注释校改。凡有采用《难经》脉法之处，皆征引古籍，或斥之为伪卷，或指为后人参入之校语。其说虽有失偏颇，未免武断，然广征博引，于古代诊法的流衍变迁，古医籍的校勘整理，《难经》的作者与年代等方面，提出了一些具有参考价值的认识。他以今文经学家的眼光，主张复古，打破大立，力推《内经》三部九候诊法，反对《难经》寸口诊法，发明皮、络、经、筋、骨的“五诊法”。在历代《难经》注家中，廖平较推崇清代徐大椿与（日）丹波元简两位，故选《难经注释》和《脉学辑要》两书加以评注。认为历代医家对《难经》不敢置一词，唯徐大椿《难经注释》指出了《难经》与《内经》相违背的地方。廖平的《难经经释补正》是对徐大椿《难经经释》的评注补正辩驳，对《难经》“独取寸口”有所否定，同时对其注家进行了评价，其认识独到，与众不同。

廖平有《脉经考证》《仲景三部九候诊法》等多篇脉学著作，其中《脉学辑要评》共三卷，对丹波元简原撰《脉学辑要》有“不背古而最实用”的好评，又有“不以脉定病与两手分六脏腑之诊”的批评。评述能结合临床，颇有个人见识，还将27脉的次序重新排列。

3. 研究伤寒，重古本原貌。廖平通过比较《外台秘要》《千金要方》与《千金翼方》中有关“伤寒”的内容，认为唐初《伤寒论》的古本原貌共十八卷，即：《千金要方》第九卷的内容应是唐古本《伤寒论》的一二卷；《千金翼方》第九、第十两卷应为唐古本的第三至第十卷；《千金要方》第十卷为唐古本的第十一至第十八卷，包括《金匮要略》在内。

廖平认为成无己辑注《伤寒论》有过失。他认为成无己在注解《伤寒论》时由于不知古人著书体例，征引旧说不出姓名，使后人对《伤寒论》原文的理解出现了许多错误，即将别人的著述笼统地均归为张仲景《伤寒论》的原文，从而使人不得窥见《伤寒论》唐古本的原貌。如他在《伤寒杂病论古本》首卷“论四首”条下的案语说：“成本伤寒序例原本抄《千金》《外台》说论而成，考《外台》注有仲景原文二条，其引‘阴阳大论’华佗、叔和、陈廪邱、《范汪》《小品》《千金》《医心》共八家一十六首，作者姓名甚明，成本于所有姓氏俱从删削，使尊之者认为各条全出仲景，不信者则谓全出叔和，皆由成未悉著书体例，征引旧说不出姓名，致读者从兹迷惘也。”

考证“五运六气”学说不出于《伤寒论》原文。由于近代学者言《伤寒论》喜欢附会于“运气”学说，以解释六经传变并以此视其运气而指导用药。廖平经考证后，对此予以批驳。他说“运气”学说起于隋以后，但当王冰将运气采入《内经·素问》篇中后，其说始显，但竟唐代犹未闻有言之者。后来到了宋代，刘温舒、沈括、杨子建等人深信不疑，并各有所发明。而成注本《伤寒论》卷首所载的运气诸图，均见于刘温舒的《运气论奥》、浦云的《运气精华》和刘河间的《原病式》，是后人好事者采附于张仲景《伤寒论》中的，《伤寒论》原文中并无“五运六气”说。并且他指出今所传宋版《伤寒论》乃系于赵开美翻镂，其中并没有运气诸图，且廖氏家藏的元版成无已注解本也不载此诸图也，可以证明《伤寒论》原文中无“五运六气”说，故用“运气”来穿凿附会六经为无稽之谈。

廖平对《伤寒论》唐古本的研究成果对于研究《伤寒论》的版本流传情况，对研究张仲景的辨证论治思想，尤其是廖氏对《伤寒论》原貌的考证，对今天的古籍整理工作有着较大的借鉴价值，理应受到中医学术界的重视。

（三）代表著作

1.《黄帝内经太素诊皮篇补证》三卷。刊于1913年，系《六译馆医学丛书》中《黄帝太素四诊补证》之一。廖平据《灵枢·论疾诊尺》篇所述，参证于《内经》《难经》有关内容及张仲景、孙思邈等名家论述，对杨上善《黄帝内经太素·诊候二》之“尺诊”加以补正。认为“尺”当读作“皮”“诊尺”即古之“诊皮”法，指全身皮肤诊法，不能仅拘于尺肤。后附“古经诊皮篇名词解”“释尺”。侄孙廖宗浚纂辑“仲景诊尺法”“杨氏太素论诊皮”。

2.《黄帝内经太素诊络篇补证》三卷。刊于1913年，系《六译馆医学丛书》中《黄帝太素四诊补证》之一。书中汇集《内经》中有关经络学内容，以《太素》为主，旁及诸家注，内容以脉络、病症、治法为序，间附己见加以校释。附“《史记·仓公传》诊络法”“仲景诊络汇钞”“诊络篇病表”“诊络篇（附诊络名词）”。为研究经络生理病理诊断治疗专论。

3.《人寸诊补正》二卷。刊于1913年。原名《人寸比类篇》，为其首部医学著作，后因《黄帝太素》有“人迎脉口诊篇”更名。系《六译馆医学丛书》之一。先录杨上善“人迎脉口诊篇”，加类注予以辩驳，同时将其与《内经》有关脉诊内容加以对比研究，补录者附于其后，《内经》之外，别立张仲景、王叔和、《甲乙经》《千金要方》《外台秘要》五家比类表，以明《难经》寸口诊法出于叔和之后。作为《内经》脉学理论研究专论，将几种重要的早期文献记载与后世脉学理论进行类比分析，采用将诸书同类内容进行简明的比较表述，是其显著特点。

4.《三部九候篇》。《六译馆医学丛书》之一，刊于1913年。包括廖氏《三部篇序》《杨氏太素三部诊法补正》《附三部少阴》（《诊任冲篇》）《杨注太素九候诊法补正》《十二经动脉表（类经）》《〈经穴纂要〉十二动脉》数篇。认为冲任三部中以冲任为君主，脾胃夹辅，批评张景岳命门说。反对《脉经》寸口诊法，主张《内经》三部九候诊法，提出三部为仲景所主。对任冲二脉的生理、经络循行、病状、诊候在引诸家注的基础上有较多论证。集诸家少阴诊法。定胃、肺、少阴为三部，取九脏为九候。

5.《诊骨篇补正》。《六译馆医学丛书》之一，刊于1913年。以杨上善《诊骨篇》为基础，及录自《图书集成》的《骨髓门》，引《素问识》《灵枢识》注释再加以补正，并辑日本《经穴纂要》的《周身名位图》，《慈溪刘廷桢中西骨络辨证》，附吴冠云《释骨篇》数篇。系对中医骨骼结构位置进行论述的专论，虽以中医传统记载为主，亦不排斥西医解剖认识。

6.《营卫运行杨注补正》。《六译馆医学丛书》之一，刊于1913年。集《灵枢》“脉度篇”“卫气行篇”“邪客篇”“营气篇”“营卫生会篇”等多篇及《董子·阴阳出入篇》《太素·阴阳跷脉篇》中有关营卫运行的原文，以杨上善《太素》注为基础，参以《甲乙经》及马莳、张隐庵等注文加以大量考证注释补充，批驳《医门法律》营卫论。

7.《难经经释补正》二卷。《六译馆医学丛书》之一，刊于1913年。汇集有《医学源流论难经论》《难经经释原叙》《难经悬解》《黄帝八十一难经解题》等资料，系廖氏在徐灵胎《难经经释》基础上，对《难经》原文加以大量考证评点批驳，补徐大椿《难经经释》之未发，正徐氏之误，批评《难经》出于王叔和之后，专在变异古代诊法，不赞同《难经》所主的寸口诊脉方法，而希望恢复《内经》的三部九候诊法。但客观上因其法简捷易行，为后世广泛接受，故又不得不承认独取寸口的诊断法为《难经》的心得发明。

8.《灵素五解篇》，其孙廖宗泽疏述。《六译馆医学丛书》之一，刊于1921年。包括“灵素五解篇”（附“散解”）、“脉（解）”（附“散解”）、“病本篇（病传）”三节。辑录《素问》“针解”“脉解”及《灵枢》“小针解”三篇，再将散见诸篇中有关针解的内容集为“散解一”，将散见诸篇之脉解的内容集为“散解二”，合而为五，故曰“五解”。以“小针解”“针解”解《九针十二原》篇，《八正神明论》解《官针》篇，《阳明脉解》《针解》解经脉阳明病状，《脉解》解经脉足六经病状，以经证经，从而将《内经》中针法脉法与经脉的内容联系起来，彼此诠解。

9.《伤寒平议》。成书于1921年。上卷引录陈修园、张隐庵、柯琴、黄坤载、钱天来、喻嘉言、王履七家，下卷引录柯琴《伤寒翼》、喻嘉言《尚论篇》《瘟证平议》、郭雍《伤寒补亡论》、丹波元简《伤寒述》，对其《伤寒论》的论述加以评议，其评有褒有贬，见解犀利，观点鲜明，言之有据，多为其读书的心得体会。现存1917年成都存古书局刻本，并见于《六译馆医学丛书》。

10.《伤寒杂病论古本》三卷。成书于1921年，《六译馆医学丛书》之一。包括《伤寒杂病论古本》卷一、卷二、发汗汤第六、宜吐第七、宜下第八、隋杨氏《太素》、病源日数。系其引录自《千金方》《外台秘要》卷一伤寒杂疗汤散圆方、《太素》中的伤寒内容，是廖氏认为需要补充的《伤寒总论》内容。

11.《伤寒总论》刊于1913年。《六译馆医学丛书》之一。包括《伤寒总论》《太素》《内经》伤寒总论补正，热病说、五脏热病、邪中、邪客、痉解补正、《伤寒讲义》等内容。系其引录自《外台秘要》卷一伤寒，邵氏《伤寒补亡论》《诸病源候论》时气热病温病日数表，《内经》《太素》中的伤寒内容，是廖氏认为需要补充的《伤寒总论》内容。《伤寒讲义》就太阳篇六经传变证误条文进行纂编，并加注释考证。

12.《伤寒古本考》廖平补注。成书于1913年，《六译馆医学丛书》之一。认为方有执、喻嘉言二人以下《伤寒》缺首三卷，故据《千金》《外台秘要》《脉经》补《伤寒》卷首、卷一、卷二及卷九、卷十。《伤寒古本考》辑《圣济总录》“伤寒门”卷二十一到卷三十三篇题。对日本内藤振原撰的《平脉法贬伪平议》补评，认为“平脉法”属伪卷。以成无己《注解伤寒论》为原本，对方有执《伤寒论条辨》、喻昌《尚论篇》的条文编次进行考证，将《千金翼方》《外台秘要》中的有关条文与《注解伤寒论》进行比较。现存1917年成都存古书局刻本，并见于《六译馆医学丛书》。

13.《伤寒古本订补》，成书于1913年。《六译馆医学丛书》之一。包括《伤寒杂病论》古本首卷，太阳篇六经传变证误，伤寒之杂病古本第六，太阳病用陷胸汤法，太阳病用陷胸汤法第六下，“桂枝汤讲义”三版、桂枝汤及类方桂枝汤等内容，就太阳篇六经传变证误、桂枝汤的功效及运用等条文进行编纂考证，提出桂枝汤当为建中汤、解肌汤，颇多新见。

14.《隋本黄帝内经明堂》三卷。刊于1921年，系《六译馆医学丛书》之一。首辑《隋本黄帝内经明堂序》及其卷一，继列廖氏辑录的《黄帝内经太素》篇目、《灵枢隋杨氏太素注本目录》《素问隋杨氏太素注本目录》，再辑清代黄以周《黄帝内经明堂序》《旧抄太素经校本序》《黄帝内经九卷集注序》《黄帝内经素问重校正序》《图书集成医部总目表》，元丘处机《摄生消息论》等。其中《灵枢隋杨氏太素注本目录》《素问隋杨氏太素注本目录》是将现存《灵枢》《素问》与《太素》相关篇目进行参校，在黄以周四篇序后加按，肯定黄氏校补《内经》之力，同时论及古代《内经》校注传本渊源及特点。

15.《巢氏病源补养宣导法》，气功导引专著。廖平根据隋代巢元方等《诸病源候论》摘编而成。书中尽收《诸病源候论》中所附气功导引法，在忠于《诸病源候论》原书卷名基础上，将全书分为上下两卷，卷上正编，分21候；卷下续编，分30候，上下卷赅51候，共260余条导引法。这些功法丰富多彩，姿势有卧有坐，动作屈伸旋转，手足俱至，更兼以内视丹田，意守五脏，存念引气等，已是比较完备的气功导引法。这些导引法多引自《养生方》《养生经要集》《养生禁忌》等书，因而除可用于疗疾外，更可用于养生保健。故虽该书仅为《诸病源候论》气功条文的摘录，并未作阐述与发挥，但对于研究气功导引养生，仍具有很高的参考价值。该书与廖平的其他著作一并收入其《六译馆丛书》之中。

九、张　骥

（一）医家生平

张骥（1874—1951），字先识，四川双流县（今双流区）人，晚清四川法政学堂毕业，曾赴京参加朝考，成绩优异，先后任陕西凤翔、米脂、榆林、肤施等县知县，四川著名经学家、中医学家、医史文献学家及医学教育家。中年在成都开设“义生堂”药号，坐堂应诊，又创办“汲古医塾”传播医道。晚年为壮四川国医学院之力量，奉献余辉。

张骥兼通经史及古文诗词，致力于中医古籍的整理与研究，同时刊刻由他整理的医籍。其著述十六种，汇编于《汲古医学丛书》中（图2－18）。其中研究医经的著作，有《内经方集释》《内经药瀹》《黄帝八十一难经正本》和《难经丛考》四种，张氏对于《难经》尤为重视，认为《难经》“章节既无脱漏，文亦未经窜乱，其首尾次第不失黄岐真面，以之校勘灵素，良多猎获，故与于《难经》一书，尤兢兢审详于《灵素》也”集诸前贤之大成。著有“小丛书”《医古微》（含《周礼医师补注》《左氏秦和传补注》《史记扁鹊仓公传补注》《汉书艺文志方技补注》《后汉书华佗传补注》《子华子医道篇注》六种），其所注六种传世文献皆为记录先秦两汉期间医事、人物与典籍的重要医史文献。《雷公炮炙论》刘宋成书后久佚，张骥所辑《雷公炮炙论》学界公认是该书最早而且最有价值的辑佚本。

张骥属晚清时期官而兼医的代表人物之一，是以医闻名的学者。

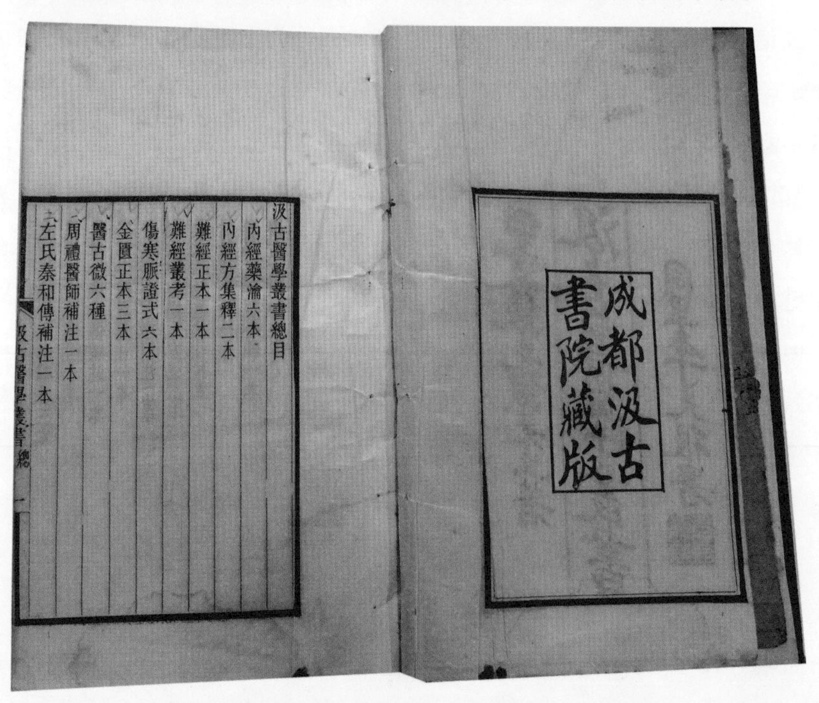
成都汲古書院藏版

汲古醫學叢書總目
內經藥瀹六本
內經方集釋二本
難經正本一本
難經叢考一本
傷寒脈證式六本
金匱正本三本
醫古微六種
周禮醫師補注一本
左氏秦和傳補注一本

汲古醫學叢書總 一

图2－18　张骥著《汲古医学丛书》书影

（二）学术成就

1. 考证古籍，复古开新。《医古微》是张骥钩沉索引上古医学脉络的核心著述，张骥对书中字、词、句义的考释和医理的解读，不仅取得了卓越的文献学成就，同时为我们勾勒出一幅较为清晰的秦汉时期医学画卷，并开启了国内研究“扁鹊医学”的先河。《医古微》收入医书六种，前后编排恰是按照“经史子集”的顺序，正文编写体例方面，《医古微》每种书籍正文标题之下，对原书的作者、所引注家及张骥补注等情况皆先作交代；继而每条原文之下，先列前人注解，次参以己见。张骥主张儒者学医，医者读经，方能“昌明绝学”。张骥著述特点：一是明经学、通训诂。张骥早年为儒生，于经学典籍有所研究，能熟练运用小学（包括文字、音韵、训诂）对文字语句加以注释、疏通；二是重考据、求真实。张骥在学术研究方面着重考据学的运用，求实存真，力求还原古籍文献与医学历史的真实面貌；三是融经典、谙医理。张骥精通医理，又熟知医学典籍，在《子华子医道篇·自序》中明确批评后世部分医者“以术鸣者多，以道鸣者少”的弊病。可见，张骥在《医古微》中体现出的学术思想至今仍保持着生命力，这种考据与临床并重、小学与医理互参的研究方法，对于中医经典的研读乃至中医知识的学习，至今尤有不可或缺的借鉴意义，彰显出张骥在中医学尤其在医史文献学方面承上启下、复古开新的贡献。

2. 注释经典，承先启后。四川先后涉足《内经》《难经》整理研究的医家达10余人，从宋代到明清著作多达30余种，研究类别和方法全面，分别采用了注释、阐述、校释、诠解、校正、摘要、分类、类比、重编、加按等多种方法，几乎囊括了整理研究医经的主要方法和领域。儒医张骥致力于医学经典考证注释校补，整理研究考释撰著了《内经药瀹》《内经方集释》《黄帝八十一难经正本》和《难经丛考》，用力甚深，由于他经学功底深厚，汇集的《难经》注家多达50余种，对于经典的传承、启迪后学以及认识掌握内难经典精华起到了承先启后的作用，也充分展示了张骥深厚的文字功底，在古医籍的整理研究中取得了相当成就。

（三）代表著作

1.《内经药瀹》十卷。成书于1923年。张氏认为《内经》的药物气味理论对本草学发展和临床制方用药等具有纲领性指导意义，与《本经》相较为本为纲，故集辑相关经文，类分为阴阳色气味、气运、五岁、六化、五方、水谷、五宜、五过和药制等进行研究，并征引《周礼》、诸家本草及孙思邈、王冰、李东垣等各家论注，参合己意而详加注释，以揭示其药物食养理论原理，尤其重视气化、气运对用药的影响，认为《内经》论药，反映了阴阳五行学说的科学精神。

2.《内经方集释》上下二卷。刊于1933年。系张骥对《黄帝内经》一书中生铁落饮、左角发酒、泽泻饮等12个古方，依据前人注释，结合自己见解所作的全面和较为深入的注解阐述。同时收辑《黄帝内经》中有关汤液制备、方制配伍和方宜禁忌等内容，并征引诸家之说和本人见解以为阐释和发挥，示人《内经》方剂理论规范。

3.《黄帝八十一难经正本》张骥校补。刊于1937年。简称《难经正本》。张氏主张《难经》早于《内经》，不乱不窜，原本保存尤真，卷首辑摭历代校注《难经》51种书目曰《难经》题名。继而辑录《难经》全文，在书眉上以其他各种《难经》版本10余种，以及《脉经》《甲乙经》《史记》等书中有关《难经》引文，加以校勘，出校语一百余条，同时标明某处当与《灵》《素》某篇参看。

4.《难经丛考》，刊于1938年。为便于对《难经》进行全面研究，张骥仿滑寿《难经本义·汇考》之体例，辑成《难经丛考》，与其《黄帝八十一难经正本》相辅而行。全书汇集历代诸文献有关《难经》的记载，特别是有关序、跋、凡例等重要内容资料，辑录50余家有关《难经》的书名、成书年代、作者、价值、特点等诸方面的评价、考证等资料，特别是一些有关《难经》已佚著作的作者、内容等线索，颇为不易。

5.《三字经汤头歌诀》二卷。成书于1933年。将陈修园医学三字经涉及的方剂，选择《医学入门》《金匮方歌》《汤头歌诀》等文献方歌逐一进行讨论。根据病症将方剂分为中风、虚劳、咳嗽、疟疾、痢疾等23门，共载方

215 首。

6.《雷公炮炙论》。刘宋时期雷敩《雷公炮炙论》原佚，张骥据宋、明本草引载雷氏的药物炮炙条文，重新编辑，分为上、中、下三卷，辑录药材 185 味，并加入其他本草中有关炮制经验，虽非原书原貌，但集中了雷氏炮制经验，对于中药炮制和制作丹、膏、丸、散等具有指导意义。此外，张氏在附录另记 70 余种中药炮制方法。对历代炮制经验亦有所介绍。

7.《千金妇人方注》。系《汲古医学丛书》之一，是张氏对孙思邈《备急千金要方》之卷二妇人方上的注释。本书由张骥辑前贤张璐、黄恩荣二位医家对《备急千金要方》的注释，并广征博引，加注而成。其方法是按妇人方上的篇次分句，分节注释，颇有见地，其目录包括求子、妊娠恶阻、养胎、妊娠诸病、产难、子死腹中、逆生、胞胎不出、下乳篇。

第三章 文以载医

在川派中医的长期发展历史过程中，巴蜀地区遗留了不少与中医有关的历史遗存，如出土医学文献，传世医药著作，历史遗迹、典故传说，医事医话等。有的早有历史记载，如《后汉书》有关涪翁隐居涪州渔夫村、郭玉任太医丞的史实等；也有的是名人遗址纪念馆，如纪念苏东坡父子的眉山三苏祠等；有的是文献中记载的中医典故，如峨眉山人种痘的故事等；有的是方志中关于民间对医家逸闻趣事绘声绘色的记载，如『税龟板、廖阿胶、王厚朴、周花椒』等。这些无疑都从不同角度丰富了川派中医在民众生活中的记忆，以及描绘了川派医家在古代历史进程中的生动形象，是宝贵的中医文化遗产。

第一节 历史遗迹及文物

巴蜀中医药的历史文化遗址和文物中，彭山彭祖遗址和眉山三苏祠一直脍炙人口，游人如织，名人效应显著。成都老官山西汉墓出土医简和针灸经穴漆人更是轰动全国的医学文物，它在中医历史上的重要地位和学术价值随着其内容的不断披露正越来越清晰。医家王文选的石刻文字在万州太白风景区中，也许并不突出，但如细心揣摩，其深厚的文化艺术修养亦让人佩服。从红四方面军总医院遗址可以发现中医药在当时所发挥的重要作用。它们以立体形象再现了川派中医的历史和文化风采。

一、彭山彭祖遗址

彭祖是我国古代著名养生家，在历史上擅长导引、食疗、房中术，而以养生长寿闻名，人们常说“彭祖八百岁”。据司马迁《五帝本纪》记载，彭祖自尧时就被举用，但未任实职，为舜任用的22位大臣之一。《搜神记·列仙传》谓：“彭祖者，殷时大夫也。彭姓，名籛，字铿，帝颛臾之孙，陆终氏之中子，历夏而至商末，号七百岁，常食桂芝。”在商为守藏史，在周为柱下史。《庄子·逍遥游》谓“而彭祖乃今以久特闻”。

《华阳国志》记载“彭祖本生蜀”“彭祖家其彭蒙”。北魏《水经注》谓“江水（今成都锦江）自武阳东至彭亡聚……此地有彭冢，言彭祖冢焉”。谓明曹学佺在《蜀中广记》中说“（彭祖）自尧历夏，殷时封于天彭，周衰始

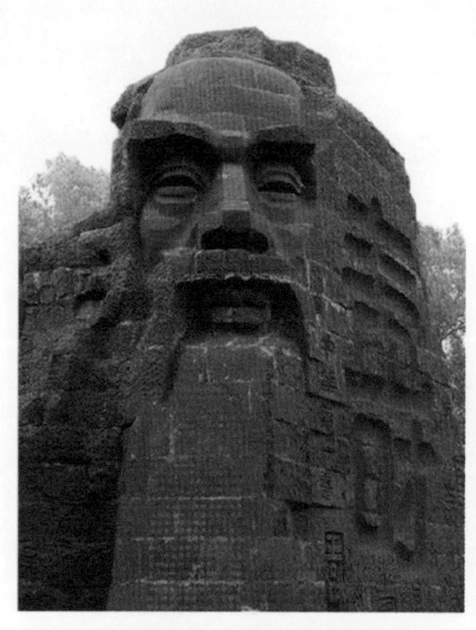

图3－1　彭山彭祖塑像

浮游四方，晚复入蜀，抵武阳（今彭山）家焉”。这些历史资料都说明彭祖与四川的不解之缘。

四川省眉山市彭山区的彭祖山（图3－1）是与彭祖有关的省级风景名胜区，相传是彭祖故里和安葬地。彭祖山海拔610米，有彭祖墓、彭祖仙室、彭祖祠、养生殿、采气场等多处景点。彭祖祠主体建筑为承师殿，殿内供奉的是彭祖及其八大弟子。彭祖仙室即彭祖墓室，室前台阶上有太极图。彭祖墓竖有清同治六年（1867）彭山县令王燕琼题写的“商贤大夫老彭之墓”的墓碑。占地1860平方米，冢高2.9米，直径7米。采气场位于彭祖墓左侧，占地582平方米，采用天圆地方，六十四柱，四角正对的格局，绕以水池。养生殿位于采气场旁，占地1800平方米，外形为仿明清建筑，殿内通过一系列雕塑、壁画、彩画、书法等形式，充分展示中华长寿始祖彭祖的导引术、房中术、膳食术三大养生长寿秘诀。其他有关景点还有齐山双佛、仙女平台等。

二、成都老官山汉墓医简

2012年7月至2013年8月成都文物考古研究所和荆州文物保护中心对成都市金牛区天回镇老官山的一处西汉墓进行考古发掘，在“M3”发现医简951支和人体经穴漆人。老官山汉墓医简涉及中医理论，诊断、经脉、针灸、病症、治疗、方药等多方面的内容，其中经脉与诊断、针灸的内容有较多交织。先是成都文物考古研究所和荆州文物保护中心对发掘情况[1]及“敝昔”

［1］谢涛，武家璧，索德浩，等. 成都市天回镇老官山汉墓［J］. 考古，2014（07）：59－70+2.

与扁鹊的关系进行了研究[1]，将“M3－121”医书初步命名为《五色脉藏论》《敝昔医论》《脉死候》《六十病方》《病源论》《诸病症候》《经脉书》《归脉数》8种，从2015年开始，成都中医药大学研究团队发表了大量研究论文，2016年出版了《揭秘敝昔遗书与漆人》[2]，李继明等[3]将其分为《敝昔诊法》《诊治论》《六十病方》《诸病一》《诸病二》《十二脉（附相脉之过）》《别脉》《刺数》《逆顺五色脉藏验精神》9种，2017年末以后，柳长华、顾漫等发表一些新的研究成果，将其定名为《脉书·上经》《脉书·下经》《治六十病方和剂汤法》《刺数》《逆顺五色脉藏验精神》5种。2018年初黄龙祥将其分为《逆顺五色脉藏验精神》《脉书》《针方》《六十病方》4种。此外，该墓“M3－137”竹简200余支主要为《医马书》，杨华森、黄龙祥等先后注意到除《医马书》外，还有一部分残损的经脉医简，该墓竹简整理简报中提出“当为一部独立的经脉书”[4]，2019年顾漫等[5]因其与《灵枢·经脉》文句多有相类，拟名为《经脉》残篇。现按其内容分类介绍如下：

（一）诊断

刘小梅等[6]对医简中望色的“五色通天”“五色外荣”“五色相乘”进行了研究，认为其中“五色相乘”最具特色。探讨了“损至之脉”“真脏之脉”“相脉之道”的脉诊内容意义[7]。王一童[8]认为医简《敝昔诊法》以

---

[1] 武家璧. 成都市老官山汉简“敝昔”为扁鹊考. 简帛网［EB/OL］hppt：//WWW. bsm. org. cn/show_ article. phprid=2045，2014－07－06.

[2] 梁繁荣，王毅，李继明. 揭秘敝昔遗书与漆人［M］. 成都：四川科学技术出版社，2016.

[3] 李继明，任玉兰，王一童，等. 老官山汉墓医简的种类和定名问题探讨［J］. 中华医史杂志，2016，46（05）：303－306+322.

[4] 中国中医科学院中国医史文献研究所，成都文物考古研究院，荆州文物保护中心. 成都天回镇汉墓医简整理简报［J］. 文物，2017（12）：48－57.

[5] 顾漫，周琦，柳长华. 天回汉墓医简《经脉》残篇与《灵枢·经脉》的渊源［J］. 中国针灸，2019，39（10）：1117－1123.

[6] 刘小梅，李继明. 老官山汉墓医简中的色诊内容初探［J］. 中医药文化，2016，11（06）：29－32.

[7] 刘小梅，李继明. 老官山汉墓医简中的脉诊理论学术思想初探［J］. 中医药文化，2017（LC01）：4－6.

[8] 王一童，李继明，贾波.《敝昔诊法》的诊断理论探析［J］. 中华中医药杂志，2017，32（05）：2276－2279.

“天人相关”的哲学观为基础，以五色诊、脉诊、“五死”候等为主干，以诊“色”“脉”“形”诸法合参为特点，有较完整的诊法理论体系。黄龙祥[1]认为“诊脉法”描述的是“决死生”和“知病之所在”两种不同的诊脉法。提出“五色诊脉”为扁鹊医学最突出标志。而经脉学说与扁鹊脉法有一定的传承关系[2]。

（二）经脉

任玉兰等[3]指出，《十二脉》《别脉》52 支医简，是医简中专门论述经脉的医书，其中《十二脉》是迄今最早记载“心主之脉”和“十二正经”经脉循行及病症的文献。《刺数》专载刺法原则和 40 首针方，是迄今最早记载刺法和针刺处方的专书[4]。顾漫[5]等提出“气之通天”为《上经》的核心理念，即以“通天”为主线，贯通了呼吸通天，五脏通天，五色通天，五行通天，经脉通天等内容构建起来的“五色脉诊”体系，是整个经脉医学的核心理论。黄龙祥[6]提出老官山医简中 361～628 简的规格相同，其基本构成，体例与张家山《脉书》相同，应定为同一本书，名曰老官山《脉书》，其中“十二脉”文本系采用张家山汉简《脉书》本《阴阳十一脉灸经》和《足臂十一脉灸经》合抄改编而成；两篇“别脉”则辑录了早期不同时期共 12 条脉的名称、循行、病候，其中两条脉病候下还附有灸方，反映了“经脉”概念形成之前不同发展阶段“脉”的特征。

（三）针灸

黄龙祥[7]认为《刺数》简有论有方，论述针刺诊断、治疗的规范，以

---

[1] 黄龙祥．老官山出土汉简脉书简解读［J］．中国针灸，2018，38（01）：97－108.

[2] 黄龙祥．扁鹊医学特征［J］．中国中医基础医学杂志，2015，21（02）：203－208.

[3] 任玉兰，梁繁荣，李继明，等．成都老官山汉墓出土医简《十二脉》《别脉》内容与价值初探［J］．中华医史杂志，2017，47（01）：37－40.

[4] 任玉兰，梁繁荣，李继明，等．成都老官山汉墓出土医简《刺数》内容与价值初探［J］．中华医史杂志，2016，46（06）：355－358.

[5] 顾漫，柳长华．天回汉墓医简中“通天”的涵义［J］．中医杂志，2018，59（13）：1086－1091.

[6] 黄龙祥．老官山出土汉简脉书简解读［J］．中国针灸，2018，38（01）：97－108.

[7] 黄龙祥．老官山汉墓出土针方简解读［J］．中华医史杂志，2018，48（02）：67－84.

及针具和数种定式刺法的标准。指出所载40首针方，是基于理论和经验总结的预设方，而不是临证实际使用的经验方。方中28个有专有名称和固定位置的刺灸处皆为“脉输”。赵京生[1]指出“天回医简中穴名呈现出普遍的类经脉形式”。顾漫等[2]对天回汉墓医简刺法进行研究，认为篇中述及“脉刺”“分刺”“刺水”诸种不同刺法的操作要领，及其所用针具形制。赵丹等[3]认为《刺数》针刺部位多为脉搏处，因其血脉充盛之处刺血以泻热邪。

（四）病症

王一童[4]认为医简的诸“瘕”“痺”“风”三类中病症涉及53种病症名称。叶莹等[5]认为医简《诸病》共载有100余种病症名。和中浚[6]、袁开惠[7]等先后对《六十病方》的疑难病症“鼠”“风偏清”“頣”“瘕”“身之不用”“大伏蜡蛸”“过与恶伤”进行释读研究。

（五）病方

和中浚[8]等经研究发现《六十病方》用标有连续编号的六十个病症名称为纲，采用题名简作为目录、病方简为正文的文献体例，论及病名（方名）、症状、内服外治方法、剂型、禁忌、方剂、药物名称及剂量、炮制等，是成书于西汉时期的重要方书。书中记载的病症近百个，医方总数在81首以

---

[1] 赵京生. 腧穴命名的演变——基于天回医简分析［J］. 中国针灸，2019，39（09）：1017－1020.

[2] 顾漫，周琦，柳长华. 天回汉墓医简中的刺法［J］. 中国针灸，2018，38（10）：1073－1079.

[3] 赵丹，段逸山，王兴伊. 试析老官山汉墓《刺数》“经脉穴”与《黄帝内经》腧穴的对应关系［J］. 中国中医基础医学杂志，2019，25（02）205－208.

[4] 王一童. 老官山医简诸“瘕”、诸“痺”、诸“风”病名考释研究［D］. 成都：成都中医药大学，2016.

[5] 叶莹，张琦，任玉兰. 成都老官山汉墓出土医简《诸病》（一）的内容与价值初探［J］. 中华医史杂志，2017，47（3）：165－168.

[6] 和中浚，杨华森，赵怀舟，等. 论老官山汉墓医简《六十病方》的“鼠”与“风偏清”［J］. 中医药文化，2017，12（06）：4－7.

[7] 袁开惠，和中浚，杨华森，等. 老官山汉墓医简《六十病方》病名释难［J］. 古籍整理研究学刊，2018（4）：1－7.

[8] 和中浚，李继明，赵怀舟，等. 老官山汉墓《六十病方》与马王堆汉墓《五十二病方》比较研究［J］. 中医药文化，2015，10（04）：22－34.

上（其中方剂药物组成完整，有明确方名的单味药方剂18首，2味药以上者50首，3味药的方剂10首，七味药的方剂9首），剂型8种，使用的药物达170种[1]。通过考察《六十病方》的文字内容和体例，提出《六十病方》晚于《五十二病方》，是以复方结构为主的方书，是经过加工整理后相对成熟的医学文献，书中的病名、内容结构、主要药物的名称等多与后世文献记载相同或相近，其组方配伍精炼，为迄今最早由医家编撰的复方方书，为经方嚆矢。其中药物配伍频率最高者为姜与桂的药对，以及姜桂与酒、姜桂与其他辛温药为主的配伍频繁使用，与《伤寒论》重视阳气的学术思想一致。据其60个病方编号统计载内科病症43症，外科12症，妇科2症，儿科1症，五官科2症。而《五十二病方》病名多不见于后世文献，用药偏重民间经验的单验方，表现为巫医不分的早期医学特征[2]。刘兴隆等[3]研究其涉及汤、散、丸、膏、酒、饼、糊、熨剂共8种剂型，以散、汤与丸为主。赵怀舟[4]等比较《六十病方》与《武威医简》，认为两书在方剂的复方结构、主要药物名称及功效、剂型、禁忌等方面有诸多共性，不同之处在文献体例及一些病症的分类名称、方名、方剂，治疗病症的数量及其加减运用方面，多与两书编撰医家和成书先后及地域等不同有关。并对《六十病方》中出现的地名废丘（今陕西兴平）、济北（济北郡，今山东泰安市东南）、都昌（山东省昌邑市）进行了考证。

（六）治疗

陈星等[5]发现老官山医简依从人体昼夜、四时变化节律施治，对疾病变

[1] 梁繁荣，王毅，李继明. 揭秘敝昔遗书与漆人 [M]. 成都：四川科学技术出版社，2016：115.

[2] 和中浚，李继明，赵怀舟，等. 老官山汉墓《六十病方》与马王堆汉墓《五十二病方》比较研究 [J]. 中医药文化，2015，04 (04)：22－34.

[3] 刘兴隆，赵怀舟，周兴兰，等. 成都老官山汉墓出土医简《六十病方》方剂剂型考辨 [J]. 中医药文化，2016，11 (01)：4－14.

[4] 赵怀舟，和中浚，李继明，等. 成都老官山汉墓《六十病方》和《武威汉代医简》的比较研究 [J]. 中医药文化，2015，10 (05)：4－9.

[5] 陈星，马成功，王一童，等. 老官山汉墓医简时间医学思想初探 [J]. 中医药文化，2018，13 (01)：60－65.

化节律有总结，从而判断疾病的演变趋势。认为涉及石法相关的条文计 20 余条，探讨从石法用于治疾、保健和使用注意事项[1]。陈星[2]撰写《老官山汉墓医简外治法研究》，对其洗浴法、熨法、摩法、涂敷法、灸法、刺法、石法、发法 8 类主要外治法进行研究。

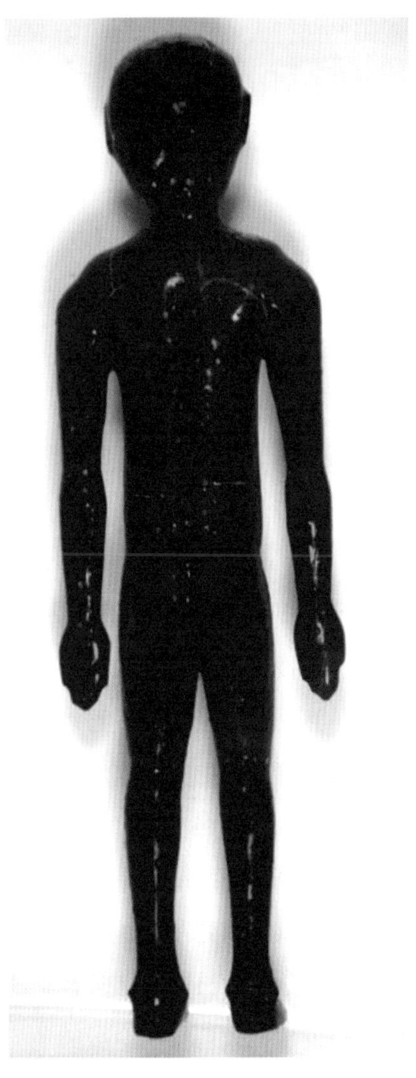

图 3-2　西汉人体经穴漆人

三、西汉人体经穴漆人

2012 年成都天回镇老官山 3 号汉墓与医简同时出土一具西汉人体经穴漆人（图 3-2），高 14 厘米，木胎髹漆，裸体直立，五官造型准确，全身结构比例协调，梁繁荣等[3]研究其标有纵向左右对称的红色粗线 22 条，阴刻白色细线 29 条（纵向 26 条，横向 3 条），其白色线条上刻有腧穴点 119 个，包括双穴 51 个、单穴 17 个，论及其部位分布，阴刻“心”“肺”“肾”“盆”等铭文，其循行类似的经脉不仅包括任脉、带脉，还几乎反映了《灵枢·经脉》十二经脉的大部分特点。邱科等[4]对漆人“六阴经循行特点进行研究”，认为其纵向分布于四肢内侧及胸腹部的 6 根线条与通行的

[1] 陈星，王一童，李继明．老官山汉墓医简石法探析［J］．中医药文化，2017，12（03）：14-17.

[2] 陈星．老官山汉墓医简外治法研究［D］．成都：成都中医药大学，2018.

[3] 梁繁荣，曾芳，周兴兰，等，成都老官山出土经穴髹漆人像初探［J］．中国针灸，2015，35（01）：91-93.

[4] 邱科．老官山汉墓经穴髹漆人像六阴经循行特点研究［D］．成都：成都中医药大学，2016.

六阴经循行大致相同，与绵阳双包山、马王堆帛书、张家山汉简记载的六阴经循行有同有异。黄龙祥[1]认为其红线表现的是早期经脉学说的“十一脉”体表循行，白线表现的是经脉学说“十二脉”体表循行和三焦学说的三焦图像。针灸木人上的点表现的是“脉俞”，针灸木人反映了扁鹊医学关于经脉循行、三焦学说、脉俞命名与定位的鲜明特征，为老官山出土文献与扁鹊医学关系的确定提供了有力的证据。

四、绵阳涪翁、郭玉遗迹

高祖六年（前201）西汉于绵阳置涪县，绵阳历史悠久，人才辈出，就中医学而言，汉代的涪翁、郭玉为古代的佼佼者。《后汉书·郭玉传》记载：“初，有老父不知何出，常钓于涪水，因号涪翁。乞食人间，见有疾者，时下针石，辄应时而效。乃著《针经》《诊脉法》传于世。弟子程高，寻求积年，翁乃授之，高亦隐迹不仕，玉少师事高……和帝时，为太医丞。”史书内容虽然简略，但交代了涪翁、程高、郭玉师徒三代传承的脉络，及涪翁擅长针灸及诊脉的史实，这才有其后汉和帝让郭玉诊脉辨男女的故事和关于贵人治疗“四难”的对话。据传，西汉末年中原动乱之时，一位老者从外地辗转来到涪县，在绵阳城东富乐山西麓，涪江老鹰滩东岸，游仙区沈家坝南端，今惠泽堰取水口处东台地上的渔父村隐居。没有人知道这位老者来自哪里，也不知道他的姓氏，只经常看见他在东津渡一带钓鱼，故大家都称他为涪翁。涪翁去世后，人们将他隐居的地方命名为渔父村，并将他列入绵州乡贤，在南山十贤堂内，祭祀涪翁及其弟子郭玉。明代绵州举人李梓于万历癸巳年（1593）写有《南山十贤堂记》，曾雕刻在山下江边大石上。

相传在涪翁当年垂钓的地方，有一块长约7米、宽约3米的巨石，颜色微黄，俗称为“黄斑石”。唐代宝应元年，诗人杜甫暂居绵州时，曾写有《观打鱼歌》两首，到明代时有人将诗雕刻在这块石头上。宋嘉定初年，绵州通判杨叔兰到绵州，听说汉代涪翁钓鱼涪江的史迹之后，非常怀念这位品

---

[1] 黄龙祥．老官山出土西汉针灸木人考［J］．中华医史杂志，2017，47（03）：131－144+194.

德高尚的隐士，就邀约一帮文人雅士聚会，赋诗酌酒，诗文的题目就是“问涪”，他本人也留下《涪翁问》诗作，以抒发其忧思之情，颂扬涪翁“名实俱泯，与天同功”的不朽功绩。陆游为绵州参军时也有诗记其处。明代绵州进士高简写有《大石醉歌》，据说也曾雕刻在此处。

清代时绵阳有佚名诗人写《游渔父村》诗，开头两句为：“白云深处碧溪流，渔父逍遥村上头。”就点出了渔父村的位置和景致。1931 年绵阳县长袁郎如在渔父村建造别墅，作为其退闲后休栖之所。写有东津渔父村别墅咏五言诗十六首，其中渔父泉为“倚崖出清泉，凿自汉涪翁，笕引入蔬厨，饮之足千古”，述及其历史渊源。渔父村规模不大，仅为占地数亩的一处乡间庭院。院前原有一道石门，门额系清末绵阳教谕崔映棠篆书大字“白云深处”（图 3－3），石匾呈长方形，万字纹边框，保存较好，字径达 14 厘米×20 厘米，后有崔氏按语，云“‘白云深处有人家’杜牧之‘山行’句也”，高人幽屋，常与白云为侣。今朗公构此行窠，距白云洞尺咫，曩渔父村故地，古今名流后先辉映矣。崔映棠书并识，字径 2. 5 厘米。”两边石柱刻晚清大书法家何绍基字径达 10 厘米的大字联句“诗巢凿路当岩北，钓屋维舟近竹西”[1]。笔力雄健，字形险中兼逸，耐人寻味。

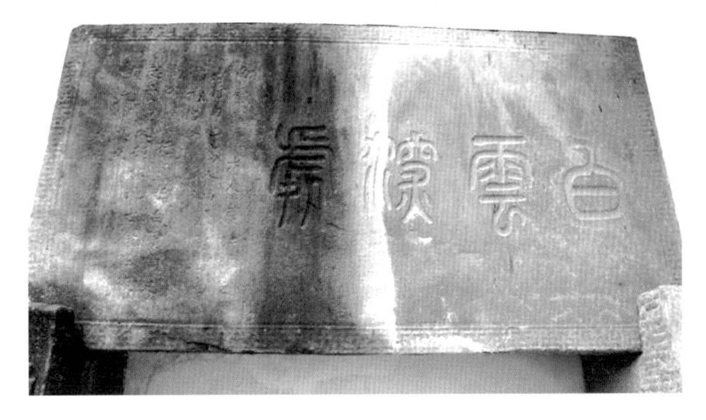

图 3－3 “白云深处”石匾

清光绪二十六年（1900），绵州文人吴朝品遵从其父的遗愿，在富乐山

［1］“李戴的博客”. 绵阳李杜祠碑刻（上）［N/OL］［EB/OL］http：//blog. sina. com. 00102xh3ehtml. 2017－10.

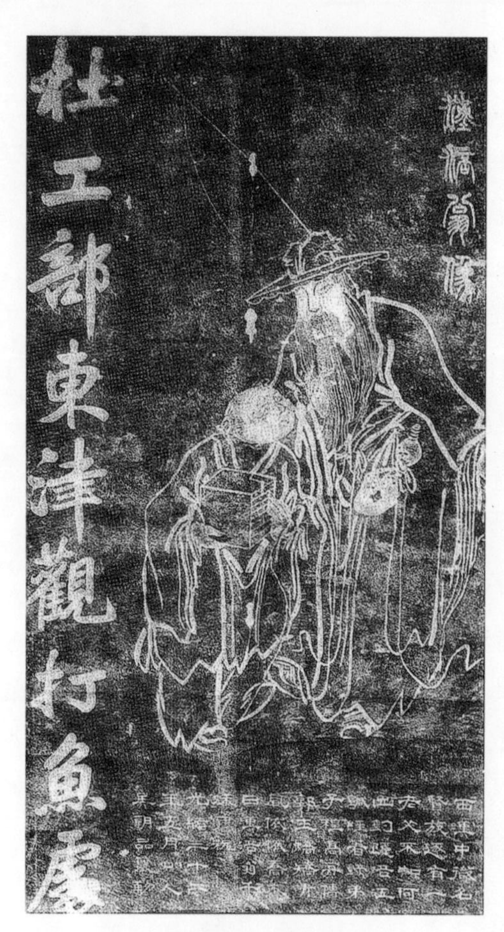

图3-4　汉涪翁像

下、芙蓉溪畔修建李杜祠，重修春酣亭，亭内立涪翁像石碑，画像由绵州城守都司何贡三摹绘，吴朝品为此题写《涪翁诗》。遗憾的是，春酣亭和涪翁像石碑不知何时被毁，但涪翁像的拓片被绵阳文物管理部门保存下来。现在李杜祠内涪翁画像碑，就是根据拓片重新雕刻的，碑宽0.98米，高1.85米。石碑右上题“汉涪翁像”四个篆字（图3-4），中间主题画面上涪翁位于右侧，头戴斗笠，面目丰满慈祥，长须冉冉，身背鱼竿，腰悬葫芦，左侧稍偏下的书童双手捧数册医书，仰头面向涪翁，作讯问状。左上方刻“杜工部东津观打鱼处”九个纵写行楷大字，这是因为声名显赫的诗人杜甫写过东津观打鱼诗，此处有点喧宾夺主。下方为吴朝品题诗：“西汉中微，名贤放逐，有一老父，不知何出。钓隐涪江，针经著录，弟子程高，再传郭玉，矫矫清风，依依乔木，曰汉涪翁，千秋尸祝。”落款为：光绪三十二年五月，州人吴朝品募勒。”这时已届清朝即将瓦解的前夜。

绵阳与涪翁有关的遗址还有“涪翁堰”和“郭玉读书处”，“涪翁堰”始建于清嘉庆十七年（1812），取水安昌河。其进口于城西门外安昌河右岸，引水渠南向500米，突折而西向始成正式渠道，已有上百年历史。

郭玉年轻时，曾到涪县（今绵阳）拜程高为师学医，在汉和帝（89—105）时任太医丞，绵州人在南山建延贤堂，将郭玉作为乡贤祭祀。在现存的志书中，有“玉读书南山之延贤堂，祀乡贤”的记载，郭玉在涪县（今绵阳）时，曾在古延贤山（今南山）苦读，绵阳南山公园原有“郭玉读书处”

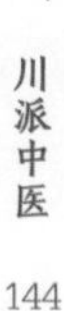

遗址，也即古延贤堂所在的位置，原为公园里的一大景观，因年久荒弃，一直没有修复。现在南山公园郭玉读书处立有“郭玉读书台遗址”石刻。[1]

五、安岳陈抟其人其事

陈抟（871—989），字图南，自号“扶摇子”，普州崇龛（今安岳县龙台镇希夷村）人。唐末宋初著名道教学者，周世宗赐“白云先生”、宋太宗赐“希夷先生”，是中国道教思想家、哲学家、内丹学家、两宋理学先师。他“淹通三教”，独树一帜：传河洛数理，创先天易图，开象数宋门，奠理学基础，善内丹大法，倡“三教合一”，是中华历史文化之“儒师道祖”。后人称其为“陈抟老祖”“睡仙”等。

北宋太宗、真宗时（976—1021）李宗谔奉诏主编的《祥符图经》，又名《州县图经》，分册《普州图经》中明确记载：“陈抟字图南，崇龛人。”王象之指出：“又《别传》一编，乃钦真观（即在安居县崇龛镇）道士谢道缘所传，其徒相传盖二百余年矣，亦以先生为崇龛寨人。”宋冯叔豹《过崇龛寨题希夷宅》一书中也明确说：“希夷故宅，在安居县，崇龛镇二里，国初，即其宅为灵山观，宣和间赐额‘钦真’。”北宋乾德五年（967）废县为镇，原崇龛县“龙台镇”划归崇龛镇管辖。两镇合一后，崇龛是两个集居镇。四川文史馆游时敏先生在《陈抟先生小考》中主张：“依据史料，应确定陈抟出生地在今安岳县境内的观音寺。”[2] 安岳县城三华里外的云居山，有明洪武甲戌秋县丞陈观为之重建的陈抟墓。陈抟墓位于安岳县城南郊云居山圆觉洞保护区内（图3-5）。墓为石土垒成，长16米，宽12米，高4米。墓前嵌立陈抟自赞碑，碑额横刻“华岳归来”，正中阴刻陈抟像，像右上方有“洪武甲戌秋九月重阳日县丞陈观重建”刻记，左上方有陈抟自赞词。两边石坊刻对联：“先生不必仍长睡，天下于今永太平。”附近有石牌坊。现墓址保存完好。墓碑上所刻陈抟《自赞铭》属全国独有实物。墓后面岩石上刻有陈抟书写的“福寿”二字，直径1.6米，附近冯山岩上还刻有“图南仙迹”

[1] 汤毓良，曹雨婷，涪翁路. 医者仁心，涪翁佳话传千年. 绵阳日报［2019-06-30］http：//www.sll-long.comcnls/s/biog_470c42a/conets/2019/23/4/0292.html.

[2] 汪毅，周维祥. 高道陈抟［M］. 成都：四川大学出版社，1993：27.

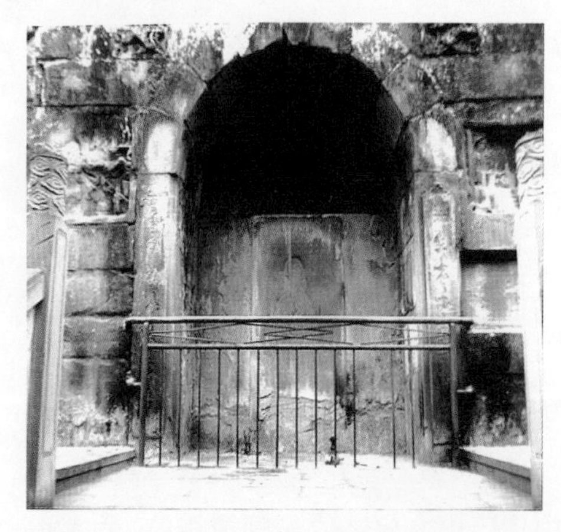

图3-5　安岳明代陈抟墓

"希夷炼丹处"题字。真相寺庙宇尚存，寺内还塑有陈抟像。清人王之杰写有《题真相寺希夷像》诗。现存"陈抟殿"系宋代"真相寺"的部分遗存，系佛家依"谏议大夫"视为"真人丞相"而建。龙西乡观音寺有陈抟坝；明代《希夷故里碑》藏龙西畜牧站；安岳县城有"希夷池"（现文体局内）。以上资料均为明清时期《安岳县志》记载[1]。

陈抟"淹通三教"而善摄生，表现出中医学与中国传统文化的密切联系，中医学根植于中国传统文化，其养生内涵与儒释道都有着千丝万缕的关系，其中与道教的关系与交融尤其密切，二者在追求长寿的目的上尤多共同点。

六、眉山三苏祠

苏轼（1037—1101），四川眉山人，文章诗词名闻天下，对医学及养生亦深有研究，《苏沈良方》《东坡养生集》等载其论述。

三苏祠（图3-6）为北宋著名文学家苏洵、苏轼、苏辙父子故居，位于眉山城区西南纱縠行南街。明代洪武年间改故居宅院为祠，祭祀三苏，明末毁于兵燹，清康熙四年（1665）在原址模拟重建，是我国规模最大、保存最为完整的纪念三苏父子祠堂。现已成为以古典园林和纪念苏轼父子文物文献资料的博物馆。

博物馆大门门楣悬挂清代著名书法家何绍基所书"三苏祠"黑漆金字横匾。檐柱对联为辽东姜书阁所题"克绍箕裘一代文章三父子，堪称楷模千秋万代永馨香"，表达人们对三苏父子文学成就的无限尊崇和怀念之情。门柱对联系川大教授向楚撰文，省文史馆副馆长刘孟伉手书"北宋高文名父子，

[1] 于潞，王晓华. "人文安岳"［N/OL］. 人民网，2015［-09-20］http://y4qing.people.com.ch/2015/0920/0399134-27609901-10.html，2015年09月20日18:38.

南州胜迹古祠堂”，点出了三苏的历史地位和祠堂特色。前厅为川籍清代大学士张鹏翮题“一门父子三词客，千古文章四大家”对联，其中上联特指三苏，下联四大家有多种解释，观众自可在心中揣摩体悟。一进大门的几副对联就让观众深切地感受到了苏洵、苏轼、苏辙父子三人崇高的文学历史地位和深远的社会影响，感受到了古今文人对三苏的追思怀念。依次再进入飨殿、正殿、启贤堂、木假山堂、济美堂，其中正殿有苏洵、苏轼、苏辙塑像，启贤堂为三苏生平成就等陈列。第三进为来凤轩、披风榭、云屿楼、碑亭等，东侧由池水将绿洲亭、抱月亭、云屿楼连成一组园林。西侧一泓池水为“百坡亭”廊桥横断，透过“披风榭”北望，可见隐于竹林之中，溪畔石上的东坡石卧像，只见其斜倚散坐，头戴学士帽，胸前长髯自然飘逸，神情悠远而略显沉思状。

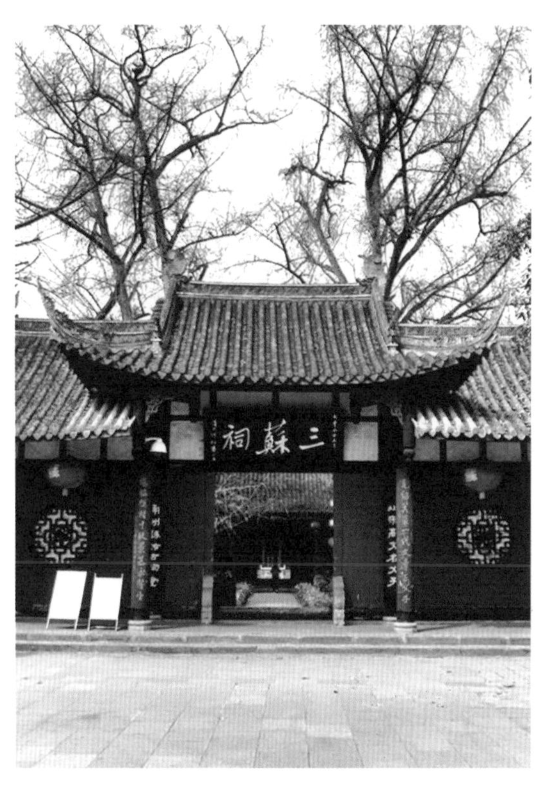

图3－6 眉山三苏祠

走出三苏祠，东坡先生不朽的诗词书画成就，颠沛流离的苦难身世，乐观旷达的精神追求仍久久萦绕脑间，令人不胜感慨。正是因为他在苦难中不屈不挠的性格，终其一生对于生活和生命的热爱，才有他对医学和养生的研究，这与其多才多艺的丰富人生一样值得我们永远怀念。

七、万州太白岩王文选石刻

王文选（1808—1889），字锡鑫，号亚拙，又号席珍子、同仁。为晚清万州名医，开设存存医馆，擅长望面鉴舌诊病，著有《医学切要全集》等医书20余种，闻名川东，远及湖北、重庆、内江等地。王氏多才多艺，知医之外，又长于书法，善诗词，喜琴棋，与太白岩鹤龄道长交好，每有诗词唱和。现万州太白岩石刻中[1]，存有三块王文选本人书法石刻，另有一首王氏诗作由鹤龄道长书写，其中一组为王氏为鹤龄道长贺寿七律。其书法和诗作较好地展示了王氏擅长大楷、隶书等书法和诗词修养，以及其与太白岩中道教人物的交往，对道家生活的颂扬。

1. 王锡鑫“心正”大字楷书石刻

在太白岩主体石刻区左侧岩间，“鹅”字题刻下方，大字楷书，笔力遒劲，端庄大方，阴刻，题刻高 100 厘米，宽 60 厘米，字径 40 厘米，有从上至下竖列和从右至左横列两组。隶书署款：咸丰丙辰（1856）仲春万邑亚拙山人王锡鑫书于太白仙岩石壁。“心正”出自《礼记·大学》“意诚而心正，心正而后身修”，这既是王氏本人的身心修养和思想追求，也是他昭示众人的儒学理念。（图 3-7）

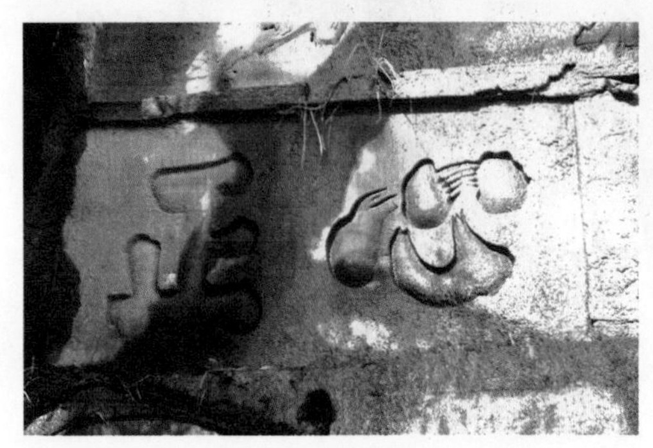

图 3-7　王锡鑫“心正”石刻

2. 王锡鑫恭为鹤龄道长九旬上寿诗刻

“心正”石刻下方有王锡鑫为鹤龄道长九旬上寿七律诗刻，隶书，全高 40 厘米，宽 100 厘米。从右至左竖刻，12 行，正文 8 行，每行 7 字。诗曰：“曾闻仙子住天台，此地便是小蓬莱。今日多情惟我到，明日依旧为君来。鱼含嫩草浮池面，鹤舞琼筵献寿桃。唯愿无事常相见，留欢不畏夕阳催。”上款：恭为鹤龄道长九旬上寿，下款：光绪九年（1883）桂月中旬亚拙山人王锡鑫集。文字集自唐代罗隐、潘雍、宋李德馨等人古诗，文字略有改动。如“鱼含嫩草浮池面”唐章碣诗原为“鱼衔嫩草浮池面”。“此地便是小蓬莱”原为“此身便是小蓬莱”。表达了王氏对鹤龄道长九十大寿的敬意和相见时的欢愉友情。

[1] 陆安桥. 重游万州太白岩部分石刻［EB/OL］2015.［2015-05-22］http://www.360doc.com/content/15/0522/14/19096873_472442677.shtml.

3. 王锡鑫七律诗刻

在太白岩破山诗刻右方，有鹤龄道长楷书王锡鑫七律诗刻。高54厘米，宽105厘米。从右至左竖刻，9行，行8字。诗曰：“身闲无事称高情（万）镜随心一念平。金（紫）满身皆外物，文章（千）古亦虚名。也知富（贵）皆前定，大抵荣枯各自行。深洞长松何所有，苍颜皓首一先生。”其3～6行尾字（即括号内的字）破损不存，岳氏据《太白岩石刻（一）》辑文补填。[1] 上款：光绪十三年正月，下款署“亚拙山人偶集”款文楷书。该诗应为王锡鑫为鹤龄道长题诗，描述了道长看破尘缘，修行洞中，与岩洞古松为伴的孤寂身影。

4. 王锡鑫七律诗碑

在太白岩石刻最集中处，剑锋道长墓左侧，还有王锡鑫“同治庚午春登太白岩唐老道留饮”诗碑，碑高113厘米，宽53厘米。楷书，其诗曰：“双鬓如丝事如麻，一回登临一悲嗟。堪嗟世上空如梦，应是壶中别有家。莲子数杯尝冷酒，松花满盏试新茶。深萝掩映迷仙洞，入竹穿松似若耶。”下款：亚拙山人偶集。款文楷书。此诗写于王氏62岁时，表达了他此时对于岁月和人世间变化的颇多感慨，对道家生活的某种向往和欣赏。

其他四川古代医药遗迹，还有孙思邈在峨眉山遗迹，韩懋在泸州方山的飞霞洞，道医黄棠天府乐育堂旧址，四川富顺川主庙等，随着岁月流逝，皆已破败不堪，难以尽述。

八、红四方面军总医院

1932年红四方面军入川建立川陕革命根据地之后，形势相对较为稳定。当年年底，红四方面军总指挥部决定，以随军入川的总指挥部医院为基础，抽调四个师医院的部分医务人员，成立西北革命军事委员会总医院，即红四方面军总医院，又称红军总医院。地址选在通江县城北泥溪场西山竹子坎（图3-8），政委曹述成，医务人员最初只有三十余人。1933年，红12师政委甘元景接替曹述成任政委，7月，总医院由泥溪场迁到鹦哥嘴，由周光坦

[1] 岳宗英．太白岩石刻群的内容及价值［J］．重庆三峡学院学报，2017，33（04）：1-10.

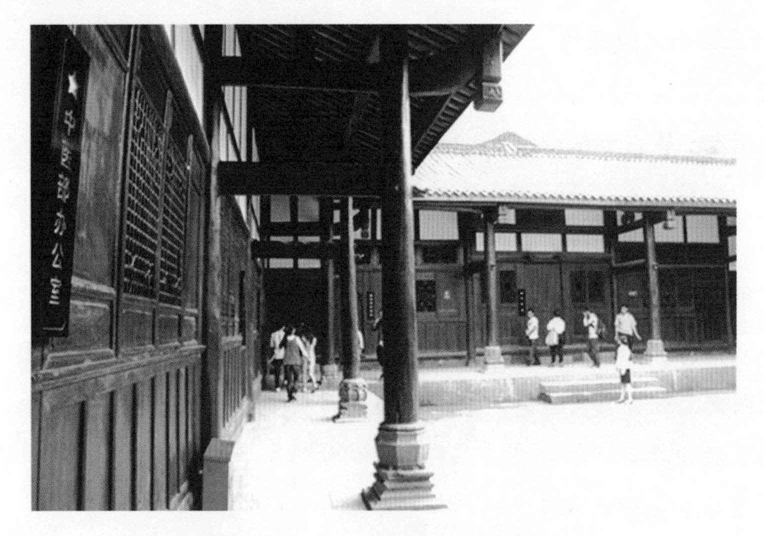

图3-8　红四方面军总医院旧址

任政委。此时有中医生约30人，中医部主任丁世方[1]。

1933年元月，总医院迁驻毛浴镇，总医院面临医生、护士缺乏，医药设备简陋，医疗条件极为困难的局面，病房分散在瓦室铺、九浴溪、雷家河、圆池河一带，收治伤病员达1400多人。1933年3月，田颂尧向新创立的苏区发动“三路围攻”，为了诱敌深入，红四方面军总部撤出通江城，总医院也由毛浴镇迁回泥溪场竹子坎。1933年5月，红四方面军发起空山坝反击战。战斗非常激烈，部队伤员骤增，为了便于就近抢救伤员，总医院从泥溪场迁往檬坝的长坡。在长坡时，总医院有中西医生14名、医疗看护人员30名左右。

同年7月，随着反“三路围攻”胜利结束，总医院又奉命迁往民胜镇的鹦哥嘴。由于伤病员数量不断增加，医院规模也随之扩大，西北军委决定加强医院领导力量，调川陕省委书记周光坦出任总医院院长兼政委，川陕省红江县委书记张琴秋任政治部主任。张琴秋、周光坦以及苏井观等总医院的主要领导在极为艰难困苦的环境中，克服难以想象的各种困难，艰苦开拓，把总医院和川陕苏区的医疗卫生事业开展得有声有色。在鹦哥嘴停留了半年左

[1] 四川省医药卫生志编纂委员会. 四川省医药卫生志 [M]. 成都：四川科学技术出版社，1991：826-827.

右，1933 年底，刘湘发动“六路围攻”，红四方面军收缩阵地，逐步后撤。总医院需要重新选择既交通便利，又安全可靠的环境。1934 年 2 月，总医院转移到沙溪的王坪，将西医部安排在桑丝坪，把中医部放到廖坪[1]。这时中医生增加到 32 人，护理员有 60 人，下设 13 个病号连，每连有熬药的卫生员数人[2]。

王坪位于川陕根据地的后方，地处大巴山腹地，东接川北门户竹峪关，南与通江相连，西抵军事重镇得汉城，北面直达巴山腹地简池坝。这里四面群山耸峙，到处沟壑交错，总医院中心地带背靠巍巍高耸的大城寨，脚下是潺潺流水的沙溪河，两边是直插云天的绝壁，整个地势犹如一把大靠椅，方圆十多里地形较为平坦，土地肥沃，稻田环绕，漫山遍野竹木成荫，一年四季郁郁葱葱，风景优美，气候温和，非常适宜于养伤和治病，是设立野战医院不可多得的好地方。在这里的两年时间，总医院得到长足的发展，全盛时期有四千多人，其中中西医医务人员达一千多人[3]。

病员连是中医部收治的病患官兵。由于战场环境恶劣，伤寒、痢疾、疟疾流行，中医部将患伤寒和痢疾的病人编为重病员连，将患疟疾的病人编为轻病员连。老百姓腾出 17 套民房，安排为 14 个伤兵连，以连队为医疗区分散居住，6000 多伤病员分散居住在方圆十多里的村落里。

周光坦和张琴秋充分利用本地的中医资源，聘请一些老中医来医院工作。1933 年 8 月，红四方面军总部专门召开医务工作会议，周光坦和张琴秋在会上做了重要的发言，就解决医生不足的问题提出了依靠当地医务人员特别是中医医生的解决办法。他们的意见得到了徐向前、陈昌浩、傅钟及郑义斋等人的大力支持。会议结束后，川陕苏维埃和红四方面军总政治部陆续出台了一些相关政策，如《团结争取旧的医务人员，设立中药房》《川陕省苏维埃政府优待专门人才暂行条例》决议，在总医院院长兼政委周光坦的支持下，张琴秋一面与地方党委联系，找到驻地中共沙溪区委书记阎仕金，请他们协助动员当地中医人员参加总医院工作。先后聘请在当地颇有名望的中医任权

---

[1] 欧阳敏. 巴山红旗——红四方面军川陕纪实［M］. 成都：四川人民出版社，2013：218.

[2] 赵立勋. 四川中医药史话［M］. 成都：电子科技大学出版社，1993：241.

[3] 欧阳敏. 巴山红旗——红四方面军川陕纪实［M］. 成都：四川人民出版社，2013：159.

重、张清扬和李永照，这三位中医得到张国焘、徐向前、陈昌浩的接见和鼓励，由政治部介绍到二分院工作[1]，同时发动总医院现有的几位中医提供介绍，动员其所熟识的中医到总医院来工作。最早来到总医院工作的本地中医是阎文仲，以后阎文仲又介绍了杨成元。杨成元是当地远近闻名的名中医，医术高明，但他曾经任过保安团团总，红军解放了巴中的通江、南江后，杨成元担心被镇压，吓得躲进深山。张琴秋认为，红军极度缺乏医疗人才，对杨成元要利用他的特长为红军服务。她在阎仕金和阎文仲的陪同下，亲自钻进深山老林找到杨成元，动员他为红军服务，表示只要他真正为红军治病，就保证他的人身安全。为感谢红军不杀之恩，杨成元到总医院后，第一天就给 90 多名伤病员看病，表现出了精湛的医疗技术，赢得大家信任。在以后的工作中，杨成元精心抢救了很多重伤员，张琴秋决定任命杨成元为中医院负责人。总医院中有专长的中西医生，均称为医官，相当于军队的连级干部。老中医行军、出诊可以骑骡子。1935 年，红四方面军撤离川陕根据地时，杨成元不顾古稀之年，毅然决定跟随红军长征。[2]

大巴山山高林密，中草药资源极为丰富，总经理部通过在川陕苏区广泛建立的经济公社和贫农合作社大量收购中草药原料回来自己加工。总医院也专门组织挖药队进山采集，同时自己种植桔梗、川芎、红花等常用中草药，医院医务科大量利用这些中草药疗伤治病。如用生半夏、生川芎、生草乌汁做麻醉药，用大血藤、小血藤、见肿消及嫩桐树枝捣碎敷创伤口。若遇沙子和碎骨取不出来时，就用蓖麻子、倒提龙捣成糊状敷在伤口上，让沙子和碎骨自动流出来。

当时，一般的疾病主要靠中药治疗。有伤病员发作腹痛，浑身大汗，呼天抢地地叫唤。老中医让护士赶紧研磨墨汁，又找来一颗步枪子弹，拔去弹头，把弹壳里的火药倒进墨汁，马上给病人灌服。不过一会，闹病的伤员就从竹床上爬起来，抹一把脸上的冷汗，咧嘴一笑，好了，肚子不痛了[3]。

---

[1] 四川省医药卫生志编纂委员会. 四川省医药卫生志［M］. 成都：四川科学技术出版社，1991：841.

[2] 欧阳敏. 巴山红旗——红四方面军川陕纪实［M］. 成都：四川人民出版社，2013：163.

[3] 欧阳敏. 巴山红旗——红四方面军川陕纪实［M］. 成都：四川人民出版社，2013：167.

1934 年，根据地红白痢疾流行，总医院印发传单要求人们用西皮草熬水服用，同年多雨，湿脚病流行，总医院又印发传单，教人们用斑鸠草和露水草烧灰敷治，充分发挥当地中医药资源[1]。

红四方面军总医院为红四方面军和川陕苏区的发展壮大做出了重大贡献。1935 年春，红四方面军开始长征，总医院将所有伤病员编成四个团，撤离王坪西征，1935 年 6 月，在川西懋功与中央红军的卫生部合编为中国工农红军总卫生部，结束了红四方面军总医院的历史使命。

[1] 欧阳敏. 巴山红旗——红四方面军川陕纪实［M］. 成都：四川人民出版社，2013：158.

第二节 典故传说

巴蜀地区历史悠久，远古的医药史实往往以多种神话传说在民间长期流传，如有关岐伯故里在四川盐亭的传说及相应的民俗活动等；有些被文献记载得以保存，如与早期医学有关的川东巫医在《山海经》中有清晰记载，袁珂、任乃强先生进行过专门研究；峨眉山人种痘的故事在多种历史文献中皆有记载，应该是较为可靠的中医典故。它们从不同侧面丰富了川派中医的历史和医家的生动形象，在民间长期流传，有着很大的影响力，是川派中医被民众长期认可的历史因素之一。

一、《山海经》中的川东巫医

四川在我国早期医学的诞生时期曾经居于重要位置，这在《山海经》中有明确记载。远古时期，医巫不分，巫多兼行某些医家职能。《山海经》中对这一时期群巫活跃的地区和作用等都有详实的描述。《山海经·大荒西经》曰："大荒之中有山名曰丰沮玉门，日月所入。有灵山，巫咸、巫即、巫朌、巫彭、巫姑、巫真、巫礼、巫抵、巫谢、巫罗十巫，从此升降，百药爰在。"这就是有名的灵山十巫，由巫咸所统，群巫在此采药。任乃强先生认为此处的"丰沮""显然指的盐泉[1]"，而川东巫山、巫溪大宁河畔的盐泉据考证最早发现于周慎靓王五年（前316）。任乃强先生在《四川上古史新探·巫溪盐泉与巫载文化》中认为：巫盐发现"在五千年前，约与中原的黄帝年代相

[1] 任乃强. 四川上古史新探［M］. 成都：四川人民出版社，2019：245.

当[1]”，“巫盐外销初期，也可称为巫载民族形成期……巫盐出峡时期，也可称巫载民族的极盛时期……巫盐通过夔峡畅销于四川盆地，通过巫峡而畅销于云梦盆地，以及黔中高原等广阔地区……载民不耕而食，不织而衣……时间约在西周前后的六百年间[2]。”“载民之国”为什么富饶，能够“不绩不经”（不绩麻纺织）而有衣服可穿，“不稼不穑”（不耕田种庄稼）而有“百谷所聚”呢？就是因为这里盛产食盐和丹砂，而这两种东西在古代人类生活中居于重要地位。盐在人类饮食生活中每日须臾不可离，自不用再多赘述；丹砂即硫化汞，水银之氧化物，是早期重要药物，《神农本草经》将丹砂列于开篇之首药，归为上品诸药第一，可见其突出地位，认为可以镇心养神、益气明目、通血脉、止烦懑、驱精魅邪思、除中恶、腹痛、毒气等；外敷可治疥、瘘诸症。还可作装饰性颜料，并用于墓葬中尸体防腐。由此可见，原始先民将丹砂视之为与人体灵魂有关的长生不死或起死回生的神药，也就不足为奇。著名神话学家袁珂先生在《山海经校注》中释“灵山”“疑即巫山”。《说文》谓：“灵，巫也，以玉事神。”灵字繁体为靈，其下半部就是“巫”字。《楚辞·九歌》诸篇中“灵”字，汉代王逸《楚辞章句》皆注“灵”即巫也。所以灵和巫二字相通，因此灵山即巫山。由此可知，十巫主要活动地区，就在原四川川东的巫山、巫溪（今重庆市巫山县、巫溪县）两地，可知四川是我国医学活动出现最早的地区。

巫是远古时期的社会上层权势人物，以祈祷、占卜，祭祀、歌舞迎神弄鬼，兼治病消灾。《尚书·商书·伊训》中有“时谓巫风”，传：“巫者，事鬼神，祷解以治病请福者也，男曰觋，女曰巫。”《周礼·春官·序官》“男巫”。注：“巫掌招弥以除疾病。”袁珂先生解释十巫“从此升降”时说，即从此通达于天，上宣神旨，下达民情之意。灵山也就是山中天梯也。除灵山十巫外，还有开明六巫。《山海经·海内西经》载：“开明东有巫彭、巫抵、巫阳、巫履、巫凡、巫相。”晋郭璞注此六巫说：“皆神医也。”巫溪之宝源山旧称宝山，亦即葆山。处于大关山、万顷山、鞋底山、兰英寨山、林檀垭

---

[1] 任乃强. 四川上古史新探 [M]. 成都：四川人民出版社，2019：259.
[2] 任乃强. 四川上古史新探 [M]. 成都：四川人民出版社，2019：260.

山等自古闻名的“五大药山”之中，此处的“宝”当指当地盛产的盐和丹砂。所以诸巫在此“操不死之药以距之”，史载黄帝、神农、帝尧皆使巫咸主筮，是殷中宗时名臣。又是“巧于制盐的工匠”，因此古代称盐为“咸”。

帝舜派他的儿子无淫来治理巫载国，表明中原文化向巫巴地区的最早渗透。袁珂先生认为：“巫咸国者，乃一群巫师组织之国家也。[1]”《大明一统志·大宁山川》曰：“宝源山，在（巫溪）县北三十里，旧名宝山，气象盘蔚。大宁诸山，此独雄峻。上有牡丹、芍药、兰蕙，山半有石穴，出泉如瀑，即咸泉也。”按“葆”字有珍贵意，通“宝”字。任先生的上述推断是建立在文献记载和考古发掘的基础之上的。从1959年至1975年，考古工作队在距巫山县城45千米的夔峡东口（即大溪口）、长江南岸的三级台地上，进行了三次发掘，共发掘出遗址500平方米、墓葬208座、出土文物1700多件，这就是“大溪遗址”[2]，当地人读“大”为“黛”，与“载”同音。这地区正是巫载文化的核心地带，故任先生认为“大溪”应是“载溪”之讹。考古界确认大溪遗址距今5300～6000年[3]。巫载国盛产丹砂。《山海经·大荒南经》载：“有巫山者，西有黄鸟。帝药、八斋。黄鸟于巫山，司此玄蛇。”晋人郭璞注：指“天地神仙药在此也”。任乃强先生根据十巫降灵山采药的记载，推想巫盼就是到巫山采药，从而改进巫泉煮盐和开采丹山朱砂的祖师。《水经注》曰：“丹山，即巫山。”《史记·货殖列传》记载巴人寡妇清，其祖先得丹穴，专擅其利数代，家财之富不可计量，以至秦始皇为纪念她下诏为她筑女怀清台，也可佐证川东地区自古就以盛产丹砂著称。因为有盐和丹砂这两种宝物，巫载国民才能凭此交换粮食布帛，才能丰衣足食，娱乐升平，呈现出极乐世界的繁荣景象。

“十巫”和“巫载”的活动证明，他们不仅是原始部落中可以“上天入地”，从而沟通人与神灵、自然三者关系的宗教教主，而且还是致力于采药治病的神医、引泉治盐的技师，与灵山（巫山）山系“五大药山”相连的湖

---

[1] 袁珂. 山海经校注卷二［M］. 成都：巴蜀书社，1992：251－274.

[2] 四川长江流域文物保护委员会文物考古队. 四川巫山大溪新石器时代遗址发掘记略［J］. 文物，1961（11）：15－21+60+71.

[3] 范桂杰，胡昌钰. 巫山大溪遗址第三次发掘［J］. 考古学报，1981（4）：461－499.

北神农架，相传就是上古神农氏“尝百草，采百药”的地方。

如上所述，远古时代的巫，实际上就是原始社会的知识阶层，他们既是沟通人神信息、主持祭祀、祈祷、占、算卦等宗教的巫师，又是从事医疗治病、采药炼丹的始祖，还是社会礼仪制度、文艺表演艺术的先驱。正如有的学者指出的那样：巫“具备科学、文化、历史和艺术等知识，是知识分子的前身”。

二、盐亭岐伯故里传说和文化

四川盐亭县长期流传有关岐伯故里的传说和文化。成都平原以东，以龙（蛇）为图腾的部落，应为氐羌族，《山海经·海内经》曰：“先龙是始生氐羌。”《殷墟卜辞》称：“龙来氐羌。”邓少琴先生《巴蜀史迹探索》谓：“西汉水上源有龙之称，而为巴蛇之巴发源地。”西汉水为嘉陵江西源，其水西南为白龙江，即邓先生所称“有龙之称”的地区。古代龙蛇不分，蛇亦龙也。嘉陵江流经四川北部及川东部分地区，很早以来就是氐羌族活动的范围，这一地区位于成都平原东北。北宋《元丰九域志》云：“盐亭一时已多氐语，可见旧日氐人之盛。”明杨廷和《过盐亭》诗云：“土俗旧从张老变，高山曾受杜陵知。”杨自注谓：“县人多氐语，自隐翁张俊之变之。”（见《全蜀艺文志》）至今盐亭人语中仍多氐语痕迹。岐为古姓，又作歧。而岐伯为最早见诸史乘的岐姓人。《山海经·海外南经》称“有岐舌之国”，“岐舌国在其东，一曰不死民东”。据蒙文通先生考证，《海外南经》为蜀人所作。郭璞注云：“岐舌国，其人舌皆岐，或云支舌也。”《山海经》又云：“西南黑水之间有都广之野，后稷葬焉……”明杨慎认为此“都广之野”即今成都平原。据此，人们认为，岐舌国当在今成都平原以东，为人数不多的岐姓人所组成的部落，位置在今川北盐亭县。而岐伯姓岐，应为此部落人，称伯，因其为部落首领。

有关岐伯故里的传说和文化还与盐亭是黄帝元妃嫘祖故里有关。在距盐亭县城 49 千米的茶亭古镇西街口回龙山，有岐伯宫，“该宫始建于明洪武三年（1370），建筑群恢宏壮观、内有岐伯宫殿、嫘祖殿、岐伯纪念馆，分别塑有岐伯、螺祖圣像，……占地十多亩”。[1] 此处盐亭还有岐伯殿、嫘祖殿、岐伯坝、岐伯树、岐伯桥、岐伯亭、岐伯墓、岐伯洞、岐伯坡、木雕岐伯神像、出土岐伯树头等丰富多彩的岐伯遗迹和传说故事。当地传说岐伯是嫘祖的舅父，故学者从蚕医到人医，以及地名、人名等地缘文化，结合当地保存的原始药谷、药市、药酒、药茶等相关资料，进行研究分析论证形成这一认识。当地学者编辑了《岐伯文化研究与岐伯故里考》等论著，2001 年 12 月，四川省旅游规划设计所编制完成《盐亭县旅游发展总体规划》，该规划认为，盐亭是嫘祖故里，也是岐伯的故乡。

瘟祖的传说在各地各有不同，而盐亭县的瘟祖则是岐伯的化身，“龙潭古庙始建于唐代，占地 20 余亩，建筑有螺祖殿、禹田殿、岐伯殿、瘟祖殿，殿中除瘟祖泥塑像外，还有一尊用香樟木雕刻的瘟祖岐伯神像，神像外穿大红蟒袍。古代当瘟疫流行时便抬着瘟祖神到乡间游行，盐亭的“瘟祖行乡”习俗又叫瘟祖出行，每年农历正月十五，必从桂香殿中抬出岐伯木像，遍游街巷田畴，昭示岐伯扫除瘟疫，为民祛病，保一方安康。传说其所行之地，百草皆药，驱瘟除病，人畜平安。行乡前要上疏文焚香禀告瘟祖神，禀挂、抽签测定日期方向后出签票通知要行乡的地方。行乡由銮驾、护神队、神牌队、彩旗队、面具神、开路神、小金龙、音乐组 108 人组成行乡队伍。所行之处，百姓焚香、顶礼、列队相迎，挂红放炮十分隆重，以求户户平安。在盐亭流传着这样的民谣：“艳阳天来百花开，瘟祖爷爷把乡行。扯把青草能治病，看你心中诚不诚。”当地人们为了纪念岐伯给人类创造的财富，将农历二月二十一作为“岐伯节”，多年来，盐亭民间一直延续这个节日。

盐亭岐阳坝，背依高山，三面环水，坝边弥江岸上有一株一干十七枝的千年古柏，古称“岐柏树”。树下有一小巧的石庙，内塑岐伯神像。此树对岸一华里的回龙山上，明代时曾建有岐伯庙。此外，在盐亭柏梓、安家和里坪一带，人们历来喜爱种一种分杈柏树。此种柏树的虬枝似龙、蛇，与氐羌人以龙（蛇）图腾崇拜有关。至今，这一带仍生长着许多的“岐”形多杈柏树，有双杈、五杈、七杈柏，数量达 1000 多株，此种柏树，又被称作

[1] 何天富. 螺祖汇典 [M]. 成都：巴蜀书社，2018：348.

“岐柏”。

盐亭古传的治病偏方很多，如用香茅草治病，以岐柏树果、枝、叶以水煎服治病，尤以岐阳坝的“岐柏树”疗效最好。[1]

三、峨眉山人种痘

天花在我国古代属于痘疹，大约在汉代由战争的俘虏传入中国，宋元以后日渐猖獗，明清时期，也称“豆疮”“疱疮”等，是一种传染性非常强的儿科疾病，死亡率很高，即使有幸存活，其中半数以上病者面部会留下豌豆大小的满脸瘢痕（麻子），甚或导致痘疹入目而使视力受到损害，让人痛苦终身。因此，古代中医一直在寻找治疗它的方法，在古代中医儿科的文献中，有关痘疹的专书实为大宗，正说明它所受到的长期重视。在经历了多年探索之后，医家终于发现以毒攻毒的人痘接种术最为有效。

古代史书对痘疹流行多有记载，早期多笼统载于“大疫”项下。从清代以后，其发病和流行备受重视，在《明史》和《清史稿》中开始载有“豆疮”和“患痘”的专项记载，特别是记录了不少名人患痘身亡的例证，进一步提高了人们对它的危机感。故当时流行的民谚有言：“生娃只一半，出花才算全。”可见痘疹对小儿生命危害的严重程度，很多地方的老百姓为祈神免灾，筹资修建痘神庙，供养痘神娘娘。如清代梁章钜的《楹联丛话》记录痘神庙联云：“到此日方辨妍媸，更向鸿蒙开面目；过这关才算儿女，还从祖父种根苗。”学者姜生也提到澳门现存一座始建于明代的金花痘母殿，其包柱对联为“宝疹匀圆，喜个个金丹换骨；天花消散，愿家家玉树成林”。民间称出痘为出宝，视小儿出痘为过关，都提示痘疹患病的极度凶险和出痘是否顺利在当时社会受到的普遍重视。

我国痘疹接种术最早始于宋代。据清代朱纯嘏《痘疹定论》（1713）（图3-9）卷二“种痘法”和《御纂医宗金鉴》（1742）记载，宋真宗（997—1022）时，“太平宰相”王旦（975—1017）的几个孩子都先后罹患痘疹，让

---

[1] 嫘祖故里盐亭县的博客. 岐伯文化与嫘祖旅游资源开发研究［EB/OL］2009http//blog sina. com. cn/s/blog_ 6324c73301009cod. . html. ［2009-12-01］.

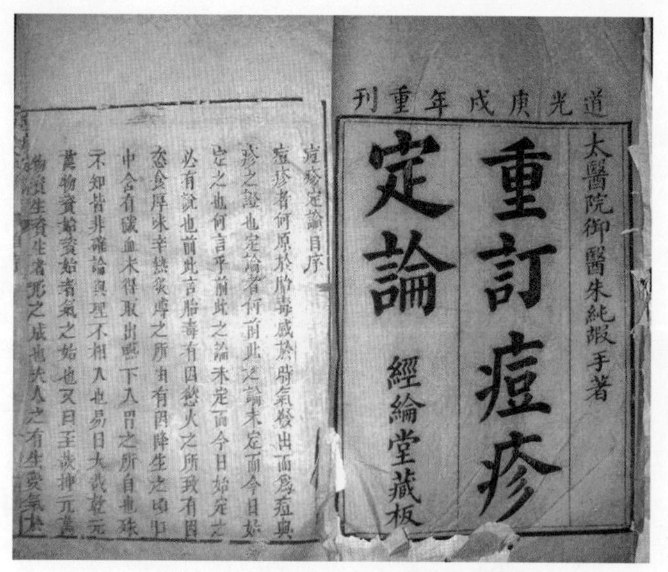
痘疹定論自序
痘疹者何原於胎毒蘊於府氣發出而爲痘與
疹之證也定論者何前此之論未定而今日始
定之也何言乎前此之論未定而今日始定之
必有說也前此言胎毒有四慾火之所致有因
恣食厚味辛熱炙煿之所由有因降生之時口
中含有穢血未得取出嚥下入胃之所自來殊
不知皆非確論與理不相入也易曰大哉乾元
萬物資始資始者氣之始也又曰至哉坤元萬
物資生資生者形之成也夫人之有生受氣於

道光庚戌年重刊
太醫院御醫朱純嘏手著
重訂痘疹定論
經綸堂藏板

图3-9 朱纯嘏《痘疹定论》书影

王旦饱受其苦，当其幼子王素出生后，老来得子，格外心疼，为使其免受痘疹之危，遍请京城儿科医家商议，希望能找到一个让其幼子能平安躲过痘疹之劫的办法。这件事被一位在京城的四川人得知后，他赶快到相府求见，告诉王旦说，欲免其子王素之灾，必须聘请峨眉山女道士为王素种痘，唯有种痘一法可解此难，峨眉山神医医术高明，经他治疗过的人百不失一，王旦一听此言，大喜过望，连忙说："速请神医到府！"四川人这才告诉他说，这位女神医远在四川峨眉山，此人经常给峨眉山周围的人种痘，于是一传十，十传百，峨眉山周围求痘者络绎不绝，这位道医遂被人们尊称为神医，所种之痘被称为神痘。王旦听后让人赶快张罗，并备下重礼，请人代表他远赴巴蜀，邀请道医到开封。两个月后神医到京（今河南开封），看到王素聪明可爱，抚摸其头顶微笑着说，此子可种，丞相无虞。王素种痘 7 天后果然发热，顺利出痘，12 天后结疤而愈。王旦欲以重礼感谢她，但被神医辞谢，说我之所以愿为丞相效力，是希望您勿以小儿为念，能更多为国家出力，让天下百姓太平安康，这样的结果才是我期望的，王旦连连称是。后来王素（1007—1073）未受痘疹之扰，寿达66 岁。峨眉山神医的这种痘法实为世界上最早预防天花的方法，它就是我国古代四种种痘方法中的水苗法。选用顺利出痘小儿第 12 天所结痂的痂皮作为痘苗，将痂皮放于洁净的瓷盅内，以柳木作杵，研为细末，加清水数滴调匀，捏成枣核大小，用红丝线拴牢后留下寸许线头，然后按男左女右的方法纳入鼻孔，未满一岁者六个时辰后取出，三岁的小孩十二个时辰后取出。豆痂的保存时间，要根据四季气温变化而有长短地区分。接种后的小儿第七天会出现发热，接下来依次见苗、出痘、长浆，最后顺利结痂痊愈。尽管这种水苗法还有一定的危险性，但是比古代“痘衣法”“旱苗法”“痘浆法”的效果要可靠，其副作用也更小，后来一直在民间流传。据姜生考证，一直到明代郑善夫《少谷集》（1522）卷二十中，才又最早提到种痘之事。万历年间（1573—1620）程从周的《程茂先医案》、周晖的《金陵琐事剩录》等书，也记录了不同的接种方法，清初雍正时有人曾目睹痘医胡美种痘。

清初俞茂鲲的《痘科金镜赋集解》（1727）中明确指出：“又闻种痘法起于明朝隆庆年间（1567—1572），宁国府太平县，姓氏失考，得之异人丹传之家，由此蔓延天下。至今种花者，宁国人居多……”马伯英研究认为，俞茂鲲的这种“得之异人丹家之传”的种痘术应“即峨眉山神人一脉传来”[1]这种取自痘疹病人病痂的痘苗称为“时苗”。用人工方法感染痘疹，发病后有时会有一定危险性，病重者的病情有时也不能有效控制，可能会出现意外。因此，使痘痂的毒性减低成为后来医家不断努力的目标，医家在不断实践的过程中，发现如果使用接种多次的痘痂作疫苗，则毒性减弱，接种后会比较安全。清代朱亦梁的《种痘心法》对此有极为清晰的认识：“其苗传种愈久，则药力之提拔愈清，人工之选炼愈熟，火毒汰尽，精气独存，所以万全而无患也。”以后医家在长期实践的过程中，选择苗种的水平不断提高，注意选用接种多次以后，经几代传递而致“苗性和平”的痘痂作疫苗，称为“熟苗”。“熟苗”本质上是一种减毒的疫苗，已经发生了某些“质”的改变，无疑要比“时苗”安全得多。熟苗法在清代郑望颐的《种痘方》、朱亦梁的《种痘心法》等书中均有所论述。由于种痘法的成熟，清代已设立国家级的种痘局（《清史稿·黄辅辰传》），这也是世界上最早的免疫机构。应该属于峨眉山人种痘法的进一步发展和成熟。

[1] 马伯英. 中国医学文化史［M］. 上海：上海人民出版社，1994：811－812.

第三节 医事医话

医事医话记载的多是生动具体的医学史实，一般以方志中较为集中，以记录医家的文化修养和事迹德行等为主，不一定完全见于医学文献。文人学者笔记中逸闻趣事每有较高文学档次，如“藏用担头三斗火，陈承箧中一盘冰”，就生动地记载了四川宋代两位四川医家截然不同的学术风格，弥补了医学文献记载的不足，为医学史提供了珍贵史料，从多个侧面让医家的形象更为丰满。

一、郭玉诊脉辨男女和医家疗疾“四难”

西汉末年东汉初期时，四川涪州（今绵阳市）有著名的医家涪翁、程高、郭玉三代师徒，涪翁长于针灸和脉学，是在正史中明确记载的四川早期著名医家。据《后汉书·郭玉传》记载，涪翁“时下针石，辄应时而效。著《针经》《诊脉法》传于世”，郭玉年少时拜涪翁的弟子程高为师，学习诊法和辨别三阴三阳的技艺，探求判断阴阳变化之术。故郭玉在针灸和诊脉等方面的水平也非常高超。东汉和帝时，郭玉担任太医丞（图2－2　汉代郭玉“太医丞印”），汉和帝听说关于郭玉师徒的传闻后，有些半信半疑，不大敢完全相信。有一天，汉和帝决定要亲眼看看郭玉到底有没有真本事，就故意安排一位太监中手腕细腻者和一位宫女一起站在帷幕后面，两人各伸出一只手腕来请郭玉诊脉。郭玉诊完脉后觉得不像是平常人两手的脉象，就对和帝说，这两只手的脉象十分怪异：“左阴右阳，脉有男女，是个异人。”和帝听后，十分佩服郭玉仅仅根据两只手的脉象就能分辨出帷幕后面原来站的是男性和女性两个人，他摸出的是男女两只手的不同脉象，对其脉诊达到如此出神入化的高超程度十分佩服，从此以后，对郭玉的医术更加信任。

郭玉为人仁厚而富于爱心，治病不分贵贱，在给普通百姓治病时同样认真负责，疗效显著，但给达官贵人治病时效果反而差强人意。汉和帝得知后，感觉十分不解，就让一个生病后的官员打扮成普通老百姓的样子去找郭玉治病，结果郭玉“只施一针”，病就好了。汉和帝得知后责问郭玉，为什么他平常在给有高贵身份的人治疗时达不到这样好的效果。郭玉回答说，医生治病与他对疾病的认识和对病人的感受有关，就是说针刺时，需要洞察病人气血运行的变化而巧妙施术，医生用针的神奇效果，在于全神贯注、专心致志，方能得心应手，运用自如，下针时差之毫厘，会失之千里，这种感受是只可以意会而难以用语言来形容的。“其为疗也，有四难焉：自用意而不任臣，一难也；将身不谨，二难也；骨节不强，不能使药，三难也；好逸恶劳，四难也。”而达官贵人位高权重，自以为是，往往盛气凌人，对治疗的医生不能充分信任，让我怀着忐忑不安的心情，而当开始治疗以后他们又不能很好地配合，把医生的话当作耳边风，平时不注重保养身体，花天酒地，导致体质虚弱，难于用药。这种人平时养尊处优，好逸恶劳，活动偏少，导致气血瘀滞，所以治疗时就很难速愈，或者久治不愈。同时，针刺有深浅不一的要求，用针也有时辰寒温方面的禁忌。这就是最早有关医患关系的一次君臣之间的精彩对答。就是郭玉提出的对贵人疗疾有着“四难”的传说，汉和帝听后，觉得很有道理，表示认可他的感受。

二、“藏用担头三斗火，陈承箧中一盘冰”

石用之，名藏用，宋代眉州人，不但知医，且擅长针灸，其独到的针灸技术在多部古籍文献中都有记载。石氏曾挟医技游于京师，以至声名卓著。治病喜用大剂热药，认为：“今人禀赋怯薄，故按古方用药多不能愈病。非独人也，金石草木之药亦皆比古方弱，非倍用之不能取效。”（宋·张杲《医说》），可见他是一位有胆有识的早期火神爷。有一位名叫晁之道的士子，非常佩服石藏用的见解，故经常服用丹药，哪知到晚年的时候开始发病，因为体内燥热，即使严冬也需卧伏于冰冷的石头上才觉得舒服，因此屡受寒气凌侮而早亡。由此可见石氏之论也存在片面和不足之处。另外一位北宋时期四川阆中籍医生陈承，是一位医药兼通的医家，于元祐七年（1092）将《神农本草》和《图经本草》合而为一，并附入古今论说和个人见闻，编成《重广补注神农本草并图经》二十三卷，官至将仕郎措置药局检阅方书。大观年间（1107—1110）与裴宗元、陈师文等校正增补《和剂局方》。北宋元祐间（1086—1093）更以医术闻名于世。其曾祖为宋初名臣陈尧佐，少而聪颖，幼年丧父，与母移居辽淮间，长期在杭州居住，通过行医以维持生计，亦一时为世所推重。然好用寒凉药，与石氏用药风格形成鲜明对照。故俗谚戏云："藏用担头三斗火，陈承箧中一盘冰。"可见二人医术各有主张，各有擅长，属于中医两种用药风格迥异的医家。记载这一轶事的宋代文学家方勺评价这二位医家的医术之后很有感慨说："古之良医，必量人之虚实，察病之阴阳而后投以汤剂。"不能一味偏执，指出这二位医家拘于用药寒热两端，处方一味温热或一概寒凉，未免有失偏颇。这一早期有关医学的谚语在宋代胡仔《苕溪渔隐丛话后集》、陆游《老学庵笔记》、方勺《泊宅编》卷五中均有记载，说明它在社会上流传很广，影响很大，值得我们后来者借鉴和深思。

三、史堪一味紫菀治愈蔡京便秘

史堪，字载之，北宋神宗年间四川眉州（今眉山）人，政和年间中进士，任过太守，著有《史载之方》传世，是一位很有医学修养的医家。因仅用一味紫菀治愈权臣蔡京的便秘，由是知名。此事在宋施彦执《北窗炙輠录》有较为详细的记载："蔡元长苦大肠秘，国医不能通，盖元长不肯服大黄等药故也。时史载之未知名，往竭之，阍者龃龉，久之乃得见。已诊脉，史欲示奇，曰：'请求二十文钱。'元长曰：'何为？'曰：'欲市紫菀耳。'史遂市紫菀二十文，末之以进，须臾遂通。元长大惊，问其说，曰：'大肠，肺之传送，今之秘无他，以肺气浊耳，紫菀清肺气，此所以通也，此古今所未闻。"[1] 其后，这件事在明代俞弁的《续医说》中有转载，后来被人们广为

[1] 施德超. 北窗炙輠录［M］. //曹溶辑. 学海类编（第六册）［M］. 扬州：江苏广陵古籍刻印社，1994：414.

传颂，成为巧用中药单味药，以四两拨千斤之力治愈名人痼疾的一段佳话。从上面的记载可以看出，以平常人们认为主要用于止咳的紫菀用于治疗便秘，好像有些让人不大好理解。但正如史堪所解释的肺与大肠相表里的原理那样，紫菀的宣肺（上）则能通下，就如提壶揭盖法的道理一样。后来清代《本草从新》谓紫菀："苦能下达，辛可益金……虽入至高，善于达下。"《药品化义》云："紫菀味甘而带苦，性凉而体润……因其体润，善能滋肾，盖肾主二便，以此润大便燥结……宣通壅涩，大有神功。"都进一步对紫菀通便的功能进行了药理解说，其要点一在宣上则通下，二在凉润，其实前者才是关键，不然，润肠通便的药如地黄、玄参、知母等，其他医生不可能想不到，也不可能没有使用过，他们可能不敢给蔡京轻用大黄、芒硝之类的泻下药，但润肠通便的方法医家应该不大会忽略。也可能正是有了前面医家用药的基础，史堪的妙用才会画龙点睛，马到成功。

四、为皇室治病的四川民间医家

四川僻处我国西南，与省外联系不便，古代蜀道之难难于上青天，医家主要行医于基层，为普通民众解除疾苦。但历史上，仍有数位四川医家因其卓越的医术，声名远著，上达天庭，受到朝廷的重视，被官员推荐后特邀到首都为皇后及皇室治病。除前述东汉郭玉任太医丞，成为皇家专职御医外，唐代有青城山邢道士，用青丹二粒并梨汁送服，治愈唐武宗"心热之疾"。宋代，特别是清代四川有多位民间医家被推荐为皇后治病，或受太后嘉奖，在历史上留下佳话。

1. 治愈显仁皇太后目疾的皇甫坦

皇甫坦，字履道，北宋末期嘉州夹江人，善医术，同时也是一位道教的著名人物，有不少道教弟子追随。其初避居峨眉山，后长期移居庐山，绍熙年间（1190—1194）去世。《宋史》卷四六二有传。宋代著名学者、四川蒲江人魏了翁曾为其旧址题书"家庆楼"。1940 年青城山上清宫发现"宋知宫皇甫先生墓"墓碑。

宋高宗赵构之母显仁太后韦氏（1080—1159）晚年患有目疾，诸医不能疗，经临安太守张偁推荐，皇甫坦远赴杭州，高宗召见后，到慈宁殿用针很快就为韦太后治愈一只眼睛，高宗母子非常高兴，当即要厚赏，但是坦力拒所受。史书上对皇甫坦治疗的方法虽语焉不详，但从韦氏的年龄和她之前治疗不易的情况来看，很可能是患有白内障，皇甫坦大概使用的是金针拨障的方法，治疗的效果才会这样立竿见影。高宗让人绘其像挂于禁中，诏令其移居庐山，为其筑室，以便就近召见，并手书“清净”两字以名其庵。隆兴初，高宗、孝宗皆称其为“皇甫先生”“遣问不绝”。高宗曾召问：“何以治身?”坦曰：“心无为则身安，人主无事则天下治。”复问其长生久视之术，坦曰：“先禁诸欲，勿令放逸，丹经万卷，不如守一。”从其强调的无为而治和少私寡欲、守一养生的主张来看，皇甫坦是一位习黄老之学的道医类人物。

2. 治愈孝康章皇后目翳的刘之琦

会理是四川凉山州的一个小县城，清初时有位医生刘之琦，字奇玉，正如其字一样，他是医家中的一位奇才。同乡中某位千总，患二便不通多日，诸医用尽行气通便消胀等各种方法无效，以致病人胀闷欲死，众医束手无策，危急关头，有人想起善治重症奇病的刘之琦，赶快把他请到现场，此时病人已痛不欲生，他先翻阅前医处方，感觉用药也有道理，但为何不效呢？看来是内服药缓不济急，就马上命人用一大木桶注满温水，让病人裸体浸泡其中，然后不断添加热水以保持一定温度，经过热气的熏蒸和刺激，不久病人就有了便意，待二便一通，憋闷胀痛霍然而愈，人们不禁拍手称奇，纷纷要求他说说得效的原因。刘则轻描淡写地解释说，千总肥头大耳，又系回人，平素以牛羊肉等辛热燥火类食物为主，造成燥热积食壅积肠道，兼之病前突然感受寒邪，以致寒热错杂，气郁闭结，大小便不通。因为病情危急，故用热浴以散寒温通，加上病人先已服用清热泻下药，双管齐下，故效如桴鼓。此后他的医名日著，当清初肃亲王豪格入川时，病困成都，多位医生用药鲜效，有人推荐刘之琦医治，竟手到病除。这时孝康章皇后患目疾，经历多医，病情始终缠绵难愈，肃亲王于是推荐刘之琦赴京治疗，刘到京之后，仅用数剂中药，即云开翳散，红赤尽退，视力恢复正常。清廷欲封赏官爵，刘以草民不惯京城生活为由辞谢，于是赏赐珍玩无数，送其荣归故里。此后，他一直行医民间，终身不仕，在乡间的平静生活中安享晚年，寿达90余岁。

3. 为同治皇帝和慈禧治病的周松仙

周松仙，名云章，字松仙，后以字行，祖籍陕西。道光九年（1829）生于四川省新都县。属晚清成都赫赫有名的“南周北李”两大家族之一的南府街周家。周氏自幼聪颖好学，博览群书，咸丰年间高中进士，历任浙江嘉兴、永嘉、桐木、定海等10县知县。公余之时，周氏喜阅医书，特别是对中医经典著作更是反复研读揣摩，对名医陈修园格外佩服。认为陈氏“条贯诸家，汇萃经旨”，如“昌黎之文，起衰八代”，《医学三字经》浅显明了，易学易懂。于是仿其例著《简易医诀》四卷，其旨在“方取其典，论取其浅，文取其显”，其中尤以《温病三字诀》《儿科三字诀》较为知名，有单行本流行。其书后来由其子周祖祐和其孙周琛于宣统元年（1909）在成都学道街“志古堂”书坊雕刻出版。

周平时得便喜为部属及普通百姓看病，从而积累了丰富的临床经验和很高的声望。此事很快传到邮传部大臣盛宣怀耳中，刚好这时盛氏正为他母亲患病久治不愈而着急，盛氏当时何等人物，权倾一时，北京、上海等地知名的中医和西医早已遍请，但疗效仍不理想，于是派人专程到浙江恭请周氏，周看后很快手到病除，对此盛宣怀感激不尽。这时咸丰皇帝在热河病重，盛宣怀于是推荐周氏前往为咸丰诊脉，在其赴热河的途中，传来咸丰病逝的消息，只得半途而返。此后，每当同治皇帝和慈禧太后有病而御医治疗不满意时，就会召周松仙进宫诊治，每次进宫，皆盘桓多日，并欲安排其为御医，周坚辞不受，执意回浙江为官兼行医术。光绪五年（1879），震惊全国的“杨乃武与小白菜”案定案，余杭县令被免，朝廷派周氏赴任。彼时，夏日炎炎，周氏因旅途劳累中暑，一病不起而病逝。周辞世之后，朝廷感其勋劳，破格加封为正二品，其夫人亡故后又诰封为“一品夫人”，一个小小的七品芝麻官，如果不是因为其高明的医术和曾经为皇室服务，是不可能在死后得到如此的殊荣。周氏为富而有仁，遗嘱仿宋代范仲淹之例，在其家乡新都购买下几百亩良田，修建“承顺义庄”，用来救济贫穷百姓。故周氏乐善好施的事迹在四川新都、成都一带被人们广为传颂。

其他如万县王文选，虽未直接为皇室治病，但其医术和德行远播，也受到北京慈禧太后给予的褒奖，清光绪十年（1884）王文选被御赐银牌，钦加六品衔龙章[1]。

五、“税龟板、廖阿胶、王厚朴、周花椒”

“税龟板、廖龟胶、王厚朴、周花椒”说的是清代咸丰同治年间，流传于四川乐山井研县的一首时谚，它既形象地点出了当地四位医生的不同用药特色，又暗喻了几种不同中医学术流派截然不同的学术主张。原来井研廖荣高与税锡祺居于同里，廖荣高长期从医，用药擅长滋养肝肾，在病人中有着很高声誉，其后税锡祺拜廖为师学医，师徒所用医方悉遵景岳八阵中方剂，尤其喜用和阵中的金水六君煎等方，长于医治以肾虚兼有痰浊的慢性咳喘等类疾病，属于滋阴派，故师徒用龟甲、龟胶、生地黄等一派清虚热养肝肾的药为主。而当地另外一位医家周廷燮服膺黄元御命门学说，学术主张与之相反，用药多以温补肾阳的干姜、附片、肉桂等一派温热药为主，以致当地中医主张肝肾阴虚与脾肾阳衰两种截然相反的认识并行于世，病人患虚劳瘵痨服药至死仍深信医家而不疑。其事在《井研县志》卷四十《传》十三《方技·廖荣高传》有载：“井研廖荣高与税锡祺居同里闬，荣高故业医，有时誉，锡祺从之学，所用方专主景岳八阵，尤以和阵金水六君煎为主，偏于滋阴，与周廷燮相反，时人谓之语曰：税龟板，廖龟胶，王厚朴（王廷照），周花椒（周廷燮）。两说相持，病者阴阳亦互异，瘵痨至夭亡无所怨。”

稍后井研名医廖登楼看到当地这两位名医各执一偏的时弊后，决心补偏救正，著《四圣心源驳议》，其序曰：“井研自廖云高、税锡祺以滋阴之说倡。群焉附从。药肆龟板龟胶动销数千百斤，病者常以阴不足而死。自黄氏之说盛，周廷燮为之倡，岁销姜、附、桂枝、法夏数千百斤，龟板、龟胶几绝，病者又转以阳不足而亡。常见服阳药者，以桂、姜、椒、蔻随口咀嚼，一人服附片至以百斤计，猝死于阳虚。岂龟、地于廖、税无功，姜、夏因廷燮而鲜效哉，天地不能有阳而无阴，人身不能有气而无血。”说者谓一言中的，深揭两派之弊，将两种水火不容的倾向及其在市面上截然不同的反映刻画得入木三分，细节详实而生动形象。它既反映了中医各家学说对晚清四川

[1] 陈先赋. 四川名医传 [M]. 成都：四川科学技术出版社，1991：38.

医家的不同影响，基层医家不同学术流派主张中存在过于偏执的现象，更强调医家应兼容并包，既要有自身特色，更要持平而论，实事求是。

廖登楼医迹在光绪二十六年《井研县志》卷十四《艺文》四《子部》中有载，谓其字光远，为晚清著名经学家廖平之三兄。其书《脏腑探微》中以胆为藏，肾为五脏之精。其说在该书自序中有详细记载。

第四章

学思流芳

川派中医发展至清代以后学术趋于活跃，医家撰写和出版著作增多，扶阳学说、中西医汇通学说等先后产生，在全国产生巨大影响，涌现了一大批闻名全国的著名医家，其学术观点特色鲜明，临床成效显著，为中医学术的创新发展立下不朽功勋。分析讨论其学术思想特色是认识和传承发展川派中医的重要研究任务。

第一节 扶阳学说

扶阳学说诞生于巴蜀大地，既因四川盆地潮湿的地域气候环境，也因郑钦安师承刘沅玄学的影响，更因郑氏在临床的体悟与胆识，故首先被川派医家高度认可而传承，继而推广全国，名家辈出，学派声势浩大。其中的原因很值得我们深思和不断深入研究，以便使之得以更好地传承和发展。

扶阳，顾名思义，即指一切扶助阳气的治法，包括直接扶阳法与间接扶阳法。直接扶阳法，包括如温阳、回阳、潜阳、救阳等，主要指直接温补扶助阳气、恢复阳气正常功能的各种治法。间接扶阳法，包括如散寒、除湿、利水、消饮等，主要指祛除水、寒、湿、饮等能损伤阳气的阴邪的各种治法。扶阳法体现了重视人体阳气的医学思想。中医扶阳思想起源很早，早在先秦时期便已萌芽，至《内经》《伤寒杂病论》已发展到了相当成熟的理论高度，其后历代医家均有研究发展，在明代还形成了著名的温补学派。

四川扶阳学派源于伤寒学派，以仲景学说为宗，融合易学和温补学派的精髓，理论上推崇温扶阳气，临证以擅用姜、桂、附等热药而著称。扶阳学派从理法到选方用药多崇温热，重视阳气、重视阳虚阴寒证的辨识与证治是扶阳学派的学术思想核心。四川是扶阳学派的发源地和兴盛地，自晚清医家郑钦安肇兴，其后代有传人，私淑者遍及川滇地区乃至全国，近年来成为在全国有较大影响力的一个医学流派。代表性医家除郑钦安以外，秉承郑钦安真传的弟子卢铸之等一门三代，均以“卢火神”而著称于世；云南吴佩衡、上海祝味菊等多人，也以“吴附子”“祝附子”独步医林。

一、学术源流

从学术渊源来看，四川扶阳学派的形成，主要与三大方面的影响有着密切的关系，主要包括四川本地的历史文化与地理环境、历代川派医家临床运用《伤寒论》的体悟、中医历代伤寒学派与温补学派的学术影响。

（一）四川历史文化与地理环境的因素

首先是与四川本地的历史文化与地理环境关系密切。近代著名学者南怀瑾先生，在《小言〈黄帝内经〉与生命科学》等著作中，曾说四川一带的中医，风格与其他地方不一样，“他们的理论不同，诊断也不同”，并且说蜀中一带有不少“火神爷”。所谓“火神爷”，也就是擅长运用附子等辛温药的中医。南怀瑾先生此言，确实有一定客观依据。巴蜀一带，数千年来，中医药学术体系独树一帜，为祖国医学贡献了丰富的智慧，产生了一大批善于运用扶阳治法与方药的川派医家，乃有扶阳学派之兴盛。

从四川地区历史文化来看，蜀地一带在秦代以前长期与中原隔绝，正如李白所说：“蚕丛及鱼凫，开国何茫然。尔来四万八千岁，不与秦塞通人烟。”蜀国历史久远，但秦代以前长期与中原文明不相类，虽然古蜀国历史目前缺少文字记载，但从四川广汉三星堆、成都金沙遗址出土的文物来看，古蜀的文明绝对不在中原文明之下。秦代以前数千年，传说中的蚕丛氏、彭祖及巫咸、巫彭等巫医皆或多或少与医学有关。秦以后，蜀地被纳入中原文明，但地理环境的相对独立性、封闭性，造成了川派医学与中原医学相比，始终有自身独特的风格。巴蜀又为道家、道教的发源地，道家、道教的理论以及一些修炼方术历来对中医影响很深。历代蜀医多受道家影响，如晋代蜀医李常在、李八百，宋代皇甫坦，明代飞霞道人韩懋等。唐代孙思邈也多次到四川峨眉山隐居炼丹，著名道士杜光庭也精通脉学。因此，蜀地医学多有道家色彩。古代巴蜀地区又为易学中心，汉代“文翁化蜀”后，严遵（严君平）、扬雄等人在蜀地讲授研习易学，蜀地便成为继齐鲁之后的全国又一个儒学中心。历代还有卫元嵩、李鼎祚、陈抟、来知德等蜀地易学大师。易学领域，巴蜀代有其人，名贤辈出，故自古即有“易学在蜀”之说。乃至清代郑钦安之师刘止唐先生学究天人，家学渊源而精于易学，著作宏富，其易学思想对郑钦安学术有极大影响。巴蜀地区的道家、道教、易学为四川扶阳学派的兴盛奠定了良好的文化基础，甚至直接影响到扶阳学说理论的形成。

从地理环境来看，巴蜀一带位于祖国西南的四川盆地，四周有秦岭、大巴山、巫山、云贵高原、大凉山、川西高原等崇山峻岭环绕，而盆地内却是物华天宝、土地肥美，自古以来号称“天府之国”。蜀地多产药材，四川为全国第一药材资源大省，如附子、乌头、天雄、川芎、干姜、半夏、羌活、独活、白芷、姜黄、花椒、大黄、黄连、厚朴、木香、川牛膝、川贝母、川木通、仙茅、续断、天麻等道地药材堪称上品，尤其以附片、乌头、川芎、花椒等道地辛温药著称。盖四川盆地内多雨潮湿，又位于青藏高原边缘地带，岷江之水乃雪水所化，寒湿较甚，故此地植物多有耐寒、耐湿之性，气味多辛香、芬烈、雄厚，这样也就形成了川派医家善于运用辛温燥湿药物的风格，数千年来积累了丰富的经验，也就为郑钦安等川派名医善用姜、桂、附等辛温药物奠定了基础。

（二）四川历代医家扶阳思想的影响

早于扶阳名家郑钦安之前，四川地区便已产生了不少擅长扶阳之法的医家。如北宋医家史堪。史堪，字载之，北宋眉州（今四川眉山）人，生于北宋元丰年间，为政和年间进士，官至郡守。史载之著有《史载之方》两卷，书中方药喜用麻黄、羌活、三棱、莪术等辛温发汗、活血逐瘀药物和狗脊、巴戟天、桑寄生、萆薢等强筋健骨、祛风除湿类药物。诚如清末周学海评注《史载之方》所言，这是因为史载之为蜀人，而蜀地多湿，易痹阻筋骨，导致血滞、血痹。史载之遣方用药已有重用辛温扶阳的特点。

明代四川医家韩懋，学术上也有重视扶阳的倾向。韩懋，字天爵，号飞霞道人，明代中期四川泸州人，著《韩氏医通》。学术上崇尚温阳，重视脾肾，提出了“一气流行学说”，指出人身“一气”为“呼吸之根，性命之蒂”，一身气机之根蒂，而此一气萌生于“命门”，流行于全身。在方药运用上，韩懋亦擅长运用附子等辛温类药物，他盛赞附子回阳之功说：“黑附子回阳，霸功赫奕。”《韩氏医通》记载韩懋曾治一妇人，该病人因惊扰过甚而昏昏不省人事，口唇舌皆生疮，或至封喉，下部虚脱，白带如注。如此四十多天，有时或稍苏醒，而至欲自缢，悲伤不能自止。其他医者以病人唇色生疮等症，遂投寒凉之剂解其上焦之热，但用药后下部虚脱之证则加重。又改投温热之剂及以汤药熏蒸其下，则热晕欲绝。韩懋脉诊后，始知为亡阳证。即以盐煮大附子九钱为君，制以薄荷、防风，佐以姜、桂、芎、归之属，水煎，入井，冰冷与之服药（反佐之意）。病人未尽剂，则鼾鼻熟睡通宵，醒来后即能识人。除外，韩懋还善用半夏、白芥子、鹿角等辛温、化痰、温阳诸品。可见韩懋也是一位善用扶阳的医家，与后来的清代郑钦安亦有一定的学术渊源关系。

清代蜀中名医齐秉慧也是一位善用温热的医家。齐秉慧，字有堂，叙州（今四川省宜宾市）人，著有《齐氏医案》等医书。临床上重视脾肾，对明代温补学派诸家学说多有继承，亦善用温补治疗与温热之品。如齐氏曾治疗一杨姓病人（杨子宽），该病人患阴寒直中肾经，面青鼻黑，腹痛欲死，更加囊缩，急求治于齐秉慧。齐氏诊之后说此症为死亡顷刻之证，治之稍迟，必一身尽黑而死。急与之救亡丹，用人参五钱、白术二两、附子一枚、干姜三钱、肉桂五钱，水煎急与之服，一剂而效。齐氏指出此证全是一团死气现于身之上下，若不用附子、干姜、肉桂等猛烈大热重剂，则不能逐阴寒而追亡魂，驱毒气而夺阳魄。可见，齐秉慧乃善用温补、重视脾肾的川派名医。郑钦安晚于齐秉慧数十年，在学术上与齐氏多有相通之处，值得学者深入研究和探讨。

郑钦安之师刘止唐在理学方面的成就，则直接启发了郑钦安扶阳学说的形成。《医理真传》《医法圆通》所论“人身性命立极”“阴虚阳虚”“先天后天”“乾坤大旨”“坎离水火立命”诸说，实皆源出于刘止唐理学，刘氏理学为郑钦安医学真传要旨、圆通心法之根基。刘止唐为清代理学大师，为理学槐轩学派的开创者，同时又兼通医学，郑钦安于刘氏门下，圆融刘门理学、医学，发明其说，继承刘止唐医统，为槐轩学派医学一门的发扬光大者。刘止唐名沅，止唐乃字，一字讷如，号青阳居士，四川成都双流县人，清代中期理学大师，创槐轩学派。刘止唐的学术思想重在阐明天道性命之理，贯穿其所著所有著作中，所著书籍主要是注解儒家十三经，俗称《十三经恒解》，其著作中尚有医书一部，书名《医理大概约说》，发挥《内经》《周易》《伤寒论》诸书精义，阐明人身阴阳合一之理及张仲景立法立方的要旨。郑钦安自16岁拜于刘沅止唐槐轩门下，从学8年，受到的影响是显而易见的。《医理真传》开篇“乾坤大旨”“坎卦解”“离卦解”等篇，为钦安医学的学术根基，而其根本是源出于刘沅槐轩理学。刘止唐先生《槐轩约言》中有“无极太极图解”“三元图解”“八卦图解”“性命图解”“五行图解”“四象图解”“乾坤坎离说”“先天后天说”等诸篇，其间多可窥见郑钦安医学学术源头的影子。

（三）中医历代医家扶阳学说的基础

除四川本地的历史文化、地理环境、川派医学源流对扶阳学派的形成奠定了重要的理论与临床基础之外，中医历代伤寒学派、温补学派的学术成就也是扶阳学派理论之渊薮。

中医理论的奠基之作《黄帝内经》中即有“重阳”理论的体现。《内经》中绝大部分篇章都运用了阴阳学说，对于阴阳二者，《黄帝内经》部分篇章对“阳”的一方尤为强调，如《素问·生气通天论》《素问·阴阳应象大论》等篇。《素问·生气通天论》指出：“阳气者，若天与日，失其所则折寿而不彰。故天运当以日光明。是故阳因而上，卫外者也。”此言阳气在人体中的作用如同太阳在天体中的作用那样，不可或缺。天体中必赖太阳有规律地运行不息，才能光明爽朗、万物生化。人体中也有赖于阳气运行畅通，才能保持健康长寿。无论形体的强健、精神的聪慧，都以阳气充沛、不失其常为前提。

张仲景《伤寒杂病论》，则从临床角度强调了阳气的重要性，同时奠定了“扶阳法”的治法方药基础。现流传的《伤寒论》辨太阳病脉证、辨阳明病脉证、辨少阳病脉证、辨太阴病脉证、辨少阴病脉证、辨厥阴病脉证等编次，全书三百九十七条、一百一十三方，以三阴三阳六经辨证统摄，辛温药物在全书运用相当广泛。如太阳病部分，以桂枝汤、麻黄汤为首，又有各种误治、兼证的治疗，其中充分体现了对人体阳气的重视。干姜附子汤、茯苓四逆汤、真武汤、桂枝加附子汤、四逆汤、通脉四逆汤、白通汤、吴茱萸汤等《伤寒论》经典名方，成为后世扶阳学派常用的方剂。《金匮要略》中对扶阳法的运用也多有体现，各篇中对温阳、通阳、回阳、散寒、祛阴等扶阳法的运用亦十分广泛。仲景对扶阳法的灵活运用成为历代医家扶阳理论思路的圭臬，对四川扶阳学派影响颇大。仲景《伤寒杂病论》实开扶阳一脉方药之滥觞，后世扶阳一脉的理法方药多从《伤寒杂病论》中扶阳诸方、诸条发挥而来。

晋唐两宋时期，孙思邈《备急千金要方》与《千金翼方》两书，对扶阳理论的发挥较为充分，书中对乌头类药物附子、天雄、乌头等在温阳治法中的运用十分广泛。注释《黄帝内经素问》的唐代医家启玄子王冰对扶阳法也颇有贡献，如其所言“益火之源以消阴翳”“壮水之主以制阳光”两大治则，为后世扶阳医家所宗，郑钦安即在其著作中重点讨论过王冰此论。宋代还有名医窦材，著有《扁鹊心书》。《扁鹊心书》卷上第二篇即为“须识扶阳”，开宗明义阐明了扶阳的重要性。该书强调人体真阳元气的重要性，常用姜附剂扶阳，认为“保命之法”灼艾第一、丹药第二、附子第三。

金元时期，名医辈出，著名的金元四大家对扶阳法的运用也多有发挥。金元四家之中最为重视阳气的则当属李杲（李东垣）。李东垣重视人体元气，尤其重视脾胃对元气的滋养作用，认为脾胃的盛衰决定了元气的盛衰，脾胃内伤，元气虚损，则百病由生，治疗上强调升阳、升清、补中之法。元代名医王好古，在李东垣“脾胃学说”的基础上倡导“阴证”的研究，撰著有《阴证略例》一书，书中对阴证的病因病机及诊治进行了详细探讨，对《伤寒论》温阳扶阳诸方证进行了深入研究。在阴证的治疗方面，王好古重视扶阳温中，主张温补脾肾，喜用附子、干姜等扶阳诸品。郑钦安《医理真传》《医法圆通》中亦详细阐述了阴证、阳证的鉴别，上溯可追至王好古的《阴证略例》。

明清时期，重视扶阳法的医家大量涌现，明代中晚期出现了“温补学派”。针对当时某些医家滥用寒凉的弊端，一些医家于临证倡导维护阳气、纠正时弊、力主扶阳治法、重视脾肾调补。这一时期，倡导扶阳学说的代表医家主要有薛己、孙一奎、赵献可、张介宾、李中梓等人。薛己为明代中期医家，著作颇为丰厚，后人辑为《薛氏医案》，学术上倡导甘温以生发脾胃之阳气，重视脾肾、命火元阳，治疗用药以温补著称。孙一奎为明代名医汪机再传弟子，著有《赤水玄珠》《医旨绪余》等，学术上重视命门动气，认为命门为两肾之间的动气，属于坎中之阳。孙一奎在“纳气归元”的治法研究上也颇有建树，对后世有较深远的影响。赵献可为明代万历、崇祯年间医家，著有《医贯》《邯郸遗稿》等书，学术上重视命门水火，善于温补命火，善用八味丸等方温阳，并创制了十补丸等扶阳之方。明末张介宾，号景岳，明代嘉靖、崇祯年间名医，明代温补学派著名代表人物，撰有《类经》《类经图翼》《类经附翼》《景岳全书》《质疑录》等著作，学术上重视扶阳，提出了著名的“阳非有余论”。张介宾指出：“天之大宝，只此一丸红日，人之大宝，只此一息真阳。”创立了不少温阳名方，如右归丸、右归饮等。李中梓，明末著名医家，著《医宗必读》等，重视脾肾两脏，认为二者为先后天之本，又认为精血之源在肾，阳气之源在脾，温阳以脾胃为核心而兼及温肾。清代中期名医陈修园（陈念祖）也对四川扶阳学派产生过较大影响。郑钦安在《医理真传》序中说：“近阅闽省陈修园先生医书一十三种，酌古准今，论深注浅，颇得仲景之微，亦且明透。其中分阴分阳之实据，用药活泼之机关，间有略而未详者。”至清代四川邛崃郑钦安，在古人重视阳气，重视温补脾肾命门的基础上，强调“万病皆损于阳气”“有阳则生，无阳则死”，认为“阳者阴之根也，阳气充足，则阴气全消，百病不作。”为扶阳法则奠定了理论基础。

总之，四川扶阳学派有独特的风格，重视《伤寒论》的研究及方药的运用，受本地历史文化与地理环境及中医历代扶阳理论的影响，并善于将儒家、道家的一些有关阴阳理论的思想认识，尤其是理学、易学等理论，引入到医学中来，形成了扶阳学派重视阳气、善用温热方药的特点。

二、医家与论著

四川扶阳学派自清末以来，近百余年间不仅流传于四川，还远播全国。郑钦安之后，代有传人，私淑其学术思想的医家众多，名医辈出，在四川、云南乃至全国的影响都颇为深远。代表性医家有郑钦安、卢铸之、祝味菊、吴佩衡、补晓岚、戴云波、范中林、刘民叔等人。代表性论著有《医理真传》《医法圆通》《伤寒恒论》《伤寒质难》《吴佩衡医案》等，这些论著传播较广，在全国具有一定影响力，为扶阳学派名著。

1. 郑钦安（1824—1911），四川邛崃人，出身于儒门世家。郑钦安祖父名郑守重，乃嘉庆年间恩贡。父亲名郑本智，初攻科举，后屡试不第，退而办私塾执教，以训蒙为业。郑钦安为郑本智独子，故五岁即从父读书，年稍长则博览群书，后随父由邛崃迁居省城成都。此时，成都有蜀中名士双流刘沅（字止唐），习儒而通医，医学上精于《内经》《伤寒论》，理学上则尤精经史，为清代理学大师，开创了理学“槐轩”一派，时称“刘门”，名满巴蜀。

郑钦安16岁拜于刘止唐门下，习儒而兼学医，在刘止唐指导之下，潜心研读《内经》《周易》《伤寒论》《陈修园医书一十三种》诸书，尽得止唐先生医学真传，为刘止唐门下医学弟子中之翘楚。郑钦安在《医理真传》叙中自述：“余蜀南临邛人也，迁居于成都省城，学医于止唐刘太夫子，指示《黄帝内经》《周易》《太极》，仲景立方立法之旨。”遂览医书七十余种，穷究天地盈虚消长之理，人身阴阳合一之道，仲景立法垂方之旨，博学深思，兼采众家之长，医术日精，以儒入医，颇有建树。24岁行医于成都，以擅用附子、干姜等辛温之品起沉疴、愈痼疾，踵门求治者应接不暇，誉冠一时，人称“火神”。

郑钦安沉潜于《内经》《周易》《伤寒》数十年，引易入医，明析阴阳，学术风格独树一帜，临证动辄用大剂量姜、桂、附回阳，《医法圆通》一书诸多阳虚阴证证治中，处处可见“急宜大剂回阳”等治法。故时人称其为“郑火神”“姜附先生”，后乃有“火神派”之说法。郑钦安代表著作包括《医理真传》《医法圆通》《伤寒恒论》三书，今人称此三部著作为“火神三书”，传习者甚众。其《医理真传》主医易汇通，结合易理阐述医理，以阴阳坎离为纲，强调真阴真阳为性命之本，讨论阳虚证、阴虚证及杂病的辨治。《医法圆通》以阴阳为实据，辨明阴阳虚实及杂病处方圆机活法，并批驳时医弊端，示以用药法眼。《伤寒恒论》则发明仲景之学，考释伤寒。郑饮安誉满西南，不仅门徒甚多，各地私淑者亦众，后人视其为“火神派”开山鼻祖。

2. 卢铸之（1876—1963），名禹臣，晚号金寿老人，四川德阳人，出身于中医世家。卢铸之曾中秀才，经史子集根底深厚，因见八股文不能济世，加之体弱多病，故弃举子业而发奋学医。少年时先随其姑父德阳著名儒医颜龙臣学文学医。光绪年间，其姑父颜龙臣亲率卢铸之赴成都拜郑钦安为师，十一年学成后，又遵师命游历四方，足迹遍及全国二十余省，考察各地民众体质状况、生活习惯、水土气候，研究各种药物的栽培、炮炙、性味、功用及其相互关系，三年后乃返成都，于光绪末年开设“养正医馆”。

卢铸之在学术上继承和弘扬郑钦安学说，指出“医之阴阳至理，本于易”，将易理融入医学理论，强调立命在于以火立极，立法在于以火消阴，阳为主，阴为从，临证中善用大剂量姜桂附，时人尊称为“卢火神”（图4－1）。卢铸之著有《卢氏医学心法》《金匮要略恒解》《郑钦安先生医书集注》《卢氏临证实验录》《本草药性配合阐述》等书，其传人有卢永定、卢崇汉等人。

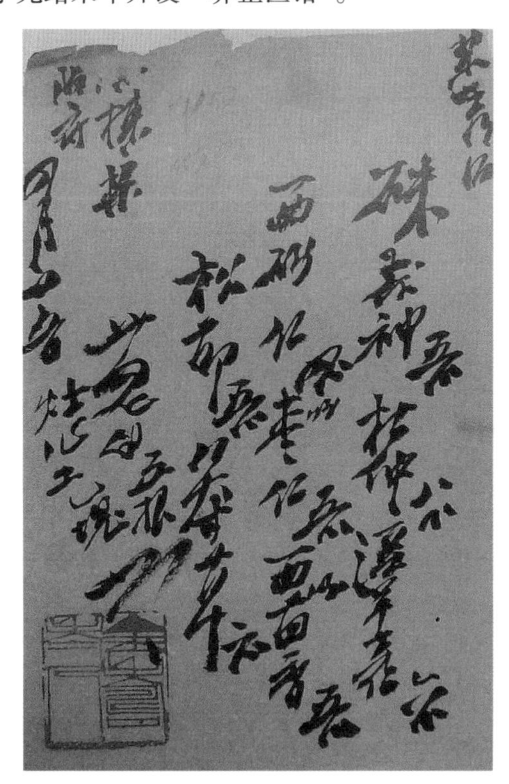

图4－1　卢铸之处方

3. 补晓岚（1856—1950），四川遂宁人。年轻时便寻师访友，究心医学，1928年定居重庆，开设“补一药房”。补氏强调治病求本，常说：“培树先培根，救人先救命，人之生命活动全赖肾中元气，气为阳，主动，动是生命之机，不动则神机化灭。”他认为人之生命活动全赖肾中元气，治病应抓脾肾根本，重在扶阳。补氏擅用乌头、附子、一枝蒿等有毒温燥之品，在其自创“大药方”加减汤剂中，生附子、生川草乌、生南星、生半夏可共用至几百克之多。

4. 祝味菊（1884—1951），浙江绍兴人，晚年以“菊残犹有傲霜枝”之意，自号“傲霜轩主”。先祖世代业医，少年时随父到四川，拜蜀中名医刘雨笙为师，遍览中医典籍。后又入军医学校学习西医，攻读两年后赴日本考察医学，翌年回国。曾任成都市政公所卫生科长、四川省立医院医务主任等职。1917 年，33 岁时，为避川中战乱，移居上海。曾任神州国医总会执行委员，并与该总会及医界老友等筹办景和医科大学，并先后执教于上海中医专门学校、上海国医学院、上海新中国医学院，并任新中国医学院董事会董事、新中国医学院研究院院长、新中国医学院附属医院院长兼内科主任。1937 年，与留美西医梅卓生、德国医生兰纳博士在上海沙逊大厦合组中西医会诊所，开中西医临床合作之先河。新中国成立后，曾任上海中医学会筹备委员会委员。

祝氏推崇张仲景、张景岳诸家，主张中西汇通，提出以八纲论杂病，以五段论伤寒，以正气抗力的盛衰为分段基准，治病首重阳气，好用温热重剂，尤以擅用附子见长，有“祝附子”的美誉。因其学术风格与上海当时的“轻清之风”迥异，也曾遭到许多非议，但其影响在江南日渐扩大，一些时方派、温病学派名家如徐小圃、陈苏生等，在祝氏的影响下，也转而成为善用温热法的医家，在上海形成了颇具影响力的“祝氏流派”。祝氏著有《伤寒质难》《伤寒新义》《伤寒方解》等书，学术个性鲜明，为陆渊雷、章次公等名家所叹服，在上海名噪一时，成为上海“火神派”领军人物，其门徒众多，如陈苏生、王兆基、徐伯远、徐仲才、胡觉人等，儿科名医徐小圃亦为之折服，效法祝氏。

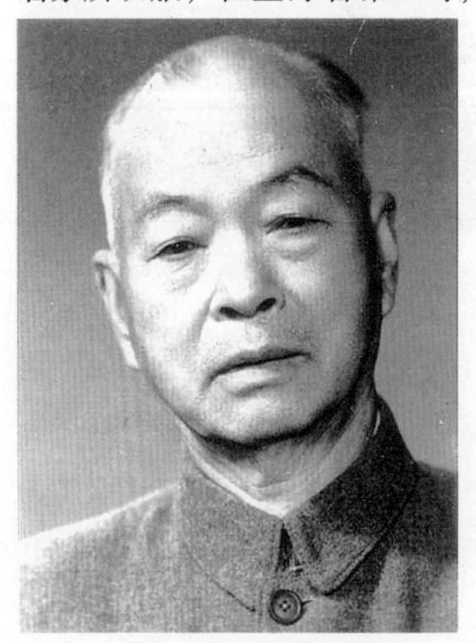
图 4－2　吴佩衡像

5. 吴佩衡（1886—1971），四川会理县人（图 4－2）。18 岁时拜会理名医彭恩溥为师，22 岁时开始独立行医，1921 年 35 岁时至云南行医，1939 年被推选为昆明市中医师公会理事长，1945 年创办《国医周刊》杂志，以促进中医学交流。1945—1950 年间，创办云南私立中医药专科学校。中华人民共和国成立后任云南中医学院（今云南中医药大学）首任院长。

吴佩衡学术上发扬仲景学说，尊“温扶阳气”之法，推崇郑钦安《医理真传》《医法圆通》两书，宗郑氏“水火立命”说，熟谙坎离水火、心肾交济之理。在临证用药上，吴氏重视“中药十大主帅”，即附子、干姜、肉桂、麻黄、桂枝、细辛、石膏、大黄、芒硝、黄连十味，盛赞此十味药物作用之大。其中，尤其重视附子、干姜、肉桂三味，将此三味排列在“十大主帅”前三位，使用附子一次性可达数百克之多。曾以大剂量附子救治麻疹危急重症逆候，而为时人所推崇。因常以温热大剂力挽麻疹逆候等沉疴大疾，云南医界尊为“吴附子”，为云南四大名医之一。其著作有《伤寒论新注》等，并有后人整理的《吴佩衡医案》出版。吴氏学说在云南影响极大，号称“吴氏流派”，其传人有吴生元、吴元坤、吴荣祖、彭江云等人，皆为云南名家。

6. 戴云波（1888—1968），四川邛崃人。24 岁行医，1957 年调成都中医学院（今成都中医药大学）。戴云波对痹证的诊治有独到见解，他重视阳气对人体的重要性，认为寒湿痹当重用温热之药除之。擅用乌头、附子、麻黄、干姜等辛温燥烈之品，附子曾用至数百克之多，有“戴乌头”“治痹火神”的美称。其“乌附麻辛桂姜汤”成为当代名方，被收入全国中医统编教材。

三、理论建树

（一）真阳学说

郑钦安出身于儒门世家，熟谙易理，引易入医，故其《医理真传》开篇即以乾坤坎离诸卦立论。这是郑氏“真阳学说”的基础，亦是其圆通心法的根本。

1. 真阳立命为根本，潜藏为顺

郑钦安认为天地乾坤媾生万物，天施地孕生出坎水，地产天成生出离火，坎离水火为万化立基。而人禀天地正气而生，坎离亦为人身立命之根，坎水在人为肾，离火在人为心。从卦理论，肾为一点真阳含于二阴之中，而心为一点真阴藏于二阳之中。肾中一点真阳，郑钦安又把它命名为相火、命门火、龙雷火、无根火、阴火、真火、先天元阳、下阳、坎中一阳、元气、先天真

气等；又因乾为龙，坎水为乾分一气落于坤宫，故肾中真阳亦名龙、真龙、初生之龙、坎宫之龙、水中之龙等。郑氏在其著作中，对肾中真阳有着许多不同的称谓，看似混乱，其实是借此以强调肾中真阳的重要性。他强调“真阳为一阳落于二阴之中，是立水之极，是阳为阴根”，而人身是一团血肉之躯，全赖这团真气运于其中立命，肾中真阳即为性命根源，有此真阳，“死机便转成生机”。重视真阳的重要性，是郑氏“真阳学说”的根本内容。郑氏又认为，真阳是初生之龙，不能飞腾而兴云布雨，惟潜于渊中，以水为家，安其在下之位。换而言之，便是真阳宜潜宜藏，以潜藏为顺，不得随意飞越，这是郑氏从医易理论出发，阐发的真阳的基本生理特性。在《医理真传》与《医法圆通》二书中，他处处都在强调这一生理特性的重要性。《医理真传·坎卦解》云：“历代诸家，俱未将一阳潜于水中底蕴搜出，以致后学茫然无据，滋阴降火，杀人无算，真千古流弊，医门大憾也。”郑氏基于“滋阴降火”的流弊，提出了真阳潜藏的重要性，也正是他善用姜桂附等温热药物的立论依据。

2. 真阳气化为发机，水火升降

潜藏于肾中水底的真阳又具有蒸腾之性，可蒸腾气化肾水上济于心。与此同时，心中真阴，又降心火下交于肾。肾中真阳与心中真阴互为其根，郑钦安在《医理真传·离卦解》中说：“子时一阳发动，起真水上交于心，午时一阴初生，降心火下交于肾，一升一降，往来不穷，性命于是乎立。”而对于真阴真阳二者的交济，郑氏着墨更多的是真阳的蒸腾气化。因为从生理功能而言，肾中真阳蒸腾则肾水上交于心，肾水充济心中真阴，心阴足则真阴自然下降。《医法圆通》云：“真火上腾，必载真水上升以交于心，故曰离中含阴。又曰气行血随，水既上升，又必复降下。水下降，君火即与之下降，故曰阴中含阳。……水火互根，其实皆在坎也。”真阳是水火升降的“发机”之处，气化是水火升降的原动力，真阳不熄，升降不歇。若无真阳蒸化，水火阴阳不交。蒸腾气化是郑氏“真阳学说”中所阐发的真阳的生理功能。故依郑氏所论，人体最为重要的是肾中真阳的潜藏，真阳虽潜于水中，但其蒸腾气化却是水火升降的发机根本，水火升降全在于真阳气化的发动推行。论述真阳的“潜”与“发”，构成了郑氏学说的基本内容。

郑钦安在强调肾中真阳重要性的同时，也重视中阳，认为中阳是真阳潜藏的辅助。真阳潜于水中，需要以土封固。郑氏认为水是无土而不停蓄，土覆水上，水在地中，而水中有龙（真阳），故龙亦是无土而不潜藏。同时，水中真阳须得中阳的温煦，水才不至于寒极。地得龙潜而才能冲和，水土合德，世界大成。他在《医理真传·三焦部位说》中论述，上焦为天，中焦为地，下焦为水，而中阳处于上下焦水火交济之间，故为调和阴阳水火的气化枢机。郑氏在其治疗中也处处体现这一思想，他认为“阳气即回，若无土覆之，火光易熄，虽生不永”，真阳如同灰中之火，灰覆之则长存。故他在治疗真阳飞越的同时，亦注意温补中阳，说明他一方面重视先天真阳，另一方面亦很重视后天中阳。中阳是真阳的封固，中阳充足才利于真阳的潜藏。

3. 真阳腾越，为阴证之机

正如上文所述，郑钦安十分强调肾中真阳的潜藏之性，在其所论的病证之中，半数以上皆是阳虚阴证。所以他在论阳虚阴证病机时，大多主真阳腾越，不能固守于下，而至生机断灭。他认为，倘若能识真阳飞潜之运，何患无方？郑氏所论真阳腾越的原因机制，分析归纳起来有如下数条：第一，阳气受伤，群阴即起，阴气太盛，逼出元气真阳，真阳为群阴阻塞，不能归根。这实际上即是阴盛格阳，阴寒内盛，格阳于上。第二，真阳虚衰，不能镇纳诸阴，肾中坎水阴气上腾，一线之阳光亦附阴气而上腾，元阳上浮，真气暴出。第三，少阴心之君火不足，阴气蔽塞太空，犹如地气上腾为云为雾，遂使天日无光，阴霾已极，龙乃飞腾。即所谓龙因水盛而游，真阳不潜。第四，脾土太弱，或阴盛逼出中宫之阳，无土覆火，光焰易熄，火不能潜藏，真阳外越。郑钦安在《医理真传》卷二数十条病证末尾云：“以上数十条专论阳虚，指出先天真气上浮。反复推明：真气，命根也，火种也，藏于肾中，立水之极，为阴之根，沉潜为顺，上浮为逆。病至真气上浮，五脏六腑之阳气已耗将近，消灭剥削，以至于根也。”郑氏以真阳腾越为阳虚重证，认为五脏之病穷必及肾，极为重视真阳腾越这一病机，他所论述的需用姜桂附诸药的数十条病证，大半以此为基本病机。郑氏的“真阳学说”论理独到，既重视真阳的潜藏，又重视真阳的蒸腾升降，以真阳飞潜腾越为阴证的根本病机，为其独特发挥，这就是郑氏“真阳学说”的理论核心。

4. 潜阳归肾，封固为要法

郑钦安在其著作中，大篇幅地论证了真阳宜潜宜藏的特性和真阳腾越是阳虚阴证中心病机的观点。郑氏根据这些观点，从而提出了潜阳归肾等治疗法则。纵观他所述的诸多病证，可以发现其治疗大多都主潜阳归肾、回纳元气。这是基于真阳以潜藏为顺的生理特性，并符合真阳腾越的基本病机的。

郑氏在《医理真传》中云：“三阴之方，以温中收纳，回阳降逆，封固为要。”同时又说：“真火伏藏，命根永固，又得重生也。”其《医法圆通》中也反复强调“以回阳收纳为要”。他在著作中提出的潜阳、封髓、回阳、纳气、归肾、归根、沉潜、镇纳、收纳等诸多治法，其实都是名异而实同，目的都在于潜其真阳，归纳于肾，恢复真阳的潜纳。归结起来，便是“潜阳归肾”这一核心治法。

《医理真传·君相二火解》云：“凡见阴气上腾诸证，不必延至脱时而始用回阳，务见机于早，即以回阳镇纳诸方投之，方不致酿成脱证之候矣。”郑氏是主张阴证早期亦要运用潜阳归肾之法的，故可知其潜阳归肾法运用之广泛。在《医理真传》“头面忽浮肿”“眼中常见五彩光华”“两耳心忽痒极欲死”等症状以及《医法圆通》中心病不安、头痛、目病、耳病肿痛、喉蛾等病证中，郑氏都着重阐述了真阳腾越的病机，力主运用潜阳归肾之法。由此，郑氏为什么善用姜桂附等热药的问题，也就迎刃而解了。他对姜桂附的运用都是对潜阳归肾法的体现，乃是紧扣病机的。

郑钦安不仅提出了独特的“真阳学说”与“潜阳归肾”的治法，而且对“潜阳归肾”法的具体运用也颇具特色，可谓是心法圆通、匠心独具，大致有如下数条特点和思路：

第一，温阳消阴，真阳自返。郑氏认为，阳虚之人，群阴必然即起，阴气太盛则逼出元气真阳。《医法圆通·益火之源以消阴翳辩解》中说：“真气一衰，群阴四起，故曰阴翳；真气一旺，阴邪即灭，故曰益火……仲景之白通、四逆，实益火之源以消阴翳者也。”郑钦安自云所用诸方，皆从仲景四逆一方搜出。姜桂附诸药温阳而消阴，特别是附子能补坎中真阳，阴气消尽，太空为之廓廓，则真阳自返。故郑氏善用姜桂附，由此可见。

第二，纳气归肾，收潜真阳。郑钦安常用潜阳丹、封髓丹诸方，云是纳气归肾之法。其中尤其盛赞砂仁一味，两方皆用之，他认为砂仁辛温能纳五脏之气而归肾。郑氏对潜阳、封髓的运用颇具匠心，正是对“真阳学说”与“潜阳归肾”法的高度发挥。

第三，通阳化气，龙藏雨止。针对肾气不藏，真阳不能镇纳诸阴，而肾水泛溢者，郑氏主用通阳化气之法，方如桂苓术甘汤。郑氏认为桂枝能化膀胱之气，通坎中之阳。阳气通而水邪散，水与真阳俱自下行，为龙行治水之象，阳通则肾化气行水，真阳易于潜纳。

第四，交通阴阳，开其道路。真阳潜于水中，蒸腾气化则水火升降。郑氏常用白通汤、封髓丹、桂枝龙牡汤之类交济阴阳。《素问·生气通天论》云：“阳不胜其阴，则五藏气争，九窍不通。”故阴阳交济而水火升降，上下交通，则腾越之真阳返归肾位的窍路气道畅通无阻，方得顺势潜藏，易潜易纳，导入肾中。郑氏解白通汤云：“葱白一物能引离中之阴，下交于肾，生附子又能启水中之阳，上交于心，阴阳交媾，而水火互根矣。”郑氏又针对此理制补坎益离丹，升降水火，交接心肾，潜纳真阳。

第五，补土覆火，封固其阳。这是郑钦安“真阳以土封固”理论的具体运用。他主张以干姜、甘草、砂半理中汤之类温补中阳，培中宫之气，即大补其土以伏火，火得覆而气潜藏，气潜藏而水亦归其宅。郑氏这种以土封固中阳而潜阳归肾的理论，可谓真知灼见，斯得水土合德之妙也！

概而言之，郑钦安之所以善用姜桂附等品，是从其“真阳学说”与“潜阳归肾”法出发的，是针对了“真阳腾越”病机，有其适应证，以辨证论治为基础。

（二）以火立极

郑钦安的传人卢铸之在学术上继承和弘扬郑钦安学说，指出“医之阴阳至理，本于易”，将易理融入医学理论，强调立命在于以火立极，立法在于以火消阴，阳为主，阴为从。卢氏继承郑钦安的学术观点，强调坎中之阳的重要作用。他说：“失乾坤者，阴阳之灵也，气也。本天地之清真。故曰大父大母。仰坎离者，阴阳之精也，象也。得乾坤之中气，故曰中男中女……故乾坤之六子，唯坎离为至贵。以其得气之中，而为天地之真精，实阴阳之英华也。”又说：“坎中之阳，火也，二离中之阴，水也。水火互为其根，其实皆在坎中一阳也，为人生立命之根也。”[1]

卢铸之在临证中亦善用大剂量姜桂附，时人尊称为“卢火神”。卢铸之曾盛赞姜桂附等辛温之品的功用：“附子大辛大温大毒，至刚至烈，且刚中有柔，能内能外，能上能下，为药品中最大一个英雄也。以之治人，人健而身轻，以之治国，人和而国泰，以之治天下，而亿万年皆成盛世也。”而桂枝“有引阳出阴之能，……实通达内外之能使”。生姜能“导气血阴阳之传变，助五行生成之气机，更能旋转于经络脏腑之间，驱寒除湿，和血通气”。卢氏还创制有一些辛温有效方剂，为后世沿用，如“镇八方”（茯神、西砂壳、淫羊藿、南藿香、厚朴、青皮、炙甘草、生姜）。[2]

（三）五段论伤寒，阐发“抗力”新说

四川扶阳学派另一代表性医家祝味菊，习医于四川，名噪于上海，在扶阳理论上颇多新说。祝味菊在学术上推崇伤寒之学，治病首重阳气，好用温热重剂，尤以擅用附子见长，有“祝附子”的美誉，曾提出以八纲论杂病，以五段论伤寒，其学术风格形成于移居上海之前，亦为四川扶阳传薪而有创见者。祝味菊至上海后，因屡以温热大剂救治垂危病人而名噪一时。

祝氏认为一切外感疾病过程中，正气抗邪的趋势根据“抗力”的盛衰，不外分为五个阶段，六经证候也不出“五段”范围。六经代表了五种抵抗程序，即太阳为抗力开始抵抗阶段，少阳为抗力抵抗不济阶段，阳明为抗力抵抗太过阶段，太阴、少阴为抗力抵抗不足阶段，厥阴为抗力最后抵抗阶段。祝氏所论的抗力实质就是人体的正气，亦相当于郑钦安所论的真阳一气、真火、元气、元阳。郑钦安认为真阳一气从下焦流出后，流行全身，根据一气盈缩进退而分为太阳、阳明、少阳、太阴、少阴、厥阴六经。祝味菊抗力抵

[1] 卢崇汉．著名蜀医卢铸之生平及学术思想［J］．成都中医学院学报，1995，18（1）：20．
[2] 罗伦，王杨春．“镇八方”之妙用［J］．上海中医药杂志，2007，41（5）：35－36．

抗的五个阶段与郑钦安的一气分为六经说有较为明显的学术渊源关系。郑钦安倡“万病一气”之说，认为天地一阴阳，六经还是一经，人身之五气还是一气，三焦还是一焦，万病总是在阴阳之中，六经不过是一气分布上下左右四旁之意。而祝味菊则主张“一贯之道，执要御繁”，与郑钦安“万病一气”执简驭繁的思想同义。

祝味菊认为，人体的抗力往往体现在人体的“阳”中，“阳衰一分，则病进一分；正旺一分，则邪却一分”。因此祝氏在临证中十分重视温热扶阳治法的运用，好用附子，并创立了不少附子配伍方法，将其总结归纳为“相佐、相制、相用、相得”，如附子“加沙参、麦冬为清肺，人参、甘草为益气，白术、干姜为扶脾，是相佐也；加地黄、龟甲为滋阴，是阴阳相配合，相颉颃也；加石膏、知母为清上，黄连、犀角为凉营，龙胆、黄柏为清下，是相制也；以甘佐以温辛，如甘草、大枣、生姜、桂枝、麻黄等，是相用相得也”。祝氏认为，如此配伍，“则上热下寒、外热内寒、标热本寒、阴阳俱虚，皆无往而非附子之对症。若知其一不知其二，知单味而不知复方，则自然视附子如毒蛇猛兽矣。还有龙骨、磁石、牡蛎、石英等石类、介类之药，质重可抑浮阳，制暴为良，引附子归于下焦”。可见祝味菊非常善于运用附子，对附子的配伍应用发挥得淋漓尽致。其中附子配伍龙骨、磁石、牡蛎、石英等石类、介类以引附子归于下焦，与郑钦安潜阳归肾、回纳阳气的治法思想如出一辙，只是郑钦安回阳多用附子与干姜、肉桂、龟甲、砂仁、炒黄柏等配伍，或者直接用大剂附子回阳。祝味菊也重视潜阳、回阳，《伤寒质难》中说：“阴不可盛，以平为度；阳不患多，其要在秘。”祝氏所说的“秘阳”即是潜阳、回阳之法，与郑钦安潜阳回阳心法是一脉相承的。

第二节 『中药性效』学说

中药古称本草，本草传统理论包括寒凉温热四气，辛甘酸苦咸五味，升降浮沉、归经、有毒无毒等，其中四气和功效是其理论核心。功效与性能、主治、应用既有联系，又有区别。中药性能是对功效特点的总结概括，主治是药物治疗适应病证，应用是临床用药的配伍、禁忌、用量、用法。因此，其功效既是总结中药性能的基础，又是确定主治的依据，掌握了药物的功效，就可抓住中药的肯綮。

川派“中药性效”学说以本草文献中的性味主治功效为基础，经凌一揆先生主编的中医院校《中药学》1～5版统编教材对中药性味和功效运用进行规范性的总结归纳，到张廷模教授的《临床中药学》《中药功效学》成型，始终围绕中药的基本概念、基本理论及其临床运用着力，开辟形成川派中药学家注重中药功效及其临床应用的“中药性效”学说和“临床中药学”这一新学科。

一、学术源流

川派“中药性效”学说有两个学术渊源，首先是古代川派本草著作的影响和基础，古代巴蜀诞生有众多中药名家和本草名著。其中不少医药兼擅，如韩保昇、唐慎微、陈承、唐宗海、刘善述等，他们对药物的功能和效用较为关注，为“中药性效”学说的产生及其发展奠定了地域中药学的坚实基础。

如唐末时四川三台李珣著《海药本草》，将药物分为玉石、草、木、兽、鱼虫、果等6类，详论药物形态、产地、品质优劣、真伪鉴别、采收、炮制、性味、主治、附方、用法、禁忌等。其特点是“独详于偏方”，在每味药的功用主治后常附有偏方，包括单方和复方。从而将性味功用与临床治疗联系起来。

后蜀著名儒医和药物学家韩保昇，既“深知药性”，又“施药辄神效”。在唐《新修本草》基础上，增补注释，撰成《重广英公本草》20卷，后世简称《蜀本草》。对药品的名称、产地、形状、特征、功能，有比较准确的解释和叙述。

陈承，四川阆中人，通晓诸家之说，精识超绝，善用凉药著称，有“藏用（指名医石藏用）檐头三斗火，陈承箧里一盘冰”的谚语。长期在杭州居住和行医，医药兼通，重视实际调查，在《嘉祐本草》和《本草图经》基础上编纂《重广补注神农本草并图经》二十三卷。

北宋唐慎微精于医药，名噪乡里。《经史证类备急本草》是我国现存完整的本草著作中年代最早的一部。全书约60万字，共31卷，共记载药物1748种。将药物别名、性味、形态、产地、采收、功效、主治、炮制、鉴别、食疗、道地性、附方等兼收并蓄，汇为一体，使人开卷得以备览。唐慎微本是临床医生，他将书中的药物结合临床用药进行论述。采录古典医籍80余种，以及当时医家常用和民间习用的单方、验方，以及其临床行之有效的处方，共达3000余首，方论1000余条，论述药物的用途、用法。这种“方药对照”的编写方法，切合临床实用，其后的本草著作，多沿用此种体例，可见影响之深远。

清代王世钟编有《本草》二卷。为其《家藏蒙筌》卷十五、卷十六。载药359种，每药依次叙述药物的性味、归经、功效、主治、炮制、配伍、宜忌等特点，特别强调药物的性能功效及临床运用。每引张元素、李东垣、王好古、朱丹溪、李时珍、陶弘景等前贤见解进行比较，间附按语阐发己见。

清·刘兴《草木便方》是一部极有分量的地方性草医药书。该书分元、亨、利、贞四集，前二集为草药性，载药508种，分为七类，后二集为药方

700 余个，依通治、妇女、外科及幼儿、眼目等八部 124 门介绍。其文字部分采用七言歌诀形式，介绍草药之性味功效。

清·龚锡麟著《天宝本草》是参照李东垣《药性赋》的基本形式写作而成的，其《药性赋》分寒热温平四赋，载草药 184 味，对每一味药的性味和功能主治用辞赋形式，以精练的词句作高度概括。其文字简练，押韵和谐，读起来朗朗上口。其后“药性歌”以七言四句体裁，载药 149 种，每药一歌，简述性味功效。

清·唐宗海著《本草问对》，又作《本草问答》。是本草学说中一部具有中药药理论性质的专著，以唐氏与弟子张伯龙就中医药理的共性问题及某类药物见解约 60 条问答整理而成。该书有辨药之法、反畏、炮制、升降、产地、引经等理论，发挥中医气化理论，与西人之说互证，以厘清对中医药物学理论的疑虑。内容主要包括药物的生长、气味、性能、炮制等规律，其论说源于唐氏个人临床实践经验，具有重要的临床指导意义。反映了其从阴阳气化认识本草之性和从物极必反及卦象认识药物之味的学术思想。

民国何龙举著《药性骊珠》。总论分药品定义、药物质料、药物作用分类、处方配合、药物制剂种类、药物用量、气味药性功能、药物宜忌、药物治病作用等节。各论以药物使用部位之不同作用，对应人体和疾病之相应部位。并以补、润、热、燥、清、消、散、汗、下、攻、吐等分五卷十一类论述。每药首先以韵文概述性味、主治、次列专长、用药指南两项。

此外，廖云溪的《药性简要》载药 286 种，用七言歌诀近 300 首简述药物的性能功效，以补《本草备要》句读长短诵读之不足；王文选的《药性弹词》载药 209 种，分寒、热、温、平四类，依韵编成长短句；王鸿骥的《药性选要》以四言歌诀论述 385 种药物药性。

从上可见，从唐代到 20 世纪 40 年代，古代及近代巴蜀本草文献较为重视药物的性味和功效，川派本草向来以注重临床运用为特色。古代医药不分，四川古代中药学家又多为中医名家，如韩保昇、陈士良、陈承、唐慎微、刘兴、唐宗海等。他们在编著本草时发扬其知医擅药的特点，从李珣、唐慎微开始，就特别注意从药物本身及其在方剂中的作用中总结其功效，注重药物功效和临床方剂的收集、总结与记载，唐慎微《证类本草》附方 3000 余首，开创以方证药，方药对照编写方法。《草木便方》渊源于作者先辈《耄寿医学》，载药方共700余个，按临床学科分类叙述，方药并论。《本草问答》为唐宗海个人临床用药经验总结。

其学术渊源之二是源于我国古代本草尤其是明清本草著作中有关中药性味功效的记载，对此张廷模教授有系统的整理和总结回顾。他对中药功效的沿革进行了系统分析，指出：尽管“功效”一词在《汉书》中已有广泛使用，在古代医药文献中也偶尔用以代指方药的治疗作用，如北宋·苏轼的《圣散子》后序称：“圣散子主疫，功效非一。”但在汉及唐宋的本草在论述药物时，并没有将“功效”作为药物功能的特定术语加以重视。在对药物作用的描述中，功效与主治的内容多相互混淆。唐宋至金元时期本草虽然提及功效，但仅限于用来表示药物的某些作用。明清本草始将“功效”作为论述药物作用的专列项目，并着力于药物功效的提炼归纳，使其作用得到极大发挥。近代以来的中药学专著中，药物功效开始成为表述药物性能特点的核心内容。

张廷模教授认为古代本草对功效的认识多滞后于临床。明清本草在载录药物主治的同时，开始注重药物功效的归纳。如明·龚廷贤《药性歌》所录药性歌240首，其中绝大多数药物立足于归纳记载功效。如人参“大补元气”，黄芪“敛汗固表，托里生肌”，白术“健脾强胃、止泻除湿”，熟地黄“滋肾补血、益髓填精”，附子“回阳”等。

明清本草对功效的认识还表现在重视对同类药物功用差异的比较。如明·李中梓《本草征要》称：“苍术与白术功用相似，补中逊之，燥性过之。”清·黄宫绣《本草求真》指出“二活（羌活与独活）虽属治风，而用各有别”，“羌有发表之功，独有助表之力，羌行上焦而上理，则游风头痛，风湿骨节疼痛可治；独行下焦而下理，则伏风头痛，两足湿痹可治”，通过这样的比较分析，对药物功效的认识自然随之深入。

明清本草对功效认识的进步使其在描述中药机制的核心地位逐步确立。不管是临证用药的选择还是对药物作用的阐释，开始重视从中药功效入手。如《本草纲目》谓“（紫草）其功长于凉血活血，利大小肠，故痘疹欲出未出，血热毒盛，大便闭涩者，宜用之。已出而紫黑便闭者，亦用之”。清·

汪昂《本草备要》认识到只有通过用药物“功用”的归纳才能统摄其临床应用，通过其功效来概括其作用“每药……乃发明其功用，而以主治之证具列于后，其所以主治之理，即在药物功用之中”（凡例）。这种长足进步是与明清以前药物应用经验的大量积累和医药学理论的提高相关。

宋以前诸病通用药主要采用“病症—药物”结构，在《本草纲目》中，诸病通用药的“病症—药物”框架开始变为以“证”或“功效”统药，如“反胃”下用和胃润燥等药物功效来统摄药物，明代医家缪希雍的《本草经疏》设“诸病应忌药总例”。采用通过用功效以归纳药物的方法，如“补气”项下熔人参、黄芪诸药于一炉，“破血”条下集桃仁、红花等品为一体。

清·黄宫绣《本草求真》诸病通用药列“脏腑病证主药”及“六淫病证主药”。除“气”“消渴”等少数义项之外，其余均以功效统摄。如“肝药”则有“补肝气”（杜仲、山茱萸）、“补肝血”（荔枝、阿胶等）、“疏肝气”（木香、香附、柴胡等）、“平肝气”（珍珠、龙骨等）……六淫“风药”下按“祛风”（荆芥、藁本、桂枝）、“祛风湿”（海桐皮、豨莶草、苍耳子）、“祛风热”（辛夷、牛蒡子、木贼等）分类编排。明·王纶《本草集要》“取药性所治，分类为十二门……以为临病用药制方之便”，即气、寒、血、热、痰、湿、风、燥、疮、毒、妇科、小儿十二门，在各门下又分类。如治气门分“补气清气温凉药”，“行气散气降气药”，温气快气辛热药”，“破气消积气药”四类。这种按药物作用进行的分类，显然属功效分类，属于与临床治疗效果相结合的功效分类。

张廷模教授认为清·黄宫绣《本草求真》是古代本草药物功效分类较为完善的本草著作。其“凡例”开宗明义：“是编开列药品总以气味相类共为一处，如补火等药，则以补火为类，滋补等药，则以滋补为类”。全书520种药分为补、涩、散、泻、血、杂、食物七类。除食物类外，其余六类又分若干子目，下列所录药物。如补类分温中、平补、补火、滋水、温肾；其他子目尚有散寒、祛风、散湿、散热、渗湿、泻热、泻火、降痰、温血、凉血等，其类别系统明细，药物排列合理，为临床用药带来极大便利，并对现代临床中药学按功效分类起到了示范作用。

他认为宋以前诸病通用药“病症—药物”框架是根据当时的论治模式所

决定的，学者的注意力集中在病症和药物的疗效上，尚没有从理论的角度进行归纳总结。随着“病症—药物”框架被打破，建立以“证—功效—药物”的新体系，标志着辨病或辨症模式向辨证模式的转化。功效分类著作及功效专项的出现是中药功效认识发展的重要标志性成果。医家对功效进行专题论述见于明·贾所学撰、李延昰补订的《药品化义》。该书对药物阐释按体、色、气、味、形、性、能、力八款进行，从其具体药物之“力”看，实为该药主要功效。如藿香之“力”在行胃气，槐花之“力”在凉血，石菖蒲之“力”为开窍，款冬花之“力”为宁嗽，麦冬之“力”为润肺，等等。功效专项的出现不仅将功效与药物气味、归经、升降浮沉及药物应用区分开来，更重要的是将药物主治与功效的关系放到了更为重要的位置。继《药品化义》之后，清·汪昂《本草备要》、吴仪洛《本草从新》、黄宫绣《本草求真》亦将功效单列，并放在突出位置，或置于药名之下，或作为眉批处理。这实际是将中药的主要功效予以专项安排的特殊形式，中药功效项目从此分列，这为近代以后的中药学理论体例奠定了基础。

张廷模教授认为掌握功效，首先应充分辨识理解各种功效术语的概念含义。不少功效术语中用词虽异，但其含义却较为相近，甚至完全相同，如化瘀、消瘀、逐瘀、散瘀、行瘀及破瘀。但有时词语中又会因所用动词而发生含义的变化，甚至功效含义完全迥异，如化湿、利湿、燥湿及胜湿等。同时应注意研究中药功效存在不同的层次，如石膏的清热泻火，包括了清气分热、清肺热与清胃热；牡蛎的收敛固涩，包括了止汗、固精；麦冬养阴，包括了养肺阴、养胃阴、养心阴等。功效的层次分化越细致，对药物的认识越深入，临床选用就会越准确。

二、医家与论著

中药性效学说由凌一揆先生开创，其代表著作是中医院校1～5版《中药学》全国统编教材，其学生张廷模教授等发扬光大，丰富完善，其代表著作是《中药功效学》和《临床中药学》，其他如雷载权教授及其学生彭成教授，凌一揆的学生李祖伦、王建等也为本学说做出了重要贡献。

（一）凌一揆

凌一揆（1925—1992），著名中医药学家，四川省永川市人。1942 年考入四川国医专科学校，同年秋转入四川国医学院就读，1944 年毕业于四川国医学院，并留校任教。1946 年筹办《中国医学》月刊，并任主编。1948 年起行医于乡间，1953 年冬，调成都参与四川省中医代表会议筹备工作。1954 年春调任成都中医进修学校教务主任。1956 年调成都中医学院，历任教研科长、科研科长、中药教研室主任、文献研究所所长、中药研究所所长、学报主编、学术委员会主任、学位委员会主任、职称评审委员会主任、副院长及名誉院长等职。是我国首批中药学硕士研究生导师，第一位中药学博士导师、国家级重点学科中药学学术带头人、第一批享受政府特殊津贴的专家。

曾担任全国高等院校中医药教材编审委员会主任、国务院学位委员会学科评议组中医组召集人、中华全国中医学会副会长、中国中医药学会副会长、国家科委中医专业组成员、国家自然科学基金委员会中医学中药学学科评审组委员、北京“九一”国际传统医药大会学术顾问、卫生部医学科学委员会委员、药品评审委员会委员、第五届药典委员会委员。四川省振兴中医领导小组成员、四川省高校技术职称评审委员会委员、四川省中医管理局科技评审委员会副主任委员。担任四川省中医学会副会长及四川省药学会常务理事。四川省科技顾问团成员，第七届全国政协委员，成都市第十一届人民代表大会常务委员会委员、九三学社中央委员、四川省副主委等职。

在中药学教材建设、学科建设、学位点创建、高等教育及高层次人才培养、科学研究以及中医药的国内外学术交流等方面开拓创新，做出了巨大贡献，在全国中医药学术界享有很高威望。曾受邀参加日本药学会年会、前往瑞典哥德堡大学讲学，与日本、英国、德国、美国、法国、新加坡等国家学者进行了广泛的学术交流，扩大了中医药学在世界的影响。先后发表学术论文约 30 篇，主编及参编专著 4 部；主持及参与各级科研课题 7 项，其中倡议、策划并负责重大课题《四川中药志》的编撰和修订，川产道地药材的系统研究，国家中医药管理局“七·五”重大课题“解表方药研究”，并负责

《中华本草》本草发展史的编写和研究。作为第一发明人，获得发明专利4项，研制新药4个，培养硕、博士研究生12人。

先生在中药学课程设置、教材建设、教学形式和方法等方面倾注了大量心血，在长期的中药学教学中注重教学方法，教学效果突出。20世纪50年代后期，主编了成都中医学院最早使用的自编教材《中医方剂学讲义》，1959年代表成都中医学院主编《中药学讲义》统编教材（1960年人民卫生出版社出版第1版；1964年上海科学技术出版社出版第2版）；1973—1984年连续主编，修订更名为《中药学》3～5版。首创了高等中医院校《中药学》教材的编写模式，被国内外学者公认为是当代的权威性著述，在全国中医药院校使用长达二十余年，被日本学者译为日文教材，迄今仍被美国等海外中医药教育机构选作教科书使用，为我国将传统中药学发展为当代中药学的开拓者和奠基人，国家级重点学科中药学的学术带头人。在全国率先建立了中药标本室和标本园。

（二）张廷模

1944年6月生，四川安岳人，成都中医药大学教授，博士生导师，全国中医药高等学校教学名师。教育部国家级重点学科《中药学》学术带头人，国家中医药管理局重点学科《临床中药学》学术带头人，国家食品药品监督管理局新药评审专家，第五批全国老中医药专家学术经验继承指导教师。先后担任成都市政府参事、政协委员，四川省人大代表、人民检察院特约检察员，享受国务院政府特殊津贴。

医学与药学兼修，传统和现代并重，中药学造诣深厚。主编国家级规划等教材12部、主编《中华临床中药学》《中药功效学》等学术专著和教学辅导用书20余部，发表学术论文100余篇，主持或承担国家发改委、科技部、自然基金及省级科研课题10余项。

出身于中医学世家，从小熟读中医药经典著作。1963年9月至1978年8月，在四川省卫生厅直属泸定皮肤病防治医院从事中医临床工作。其间在该院和甘孜藏族自治州卫校任教5年，利用工作之便，系统学习了中西医药专业知识。1978年以优异成绩考取著名中医药专家凌一揆先生的首届研究生，对中药学药性、功效、配伍富有创见，经验鉴别与炮制制剂实践经验丰富。重视中药产品研发，被四川省内外多家中药企业聘为技术顾问，申报专利40余项。2004年被国家中医药管理局遴选为全国示范教学师资培训班主讲人，为20余所院校教师全程讲授《中药学》，录制的全程教学光盘，广为流传，被视为《中药学》教学经典。

张廷模教授重视中药基础理论领域的研究，继承先生“中药性效”学说，以中药性、效、用为核心长期潜心研究，认为其中“效”即“功效”，是三者之间的要害，通过药物的功效，可上推性能，下联主治，将三者有机联系起来。提出中药功效理论是中药学理论的核心，是联系中医理法方药的枢纽，是现代中药学研究发展的重点。

张廷模，彭成主编的《中华临床中药学》（人民卫生出版社，1998）2015年出版第2版，全书300余万字，总论4章对中药的概念、功效、性能、影响中药临床效应的因素等理论进行了系统深入地总结整理，提出了很多创新性见解。各论从第5章起用22章篇幅分类讨论药物的临床运用，其所附案语对古今中药应用中存疑的问题，进行了富有新意的讨论；同时收集了大量古今药物的临床新用，全书广征博引，突出中药的临床实用，成为全面整理阐述中药理论，临床运用和总结推广当代研究进展及新功用新用法的中药学实用巨著。

2013年人民卫生出版社出版张廷模主编的首部中药功效学专著《中药功效学》。此书首次界定了功效的含义，梳理了其发展沿革，确定了功效的分类系统和层次结构，全面分析研究中药功效记述中的不完整性和不规范性等目前存在的问题，强调了功效理论在中药学中的重要地位，通过大量例证提出了规范性表述的建议，并展望开放性的功效理论框架是中药学未来发展的重要成长点，有利于临床的准确性用药。是至今为止唯一的中药功效理论专著，具有较高的理论创新性和临床实用性。成为中药性效学说正式形成的标志之作。

2011年出版《临床中药学讲稿》（人民卫生出版社），总论介绍中药和中药学，中药的功效、性能，影响中药临床效应的因素；各论按功效分为22章，介绍常用或有代表性的中药350味。讲授中将不同版本的教材内容融为一体，展示其精华，评价其利弊；以药物功效为核心，上联性能，下推主治和证候禁忌，分析入微，注重将中药基本理论应用于具体药物学习之中，既注重学术传承，又充分展示其独到学术见解，在阐述中药功效理论、性能理论、配伍理论及具体药物功效应用方面，颇多创新。读者反映该书是该社系列讲稿丛书中极具学者个性风格教材的讲稿，很受读者欢迎，出版不到两年，已两次再版。

凌一揆先生不幸离逝，张廷模教授承其遗志，通过厘清中药性能、功效与主治等概念，提出要区分性能的五味与性状的五味。对功效沿革、分类进行梳理和界定，明确提出功效理论是中药基本理论的核心，对中药功效记述的完整性和术语的规范化，做了大量工作。同时完成了中药学 2000 余条功效术语及近 300 味常用中药功效的规范化研究，研究成果纳入其主编的七年制规划教材《临床中药学》，全国普通高等教育中医药类精编教材《临床中药学》，完成其指导的曾祥法博士生论文《部分常用中药功效规范化表述的初步研究》，在全国起到了创新引领作用，对中药学学术发展影响重大。

三、理论建树

（一）揭示“性—效—用”之间关系

凌一揆先生既有坚实的中医药基础理论修养，又富有临床经验，医药兼擅。认为中药的性能、功效、应用（主治）三者之间有着密切的学术关系，强调应注重揭示药物“性—效—用”之间的有机联系，其学术观点在其“鸦胆子的临床应用”“苍耳的本草学研究”及“略论中药之止痛药”等多篇学术论文之中有所表述。他在阐述药物的功效与临床应用时，始终强调应从药物的性能特点出发，与药物的临床运用相结合进行认识。

在 1957 年主编的《中药学讲义》教材中，从传统的中药性能中将毒性排除，而纳入补泻；其后主编的第 2 版、第 5 版全国统编《中药学》教材中增入了“有毒无毒”专节。在第 2 版教材中明确列入“功效”专项，其主要内容“临证运用”中也主要以功效为纲展开，如麻黄的“发汗解表”“平喘”

“消水肿”。20 世纪 70 年代末至 80 年代期间，其培养的多名硕士研究生，均以中药性效为核心开展四气、五味、归经、升降浮沉、五脏苦欲补泻等理论的文献学研究。其学术思想在其培养的研究生学位论文中得以深入体现。

1986 年，硕士研究生赵可庄在凌一揆先生的指导下，撰写了研究生论文“试论中药药性寒热温凉”。基于本草史中对中药四性概念笼统、标定不一、依据模糊等现状，从寒热温凉药性的基本概念、寒热药物作用机制、寒热药物的临床作用特点进行了较为系统的研究。论文总结性地指出：药性寒凉和温热是药物的两类不同性质的临床效应；药物的寒热温凉，由于根据药物所产生的寒热毒副效应和治疗效应来加以标定，因而成为标定混乱的根本原因。建议根据药物的药性偏胜为准加以标定。

五味理论是中药药性理论的重要内容之一，受到历代医家的重视，它从五个不同角度反映了药物的作用特点，对指导临床用药具有一定意义。1989 年，研究生杨光在雷载权、凌一揆先生的共同指导下，撰写了“‘五味’初探”硕士生论文。论文基于长期以来中药文献中对五味理论的记载和论述存在的混乱现象，药味的标定依据和药味与功能之间的关系认识存在出入，从五味学说的产生、五味内涵的发展和变迁、五味说的内容和历史作用进行全面考察，并通过对现有五味的系统分析，揭示五味标定混乱的原因，阐释药味与功能的关系，认为传统五味理论有其局限性，其理论难以全面指导临床用药，提出应从实践中总结新的药性理论以更好指导临床用药。

李祖伦传承先生“中药药性理论核心观”的认识方法和认知模式，较早开展了中药气味的研究，撰写了硕士生论文“本草学对‘气味’——药中精微物质认识之初探”。论文采用文献梳理手段，对中医药古籍中涉及“气味”理论相关内容进行了较为全面的研究。用“气味”指称药中精微物质，对中药精微物质的分类、性质和作用，对影响药物精微物质的重要因素等进行了论述。2006 年负责科技部重点基础研究项目“973 计划”中药药性理论继承与创新研究的子课题——中药寒热属性的内在规律研究，较为系统地探讨了中药四性、五味理论及“气味”的关系。

（二）建立中药“性效”学说

1. 研究中药性效的概念及其内涵和外延

张廷模教授作为凌一揆先生的学生，在继承先生中药“性—效—用”学术观的基础上，进一步提出在研究中需要首先明确界定中药功效的含义。认为中药的功效是在中医理论指导下对于药物治疗和保健作用的高度概括，是药物对于人体用药作用的特殊表述形式，它在理论上、内容上和形式上都有别于其他医药学对药物作用的认识和表述，具有明显的中医药特色。从而厘清了功效与作用、性能、性状、主治之间的区别与联系。认为性能是对中药作用性质和特性的概括，是依据用药后机体发生的反应归纳出来的，是以服药的人体为观察对象，其内容包括四气、五味、升降浮沉、归经、毒性等。而性状是以药材本身为观察对象，用以描述其各种理化特征，主要内容有形状、颜色、气臭、滋味、质地（如轻重、枯润、疏密、软硬和坚脆等）。同时进一步对中药功效概念的内涵和外延进行分析，指出其内涵是：中药的防病治病效应，包括治疗效应和养生效应。养生效应是发挥药物具有的预防疾病或养生、康复的效用，是中医药的特色和优势，但长期被古人忽略，历来是功效研究中的薄弱部分，应成为今后研究的热点，在临床、实验及文献研究上给予特别重视。中药养生效应是其外延，具有广阔性，而且具有包容性、纳新性。

张廷模教授认为功效的产生与主治有关，从认识过程来看，人们在使用药物防治疾病的实践中，较早注意到的是药物所适用的疾病、症状或证候，即通常所说的主治。早期的本草主要反映了这种认识水平，在药名之后着重罗列主治的病症名称。随着中医病因病机理论的发展，逐步认识这些不同的主治病证或症状，有着相同的病理基础，进一步将其治疗这些病证或症状的主要特点予以总结，成为功效，是对中药学理论认识的一次重大飞跃。

中药的功效项目专列以后，历史上其用语一直不够规范，曾有功效、功能、药效、效力、功用、效能等不同称谓，从20世纪50年代起，逐渐统一为功效和功能两种。功效与功能在概念的内涵所反映的对象是相同的，但在词语的含义上有着一些差别。中药的功能主要是强调药物的作用，而“功效”除说明药物本身的能力（功能）外，还提示药物作用于人体后产生的效果，所以更为允当，今后需要进一步加以规范和统一。

一种药物往往有着多种功效，它是在长期医疗和临床实践过程中被人们逐步认识而得以明确。药物的功效记载，只是一定时间内较重要或较常用的作用，其记述有可能不尽全面，也可以根据实际情况的变化进行补充或删减。中药功效始终处于长期动态的发展变化之中，中药功效术语的概念，多数是明确的，但其中也有的具有较大的随意性，需要引起注意。如“解肌”，有桂枝之解肌（《伤寒论》原指桂枝汤可解肌），有麻黄之解肌（《本草经集注》），有羌活、防风之解肌（《脏腑标本虚实用药式》），有蔓荆子、豆豉之解肌（同上），有石膏之解肌（同上），有紫苏之解肌（《本草纲目》），这就过于宽泛模糊，会让人莫衷一是。又如“解暑”，或指清解暑热（绿豆、青蒿），或指温化暑湿（香薷、藿香），不免互相抵牾；“润肺”，或为补阴液（沙参、麦冬），或为宣燥邪（桑叶），或为化燥痰（瓜蒌子、川贝母），或为温而不燥（款冬花），或为苦而不燥（紫菀），或为质地滋润、药性平和（百部），彼此互有出入，甚至大相径庭。余如“平肝息风”，或为治肝阳上亢（菊花、白蒺藜），或为治肝风内动（僵蚕、蝉蜕），或二者兼备（羚羊角、天麻），均是一语多义。为了使用语规范准确统一，张廷模教授建议将解肌之类模糊概念避而不取。因暑为温热之邪，故解暑不应用藿香等性温之品（实为化湿）；润肺应限用滋补之品，而百部、款冬花等，并非确有润肺之能，仅为不易伤阴而已；平肝息风，应分称平肝潜阳和息风止痉，使之泾渭分明，更加准确无误。如此将有利于中药功效术语的规范化。

张廷模教授认为中药治疗功效在整个中药功效中居于主要地位，所形成的系统与层次也较复杂。正是由于这些不同系统、不同层次的功效构成了较为完善的中药功效体系，它标志着中药学在理论思维和科学结构上更趋精确和严密，显示了中医药学自身的逻辑规律。

他认为中药功效的发展既基于药物的临床治疗，又依赖于中医理论对药物作用的总结，随着临床用药经验的积累，主治范围的扩大，以及中医病因病机学说的进一步深入，中药治疗功效向纵深发展，从而逐渐形成了纵向的多系统和横向的不同层次。如在纵向方面有对因治疗功效系统及对症治疗的功效系统，前者药物的作用在于消除疾病发生的原因，即治本作用，而后者是药物作用在于改善疾病症状，即治标作用。在横向层次方面，由于中医辨证体系的多层次性，如虚证有气虚、血虚、阴虚、阳虚的不同，气虚又有在肺、在脾、在心等的差异，故相应的补虚功效，又分化为第二层次的补气、补血、补阳和补阴；补气又再分化为第三层次的补肺气、补脾气等，从而组成治疗功效的立体网络结构，成为临床辨证用药的主要依据。

由于历史的原因，人们习惯于将一些对病因的功效和对病症的功效组合在一起，形成了若干复合的功效术语，如凉血止血、化瘀止血、温经止痛，清胃止呕、养血安神等。在这些功效中，前二字是针对因，后二字是针对症，二者主要是并列关系。

张廷模教授认为中药功效需要考虑概念的外延，其外延主要指养生保健和预防功效。它是在中医药理论指导下将中药对人体预防或养生、康复等作用进行概括和总结而形成的。预防和养生的根本目的是以人体的“健康”为宗旨，是着眼于“正常”的人体，而不一定完全是针对“病”的治疗。追求“健康”是人类一直的愿望，也是医学的根本目标。中医学非常重视保持人体的健康，历来强调“治未病”。虽然中医学在养生和预防疾病方面，有精神、饮食、体育与药物调护等措施，药物应用是一个次要环节，居于辅助地位，但就药物本身而言却是一个不可缺少的重要内容。

中药的预防功效中有些药物可用于防止或减少（或减轻）某些特定疾病，尤其是传染病发生的作用，称为预防功效。古人很早就发现，用一些中药烟熏、洗浴、佩戴或内服，对某些疫病有预防作用，从而总结出了中药的预防功效。如张仲景用苍术“辟一切恶气”，陶弘景谓苍术“弭灾沴”。《本草纲目》认为白茅香、茅香、兰草（佩兰）等药煎汤浴，可“辟疫气”。现代药理及临床试验也证明苍术烟熏有明显杀灭多种病原微生物作用，可用于室内空气消毒，对水痘、腮腺炎、猩红热、感冒和气管炎有较为明显的预防作用。

张廷模教授认为尽管在这些预防作用中，有些实为治疗作用的延伸，但中药预防功效是确实存在的，其与治疗功效有本质的区别。药物的治疗功效是针对疾病，而预防功效则应用于并未感受到病邪之时，是使“未病机体”

保持健康，在疫病流行时可以减少或减轻发病。

中药养生功效是指药物具有的调养心身，保健延年的作用。养生之道在我国源远流长，中药养生药物的应用历史非常悠久，现存最早的本草学专著《神农本草经》是第一部研究当时延缓衰老药物的著作，记载了许多确有健身益寿之效的动植物药，在延缓衰老药物发展史上有很高的地位。

中药的养生作用不仅为古代本草学家所认识，也为现代药理实验证明，研究表明，灵芝可以明显地延长家蚕的生命时限，也可以明显地延长果蝇的平均寿命。《开宝本草》载何首乌“……黑须发，悦颜色，久服长筋骨、益精髓、延年不老”，中医临床以之为主药组方之“七宝美髯丹”“首乌延寿丹”久用不衰，而现代研究发现何首乌延缓衰老是通过抗氧化等多环节发挥作用的。

目前，人们已习惯于将中药的养生功效统称为保健功效。为了进行治疗药物和保健分别注册管理的需要，有关部门规定：不以治疗疾病为目的，主要用于调整人体的生理功能，并适宜于特殊人群服用的“药物”，称为功能性食品，即通常所说的保健药。并将中药的保健功能限制在增强免疫、辅助降血脂、辅助降血糖、抗氧化、辅助改善记忆、缓解视疲劳、促进排铅、清咽、辅助降血压、改善睡眠、促进泌乳、缓解体力疲劳、提高缺氧耐受力、辅助保护辐射危害、减肥、改善生长发育、增加骨密度、改善营养性贫血、辅助保护化学性肝损伤、祛痤疮、祛黄褐斑、改善皮肤水分、调节肠道菌群、促进消化、通便、辅助保护胃黏膜损伤等方面。由上不难看出，这些“保健”功效与“治疗”功效仍然没有本质区别，实际上只是为了管理需要而人为划分的，对于中药的保健功效，还需开展深入研究。药物对人体的保健作用，只能起到辅助作用，而且必须科学合理地使用，不可盲目夸大药物的保健作用而适得其反。

目前中药功效的记载比较复杂，张廷模教授认为应该进行鉴别和选择，要有舍有从。他主张对古今本有认识，目前亦无争议，而现有功效项内缺如者应逐一列出。如：麻黄、半夏之止咳，当归之止咳平喘，人参之补肾气，生地黄、大黄之止血，黄芪之补血，川芎之燥湿等。对本草曾有记载，方剂可资证明，现代研究业已印证，而对目前小有争议者应展开讨论，求得统一和补充。如桔梗，药理研究有镇痛、镇静作用；又如木香，《本草纲目》谓能“升降诸气”，《本草汇言》谓能“降肺气”，治痰喘之古方（参苏饮、黑锡丹等）常常选用，现代药理和临床均确认其有平喘和祛痰作用。对此应适当增补，这对全面认识上述药物的功用及解释有关方剂，有着积极意义。如以“宁神”和“止痛”分别解释“补心丹”和“血府逐瘀汤”选用桔梗之由，较仅用“引药上行”“开宣肺气”的解释应更为准确。此外还有川芎之解表，白芷之活血，玉竹之补心阴，薤白之解毒止痢，麻黄之止痛、止痒、通鼻窍等。对前人认识虽有未逮，但现代已被揭示，验之临床，确有实效者，不应再为积习所囿，须及时加以肯定，补入功效之中，如三七的补气血，补骨脂之止血，淫羊藿之祛痰止咳，苦参之清热宁心等功效。

有的中药功效虽客观存在，但现代已不为临床所习用。为反映现状，突出重点，利于初学，应在功效项内将其淘汰，必要时可在“此外”或“参考资料”中简单交代。如贯众之杀虫，主要是绵马贯众的驱绦虫，因其疗效欠佳，且过用容易引起毒副反应，严重者可致失明及呼吸麻痹等，临床已极少选用。此外，此类还有轻粉利水通便，铅丹截疟，麝香催产，牛膝堕胎等。对部分药物原列功效，因为历史久远，目前已难以指导用药实践。可安排为参考资料，不再列入功效，如血余炭之补阴利尿，花蕊石之化瘀，草果之截疟等。

张廷模教授继承凌一揆先生将“补泻”列入中药性能的主张，同时进一步将润燥、走守、猛缓、动静、刚柔等性能纳入药性理论，并补充发挥，较全面地总结了润燥特性，从而便于具有润燥性质的药物在临床的应用；指出了“一物二气”特点的广泛存在及正确对待的辨证方法；纠正了“沉是泄利”的不正确认识；阐明了药物归经与引经，引经药的区别及其发展衍变，提出了中药归经的表述与临床辨证定位体系的关系，不少观点具有学术新意，作为主研，参加了科技部重点基础研究项目“973 计划”中药药性关键问题研究子课题 6 的研究，指导课题组成员进行理论研究，构建了中药基本理论体系框架。

药有单行之专功，方有合群之妙，药与方的功效是既联系又区别的。因此，严格区分在方药离合情况下的功效异同，是十分必要的。前人对此做了大量工作，但仍然不尽完善，将方中某药（或某些药）混同于复方的功效，并不鲜见。如前述将桂枝汤的“解肌”，作为方中桂枝的功效，将小柴胡汤的“和解少阳”作为柴胡的功效，此外还有豆豉之除烦，鹤虱、牵牛子之驱绦虫，细辛的温肺化饮等。

张廷模教授认为除以上诸方面外，中药的功效与品种来源、炮制方法、剂型选择、给药途径等多方面均有密切关系，如乳香“生肌”乃局部外用的功效，其与内服无关，在记述时亦应准确书写。

关于引经和药引，张廷模教授考证发现在归经理论中，前人认为一些药对机体的某一部分具有特殊作用，其选择性特别强，并且可以引导同用的其他药物达于病所，而提高疗效，因而将这些药物称为引经药，其所具有特殊的归经作用被称为引经。他认为医药学家往往是从不同的角度去认识归经及引经，有的从药物对机体作用部位的选择性去认识；有的从药物在体内代谢过程的角度去认识；还有的既从药物对机体作用部位的选择性，又从药物在体内的代谢过程两方面综合进行论述，而有的药物在临床上治疗某些病证确有特殊疗效，但就当时或目前的研究条件还不能对其作用机制有一个准确或较为使人信服的解释，因此，就造成了对引经药认识上的分歧。

2. 主张中药“三性”说

张廷模教授主张将“四气”改称“四性”，“四气”说的形成，有其深刻的历史根源。在中医药的认识方法中，立足阴阳，将各种观察对象和概念，完全视为对立统一的两个矛盾，是用二分法来处理的。药性亦如此，使之寒热两分，以与八纲辨证之寒热，治则之“寒者热之，热者寒之”相合拍。虽然如此，但疾病常常有非表非里、非虚非实、非寒非热之证，超出了表里、虚实和寒热的辨证纲领。同样的道理，药亦存在不寒不热之性。在临床用药中，正如徐灵胎《医学源流论·药石性同用异论》所说：“（有时）并不专取其寒热温凉补泻之性……而投之反有神效，古方中如此者不可枚举。”说明药之治病并非全凭其寒热之性，亦说明药中当有平性。“四性”中不计平性的做法，诚为失之疏漏。从而提出药性的“三性说”。认为“三性”之说古代已有之。其说首见于唐代《唐六典·尚药奉御》，在其用药时要求“必辨其五味、三性、七情，然后为和合剂之节”。上文后又自注曰：“三性，谓寒、温、平。”但这一认识当时由于崇古遵经世风的影响，并未受到人们的重视。

他认为从分类的逻辑和方法来看，既然凉为寒之渐，则寒可包括凉；温为热之渐，则热可以包括温，其间分别只有程度差异，并无属性区别。可见“四性”的分类方法，违反了“子项不相容”的科学分类原则，导致了子项（寒与凉，热与温）相互包容，层次混乱。如按一、二两级层次来分列药性，其一级分类为寒、热、平三性，其二级分类为大寒、微寒、大热、温、微温等，则更为合理。

由于平性药的客观存在，而且为数众多，不容忽视，但现在无论从理论上分析，还是从实际中考察，将药性进行三分，较之“四气”说之二分法，实胜一筹，也更符合逻辑。

张廷模教授认为毒性即偏性，则其所谓偏性已有其他性能予以总结提炼。如“所谓毒者，以气味之有偏也。……所以去人之邪气”，“……而不知无药无毒也，热者有热毒，寒者有寒毒”（张景岳语）。药物之“去人邪气”的作用，其对作用部位的选择性可从“归经”加以认识；其补泻散敛的特点，可用“五味”进行标注；其作用的上下内外趋向，可以“升降浮沉”对之识别；其热毒寒毒的寒温之性，可从“四气”加以归纳。可见药物广义“毒性”仅是对安全性的提示，并无具体的指导内容。

他认为中药在临床应用中，通过辨证论治、剂量调控、炮制、配伍等很多方法以求“无毒用药”，已具有很高的安全性。而与之相反，西药即使对人体损害极大却不标注毒性，而是客观详细地罗列其使用注意事项及可能的不良反应。这一做法较为可取，他提出《药典》、教材等应取消对具体药物的毒性标注，而代之以客观如实地罗列该药使用注意及已知和可能的不良反应。如此既消除了此前的不确切记载，又如实地告知和警示了医患双方该药的使用注意事项，更避免了因“有毒”而产生的恐惧心理。主张毒性不宜作为性能，而其对安全性的警示，可置于药物使用注意项下。

在中药“性效学说”的建立过程中，成都中医药大学中药教研室的雷载权、刘继林、李祖伦、彭成教授等也不同程度地参与或配合凌一揆先生和张廷模教授的研究，为学说的研究工作做出过自己的贡献。

从上述可见，中药性效学说是中药理论研究中的核心问题，其内容复杂而丰富，尽管凌一揆先生和张廷模教授等川派学者已对此有不少开拓性研究成果，仍然还有许多内容有待继续深入研究，需要进一步规范其概念和内涵及外延，学说的研究任务任重而道远。

第三节 六经学说

《伤寒论》作为中医的经典著作之一，历代医家无不对其推崇备至，先后著书立说进行注释、阐释、发挥者不胜枚举，呈现出一派百家争鸣的热烈局面。巴蜀医家自古以来就重视对《伤寒论》的研究与运用，并根据四川地区的气候及地理条件，结合个人的临床实践经验，从独特的视角不断进行解读和探索，逐渐形成了颇具地域特色的川派伤寒“六经学说”。

川籍医家对《伤寒论》“六经学说”的阐发独具匠心，在长期研究基础上产生了“扶阳学派”“巴蜀伤寒学派”“江氏经方流派”等著名伤寒学派。学派的发展不断丰富了川派“六经学说”的学术内涵，为“六经学说”的临证应用积累了大量独到经验，彰显了川籍医家深厚之伤寒功底。如郑钦安基于《周易》《内经》重阳思想解读伤寒六经，认为“一元真气分为六气”“六气，即六经也”，并提出“万病不离伤寒”的辨证纲领，论治阳虚诸证，善用大剂量姜、桂、附回阳救逆，拯人于危，开扶阳学派之先河。20 世纪 60 年代，素有“活伤寒”之称的邓绍先，以求真务实的科学态度，对《伤寒论》条分缕析，提纲挈领地重新整理，主持编写了全国统编 1～2 版《伤寒论》教材，并不遗余力推动其学术发展，为我国高等中医《伤寒论》课程教材建设和师资培养工作做出了重要贡献。

一、学术源流

川派“六经学说”有着深厚的学术渊源，其理论源自《周易》《内经》《难经》，旁及后世诸家学术见解，尤其深受历代川籍伤寒名家的影响。如郑钦安、唐宗海、何仲皋、左季云等，他们不仅中医传统理论功底扎实，同时不排斥新学，思维活跃，敢于革新，临证之余，更是笔耕不辍，勤于讲学，收徒传承，积极推广伤寒学说，为既具传统本色、又有四川特色的川派“六经学说”营造了良好的学术氛围，奠定了坚实的基础。现择取较具代表性医家及其著述简介如下：

罗仲光，生卒年不详，字鲍吾，自号青城山人，四川南充人，明代医家、儒生。勤学，通览群书。因母病，遂精医术。著有《伤寒补古》《活人奇方》二书，对前人著述多有发挥。

李栻，清初人，生卒年月不详。字與一，号二南，四川江津人。曾拜同邑黄继谷为师习医，其师擅长治疗伤寒病。明末清初年间，因战乱迁徙辗转于重庆、四川、贵州等地民间行医，积累了丰富的临床经验，尤其擅长伤寒及相关病证的治疗，撰有《伤寒述微》一书。全书共三卷，“总论”介绍其师黄继谷所传诊治伤寒之法，其后论“切脉”“问证”“伤寒危证论”“伤寒劝诫法”“制伏要法解证用方论”“药方”，重在阐述伤寒的基本诊断方法，判断伤寒的死证、危证及其预后，并列举若干伤寒重危证的简要抢救方药及外用治法。全书不以《伤寒论》原文及阐述发挥为主，更偏向伤寒相关病证的临床治疗。

郑钦安（1824—1911），名寿全，清末名医，伤寒学派南派的代表人物，我国近代具有较大影响力和代表性的伤寒学家。著有《医理真传》《医法圆通》《伤寒恒论》。

《伤寒恒论》是郑氏研究《伤寒论》的代表作，共十卷，刊行于1894年。该书发挥仲景原文，切实说理，将条文与临床实践紧密结合，释方辨脉，指导辨证治疗，不沿袭前人陈说，独具创见。郑钦安把握《伤寒论》之精髓，于临证中广泛运用伤寒经方治疗各种病证，卓有成效，著《医理真传》《医法圆通》《伤寒恒论》三书，各具特点，相互发明，均为其临证经验的真实总结，理论联系实际，切合临床应用，贯穿以阴阳为总纲，万病不出六经宗旨，不出一元真气的学术思想。尤重阳虚阴盛之阐发，善用大剂量姜、桂、附以回阳救逆，拯人于危。其于阳虚辨治所积累之独到经验，弥足珍贵，实为中医学之瑰宝。三书各具特色，切合临床实用，风靡西南地区。于清末时期，刊行版本种类之多，刊行频率之高，实属罕见。

黄钰（1817—1886），字天锦，号宝臣。四川璧山人。晚清名医。黄氏于脉法、伤寒尤有心得。著有《伤寒辨证集解》五卷（1874），《平辨脉法歌括》一卷，《本经便读》四卷（1869），《名医别录》（1869），《经方歌括》二卷（1874），其中《平辨脉法歌括》《本经便读》《名医别录》收载于《陈修园医书四十八种》，在全国广泛流传。

钟文焕，字霁帆，生卒年不详，四川宜宾人。清末名医。尊崇黄元御《伤寒》《金匮》诸经悬解，认为其既明且备，实为津梁。故私淑有年，揣摩章句，撰《宜邑钟氏医书歌诀》二十九卷（1875），包括《伤寒悬解经方歌诀》十一卷、《金匮悬解经方歌诀》八卷、《长沙药解歌诀》四卷、《玉楸药解歌诀》六卷。书中选黄氏原书妙义，并新编歌诀。

唐宗海（1846—1897），字容川，四川彭县人（今彭州市三邑镇）人，晚清进士，著名医学家，“中西医汇通学派”的创始人和先驱者。著有《血证论》《中西汇通医经精义》《伤寒论浅注补正》《金匮要略浅注补正》《本草问答》《医学见能》《痢症三字决》《医易通说》等，前5本合成于《中西汇通医书五种》丛书，刊于1892年。后世又将以上所有书籍编为《唐容川医学全书》。

《伤寒论浅注补正》七卷。清代陈修园原注，唐宗海补正，是《中西汇通医书五种》之一。唐氏推崇陈念祖《伤寒论浅注》，但对陈氏注解尚有缺误深以为憾，遂于陈书的基础上补缺正误，其论以“标本中气”说为主要根据，并以中西汇通观点加以诠释，旁参西医理论注解伤寒病机是其一大特点，虽难免有牵强之处，但中西汇通的大胆创举对医学的发展不无推动作用。书中对三焦实质进行探讨，体现了唐氏以西医之形迹印证中医之气化，既重形质又不忽略气化之理的学术主张，追求形质与生理、病理、治疗一以贯之的医学理论，认为形以附气、气为形用，二者必须并重。该书反映了唐宗海研究《伤寒论》的造诣，对后世影响深远。

此外，唐氏尚著有《六经方证中西通解》一书，原未付梓，1983年经唐宗海学术研究会，据手抄遗本整理校正，排版付印。该书以手足十二经，厘为十二卷，每卷首列本经总论，每经辨证分表里、寒热、虚实六证。本《内经》《难经》之义，参诸家之学，并附以个人见解。从临证角度出发，阐发六经辨证之理，概述脏腑手足十二经病变，于每经下分论表、里、寒、热、虚、实六证，以辨病位深浅、疾病性质、邪正盛衰。唐氏认为辨证“总须分表里寒热虚实，不得以一字概之”。该书倡中西汇通，认为中西二者各有所长，不应存疆域之见，但求折衷归于一是。辨证析方，附列经方时方及自制验方。先辨病辨证，后论方论药，不分经方时方，如其对证，皆采撷用之，方中用药，尤善运用阴阳、气化、形色气味以明其理，致力于方剂之研究和药物性能之探讨，颇多创见，切合临床实用。

何仲皋（1861—1918），字汝夔，四川简州人（今属成都市龙泉驿区）。晚清秀才，弃文习医。后迁居成都开业悬壶。先是以西江月调词编成《脏腑通》一书，备受推崇，名播川西。1905 年，终集同行请立“国医学堂”，次年更名为“仁术学堂”，再改名“中医学堂”。至 1905 年，有学生 40 人毕业。1917 年，因四川战乱，学校损失惨重，何氏一病不起，次年病故。其子何龙举继承其办学事业，先后五迁校址，六更校名，为四川培养中医人才，并整理其父著作名《何氏医学丛书》出版，其中《伤寒原旨》等影响较大。

《伤寒原旨》共四十卷。为《伤寒论》注本，此书系何氏《伤寒论》教学讲稿，依《伤寒论》原文按太阳、阳明、少阳、太阴、少阴、厥阴、霍乱、阴阳易、瘥后劳复、痉湿暍病脉证等次序，列为 9 篇，逐条注解，串讲其旨要，故名。或考以《内经》《难经》，或证以《金匮》《本经》，或证以《本经》之前后文义，务使其中奥义，得以发挥。1933 年由四川高等国医学校印行。

许宗正（1860—1920），字星东，又名宗政，射洪名医。生于四川射洪县香山乡马家岩。著有《伤寒论方合解》六卷。刊于宣统二年（1910）。作者诠注《伤寒论》诸方，力求“遵经文方义而解之”。于古代医家中，引述或折衷王叔和、成无己、张志聪、柯琴、陈修园等名家之注论尤多、书首列“上中下本标中气图”及“脏腑本标中气互相络图”，现存初刻本。

陈绍勋（1867—?），字云门，四川岳池人。清末民初年间四川名医。岳池宿儒，博览群书，从合州周可全学医，从医 40 余年，受聘于通江、巴中、重庆、内江等地，讲授《内经》《伤寒》《金匮》，1913 年迁居蓉城，与同行韦见凡等发起国医传习所，一以仲景为宗，著述多达 16 种。

其中，有《增订条注伤寒心法》八卷，成书于1932年。全书约39万字，卷一至卷二论六经病脉证，设伤寒传经从阳化热、从阴化寒原委。太阳伤寒风邪伤营脉证、太阳寒邪伤卫脉证、风寒两感营卫同病、误服三汤致变救逆等总论及六经辨证内容。卷三至卷八列表证、里证、阳盛格阴、阴盛格阳、阳毒、阴毒、发热、恶寒等伤寒常见病证。为达到便于读者记忆之目的，每证前仿许叔微《伤寒百证歌》及《医宗金鉴·伤寒心法要诀》编歌括一首，次列仲景原文，注文先述大意，再加按语详述，偶亦引证西医之说，以证脏腑经络之形质。其中陈氏本人的发明为十分之二三。本书系陈氏二十年讲授《伤寒论》的教材，原为陈氏医学传习所教本。1932年江北县鱼镇里明星石印局印。

左季云（1891—1942），重庆市人。民国初年毕业于日本早稻田大学，归国后，初任铁道部航江局秘书，后弃政从医，潜心研究中医学。先在北平“至景医馆”悬壶，长于内科杂病及妇幼科。1922年受聘于北平国医学院，主讲中医病理学，后任名誉院长。1931—1941年任教于华北国医学院。撰写《病理学》《伤寒类方汇参》《杂病治疗大法》等40余部著作，达800万字。

《伤寒类方汇参》共十二章，成书并刊行于1927年。左氏赞赏徐大椿“不类经而类方”的以方类证法，全书参阅《伤寒类方》编次，并在此基础上进一步充实发展，将《伤寒论》113方按其性质归纳为桂枝汤类、麻黄汤类、葛根汤类、柴胡汤类、栀子豉汤类、承气汤类、泻心汤类、白虎汤类、五苓散类、四逆汤类、理中汤类及杂方十二章，将有关加减各方附于各大类下，每方详列药物用量、方剂定义、病状、脉象、药解、煮服法、药后现象、食禁、禁用等多项，并论及方剂加减及相近方剂的鉴别等。该书务求切合临床实用，以类比方法辨析汤证的症状、脉象、证候，力图揭示《伤寒论》辨证之精华，对方义药理亦有确切精当之论述，并立足临床，创立若干方剂加减法，为提升《伤寒论》临床实用价值做出了贡献，实为近代伤寒佳本之一。

此外，清末民初四川井研经学大师廖平，编撰有《伤寒平议》《伤寒杂病论古本》《伤寒总论》《太素内经伤寒总论补正》《伤寒古本考》《伤寒古本订补》等，均见于《六译馆医学丛书》。祝味菊编撰有《伤寒新义》《伤寒方解》《伤寒质难》等，其注解不引前人之说，多为自身心得体会，中西互参，强调人体抵抗力在疾病发展过程中的作用，并以西医知识解释疾病的临床表现、用药原理及转归。成都医家巫燡著《伤寒论广训》八卷，推崇张志聪之说，并强调“事皆实践，不尚空谈”的精神，且不时汇入西医学解剖、生理等观点求证，与时俱进，非因循守旧之辈，富有创建。

总之，川籍伤寒名家重视临证，多从实践出发解读伤寒六经内涵，尤其能结合四川天阴多雾，多雨潮湿的气候特点，将《伤寒论》重阳扶阳之精髓发挥到极致，如郑钦安主张一气分六经，从独特视角发展丰富了六经学说。在精研传统的基础上，又能做到不墨守成规，故步自封，积极接纳西医知识，倡导中西汇通，以唐宗海、陈绍勋、祝味菊、巫燡等为代表，既善于探究六经气化，又不忽略六经形质基础，引西医形质印证六经气化，形成了川派六经学说重视阳气、形气并论、中西互参的特点。

二、医家与论著

近现代以来四川伤寒名家辈出，著作林立，他们在立足经典，重视传统的基础上，扎根临床，讲究疗效，在实践中不断传承创新“六经学说”。冉雪峰撰《冉注伤寒论》，邓绍先、陈治恒等先后主持编写了成都中医学院《伤寒论》的各版教材及相关《伤寒》学著作，为四川、西南乃至全国培养了无数伤寒学人才。江尔逊推崇经方，提倡“汤证辨证”之法，著有《桂枝汤类方证应用研究》等。陈治恒、傅元谋编写《伤寒病案选讲》，郭子光著《伤寒论汤证新编》，均产生了不凡影响。此外，补晓岚、戴云波等伤寒名家以重视阳气，擅用乌头、附子等有毒温燥之品而闻名。以上诸家及论著均对川派“六经学说”的发展做出了重要贡献。

（一）补晓岚

补晓岚（1856—1950），四川遂宁人，伤寒温补名医。原名补一，字晓岚，别号老农，家世务农。自幼博学好问，多才多艺，琴棋书画，戏曲歌舞，武术气功皆通。得高僧指点，长武术、内功，四季恒穿短袄，夏不出汗，冬不畏寒，晚年耳聪目明，日诊百人无倦。早年得治目疾秘方与针灸术，试之，屡有奇效，后因夫人何氏患病误治致死，遂发奋钻研中医，并向来蜀传道的美国医学博士学习西医。曾先后在四川嘉定（今乐山市）、井研、成都等地挂牌行医。之后入山采药，研究药材资源，长达四年之久，采集到的药材有300余种，如本草未载的“雪上一枝蒿”，对其日后行医用药产生很大影响。从1923年起游学天下，遍访名师高手，辗转至越南，以及香港地区、广东省，后赴天津，去哈尔滨，深入俄罗斯境内，居住二年，再返北京入协和医院研究。前后历时五年，每到一处，虚心访友，其时得识卢铸之，获益匪浅。1928年，举家来渝，从此定居山城，在太平门海关巷开设“补一药房”，终其余生为重庆民众服务，成为山城家喻户晓的名医，其治病佳话，老重庆人至今犹津津乐道。1946年，重庆霍乱流行，其自制的“补一大药汤”发挥了重要作用。20世纪30年代南京邹云翔到重庆行医时也向其讨教一二，刘济苍在吴棹仙、陈逊斋门下学医时也曾观摩过补氏临床，盛赞其擅用附子屡挽重症。补氏强调治病求本，认为人之生命活动全赖肾中元气，治病应抓脾肾根本，重在扶阳。擅用乌头、附子、一枝蒿等有毒温燥之品，人称“火神菩萨”。惜一生忙于诊务，无暇从事著作。

（二）冉雪峰

冉雪峰（1879—1963），名敬典，字剑虹，别号恨生，重庆市巫山县大溪乡人（图4-3）。其精于中西医理，毕生致力于中医学研究，临床经验丰富，对中医经学、古典医籍整理及中医教育事业等均有卓越成就。冉氏与河北盐山张锡纯有“南冉北张”之誉，为川派中医药名家之佼佼者。冉雪峰出身于医药世家，自幼习文学医，12岁起随父（冉作楫）在深山采药，15岁时便能诊治一般常见性疾病。12岁时，冉父因采“飞天蜈蚣”（学名松梦）不慎从树上摔下，受重伤卧床不起。从此，冉雪峰便接过父亲的担子开诊行医。

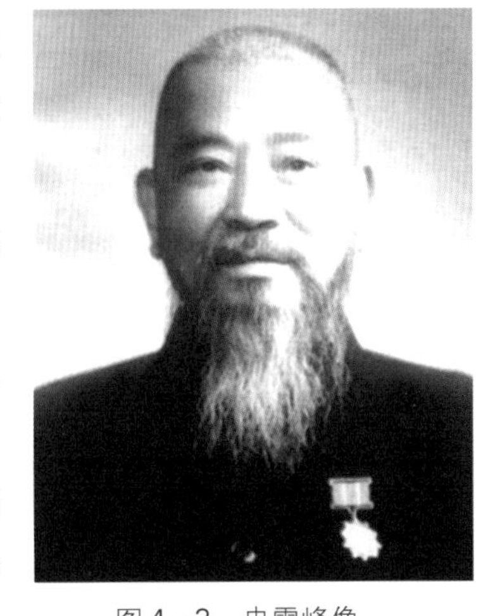

图4-3　冉雪峰像

冉雪峰在伤寒方面的贡献有《冉注伤寒论》《伤寒论讲义》《冉雪峰医案》。其中《冉注伤寒论》据《伤寒论》各篇原文的具体情况，在条释的基础上，注意前后条文之间的密切联系和分段小结，在个人注文之前，又按年代先后依次选辑上自宋成无已，下迄“民国”时期恽铁樵历代伤寒数十名家注文，具有深入浅出、详于辨析的特点。冉雪峰指出伤寒与温病相会通，中医与西医当结合。认为寒温大法虽异，而六经原理则可借鉴，指出“矫枉过正，反生隔阂”，主张伤寒、温病“整个会通”。他在《冉注伤寒论》中讲道：“仲景既总结汉以前的经验，吾人安可不总结汉以后的经验，将来得西医方面开启补助，进展未可限量。”提倡不同学科之间交流渗透，主张中医学西医。还亲手制备人体骨骼标本，绘制人体解剖彩图。

（三）戴云波

戴云波（1888—1968），字廷蛟，四川邛崃人。24 岁行医，1957 年调成都中医学院。重视阳气对人体的重要性，治疗辨证尤有独到之处。认为阳气内虚是形成痹证的根本原因，只有阳虚在先才可使风、寒、湿气乘虚而入，阻痹脉络而产生顽麻、不仁、疼痛、肿胀等症；而脉络阻痹，气血瘀滞又可影响阳气的化生及运行，形成恶性循环，使痹证逐渐加重，缠绵难愈。指出治疗痹证的关键在于振奋和固护机体的阳气，温阳通络是治疗痹证的根本大法。治痹用药，师法仲景，倡用甘温、辛热一类药物，擅用乌头、附子、麻黄、干姜等辛温燥烈之品，附子曾用至数百克之多，有“戴乌头”“治痹火神”的美称（图4－4）。“乌附麻辛桂姜草汤”是其在数年临床实践中创制的治痹名方，被收入全国中医统编教材。

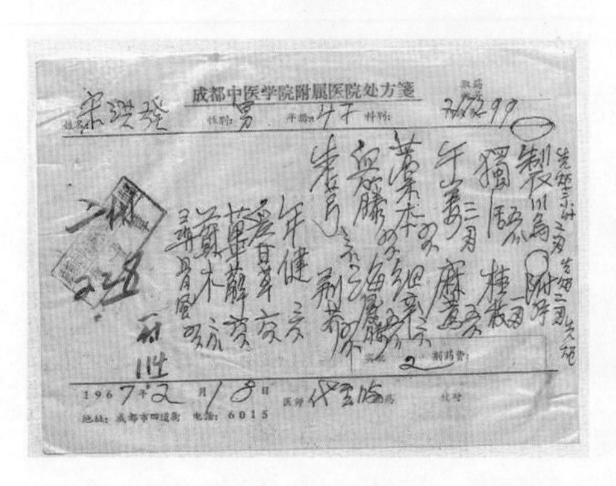
成都中医学院附属医院处方笺

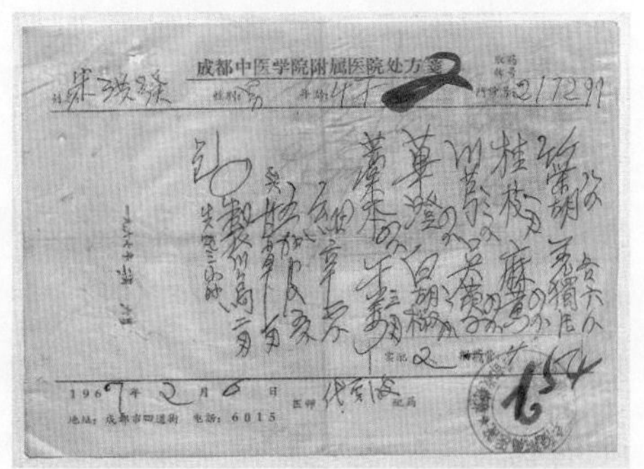
成都中医学院附属医院处方笺

图4－4　戴云波处方

（四）邓绍先

邓绍先（1898—1971），名续成，四川省华阳县（今双流）人。1916 年考入四川省立第一甲种工业学校，专攻化学。因自幼体弱，早在工业学校学习之时，便开始自学中医。后又受到谢勋吾老中医的指导，学习兴趣日隆。后因其次子患惊风为医所误，促使他下定了以医为业的决心。20 世纪 30 年代初，开始在成都市中西顺城街、玉泉街行医，医名日盛。1936 年，四川国医学院创办，邓绍先先后担任教员、教务长、副院长等职。1956 年 9 月，成都中医学院成立，被调入学院任副教务长，并讲授《伤寒论》。长期坚持《伤寒论》的研究和教学，是全国著名的《伤寒论》专家，有“邓伤寒”的美誉。

1960 年，卫生部委托成都中医学院举办全国中医院校《伤寒论》师资培训班，先后举办一、二、三班，均由他担任主讲。同时，主持了全国中医院校试用教材《伤寒论讲义》（人民卫生出版社，1960）的编写工作，为我国高等中医教育《伤寒论》课程教材建设和师资培养工作做出了重要贡献。他刻苦研读《内经》《难经》《伤寒论》《金匮要略》等典籍，对《伤寒论》的研究造诣最深，能流畅地背诵全书。于 1942 年写成《伤寒论释义》，从 1960 年起，历时 9 年，又带病完成《伤寒论要义总述》。

（五）戴佛延

戴佛延（1913—2007），重庆市合川人。家传三世中医，自幼研经读史，秉承家学。1936 年就读于四川国医学院，毕业后悬壶于故里。1956 年调至成都中医学院，1978 年任伤寒硕士研究生导师，1982 年晋升教授。一直从事《伤寒论》教学，曾为全国伤寒师资班辅导，为伤寒专业研究生、64 级至 75 级中医本科生及西学中班、进修班、夜大等不同层次的学生讲授《伤寒论》，教学经验丰富。参加了第 1 版、第 2 版全国中医院校《伤寒论》教材的编写，承担了《中医常用名词简释》中《伤寒论》部分的编写，编著《古方医案选编》上、中、下三册作为学生的辅导教材。临床方面，主要从事内科疑难证的治疗。提倡治外感疾病应于实处防虚，治内伤病应于虚处防实。处方用药上，提倡“医不执方，医必有方；药不执方，合宜而用”（图4－5）。

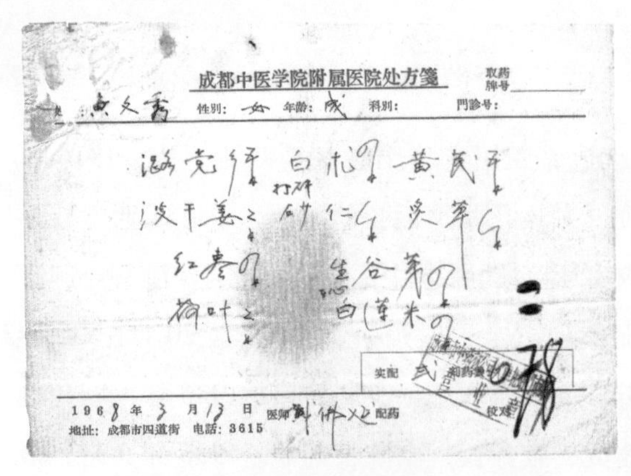

成都中医学院附属医院处方箋
取药牌号
性别： 年龄： 科别： 門診号：
实配 剂药费
196 年 月 日 医师 配药 校对
地址：成都市四道街 电話：3615

图4－5　戴佛延处方

对于《伤寒论》的学习方法，戴氏强调要诵读原文，切忌片面理解，须前后互参，综合分析，用唯物辩证的方法进行独立思考，才能有较为深刻的认识。不要曲解强解和轻信注本，因注本太多，穷毕生精力，也难遍读。只有通过临床实践，才能得出正确的结论、才不至于纸上谈兵，终其生而无真知。

戴佛延对经方制方的意义有深刻认识，如论及三承气汤：大者制大其服，欲急下其邪也。小者制小其服，欲缓下其邪也。调胃者，则有调胃承顺胃气之意，非若大小承气专取攻下也。戴氏强调，药物因其用法不同，其发生的疗效也就大有差异，这点在处方用药上不可忽视。例如，大黄气味俱厚，本峻下之物，因其峻下而微变其性以用之，则如大承气、抵当汤之大黄酒洗、酒浸以兼除太阳余邪也。大黄黄连泻心汤、附子泻心汤之大黄以麻沸汤渍之而不煮，欲其留恋心下也。大黄附子汤大黄与附子并用，则变寒下为温下。茵陈蒿汤大黄与茵陈、栀子并用，则不走大便而走小便。

戴佛延指出，学习《伤寒论》须同时研读《内经》《难经》以探其源，参阅《金匮》《温病学》以辟其流。《伤寒论》论外感时病，《金匮》论内伤杂病。但外感病久，正气受损，也可导致内伤，内伤病治疗不当，抵抗力差，易招致外感。在临证时，治外感应于实处防虚，治内伤应于虚处防实。关于伤寒与温病的关系，戴氏认为“后世温病学是在《伤寒论》的基础上发展起来的”这一看法非常正确，指出《伤寒论》中的栀子豉汤、黄芩汤、葛根芩连汤、白虎汤、三承气汤、黄连阿胶汤、白头翁汤、竹叶石膏汤等，均适用于温热病。在诊断上，温病学于舌诊非常详尽，又补出验齿、辨斑疹等；在治疗上，补充了辛凉轻透、芳香开窍、甘寒养阴、甘淡实脾、咸寒滋水等法，补《伤寒论》之不足，两种学说应相互沟通。

（六）江尔逊

江尔逊（1917—1999），四川夹江县人，著名中医药专家。江氏出自书香之家，自幼聪慧。15岁即从师于蜀中名医陈鼎三，闭门三年，苦读医经，后跟师临证，得其真传。悬壶之后，为求医技精进，1947年，江尔逊到重庆随名医陈逊斋钻研内科，又在成都针灸专家承淡安处学习，尽得其传，中医学术及针灸技术日臻完善，行医于夹江及周边地区。江氏业医数十年，针灸与药治兼擅，尤以善用经方救治疑难重证著称，常针药并举，拯危救难于濒死之界。江氏在综合医院住院部工作多年，同西医配合默契，抢救了大量危重病人，认为任何科学都需要不断吸收外界营养以加强自己，中医学也不例外。他在培养西学中人才的同时，虚心学习西医知识，并联系中医理论，开拓思路，丰富治法。著述有《桂枝汤类方证应用研究》，《医学探源》。《光明中医》、四川乐山市政协《文史资料》、乐山市市中区《文史资料》曾专门登载江尔逊的传记、生平等。

江尔逊能熟练背诵《伤寒论》，牢记病脉证治，精于临证思维，推崇"抓住特征，方证对应"。尤其是具有特征性描述的关键性原文，以之与纷繁复杂的临床证候相对照，从而抓住疾病表现的特征，针对主要矛盾遣选相应方剂。如"静而复时烦，须臾复止"之蛔厥证特征；"呕不止，心下急"（及胃脘、胁下绞痛等）之大柴胡汤证特征等。

作为临床经方家，江尔逊崇尚仲景学说，擅用经方，倡"汤证辨证"之法，即有是证，用是方。并参验名家，结合己见，扩大经方证治范围，如以当归四逆汤治疗遇冷即作之顽固荨麻疹；以小柴胡汤加石膏治疗腮腺炎、睾丸炎；加当归、白芍、枳壳、桔梗，调肝理肺，治疗热痢下重等。

江氏以仲景理法统时方，临证喜用经方而不薄时方。对屡经验证、疗效确切之时方，常视如经方而广泛运用。如经他亲身体验之金沸草散，临证时，无论咳嗽之久暂，不分老少，随证灵活加减，确收得心应手之效，成为其治疗外感咳嗽之专方。江氏常治寒温于一炉，汇经方与时方为一体，如其为治疗眩晕急性发作而拟制的"柴陈泽泻汤"，即是融经方小柴胡汤、泽泻汤与《局方》二陈汤加钩藤、天麻、菊花，用之治疗眩晕急性发作，确能收药到眩止之效。江氏遣方用药的特色体现在：①复方加减，针对主证，选用一首主方，为兼顾次要症状，视其与主证在病机上的内在联系灵活而恰当地加减药物，使原方变成由两个以上方剂组合而成之复方。这种加减法，绝不是简单对症的单味药物加减，而是一个或几个成方之加减。每一首成方有其主治之适应证，数方相合也前可以针对多个适应证。数方相合，对主证应起到“相须”“相使”的作用。②用药清轻活泼，慎用多汁滋腻之品，即使需大剂滋阴补血，亦每于方中加用一二味小量的畅气快膈之品，以收补而不壅、滋而不腻之效。③多选价廉而效宏之药，不以药价之贵贱分药之优劣，而是以效优且价廉定取舍。真正保持了中医药简、便、廉、验之特色。

（七）陈治恒

陈治恒（1929—2017），成都中医药大学教授，硕士生导师，著名中医学家，伤寒专家，全国名老中医。曾为四川省中医学会仲景学说研究会主任委员。曾任伤寒金匮教研室副主任、伤寒教研室主任。出身于中医世家，幼承庭训，少小诵经，矢志岐黄。1956 年，以青年中医身份考入成都中医学院（现成都中医药大学），得到李斯炽、邓绍先等众多中医名家的耳提面命，1960 年提前毕业留校任教、师事著名伤寨学家邓绍先，精研中医经典及历代名家著述。在邓氏的指导下，对《伤寒论》进行了系统、深入的研究，一直从事《伤寒论》教学和科研工作。作为伤寒专业硕士研究生导师，传道授业，桃李芬芳，学生中有不少人已成为中医药学的骨干，也有学生在重要的管理岗位上从事中医药管理工作，这与他的教诲和培育是分不开的。陈治恒擅长治疗伤寒、温病及内、妇、儿科疾病，精于辨证论治，理论造诣高深，临床经验丰富，对不少疑难病、危重症见解独到，疗效显著，医名远播。1990 年被国家选定为首批全国 500 名老中医药专家之一。1991 年被国家中医药管理局、人事部遴选为全国名老中医师带徒指导老师。1993 年获省中医学科技进步三等奖。享受国务院政府特殊津贴。点校整理《许叔微伤寒论著三种》，获四川省中医管理局科技进步三等奖。在日本、韩国发表有“运用仲景方的体会”“小柴胡汤的治疗经验及有关问题的讨论”“从《伤寒论》看仲景著作的主要思路和方法”等多篇学术论文。其临床经验，被收入《长江医话》《医方妙用》《中国名医名方》《名医医术精粹》《当代医学论经方》《中华名医特技集成》等书中。

陈氏业医，既有庭训，又有师承，博采众长，其学术经验、成就是多方面的。对《伤寒论》的造诣尤其精深，其学术思想秉承邓绍先治伤寒首在明理和重在六经气化之说，坚持论六经气化不能离形言气，讲伤寒务要理用结合，研究仲景之学必须落实到临床应用上才有意义。为了明伤寒之理，他精究经旨，穷源溯流，疏发论中本义，揭示六经实质。倡导经方有“三用”，即正用、借用、变用。尤其强调经方的变用，陈氏指出：仲景“观其脉证，知犯何逆，随证治之”，即是灵活化裁，随证变通的经方变用原则。临床核心在于主张以局部病变为核心的辨证论治；对疾病要追踪病史，明辨始因；而治疗又要详察标本，分期论治；具体方案上重抓脾肾“两本”，巧运枢机；更结合西为中用，微观辨证，临床证治多验。

（八）郭子光

郭子光（1932—2015），成都中医药大学教授，著名中医学家，中医各家学说专家，伤寒专家，中医康复学科的开创者。全国首届国医大师、全国老中医药专家学术经验传承工作指导老师、中华中医药学会终身理事、中国中医科学院博士后导师、四川省首批学术技术带头人。

郭氏出身于中医世家，1956 年考入成都中医学院首届医疗专业本科，1960 年提前毕业留校工作，从事中医内科、伤寒、各家学说、养生康复等课程的教学、临床及科研工作。1992 年享受国务院政府特殊津贴，2002 年被确定为全国第三批老中医药专家学术经验继承工作指导老师。2008 年获四川省康复医学会颁发“学科发展杰出贡献奖”，2009 年获中华中医药学会“终身成就奖”。

主编出版的教材、论著有《现代中医治疗学》《伤寒论汤证新编》《日本汉方医学精华》等近 20 部，参编著作 20 余部，发表论文 160 余篇。曾多次应邀去中国台湾、澳门、香港地区及日、韩等国讲学交流，深受好评。尤其在日本汉方界影响颇大，先后 9 次应邀赴日本进行学术交流。“郭子光学术思想及临证经验研究”课题被纳入国家“十五”科技攻关计划，国家中医药管理局2011年正式建立“国医大师郭子光传承工作室”以研究其学术经验。

自2011年“国医大师郭子光传承工作室”成立至今，培养了学术传承人及传承团队共11人，接受17名来自全国各地的副高及以上中医人员的进修、研修，培养硕博士研究生15名。出版论著7部，发表学术论文9篇，完成相关课题研究3项，形成专病诊疗方案2项，并于2012年举办“郭子光从医60周年学术交流会”。

郭氏从事伤寒论、中医内科学、养生康复学和各家学说教学、科研与临床近60年。他在伤寒研究方面最突出的成就，是提出“病理反应层次”为六经方证的实质，提出创立六经辨证论治新体系，作为发展伤寒学说的远景目标，把仲景学说的发展推向新阶段。他认为六经病就是六个大的病理层次阴阳失调的反应。伤寒六经方证，是仲景在当时条件下，为寻找调节人体反应状态的确定性，而总结出来的针对不同的病理反应层次进行调节的治疗体系。1983年，郭氏著《伤寒论汤证新编》，以汤名证、按证分析，中西医有机结合，立足临床实践，倡“病理反应层次”学说以解释伤寒六经方证，别开生面，使人耳目一新，提高了对伤寒方证的科学性与实用价值的认识。

郭氏临证重视脉理，习用经方，强调辨证论治。擅治心脑血管、血液和肺肾的慢性疾病，对外感发热性疾病和癌症的治疗也颇有研究。能灵活运用中医理论指导临床，取得疗效。例如，从“病证结合”治疗提出冠心病康复治疗10步程序方案；用“寒温合法”治疗急性外感疾病（多素病毒感染）；发挥仲景“凭脉辨治”精神治疗心律失常；将“通阳不在温，而在利小便”的治法，用于治疗少阴病格阳证（多系慢性心力衰竭）；以“久病入络”学说指导治疗多种慢性疼痛、眩晕、喘咳等病证；用“攻邪已病”学说指导治疗多种癌症；以“脏为阴、腑为阳”学说指导治疗泌尿系结石症；从肝脾虚损论治血液疾病；从“命门火衰”论治肾上腺皮质、甲状腺功能减退症等，疗效卓著。被誉为“伤寒达人，奇症克星”。

三、理论建树

川派“六经学说”主要体现于巴蜀著名伤寒学派与伤寒名家的学术特色中。川籍医家重视传统，勤于实践，对《伤寒论》之研究强调理用结合，于仲景学说的发挥多有新意。他们在深厚的传统伤寒功底之上，又能以开放包容、与时俱进的态度积极接纳西医理论，促进中西汇通，在传承中不断创新发展伤寒六经学说。

（一）重视人身阳气，精于阴阳辨证

中医学之重阳、扶阳学术思想源于《周易》《黄帝内经》，并于《伤寒论》中得以全面体现。在生命活动中，阳为生机之所系，至关重要。阴阳二者始终处于阳为主导，阴为从属的状态，如此才能“阴平阳秘”。

四川地处盆地，多阴雨，少日照，夏季湿热，冬季湿冷，常年湿气偏盛；重庆群山环绕，两江交汇，水汽氤氲，云雾蒸腾。川渝两地气候潮湿，湿为胶滞阴邪，最易伤阳，因而对人体阳气的重视，川籍医家堪称首屈一指。

以晚清郑钦安为代表的扶阳学派，学术底蕴直承《伤寒论》，融合前贤的重阳思想，强调“阳主阴从”，重视阳气是其学术思想的核心。清代唐宗海认为，治血须治气，以阳统阴，以气统血，其治血四法无不体现“治一切血证皆宜治气”的总则。四川近代医家巫燡宗“阴阳并重，阳为主导”之论，在其著作《伤寒论广训》中多次提到“人身以阳为最重”的观点。重庆名医补晓岚擅用附子、乌头、雪上一枝蒿等有毒温燥之品，在其自创方中，生附子、生川乌、生草乌、生天南星、生半夏可共用至几百克之多[1]。

川籍医家重视扶阳，善用大剂量附子、干姜等辛热之品，是在辨证准确的基础上，有是证，用是药，绝非一味追求温热而偏废寒凉。郑钦安在《医法圆通》中说：“万古一阴阳耳。阴盛者，扶阳为急，阳盛者，扶阴为先。此二语实治病金针，救生宝筏，惜乎人之不得其要耳。”[2] 扶阳学派的医家在对阴虚、火热等阳热证的辨治及对白虎汤、承气汤等寒凉方剂的运用上也同样积累了丰富经验。

---

[1] 徐姗姗，郑丰杰，鲁法庭，等．川籍医家伤寒学术特点研究［J］．中医杂志，2013，54(06)：534－536.

[2] 郑寿全．医法圆通［M］．于永敏、刘水平校注．北京：中国中医药出版社，1993：115.

（二）明晰伤寒脉络，强调理用结合

邓绍先提出，研习《伤寒论》当以实际应用为归旨，重点要学习张仲景辨证论治的方法和书中的方药应用，尤其要抓住《伤寒论》的立法依据进行研究，才能深刻领会其精神实质，做到理用结合。对于《伤寒论》的解析，他认为原文“皆先后互发，逐条贯串，若不以之比较而观，实难抉出底蕴，并昧其用法矣”[1]。邓氏在遵循“六经辨证”的基础上，以科学负责的态度，对《伤寒论》进行条分缕析，提纲挈领地重新整理，主持编写了全国中医院校试用教材《伤寒论讲义》（人民卫生出版社，1960），在全国引起极大反响，此后教材均以此为蓝本，发挥了承先启后的作用。

全书层次分明，纲目并举，以“太阳病篇”为例，首列“太阳病纲要”以明确病情提纲，随后分列“太阳经证”“太阳府证”“太阳辨证”“误治变证”“太阳变证”各节[2]，逻辑清晰地呈现出太阳病辨治面貌。对条文分析亦颇具新意，创新性地为每条原文编写提要，使读者能了然掌握其中心主题所在。释义条文深入浅出，对脉证背后的机理展开精辟透彻之分析，并对证与证之间的鉴别做到简明扼要，一语中的。如指出葛根汤证与桂枝加葛根汤证的鉴别在于：“葛根汤证是无汗而经输不利；桂枝加葛根汤证是有汗而经输不利。”葛根汤证与麻黄汤证的鉴别在于：“葛根汤证有项背强几几而无喘；麻黄汤证无项背强几几而有喘。”前者在于有汗无汗；后者在于有喘无喘和有项背强几几与无项背强几几，这样的鉴别，既具体又明白。此外，书中“选注”一项恰如其分地遴选录入具有代表性注家的见解，正确反映了历代注家在发展伤寒学说历史过程中的贡献和作用。而“案例”部分，则进一步体现了理论与实践紧密结合的宗旨，促进仲景之学说在临床中的应用[3]。

（三）重视六经气化，落于临床实处

六经实质的内涵，是研究《伤寒论》不可回避的重要问题，历代医家从

---

[1] 邓绍先．伤寒论释义［M］．成都：中国医学文化服务社，1942.

[2] 成都中医学院．伤寒论讲义［M］．北京：人民卫生出版社，1960.

[3] 何爱华．评“伤寒论讲义”［J］．天津医药杂志，1961（04）：265－266.

经络、脏腑、气化、部位、阶段等方面做出积极探讨，见仁见智，各有所执。其中气化学说玄妙深奥，令不少求学者望而却步。

川籍医家多以经络、脏腑作为六经的物质基础，用气化学说解释六经之功能，气化与形质并重，探讨六经实质。如唐宗海论《伤寒论》重气化，突出之处在于将原本玄而又玄的气化理论，赋予形质的概念，以西医之形迹印证中医之气化，认为“气化”学说是中医诊疗的立足点及与西医沟通的关键点，中医略形迹而详气化，西医详形迹而略气化，各有短长。巫燡指出“气化是从全体而言，经则是人体之部分，当有形质”，推崇六经气化之说，同时认为经有形质[1]。

邓绍先对《伤寒论》六经概念亦有深刻理解，提出六经实质涵盖脏腑、经络、气化三个方面，三者息息相关，认为“气化离开了脏腑经络，就失去了物质基础；脏腑经络离开了气化，就反映不出其功能活动”[2]，主张不能孤立片面地强调一面来解释六经的实质，坚持论六经气化不能离形言气，强调《伤寒论》的六经，实际上就是以六经所系脏腑的病理反应来指导辨证论治的。以上观点使气化理论落于实处，提升了六经气化学说对临床的指导作用。

（四）明辨“病理层次”，新解六经方证

郭子光在全面深入分析《伤寒论》三阴三阳病证候辨治规律的基础上，提出三阴三阳的本质，是六个大的病理层次阴阳失调的反映。《内经》阴阳学说认为，“阴平阳秘”就是健康，“阴阳失调”就是疾病，治疗的目的便在于“谨察阴阳所在而调之，以平为期”。郭氏认为，仲景就是遵循这一观点，把疾病看成人体阴阳失调的过程，并针对阴阳失调的情况进行分析，从而确定出各种证候。他将三阴三阳病证候的确定原则总结为阴阳定量、阴阳层次、阴阳升降三个方面，认为阴阳定量的差别引起阴阳升降的失调，是形成各种证候的根本原因，而证候最终通过深浅，表里，经腑，在胸中、在心下、在

[1] 徐姗姗，郑丰杰，鲁法庭，等. 川籍医家伤寒学术特点研究［J］. 中医杂志，2013，54(06)：534－536.

[2] 成都中医学院. 伤寒论讲义［M］. 上海：上海科学技术出版社，1964：3.

气、在血等特定部位表现出来，形成一个个不同的病理层次。

三阴三阳是六个大病理层次的反映，“所谓太阳病，属于人体肤表阴阳失调；阳明病的病在里，多涉及胸中胃肠；少阳病在半表半里，多涉及胆和三焦；太阴病的病位较深，多涉及脾胃；少阴病的病位更深，多涉及心肾；厥阴病多涉及肝经。”在大的病理层次下又可分为若干小的病理层次，将这些较小病理层次的反应与针对其治疗的方药联系起来，就是汤证。如太阳病有桂枝汤证、麻黄汤证、葛根汤证等。而对汤证的具体分析，又兼有局部阴阳失调的更细小的病理层次，如桂枝加厚朴杏子汤证、桂枝加附子汤证等；或并见两个及两个以上病理层次的失调，如“合病”“并病”等。基于上述观点，郭氏著《伤寒论汤证新编》，以汤名证，对《伤寒论》条文进行重新整理汇编，围绕汤证的辨证要点、基本病理、药理方理等展开详尽分析，并列举现代应用案例，为提高伤寒方证的科学性与实用性做出了重要贡献[1]。

（五）开放包容新学，促进中西汇通

清末民初是东西方文化激烈碰撞的时期，伤寒学说的发展也受到“西学东渐”的影响。唐宗海作为中国医学史上中西汇通派的代表人物，本着“洋为中用”的原则，以中医为本体，参以西医知识来研究《伤寒论》，为《伤寒论》的研究开辟了一个新领域。补晓岚认为，中医如果不懂西医，就无法维护和发展中医，因而兼习西医。巫燡虽属《伤寒论》研究中“维护旧论”一派，但非因循守旧之辈，在《伤寒论广训》中常汇入西医解剖、生理等观点以求证。冉雪峰在抗日战争时期先后完成《大同药物学》《大同方剂学》和《大同生理学》等著作，著作名称中“大同”二字即蕴含了早期的“中西结合”含义。他在《冉注伤寒论》中讲道：“仲景既总结汉以前的经验，吾人安可不总结汉以后的经验，将来得西医方面开启补助，进展未可限量”，提倡不同学科之间交流渗透，主张中医学西医，还亲手制备人体骨骼标本，绘制人体解剖彩图[2]。陈治恒精于中医传统的辨证论治，但认为辨证论治还

[1] 郭子光，冯显逊．伤寒论汤证新编［M］．上海：上海科学技术出版社，1983：6－11.

[2] 徐姗姗，郑丰杰，鲁法庭，等．川籍医家伤寒学术特点研究［J］．中医杂志，2013，54(06)：534－536.

可以结合微观进行分析研究，宏观综合与微观分析并重，将学科之间的优势、特色互补[1]。注重向西医学习，促进中西汇通，彰显了川籍医家与时俱进、积极探索的创新精神。

（六）强调明理至用，理法方药贯通

《伤寒论》是我国第一部理法方药比较完备的医学著作，提出了较为完整的六经辨证体系，中医治法“八法”赅备，创立了113个方剂和具体的药物运用，被后世称之为“方书之祖”。学习《伤寒论》的目的重点是要学会六经辨证，学会经方的临床应用。巴蜀伤寒流派在邓绍先的影响下，一直秉承着明理至用的研习原则，重视理用结合，强调学以致用。杨殿兴、傅元谋编著的《四部医典解读·伤寒论读本》以此为切入点，重视经方的运用，以类方的形式进行归类，分为“代表原文”和“参考原文”，重点解析代表性原文，解析透彻，言简意赅，重点突出。在每证之下，明晰列出该证的主症、病机、治法、方药，并分列正用、借用和变用，使得“病皆与方相应”，理、法、方、药一目了然，一线贯通，又示人正、借、变用，圆机活法，灵活变通，达到“观其脉证，知犯何逆，随证治之”。这是全国研习《伤寒论》中比较早在方证后明确提出理、法、方、药一线贯通和正、借、变用的学术观点，临床实用价值较高。《伤寒论读本》（单行本）一经出版后，很快售罄，受到学员们的好评，其中理、法、方、药的贯通观点也被很多后世研究《伤寒论》的学者、高校讲义所沿用。

---

［1］ 杨殿兴．陈治恒教授学术思想举要［J］．四川中医，1994（05）：1-2．

第四节 温疫学说

温热理论发端于《内经》，自刘完素发明火热病机及论治方法，提出"热病只能作热治，不能从寒医"开始，其后逐渐派生出温病学派，并经明清两代诸多医家的不断发明创造，逐渐形成一个完整的学术体系。可以说温病学派的出现是临床实践需求的必然结果，海纳百川的巴蜀医家，大多接受温病学思想，并能于临床实践中，将伤寒与温病的论治辩证地统一起来，做到寒温并用，兼收并蓄。

巴蜀医家以开放的思想接纳温病学说，并能结合蜀地气候与当地人体禀赋特点，传播、应用和发展温病理论。在众多温病名家中，以宋鹭冰、张之文等为代表，他们在充分研究温病学理论的基础上，深入分析现代传染病防治的严峻形势，立足临床实际，更进一步传承发展了伤寒及温病理论，在全国率先提出建立"中医感染病学"，并认为其内容应突破中医外感热病学由伤寒、温病组成的局限，不断丰富其学术内涵，形成了既与传统接轨，又紧跟时代步伐，颇具特色的川派"温疫学说"。

一、学术源流

川派"温疫学说"的学术渊源，首先根植于传统的温病经典理论，如明吴又可的《温疫论》，明确瘟疫概念，提出瘟疫邪伏膜原理论，开创瘟疫独特的辨证论治体系，极大地推动了温病学派的形成和发展。清代叶天士突破六经辨治外感病的框条，在《温热论》中提出卫气营血辨证论治体系；薛雪著《湿热条辨》，详细阐发湿热病的病因病机及辨证论治；吴瑭作《温病条辨》，创立温病三焦辨证理论体系；王士雄撰《温热经纬》，载述温热、瘟疫、霍乱诊治的经验之谈及独到见解。传统温病学说及古代医家同温病斗争的经验是川派“温疫学说”取之不尽的宝贵源泉。

此外，明清以后，巴蜀擅长温病的医家渐多，他们汲取江南温病医家的理论，结合巴蜀地域气候和人体禀赋特点，在实践中形成和发展了具有川派特色的温病见解，留下了丰富的文献资料和宝贵的临证经验，为川派“温疫学说”的诞生提供了重要的学术源泉。其代表医家及著作有：

1. 欧阳调律，生卒年不详，字嶰谷，又字伯宜。明末清初重庆府合州人。他推崇聂久吾之《活幼心法》，并将其更名翻刻为《痘证慈航》；又将郭志邃《痧胀玉衡》一书提要汇辑，辑为《治痧要略》，将《治痧要略》一书与释普净《痧症旨微集》合刻为《痧法备旨》，流传于世。

《痧法备旨》两卷，清代欧阳调律、释普净撰，管颂声辑，刊于清咸丰二年（1852）。欧阳调律在释普净《痧症旨微集》基础上约之为《治痧要略》。《痧症旨微集》列杂症五十，大症十六，各详经穴以施刺灸，而方药稍简。

2. 熊家骥，生卒年不详，字兰亭，江西清江人。乾隆间举人，以治痢著称，曾行医于四川多地，所治多效，在重庆有“药王”之称。他认为秋痢病在肝木，不在红白分寒热，而重在脉证分虚实。其学虽本于喻嘉言，但又有所发展，以善用桔梗著称。撰有《痢疾奇方》（1795），又名《治痢慈航》《痢疾特启论》，该书曾以多种书名印行，后由沈寿初刊入《经验方汇》（1893）。

《痢疾特启论》一卷，成书于清乾隆六十年（1795）。本书主要介绍对痢疾的独特认识和体会。首先，论述秋时肺金当令，若主令太过，肝木不得条达，内夹相火，抑郁下走，刑其大肠，阻脾气而为秋痢。临床辨证当“不在红白分寒热，而重在脉证分虚实”。其次，详述痢疾不同阶段的表现、主方及方义，初起用人参败毒散，不愈则用甘芍姜吴木香汤，痢久热毒中脏则急用大黄黄连泻心汤。最后，书末附痢疾特启方、防噤口痢方及加减法。

3. 周云章（1829—1879），字松仙，祖籍陕西，生于四川新都县，父周宣南曾任知县。周云章出生时家境已经衰落，自幼聪颖好学，尤其喜爱医学。十几岁时已博览群书，并开始自学中医。23 岁进京考中进士，其后被派往浙江多地任知县。他利用业余时间，悉心研究历代医家及著述，颇有心得。周氏为官兼而从医，常为其他官员和老百姓治病，积有丰富经验。曾为咸丰、道光、同治皇帝和慈禧太后诊治，慈禧赐其匾额——“华佗再世”，并予丰厚封赏，欲留为御医，他坚辞不受，愿为知县兼行医业。周云章认为陈修园的《医学三字经》浅显易诵，方便临证而启迪初学，故仿其例，“方取其典，论取其浅，又取其显”为旨，著《简易医诀》四卷。其子周祖佑和其孙周琛对该书进行校刊后于清宣统元年（1909）刊行，今传《温病三字诀》《儿科三字诀》等，皆系后人节取《简易医诀》而刊印者，周氏其他书稿较多，但因未能梓行，后来散失殆尽。

4. 王光甸，约生于清乾隆末年，卒年不详，字春田，清代四川什邡人。从县人世医周宝斋学医，壮年后携技出游秦晋燕赵各地，寻师访友，行医济世，收集秘方验方。咸丰年间为避兵火，隐居彭门半憨山麓（今彭州市境内），故自号半憨山人。王氏医德高尚，医术精湛，深受百姓爱戴，在川西北享有盛誉，著有《寒疫合编》四卷，百年来在民间广为流传。

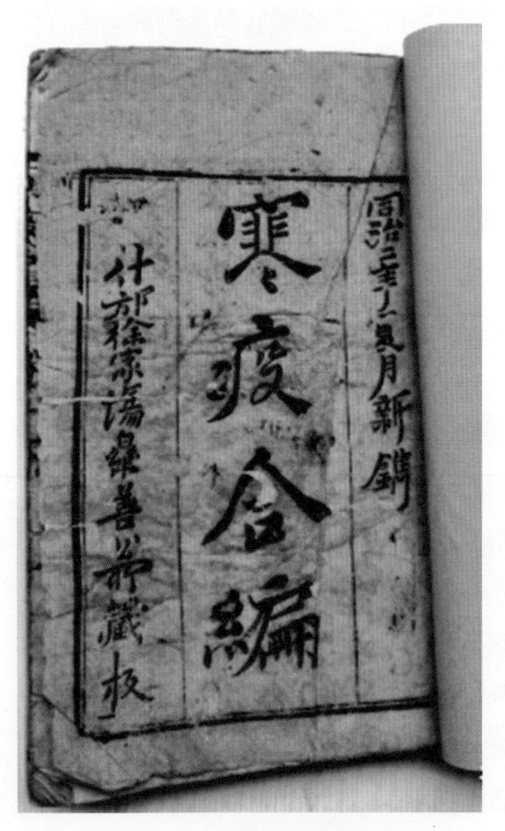

图4-6 《寒疫合编》书影

《寒疫合编》（图4-6），成书于清同治元年（1862），是一部伤寒瘟疫并述，医论、医案并存的著作。卷一、卷二论述伤寒，其中博引《内经》、仲景原文及后世名贤治要，如张景岳、李士材、柯韵伯、舒驰远、陈素中、王竹坪及《医宗金鉴》等，摘其要点，录其精华，有的还加有按语，阐述作者独特的见解，并于每条之下均编歌括一首。卷三、卷四论述瘟疫。其中卷三论述瘟疫的病源、初起、传变、变证及治法，主要依据吴又可的《温疫论》，参以各家学说，先论而后歌括，或加按语于后，甚为醒目。卷四首列各种瘟疫证治学，如所称大头瘟、杨梅瘟、麻脚瘟、毒痢瘟、喉痹瘟等，证以西医学均属传染病或急性传染病之类，并附若干验方（有些是自制），对后世治疗传染病大有参考价值。卷四最后部分载作者临床医案 16 例以证其学。本书系以王竹坪《伤寒撮要》和吴又可《醒世六书》为基础，括其精要，编为韵语而成。

5. 温存厚，字载之，清代渝州人（今重庆市人），生卒年不详。少时读书习文，青年投身行伍，转战蜀中，亲见将士们触冒风霜秽浊，身染疾病，苦无良医救治，心生恻隐，于是留心医学，自学岐黄之术三十余载，亲治病人无数，疗效显著。温氏著有《温病浅说》，并将历年治验诸方、随时笔记，整理为《温氏医案》。

《温病浅说》，成书于 1886 年。本书从《伤寒论》"太阳病，发热而渴，不恶寒者为温病"发端入题，扼要阐述了温病的发病机制及立法处方用药原则，提出了温病五忌、五宜，温病各方及温病逆证须知等。书中以忌汗、忌吐、忌下、忌温、忌补为温病五忌，以宜认证、宜凉、宜润、宜清、宜和为温病五宜，重点论述了清凉散、白虎汤、犀角地黄汤、竹叶石膏汤、猪苓汤、银翘散等方，并强调治疗温证切忌辛温发散，而应"总以'存津液'三字为主脑"。

《温氏医案》，成书于 1886 年，共收载各科治案 48 则，其中以温病类验案最多，理法清晰，方药切当，变化灵活，很有参考价值。值得一提的是，案中载有温氏治疗气肿及疯狗咬伤方，为其他医案著作所少见。

6. 曾懿（1852—1927），字伯渊，又名朗秋，号华阳女士，四川华阳人（今属成都市）。曾氏自学成医，广采众家之长，凡精辟之论述、严谨之方剂，都一一摘录下来，悉心钻研，尤为推崇叶天士、吴鞠通等温病学家，行医数十年，精医理、重实践，师古而不泥古，建树颇丰。曾氏温病成就主要体现于《寒温指迷》中。

《寒温指迷》，成书于清光绪三十二年（1906），原为曾氏撰《医学篇》中有关伤寒、温病内容，1933 年，苏州中国医学研究所将该书重辑，分出《寒温指迷》四卷。该书主要论述伤寒、温病证治，并详加鉴别。卷一载温病伤寒伤风辨论16篇，兼及温病各证治法，卷二、卷三论温病传入中下焦治法，卷四为伤寒论治。书中将《温病条辨》《温热经纬》诸书中的方剂，摘录成帙，使人一目了然，便于查阅。

7. 张子培，生卒年不详，字汝珍，清末四川成都人。他精岐黄术，对温病尤有研究，著有《春温三字诀》。该书虽名为“春温”，实论述风温，以三字诀加注的形式分析风温证治，文辞优美，读来朗朗上口，对后世影响较大。后成都医家张骥又将该书所提到的温病常用治疗方剂20首，编成七言歌诀，名为《春温三字诀方歌》，介绍其主治、方义及加减法，同样广为流传，对温病学的普及和推广起了巨大作用。

8. 刘莹（1821—?），字次瑚，清末四川人。少习举子业，后来专究岐黄，声名远播。他整理其父《医录便览》书稿，增以医案后刊行。刘氏对痢疾的认识有独到的见解，著有《痢症探源》(1859)，是一部以“痢多热证病因病机”为主要观点的治痢专书。该书首先提出痢疾“总系一派湿热秽浊之气从口鼻入、蕴蓄胃肠，遇风寒饮食凝滞，渐积成火成毒”，并列举治痢4方，后列辨疑10则，以问答形式详述了痢疾的辨证、治疗、饮食禁忌、愈后调理，并附列了喉风、痧毒的证治。

9. 陆景庭（1876—1934），江苏省吴县人。幼年随先辈定居成都，自学中医，渐为邻里亲友疗疾，颇多效验。1902年赴山西业医，医术精湛，享誉阳泉、太原等地。1910年迁返成都，定期为“育婴堂”“慈善堂”等慈善机构的病人义诊，并对贫苦病人施诊赠药。陆氏精通医理，疗疾屡起沉疴，善治“温病”，尤精于治疗湿（热）温，为20世纪30年代成都四大名医之一，著有《温病学讲义》。

10. 顾燮卿（1884—1943），祖籍江苏省，先世游宦入蜀，定居成都。其家贫无力读书，当过钟表铺学徒，后到乐山学医，积三年余，闻母病返蓉，遂在成都行医。顾氏发奋自强，广览古今医籍，务求得其精髓，奋勉三年，医技大进，精于内、妇、儿科，尤擅长治疗湿温和麻疹，所治病人十愈八九。他医德高尚，素来不计诊金多少，反赠赤贫者药费，日诊百余人次，务求精当，施治颇多效验，为成都四大名医之一。

11. 罗民有（1884—1943），四川省江津县人。16岁从师学医，深究医经典籍、各家学说及近代科学知识。1921 年在湖南长沙四川协立济医局内开设诊所，后在善堂内坐堂应诊，送医施药。1935 年洪水泛滥，与同一商会、红十字会组织义务诊所，为灾民行医，名震沙市、宜昌一带。1938 年回到江津，专心医学，医名日甚。他著有《温病新编》《疟疾三字诀》《温病评要》《温病方歌》《微菌学历代发明考》《医学精存》。

12. 吴荣漳，生卒年不详，号繁江逸士，民国初期四川成都人。他幼蒙庭训，熟读儒家经典，兼涉中医经典著作，后则专事医药。对于中医经典著作，如《黄帝内经》等有很深的研究，经常在教诲弟子时随手引用，并抒己见。他尤精于痧症，时常感慨古圣贤“未得要诀”，“只言某病某方，而未及某脉某证”，所以广泛搜罗历代名贤著作，悉心研究，在痧症的脉、症、治等方面获得了很多经验。吴氏生性淡薄，不慕荣利，不但对病人兢兢业业，而且给贫苦之人助金送药。著有《痧症医案》。

此外，民国年间，川籍医家尤其重视温病研究，相关著作颇丰，如：

廖平撰《疟解补正》，成书于 1913 年。书中将《黄帝内经太素》中“疟论”“瘅疟”“论刺法”“论四时”“详温疫”等篇有关内容摘出，认为疟为四时病，与伤寒同类，隋唐时期言伤寒多及疟，故治疗时应与伤寒互参。书中引有《素问识》《千金要方》《外台秘要》等各家见解，并加以阐释。

刘复著《伤寒论霍乱训解》，本书两卷，成书于 1920 年。刘复认为《伤寒论》霍乱全篇当属仲景或仲景弟子所记述，故取《伤寒论》中霍乱病脉证治 10 条，并辑六经吐利 6 条，分为两卷进行训解。他认为表里俱急者急当救里，可用桂枝人参汤，五苓散适用于霍乱轻症，四逆散适用于寒湿霍乱等。书末附章太炎《霍乱论》。

刘氏尚著有《时疫解惑论》两卷，成书于 1920 年。本书专论风火交织时疫霍乱。上卷载医论 10 篇，下卷设治例 46 条，并附药方。书中论霍乱为暑湿交蒸秽浊，以湿为主，治疗主张寒湿用附子，湿热用石膏，以凉药立论，以解疫饮为主方，方中重用石膏，甚至用至十余斤。刘氏辨证心得妙在解疫饮用药的加减上，主张慎用人参、附子。

除上述三种外，再如冉雪峰著《温病鼠疫问题解决合篇》（1918）、《霍乱证与痧证鉴别及治疗法》（1919），对霍乱与痧症进行了明确鉴别，用中医经典知识来认识霍乱，认为霍乱必有吐泻，反对“痧即霍乱”的说法；何仲皋著《温病审证表》(1921)，以《温病条辨》为基础，将证按纲目分类，列有主症及方药；吴荣漳著《济世山房痧症医案全集》(1937)；邹趾痕《圣方治愈录》(1934) 卷二为“痢疾痊愈说明书”；周禹锡有《删补清太医院治瘟速效辨论》(1935)；何伯勋为四川国医学院编《温病学》教材 (1936)；邹仲彝编有《温病便读》(1936)；周禹锡《中国医学约编》中有“瘟疫约编(1938)；周叔阜、文琢之合编《霍乱集粹》(1945)，系四川省医药学术研究会为普及提高民众防治霍乱知识，从百余篇论稿中精选 7 篇汇编成册。以上总计 13 种，在民国年间中医温病学术发展特别是霍乱的辨证治疗中占有重要地位。

综上所可见，民国及以前的四川医家积极接纳温病学理论，将之灵活运用于治疗多种急性传染病，如痘疹、痧证、痢疾，积累了丰富的经验，尤以欧阳调律的《痧法备旨》、熊家骥的《痢疾特启论》等为代表。此外，在传播、应用温病理论的过程中，川籍医家多能结合巴蜀气候及当地人体的禀赋，不拘于寒温之说，做到辨证施治。如王光甸的《寒疫合编》、曾懿的《寒温指迷》等将伤寒、温病并述，阐发寒温异同；再如张子培《春温三字诀》中将辛温药物加入辛凉解表剂中，并认为春温初起，舌变红黄之前用此法功效倍捷；此后何廉臣借鉴张氏理论，于桑菊饮加麻黄治疗冬温兼寒及寒包火犯肺之证。突显了川派温病学说寒温并用，兼收并蓄的特色。

二、医家与论著

1949 年以来，温病学在巴蜀地区蓬勃发展，涌现了宋鹭冰、赵立勋、张之文等一大批温病学名家，他们在外感热病的临床实践及同钩体病等瘟疫作斗争的过程中，不断梳理传统温病、疫病理论，并充分借鉴现代科学的思维方式和技术手段，发展温病学说，创立伤寒与温病统一的、崭新的外感热病学，同时形成了经典瘟疫学理论，指导现代传染病的防治，疗效显著，将川派“温疫学说”推上了新的高度。代表著作有《中医温病学讲义》《瘟疫学新编》《现代中医感染性疾病学》等。

（一）宋鹭冰

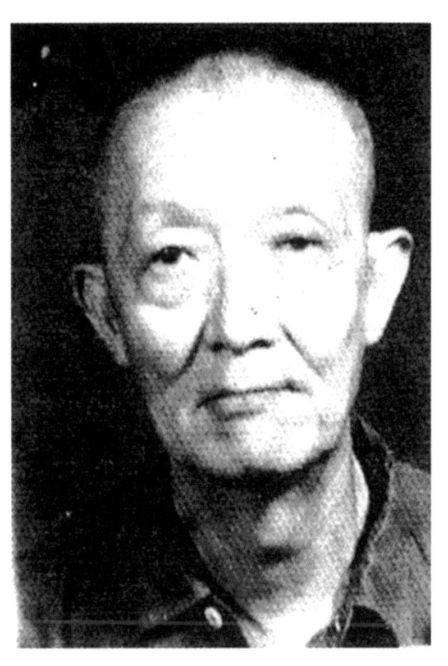

图4-7 宋鹭冰像

宋鹭冰（1905—1985），四川省三台县人（图4-7）。曾肄业于四川省外国语专门学校，后自学中医而谙通岐黄。自1933年起，在三台、重庆等地开业行医。1941年，曾任战时内迁三台的东北大学特约医师。新中国成立后，曾担任三台县实验联合诊所（现三台县中医院）主任、县卫协主席、县人大代表等职。1956年调入成都中医进修学校，后转入成都中医学院任教。1978年被聘为成都中医学院教授，并担任中医内科学硕士研究生导师。曾任四川省中医学会常务理事、顾问。同李重人、邓铁涛、殷品之、万友生、米伯让、金寿山、熊寥笙、胡伯安等交往甚笃，时相切磋，是我国知名的温病学家，在中医学术界享有较高声誉。他著有《中医温病学讲义》《中医各家学说讲义》《中医病因病机学》，并曾指导研究整理《景岳全书》。宋氏总结多年经验制定的“活力苏”“虫草王浆饮”等抗衰老验方，经过研究后，已由药厂投产，广为应用。

（二）赵立勋

赵立勋（1934—1996），陕西省商州市人。1962年毕业于成都中医学院医学系，留校工作，曾师承宋鹭冰。其专长为温病学和中医文献学，造诣精深。1981—1984年任科研处副处长，1985—1993年任中医古籍文献研究所副所长、所长，1987年被聘为研究员，1995年被聘为国家科学技术奖励委员会专业评审委员会学科评审组特邀评审员、中国中医药学会文献分会委员、四川省中医药学会理事、医史文献专业委员会名誉主任委员。著有《湿热条辨类解》《四川中医药史话》《遵生八笺校注》《古今图书集成医部续录》，撰写并发表研究论文多篇。

（三）张之文

张之文（1937—），汉族，四川省大竹人，成都中医药大学教授，主任中医师，国务院特殊津贴专家，第二、第三批全国老中医药专家学术经验继承指导老师，四川省名中医，四川省学术和技术带头人，四川省委首批直接掌握联系的高层次专家。1957 年考入成都中医学院医疗系本科，1963 年毕业留校工作至今，从事温病学、中医内科学的教学、医疗、科研工作。1978 年任讲师、主治医师，1987 年 2 月晋升教授，被卫生部聘为全国高等医药院校中医专业教材编审委员会委员，1984 年任温病学教研室主任，1990 年受聘任成都中医学院附属医院急重症研究室顾问，1994 年中华中医药学会聘请其为传染病专业委员会（现改名为感染病分会）筹备成员。20 世纪 90 年代初牵头建立四川省中医药学会温病学专业委员会。先后任中华中医药学会感染病分会副主任委员、顾问，四川省中医药学会常务理事，四川省温病专业委员会主任委员，第一届四川省干部保健专家，四川省中医药科教集团专家委员会委员，成都市西城区第十届人民代表大会代表，成都中医药大学中医学科评议组组长、学术委员会委员、学位委员会委员、热病研究室主任、温病学研究生导师，四川省重点课程和精品课程建设负责人等。在学术上造诣精深，临床经验丰富，以擅长治疗温病著称，对温病学说研究至深，是全国著名温病学专家。他率先倡导瘟疫学说的研究，20 世纪 80 年代初发表著名论文“瘟疫学说探讨”，强调以其指导急性传染病的防治，为后来 SARS 及人感染猪链球菌病等急性传染病的防治产生了积极影响。力主将瘟疫学说作为一门学科加以建设，开设瘟疫学课程，主编特色教材《瘟疫学新编》；提出各科感染或炎症性疾病与中医外感热病和温病相关，提出建立中医感染症学，扩展了温病学领域，突出了温病学新特色。

2003 年 SARS 流行，作为四川省中医药防治 SARS 专家组成员，张之文参与了四川省中医药防治 SARS 方案的起草与修订，并就如何发挥中医优势在农村预防 SARS 接受新华社、北京人民广播电台、四川卫视台专访，制作了中医药防治 SARS 专题片，在全国产生了较好的社会效果。2005 年，四川发现人感染猪链球菌病，作为四川省中医防治专家组组长，他深入疫区主持制定了防治方案，并为中华医学会防治该病指南撰写中医防治方案。为适应教学的需要，他还主编了成都中医药大学特色教材《瘟疫学新编》，2008年“5·12”汶川大地震和2013年“4·20”雅安芦山地震后，他积极参与指导地震灾后防疫方案的制定，指导中医药灾后防疫工作的开展，为应对突发公共卫生事件的防治做出了突出贡献。他提出并倡导建立中医感染病学，以瘟疫学说指导急性感染性疾病的防治。1998年在广州召开的全国中医临床基础学学科建设研讨会上，提出了建立中医感染病学的观点。2004年，为总结近年来中医药防治感染性疾病的最新成果，张之文继承传统理论，并加以创新主编了国家重点图书《现代中医感染性疾病学》，得到中国工程院院士王永炎、国医大师张学文题词首肯。

张之文先后荣获全国老中医药专家学术经验继承工作优秀指导老师、优秀共产党员、单位先进工作者、教学名师、传帮带优秀老师、抗震救灾先进个人等荣誉称号，公开发表学术论文近80篇，出版专著21部，不少研究成果被收入教材。他的瘟疫学派等研究成果对现代温病学理论的发展发挥了重要的奠基作用，荣获四川省科技进步三等奖、四川省优秀教学成果二等奖、成都市科技进步三等奖等奖项。

为继承与发扬张之文温病学学术及临床经验，成都中医药大学温病学学科依托国家中医药管理局全国名老中医药专家传承工作室建设项目，于2012年成立了“张之文名老中医工作室”，以便持续研究其学术思想，系统总结、如实采集和原始保存其临床诊疗经验，形成某些病种系统的诊疗方案，并推广于临床、教学及科研。

三、理论建树

川籍医家海纳百川，勇于创新，与时俱进。他们从临证实际出发，跳出伤寒六经束缚，积极接纳温病新学，并能谨守辨证论治精髓，做到寒温合论、温凉并用，不偏执一端。新中国成立后，在历经抗击疫情及传染病不断流行的背景下，川籍温病名家进行深刻思考和总结，全面梳理温病理论源流，将传统经典温病理论与现代临床相接轨，逐步形成了融伤寒、温病及其他外感热病理论于一体的，极具传统特色、时代特色的川派“温疫学说”。

（一）脱却伤寒，接受温病新思想

四川医家在长期的实践中逐步认识到，仅运用仲景学说和经方认识和治疗温热类疾病中还存在不足，尤其是对于某些急性传染病方面，如痧证、痢疾等，需要重新界定和认识温热类疾病，其中表现突出者是吴荣璋，他提出“痧症之来，不在六经”，而是由口鼻吸收而成。他结合蜀中“地卑水湿，其人素体多蕴痰湿”的临床实际，提出痧气袭人的理论主张，应从气血两分进行治疗，注重调理气之升降，升降相应使病得解。故吴氏常用“开窍逐邪”的辛温之品如细辛、荆芥等，同时加用山楂、青皮、莱菔子等消食化痰之品以治邪在气分者；而以蒺藜散、独活红花汤等活血逐瘀之品，加用消食化痰，辛香流气者，以使分离之痧气透泄出体外。在《痘疹慈航》《痧法备旨》《秘授治痧要略》《痢疾特启论》等著作中也可看到类似的内容。

此外医家们认识到蜀中之人体多蕴湿，温热邪气易伤津，而养阴生津之品多滋柔碍湿，仍需“刻刻顾及津液”，如女医曾懿尤其服膺吴鞠通之《温病条辨》，称此书“妙在顾人津液，不专攻伐”。并说“懿身经四次温症，得以转危为安，皆得力于斯书者居多”。祛邪务尽和饮食宜忌。“通阳不在温，而在利小便”，即温病学家叶天士通过利小便以除湿，使湿邪郁滞之阳气能通达内外。夔门郑氏温病学派，郑惠伯继承叶天士之说，其临床辨治温病时，倡导以“温热”“湿热”为纲，强调必须分清温热、湿热之属性[1]。“热得湿而愈炽，湿得热而愈横”，治以分解湿热为主，兼以解毒、活血、泻下，常用方剂有：湿遏卫阳，表湿重者用藿朴夏苓汤；里湿重者用三仁汤；湿热郁阻气机，用甘露消毒丹；秽浊阻于膜原，用达原饮；湿热蒙蔽心包用菖蒲郁金汤加抗热牛黄散；痰浊重者用菖蒲郁金汤配苏合香丸。此外还有医家用平胃散合小柴胡汤加减而来的治疟疾第一方。医家们注重对于邪气层层分解，疏通气机，以通达郁阳，对于寒包火诸证尤为合宜。另如经方学派的江尔逊先生也精晓温病理论，推崇吴鞠通治湿温病“宜轻开肺气”之理，盖肺主一身之气，气化则湿化，三仁汤集治湿三法——芳香化湿、苦温燥湿、淡渗利

---

[1] 郑邦本. 郑惠伯辨治温病的学术经验［J］. 四川中医，1990（9）：15－16.

湿于一方，而以芳化为主，江氏运用此方常以桔梗代白豆蔻，一则加强“轻开上焦”，宣肺化湿之功，二则以防湿从热化之虞[1]。

（二）寒温并用，谨守辨证不偏执

川籍医家多积极接纳温病学思想，并能做到不拘于寒温之说，认识到伤寒之法可用于温病，温病治法能补伤寒之不足，强调辨证论治，在实践中寒温并用，灵活变通，积累了丰富的经验。

如曾懿所撰《医学篇》，上卷主要论述温病和伤寒的辨证论治，认为四季之中，风寒暑湿皆能在人体内郁久化热，所以温病多于伤寒，不能拘泥于“寒”字[2]。而她治疗温病时，不仅重视伤津的一面，更能注意病后阳虚，特别提出：“温病愈后，面色萎黄，舌淡，不欲饮水，脉迟而弦，不食，阳气虚也，小建中汤主之。”[3] 倡导寒温辨证，不偏执一端。

张子培依据儒家正名的思想，结合《伤寒论》的条文，辨析了伤寒和温病的不同，并立足于临床，认为辨明寒温的要点有三条：一即伤寒初起不渴，而温病则口渴者居多。二是伤寒初起恶寒较甚，后则发热；而温病则初期微恶寒，二三日后则但发热不恶寒，且多有津伤口渴的表现。三是脉象，“伤寒多左手脉大于右手，温病脉多右大于左，温病初起多两寸脉大右寸脉尤甚”。在治疗上遵从叶天士、薛生白、吴鞠通、王孟英诸家的思想，并大量化裁使用《伤寒论》方剂。如对于肺胃津伤邪实证，拟炙甘草五六钱，生地黄、麦冬各一二两，大黄、芒硝各四五钱及七八钱，并言其“应手而愈”，疗效卓著。此方实仲景炙甘草汤和小承气汤变化而成。其他如王光甸、刘复等医家均有类似论述。

（三）一统寒温，倡导外感热病新学说

宋鹭冰在寒温并用的基础上，进一步主张创建寒温统一、全面的中医外感热病学。他认为：伤寒和温病学说“两者都是古人对急性热病作斗争的经

---

[1] 江长康. 江尔逊学术特点与临证思维初探［J］. 光明中医，1994（1）：12－16.
[2] 王林云. 曾懿医学文献整理研究［D］. 北京：北京中医药大学，2017：24.
[3] 屠揆先. 清代女中医曾懿及其《医学篇》简介［J］. 中医杂志，1981（04）：69－70.

验积累，都是以《内经》的医学思想作为理论基础，在内容上虽然各有不同，但在今日来看，还是统一的，而不是矛盾的”。他指出，《伤寒论》详于叙述伤寒而略于叙述温病，温病学说则是在《伤寒论》的基础上发展、充实了急性热病的治疗内容。因此，过去历代医家关于伤寒、温病的门户之见与派别之争，“都是狭隘的，不必要的。”并鲜明地提出“为了进一步提高中医对外感热病的认识和治疗水平，就应当……将二者融会贯通，兼采其长，有机结合”，从而“创立伤寒与温病统一的、崭新的外感热病学这门新兴的中医学科”，并为此做了许多工作[1]。

张之文在分析了当今传染病流行的严峻形势后，认为“伤寒、温病两大学说的固有内容不能完全适应当今临床需要”，仅就其名称而言，极大地限制了中医外感热病学理论的普及和交流。所以张氏立足临床实际，借用中医固有的名词“感症”（如吴坤安的《感症宝筏》），于 1998 年 6 月在广州召开的全国中医临床基础学学科建设研讨会上，率先提出建立中医感染病学，并认为“中医感染病学的内容不应限于伤寒六经，温病卫气营血、三焦，凡与感染相关的内容均应纳入，特别应包括广大中医工作者积累的丰富的防治感染性疾病和传染病的经验”，突破了中医外感热病学由伤寒、温病组成的局限，“与传统接轨，其学术内涵丰富，与国际接轨，则尤利于交流”，使中医外感热病学的内容更加丰满，也更具时代性。

（四）厘清源流，创立疫病防治新体系

1958 年 7 月中旬，四川省温江地区暴发钩端螺旋体病，宋鹭冰作为成都中医学院组建的抗疫专家组成员之一，第一时间赶赴疫区，参与抗击疫情，制定中医诊疗方案。他们在传统温病理论指导下，结合临床症状、舌脉等，将本病大致划分为瘟疫偏热与瘟疫偏湿两个类型，拟定以清瘟败毒饮合银翘散加减的一号方及三仁汤合藿香正气散加减的二号方等，并附加减法，验之于临床，经治病人大多二三天退热，五六天后痊愈出院，取得较好疗效[2]。

[1] 赵立勋. 宋鹭冰学术成就与经验简介 [J]. 四川中医，1992（10）：12－14.

[2] 李斯熾，卓雨农，宋鹭冰，等. 治疗瘟疫（钩端螺旋体病）的初步总结 [J]. 成都中医学院学报，1958（01）：19－23.

疫情结束后，宋氏总结经验，并进一步深入思考，陆续发表了“中医治疗钩端螺旋体病的理论和方法”“温病和温疫的关系”“温病的新感和伏气问题”“温病概论”“温病学的形成、发展和展望”等文章，从理论和实践层面初步理清了温病学的理论渊源，为后续创立中医疫病防治新体系做出了积极探索。

此后，张之文将温疫理论进一步深刻化。他针对近年艾滋病、埃博拉病毒感染、SARS、人禽流感、甲型 H1N1 流感等各种急性传染病不断流行的现状，积极探讨中医药防治急性传染病的新模式。提出在继承中医疫病防治经验的基础上，应将传统理论与现代传染病的认识相结合，使之构建中医疫病防治新体系，建立完善的防治辨证体系。将发掘确立完全有效的防治方药，视作中医药控制各种急性传染病的策略之一[1]。著《瘟疫学新编》，开宗明义，首先对瘟疫理论进行概括、归纳，阐述其基本特点，以便揭示瘟疫内涵、实质。而后介绍传统瘟疫理论，内容涉及众多于瘟疫有关的中医名著，充分肯定前人诊治瘟疫的宝贵经验与贡献。其后阐述现代常见瘟疫的辨治，如流行性感冒、SARS、人禽流感等。书末附瘟疫医案和防治方剂。全书立足临床，系统整理历代著名医家防治瘟疫的学术思想和实践精华，将现代急性传染病的辨治与经典名著理论相结合，相互印证，力求体现继承和发展的疫病研究思路，使得经典疫病理论较为系统、全面地呈现出来，更好地服务于现代疫病的防治[2]。在此书基础上，2019 年，张之文的学生冯全生联合全国同行，根据近年来疫病理论研究和新发突发传染病防治的成果，重新修订编写为《瘟疫学》。

[1] 冯全生，张之文. 传承瘟疫学理论，构建中医疫病防治新体系［J］. 成都中医药大学学报，2009，32（4）：11－13.

[2] 张之文. 瘟疫学新编［M］. 北京：中国中医药出版社，2006.

第五节 汇通学说

近代以来，中国社会发生巨变，西医学传入中国之势已势不可挡，影响越来越大，特别是在人体解剖生理等方面的透彻认识使传统中医不得不正视西医学在中国的崛起。当时中医界对待西医的态度出现分歧，有视为洪水猛兽者，有主张兼容者。正是在这一社会背景下，一些开明的中医家在接受西医学知识的同时，试图将西医学的一些理论从中医学的角度进行认识和解释，同时进行汇通融合。

川派“中西医汇通学派”以唐宗海等具有中西医兼容思想，主张汇通中西医的医家为代表。唐氏在《中西汇通医经精义》的自序中言：“及今泰西各国，通于中土，不但机器矜能，即于医学亦诋中国为非”“自顾一手一足，毫不能扶持……录其要义，兼中西之说解之。不存疆域异同之见，但求折衷归于一是。冀五大洲万国之民，咸无歹夭札。”替同道说出了中西医汇通的必要性与目的。

一、学术源流

川派“中西医汇通学派”的形成主要有三个学术渊源，包括西方医学的传入与发展、洋务人士的推动及医家对中西汇通的思考。

（一）西方医学的传入与发展

16—17 世纪，欧洲大地上掀起了一场声势浩大的宗教改革运动，罗马天主教会遭受了沉重的打击并开始面临严重的信仰危机。为继续实行精神统治，改良后的耶稣会借着新航路开辟的东风，开始向世界各地派遣传教士。而中国地广人众，自然成了天主教会扩张势力的必选之地。由于明末清初中国特有的社会环境，传教士来华伊始，传教活动举步维艰。以利玛窦、龙华民为代表的西方传教士很快意识到了这个问题，他们决心改变策略，采用“曲线传教”的方法，即“首先欲捕获中国士大夫的心，以学术改变其儒学思想，想在大传统上改变中国社会，以推动小传统的改变，最终达到整个社会向天主教的皈化。”[1] 简言之，就是传教士在传教的同时，向中国宣传、介绍西方先进的科技文化，而其中便包括西方医学知识。

明末清初时期西方近代科学和医学虽已开始传入中国，但由于这一时期是两个朝代此消彼长的过渡时期，社会环境动荡不安，统治阶级和百姓无暇对医学过多关注；春秋战国以降，中医在中国已有两千多年的历史，其影响可谓根深蒂固，短期内西医根本无法撼动其稳固地位；“由于当时传入的西医主要是浅显的解剖生理知识，应用不多，在临床技术上相较中医并无明显优势”[2]；一些传教士在清廷担任官职，难免对行医事务分身乏术等原因，西医在这一时期并未得以大规模发展起来。

鸦片战争后，西方列强打着“欲介绍基督教于中国，最好的办法是通过医药；欲在中国扩充商品的销路，最好的办法是通过传教士。医药是基督教的先锋，而基督教又是推销商品的先锋”[3] 的旗号，以建立诊所和医院的形式，将西医学广泛传入中国，以西医外科和眼科的治疗为主。这一时期教会医院开始在中国东南部沿海建立并逐渐发展壮大。随着西医在我国的影响逐渐扩大，开始冲击中国传统医学的地位，甚至有了“废止中医”的说法，可见西医在我国的影响之深。晚清至民国时期，教会在我国东南沿海地区建立医学院校，并逐渐扩大，培养了大批西医学人才，为我国西医学的发展做出了巨大的贡献。

四川是基督教教会医院较早登陆的地方，以光绪十八年（1892）美国美以美会在重庆临江门创办宽仁医院，美道会在成都四圣祠仁济医院为开端。

[1] 尚智丛．传教士与西学东渐［M］．太原：山西教育出版社，2000：15.
[2] 严青，桑爱叶．中医文化［M］．北京：中国经济出版社，2011：172.
[3] 王吉民．伯驾利用医药侵华史实［J］．医史杂志，1951：3.

到1920年，四川全省已有教会医院26所，药局（诊所）28个，病床1000余张[1]。如成都华西协和大学之四所实习医院（仁济男病院、仁济女病院、存仁眼耳鼻喉医院及牙症医院）等。这些教会医院尽管有着为西方殖民势力服务和借医传道的初衷，但是它们在中国的创立和发展，客观上给近代中国输入了西方先进的医疗技术和现代化的医院管理模式，进而奠定了中国当代卫生医疗事业的基础。在近代中西交流方面，教会医院起了重要的作用，分散在四川各地的教会医院，客观上为四川近代中西医结合创造了可能。

（二）洋务人士的推动

西医在华的传播，是近代西学东渐的一个重要内容，也正因如此，一些非医界人士在洋务运动的改良中率先推动，将“中西汇通”的思想引入医学领域，从而衍生出“中西医汇通”。徐寿与李鸿章便是其中的代表。徐寿是洋务时期的知识分子，曾助曾国藩设江宁机器局，后又与传教士傅兰雅在上海筹设格致书院。1876年，徐寿在《医学论》中指出：“余尝谓中西之学无不可通，前人所已通者，惟算学而已。异日者傅、赵两君将西医诸书译成而会通之，则中国医学必有过前人者，余将拭目视之。”[2] 徐寿试图将中西算学的汇通路数引向医学，进而提出中西医汇通，这不能不说是一大突破。另一位主持洋务运动的李鸿章，则在与传教士的交往中逐渐认识西医。李鸿章此时着眼于洋务工业，他希望借助西医来为军事服务。1879年，英国传教士马根济治愈了李鸿章夫人的不孕症，李不久即喜得贵子，“公信任西医自始。”1880年，李鸿章在天津开办了一所小型的新式医院，名为总督医院；次年，他在医院附设了一所医药学校，这所学校1893年被正式命名为北洋医学堂[3]。就在这一时期，李鸿章也提出了中西医汇通的问题，他在1890年为《万国药方》作序时称：“倘学者合中西之说而会通以造于至精极微之境，

---

[1] 王友平. 近代四川教会医院述略［J］. 巴蜀史志，2009（5）：48－51.
[2] 徐寿. 医学论［J］. 格致汇编，1876（3）：8.
[3] 董宝良. 中国教育史纲（近代之部）［M］. 北京：人民教育出版社，1990：69.

于医学岂曰小补？则君嘀矢之功，其寿世寿人讵可量欤？”[1] 李氏的“中西医会通”观点对近代中西汇通医学产生了影响。

（三）医家对中西汇通的思考

早在明末清初传教士来华后，一些知识分子便开始就东西方医学作对比思考。主要有：

方以智（1611—1671），安徽桐城人。方氏介绍了脑、脊髓、脑神经和脊神经的解剖，血脉的解剖和功能特点。是中西医汇通最早的倡导者，是我国中西医汇通思想的第一人。

清末民初，中西文化交锋之际，西学东渐已然成为社会潮流，随着西方医学在我国的流传更甚，中医传统的地位遭到了动摇，中医学界内部也有了分歧，保守者故步自封，视西医为异说，抵制西方一切文化思想；维新者弃旧图新，妄图消灭中医，以西医代之。而这两者都不能真正解决中医面临的问题，只有秉持着包容和开放的态度，才能让更符合中国国情的传统中医发展下去。随着西医西药的影响力迅速扩大，中西医两种医学体系的形成，一些四川中医界的有识之士开始关注西医，中西医的“对比”也随之而来。以唐宗海、罗定昌等为代表的不少中医学家面对现实，实事求是，积极接受西医知识，以彼之长补我之短，从汇通的角度思考中医学，自发性地做中西医汇通的工作，成为兼通中西的医家，形成了“中西医汇通派”，开创中西医结合医学的先河。

总之，川派“中西医汇通学派”的形成，经历了一个从接受西说到中西医汇通的过程。在清代以前，基本上是以接受西说为主，清末民初唐宗海首先提出了中西医汇通的概念；民国以降，一方面是西方医学的涌入，另一方面为了对抗反对中医的思潮，以巫燡、叶古红等为代表的一批四川医家，主张中西医之间从理论到临床进行汇通。他们有的接受西说以充实中医，有的对中西医相互比附以汇通，有的主张中医科学化，有的在临床上中西医并用。总体而言，该学派的思想对中医学术的发展起到了一定的积极推动作用。

---

[1] 林乐知．万国公报（第23册）[M]．台北：台湾华文书局，1968：11653．

二、医家与论著

本学派由唐宗海先生开创，他是中西医汇通思想的最早明确提出者和集大成者，他认为中医西医各有所长，主张“损益乎古今”“参酌乎中外”，认为中西医学“不存疆域异同之见，但求折衷归于一是”，试图以西医证明中医的正确性，沟通中西医学，其目的是更好地保存中医学。四川中西医汇通学派的代表医家还有罗定昌、巫燡、叶古红、周禹锡、冉雪峰、祝味菊等。他们在汇通中西医理论，特别是早期对中西医人体结构和功能的认识、中西医汇通教材的编写及中西医兼容并用的临床实践等方面均有所贡献，对我们了解近代四川医家对中西医学的认识和态度，对如何革新中医提供了重要经验。

（一）唐宗海

唐宗海（1846—1897），字容川，四川彭县（今彭州市三邑镇）人，晚清进士，著名医学家，“中西医汇通学派”的创始人和先驱者。通过自身的学习对比，他认识到西医、中医各有所长，力主摒弃异见，取长补短，相互发展，汇通中西。以中国古代医学理论为基础，吸取西医解剖学生理学知识。1892 年著《中西汇通医经精义》，书中举有不少中西医理一致的例证，被誉为“我国中医界明确提出中西医汇通口号之第一人”[1]。其医学著作主要有《血证论》《中西汇通医经精义》《本草问答》《金匮要略浅注补正》《伤寒论浅注补正》，后人将其五本著作合印成册，名曰《中西汇通医书五种》，是中国试图汇通中西医学的一部早期著作，被认为是中西医汇通史上的一个里程碑。

《中西汇通医经精义》成书于 1892 年，又名《中西医判》《中西医解》《中西医学入门》，是集中体现唐容川医学思想的代表著作之一。《中西汇通医经精义》是从中西医两个理论领域注释《内经》的有关内容，唐氏试图将其认为中医、西医之间原理一致的内容，互相训解，直接“汇通”。另一方

[1] 邓铁涛. 中医近代史［M］. 广州：广州出版社，1999：74.

面将西医的解剖学与中医气化理论互相结合，说明人的生理功能与病理性质，以之“取长补短”。上卷论述人身阴阳、五脏所属、脏腑所合等内容，其写作方法是以中医理论与西医理论并立，夹叙夹议。下卷的内容为全体总论，论及脑髓骨脉胆、胃大肠小肠、三焦膀胱等解剖部位及功能，并附有详细的西医解剖图片加以说明。从其内容来讲，是书作为中西汇通时代的代表著作远比其本身的学术价值更大。

《金匮要略浅注补正》，唐宗海著，成书于1893年。唐氏推崇陈念祖的《金匮要略浅注》，在陈氏《金匮要略浅注》的基础上加以补充与修订，并试图结合西医学进行解释贯通以阐明本书之精义，实开中西汇通观点注释《金匮》之端倪。

（二）罗定昌

罗定昌，字茂亭，生卒年不详，清末秀才，清光绪年间医家，成都华邑（今成都双流区华阳镇）人，是中西汇通派早期代表人物。罗氏早年习儒业，精于医学和周易，曾与好友卓垣焯等人共同编纂了《全蜀节孝录》。罗氏医学思想，尊崇张仲景、喻嘉言等人。时人称赞罗氏用药多奇中，章次公列举四川医生善用附子时，曾提到罗定昌运用承气汤加附子的经验。童开万的父亲在成都锦江讲学时罗定昌曾拜读于童父门，童父很欣赏罗氏所撰《脏腑图说》，打算捐资出版，但因童父升职离开成都而未能实现。其后，罗定昌因攻读举子业屡试不第，于是投笔从戎，参加镇压清末小凉山地区雷波县彝族起义的战争。一别十余年，等再次与童开万相逢时童父已逝。为了实现父亲生前的愿望，童开万向朋友募捐，于光绪二十年（1894）首次刊刻罗氏著作，名为《中西医粹》，又名《脏腑图说症治要言合璧》（图4－8）。

《脏腑图说症治要言合璧》该书共四卷，实际为罗氏四部医著合编，分别是《脏腑图说》《脏腑各图》《症治要言》《医案类录》。其中《脏腑图说》以藏象学说配合易理阐论脏腑的形象部位和功能，以脏腑配合八卦、干支、太极图及五运六气等立论。《脏腑各图》是罗定昌选录王清任《医林改错》“改正脏腑图”及英国传教士合信氏《全体新论》中的“西医解剖图”而

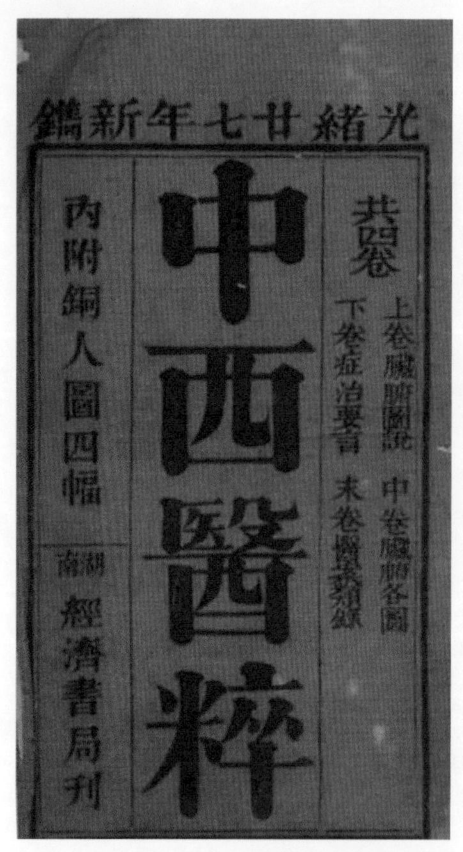
光緒廿七年新鐫

中西醫粹

共四卷 上卷臟腑圖說 中卷臟腑各圖 下卷症治要言 末卷醫案類録

內附銅人圖四幅

南湖 經濟書局刊

图4－8 《中西医粹》书影

成。《症治要言》分论十二经脉的主病证治，仿《伤寒论》体例，各经症治先论脉络，次论病情，后论方药，辨明寒热虚实，再列古今治验、方药及其加减。《医案类录》为罗定昌的若干医案与医论。罗氏《脏腑图说症治要言合璧》是兼容中西医内容的著作。在西学东渐的过程中，吸纳西方医学的解剖知识，并尝试运用中医学的思维方式来解读。其学术思想融汇了中医经典理论、《周易》等象数理论和西医的解剖知识。《脏腑图说症治要言合璧》中用象数理论解释藏象学说的观点，以及书中“易象脏腑病机指掌图”皆罗定昌本人的创新和发挥。由是观之，其学术源流兼容中西、医易各途，而更具罗氏本人的创新，对于研究中西汇通派的学术思想很有参考价值。

（三）巫　燡

巫燡（1874—1938），字伯荣，四川省新繁县（今新都）人，四川近代医家。少时体虚多病，经调养而缓解，故倾心医药，穷究医籍，于“中国名医著述，既无弗览，更购西书，悉心研究”。深研《内经》《伤寒论》，医术精明，处方遣药每有奇效，临证不拘古法，重在神明变通，一时声名远扬，省、州前往求治者，不绝于途。1930年在成都创立中医研究所。在学术上尊崇仲景，又受成无已、张志聪、陈修园、唐容川等影响，于西医医理亦有所研究，著《中西医略》（1930）和《伤寒论广训》（1936），其《中西医略》主张中西医学汇通，分为总论、五脏、六腑、形层、诸窍共五编，以汇通比较中西医学为论，以中医经典相关论述为核心，内容由脏腑而至形体，以中医学说为主，以西医学说为客，中西两相较论。

（四）叶古红

叶古红（1876—约1940），原名叶龙生，四川洪雅人，出身于中小官吏家庭。17岁留学日本帝国大学（今京都大学）医学院。孙中山去世后，他因不满官场腐败，退出政坛，在南京开馆行医，成为誉满江南的名医。叶古红在中国医学史上影响重大，是20世纪30年代医学界力主中医科学化的重要人物。在中国近代关于阴阳、五行、运气存废的论争中，叶古红及新加坡的黎北海等都发表过不同见解，引导了时代潮流，为科学辨证的中医学理论建立做出了一定贡献。叶氏于1940年前后去世，生前曾立下遗嘱，自愿献出遗体供解剖之用，这在当时极为难能可贵，受到医学界的高度评价。

（五）王仁叟

王仁叟（1879—1939），又名烈章，四川泸州人。早年师从中医李云，20岁起行医。1927年起编写《新中医五种》，包括《气化真理》《经脉穷源》《症治会通》《病案实录》《药物格要》，1930年成书，1931年秦伯未题序出版。书中内容以传统中医学说为本，亦提出了一些欲变革中医的主张。1933年在泸州创办宏仁医校并任教，除中医课程外，同时开设西医生理解剖、诊断学、外科学、药物学等课程。

（六）周禹锡

周禹锡，生卒年不详，仅知其主要活动在19世纪前半叶，自幼学习中医，受业多师，西医则从丁福保。1925年在四川万县与同行发起成立“万县中西医药研究会”。1930年春，周氏与人联名建议成立中央国医馆，1933年，应中央国医馆之聘编写教材，历时五年编成40万言《中国医学约编十种》，1941年由天津中西医汇通医社出版。其中《生理约编》论述西医形质解剖及中医气化结构生理；《病理约编》辨识病原及病变，指出血气不和、经络不通则百变丛生之理；《诊断约编》按望、闻、问、切分别介绍中医诊断方法和西医听诊、触诊；《药物约编》总论述药物的分类、作用、应用、用法、用量、禁忌，各论介绍189种附70种药物的名称、异名、产地、形态、性质、功效、成分、用量、禁忌、附录；《处方约编》介绍处方的标准、法制、规矩、配伍，论及五脏病、六淫病、七情病、地理环境病证的处方大法等；《内科约编》先论六经病的气化、病证、传变、诊断、治法，再述表里寒热、气血虚实病证证治，末论90首方剂；《妇科约编》论妇女生理、经带胎产病理、病证诊断治疗和妇科方剂76首；《儿科约编》论小儿生理卫生、病理诊断、治疗及方剂44首，附方11首；《瘟疫约编》录太医院有关瘟疫辨论原文，评议及方剂；《医賸约编》选编《内经》有关诊断、证治及所拟“国医馆法定统一全国国医处方笺”。施今墨评其为“萃中西之精华，正科学之道路”，并受到中央国医馆的嘉许。

（七）冉雪峰

冉雪峰（1879—1963），主张中西融会贯通，特别是抗战避难万县期间，参考中西医书籍，结合其理论思考和临床经验，编写的《冉氏内经举要》《国防中药学》《大同药物学》《大同生理学》《大同方剂学》皆中西并论，其“大同二字包含中西医结合的意义”，其中有不少认识属于中西汇通思想，如认为“理气”不过是生理之别名，“形身”不过是解剖之别名，“病机”不过是病理之别名，而“色脉”亦不过是诊断之别名等。

（八）祝味菊

祝味菊（1884—1951），先学中医，再学西医，从而学贯中西，并重视中西医之间的合作，主张中医要改革，认为“要发皇古义，必须融汇新知”，提出改进中医的四个步骤，即首先从中医短处着手，须取西医之长；第二是中医病理要突破《内经》范围加以扩展；第三是中医药物学要参用西学；第四是在前三者基础上再及方剂、诊断和治疗学。故《中医近代史》给予高度评价，认为“祝氏的四步说基本上代表了20世纪20年代中期一般开明中医的主张”。

（九）黄星垣

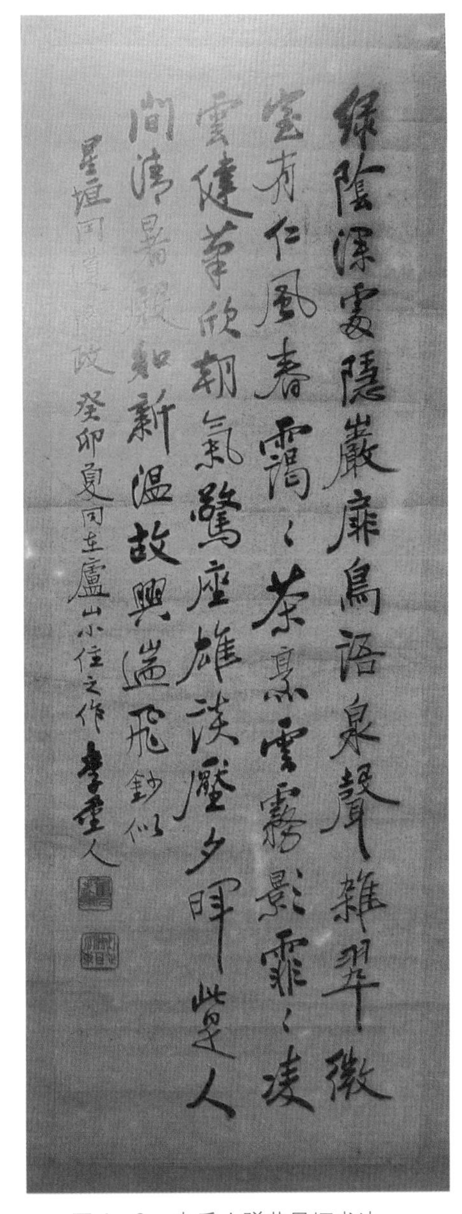

图4－9　李重人赠黄星垣书法

黄星垣（1921—2003），是全国现代中西医结合的代表人物，在中医院校第二版教材的编撰、中医急症、肾病的中西医结合治疗等方面都有开拓性贡献（图4－9）。曾任重庆市中医研究所研究员、副所长、所长，中华全国中医学会（1991年改称中国中医药学会）常务理事，中国中西医结合研究会常务理事。1949年毕业于国防医学院大学部医科系。1958年离职学习中医两年半，获卫生部颁发的一等奖。1961年10月，被重庆市选派担任中西医结合防治肿病低血糖昏迷研究组副组长，采用中西医结合的综合疗法以控制病死率。1963年参加全国中医学院第二版教材审订会议，执笔撰写以《脏腑、气血、痰湿病证概述》为题的内科总论，同时执笔中医各家学说总论，首次较深入地论述了中医理论体系的形成和发展，反映出历代各家学说的学术发展和成就，同年任重庆市第一中医院内科主任，并负责肾盂肾炎的中医治疗研究。1965年在北京正式通过国家科委组织的鉴定，被评为重大中医药科研成果，被国家科委正式聘为中医中药组成员。1979年11月受卫生部中医司的委托，在重庆主持召开编撰《实用中医内科学》会议，1985年出版问世，受到广泛好评和赞誉，1989年获全国优秀科学技术出版图书一等奖。1980年以来，黄星垣负责中医治疗内科急症研究，把继承传统经验和更新中医的急救手段结合起来，把临床治疗验证、改进剂型和实验研究结合起来。1983年卫生部中医司在重庆市中医研究所召开了全国中医急症工作会议，交流推广他们的经验。同年在重庆建立了由其担任主任的全国中医急症培训中心，先后开办培训班15期，为全国各地培训了一批中医急症科技人才。其后以温病高热、厥脱、救阴保津“三关”的急救为重点，提高中医治疗急症疗效。从1981年起还制订出“高热”“休克”“昏迷”“抽搐”“喘促”“出血”“心痛”“中毒”8种常见急症中医诊治常规，先后主编《中医内科急症证治》《中医急症大成》《温热求新》和《中医药临床科研指南》。发表了《内科急症中西医结合成就》等70篇论文。

（十）吴康衡

吴康衡（1932—2017），1962年于成都中医学院高级西医学习中医研究班结业，曾任成都中医药大学附属医院主任医师、教授、博士生导师，卫生部、国家中医药管理局确定的全国第二批师带徒老中医专家、四川省第一届十大名中医、中国中西医结合学会常务理事、四川省中西医结合学会会长。潜心于急重症、疑难症及新病种的防治，尤长于温病、肾脏疾病。1970年组建四川省中西医结合小儿“三病”防治协作组，重点收治流行性乙型脑炎病人，连续8年创用“三五注射液”取得较好疗效。1987年提出治疗外感热病“寒温结合”，据此形成小儿肺炎系列治法。将脊髓灰质炎分为乍热期、痛痹期、软瘫期、痿痹期四个阶段；将小儿泄泻分为7型27法，施以专方专药，均取得较好疗效。对细菌性多发性肝脓肿的治疗，巧妙运用中医外科疮疡的消托补法创立多发性肝脓肿治疗六法。对晚期结核性脑膜炎的治疗，结合西医病理分期，运用中医阴疽、流痰、流注之治法，降低了死亡率，减少了后遗症。在一些新病种如坏死性节段性肠炎巨细胞包涵体病、皮肤黏膜淋巴结综合征等的治疗方面，均形成了独特的系列诊治经验。主攻难治性肾病，创制了6套方药，并对肾炎性肾病、紫癜性肾炎、乙肝相关性肾病，使用活血化瘀法进行辨证施治，疗效显著，求治病人来自祖国各地。

除此之外，曾懿对西方医学卫生知识广收博采，引入其著作《医学篇》中，如“时吸新鲜空气以保肺气”“运动使血络（脉）流通”等；补晓岚认为中医如果不懂西医，就无法维护和发展中医，因而兼习西医。近现代四川中西医结合的代表医家还有孙同郊、蒋俊明、王成荣等多人。他们之间不一定有师承授受的关系，但既通中医，兼习西医，或西医学习中医，主张中西医汇通、中西医结合的学术观点是一致的。

三、理论建树

（一）首倡“中西医汇通”

唐宗海所处的时代西学东渐，西方科技文化全面渗透到东方古国。技术革命所带来的机械化工业，显示出无与伦比的生产效率。以科学实验为基础的西方医学对于古老中医学的冲击，也使得当时社会弥漫着一种“贵西贱中”的思潮。同时，也有一些国内保守学者，墨守古人成规，对西方医学的优势视而不见。唐容川感慨当时风气，提出自己的见解，认为西医初出，详形迹而略气化；中医略形迹而详气化，各有优势，当取彼之长补己之短。因此提出“中西医汇通”的口号，立足中医，采撷西医优势，以期建立更为完善的医学。唐氏之说，堪为首创。

与唐宗海同一时期的罗定昌也致力于寻求中西医汇通，并在1893年刊行的著作《脏腑图说症治要言合璧》中对脏腑进行了重新解说，其好友卓垣焯在作序时称：“西医之论脏腑，详形而略理；中医之论脏腑，详理而略形，理与形不可偏废。谁其合中西之医而为之互相阐发者？吾友罗君茂亭。”[1] 鉴于民国年间的社会环境，当时西医学风头正劲，一些中医医家也开始接受和吸纳一些西医知识，特别是西医学的解剖生理及病菌知识，在中医学著作特别是中医教材中往往作为内容的一部分，或为迎合世俗心理，或对西医学相关知识的认同与吸收，将其作为对中医学理论的补充，后者如周禹锡在其著作《中国医学约编十种》中以中医经典为纲，并详采诸书，参以西说。

1. 以西医之理解释中医

唐宗海认为中医与西医虽有不同的理论体系，但究其中所存在的义理，

[1] 严世芸．中国医籍通考［M］．上海：上海中医学院出版社，1992：729－730．

许多地方是可以一致，这是唐宗海力持汇通说的主要论点。唐氏最早以西医之理解释中医，他在《中西汇通医经精义》中有许多相关记载，单以脏腑诸说为例，如“肝系后着脊，前连胃，名为总提，上有胰子，总提内有行水管，为胃行水，西医言肝无所事，只以回血生出胆汁，入肠化物。二说言肝行水化物，不过《内经》肝主疏泄之义而已”。又如“西医言苦胆汁乃肝血所生，中国旧说，皆为胆司相火，乃肝木所生之气，究之有是气，乃有是汁，二说原不相悖”。再如“西医云心有运血管、回血管，导血出入，西医名管，中医名脉，二而一也”。[1] 可见，中医与西医产生于不同的地域而有各自不同的文化背景，各有其理论体系，但中西医学原理也有相同一致的地方，并不完全矛盾，中西医各有所长，可互相补充。

除此之外，唐氏深得仲景《金匮》要旨，其注释精练，文词简明，颇多发挥。如对“湿家下之，额上汗出，微喘，小便利者死；若下利不止者，亦死”一条，唐氏注释云：“此节言误下伤肾，则小便自利，气喘而死，误下伤脾，则大便下利不止而死。观仲景方，皆是补土以治湿，则知湿家断无下法也。”又如对黄疸病篇第1条之“色必黄，瘀热以行”，唐氏注“瘀热以行，一个瘀字，便见黄皆发于血分，凡气分之热不得称瘀”。一语便揭示了《金匮》原文的精义，实开中西汇通观点注释《金匮》之端倪。

2. 以中医学说为主体

正因为唐宗海的汇通，主要是从文字上强相比附，也就是用西说来强证中说，之所以要以西说为证，也就是在希望保存中说，因而便自然地走向重中轻西的取向。例如，他在其著作中言：“西医知心为生血回血之脏，而谓心不主知觉，主知觉者，是脑髓筋。又言脑后筋只主运动，脑前筋主知觉；又言脑筋有通于心者。彼不知髓实心之所用而非髓能知觉也。”这表明唐宗海对西医脑主思的观点仍存疑议，但他又试图以“髓实心之所用来沟通中西医在心脑谁主思”这一问题上的分歧。在对心的构造与功能做解释时，唐宗海则又糅合了西医解剖原理；不过，唐宗海又随即一转，认为西医的这种解说“即《内经》营卫交会于手太阴肺及心主血脉之说也”。很明显，唐宗海的

[1] 唐容川. 中西汇通医经精义 [M]. 太原：山西科学技术出版社，2013：21.

“中西医汇通”思想是以中医学说为主体的。所以，他批评西医“只知层析而不知经脉，只知形迹而不知气化，与中国近医互有优劣，若与古圣《内经》《本经》较之，则西洋远不及矣”。对此，罗定昌也认为：“天下之医，当以《内经》为准则。西医不遵《内经》，论形不论理，终逊中国一筹。”因此，他们常常采取“西医中有”或“以古说今”的形式来沟通中西医之间的分歧，但这并未达到学理上的真正汇通，其结果亦往往是汇而欠通。这种“西医中源”的情结与“中医为体”的方式对中西医汇通思想的发展产生了较大影响。

（二）推动中西医结合

在“中西医汇通学派”的影响下，继而涌现了以“吴氏中西医结合学术流派”“孙氏中西医结合肝病流派”“蒋氏中西医结合急腹症流派”“王氏中西医结合妇科流派”等为代表的一批四川中西医结合学科的代表学派医家，对四川的中西医汇通及结合医药事业做出了贡献。他们在中西医结合方面均有自己的理论创见，其中，以吴氏和蒋氏中西医结合流派较为突出。

1. 临床辨病与辨证相结合

吴康衡在中西医结合理念上有着独到的思维与创新，强调中西医结合的最好方式是中西医知识的结合。他重认病（西医诊断），更识证（中医辨证），并提出卓有成效的防治措施。如急性肾炎和肾病综合征是儿科最主要的两个肾脏病，如果只从小便检查和症状舌脉上辨证可能产生严重的治疗错误。两种疾病尿检与症状可能相似，但发病机制却截然不同，故制定了“急性肾炎者，以清为主，补不宜早；肾病综合征以补为主，补不宜迟”的截然不同的治疗原则。辨证是中医的精髓和最高境界。临证时不可被西医病名以及病名下所谓规范的证型所束缚，或现代病理生理及西药治疗所困扰，而应重在中医的证候舌脉体质等。如果只诊断肾炎、肾病、肾衰竭，就选择六味地黄丸主治，疗效多不明显。又如顽固性腹水，一般从脾肾着手，用实脾饮、真武汤之类。而吴氏则以湿热作祟为辨，言肿之生，以水为基，以湿为础。湿郁则热，为湿为热需凿通路径，疏凿饮子为上佳之方。虽水湿之病理机转，有从寒化者，有从热化者。寒化者，真武实脾类是也；热化者，方无定数，治法却一，清热利湿是其要也。其辨证独具一格，可见一斑。

2. 中西结合，协同攻关

华西医院以蒋俊明为主创立的中西医结合急腹症流派，历经40余年的理论和实践探索，从早期的胆道蛔虫、急性梗阻性化脓性胆管炎，到后期的急性胰腺炎、肠梗阻等疾病，形成了较为完善的理论体系和中西医结合治疗规范，尤其对急性胰腺炎的证治体系研究自成一体，在学术界享有盛誉。为国内最大的急性胰腺炎治疗中心，疗效居国内外大宗病案的领先水平，成为中医药治疗危急重症的典型范例。

对于急性胰腺炎，华西医院中西医结合急腹症医家在独创传统热病理论指导下以卫气营血和脏腑辨证为基础，辨病与辨证、分期与分型相结合的辨证论治体系，确立了“益活清下”的综合治疗方法，采用针药结合、中药内服与外敷共用、口服与灌肠同施的多种中医药特色治疗手段。治疗急性胰腺炎，除分期辨证和证型辨证相结合给予“益活清下”内科治疗外，还配合禁食、胃肠减压、抑酸、维持电解质和内环境稳定、对症、防治感染、营养支持及器官功能保护等西医基础治疗。具体手段主要有：中药汤剂给予口服、胃管注入和灌肠治疗；静脉滴注生脉注射液、丹参注射液等；肠麻痹明显者给予新斯的明穴位注射两侧足三里；病程初期胰周蜂窝织炎明显者，在左腰肋部及左胁腹部每天1～2次外敷行气活血止痛的外敷中药六合丹（大黄、黄柏、白及等七味药）；加用针灸治疗以促进病人胃肠功能恢复，止吐、镇痛。体现了中医与西医的有机结合，取得了优于单纯西医治疗和单纯中医治疗的显著疗效。

第六节 血证学说

血证，是祖国医学特有的病证名称，即包括吐血、咯血、便血、衄血、尿血、汗血等在内的血分病变及出血性疾病。虽然早在中医经典著作《黄帝内经》中就有不少关于血证的论述，其后的历代医家对血证的病因、病机、治法、方药亦均有不少的发明和阐论，然而，都未形成完整的理论和治疗方药体系，尤其是缺乏关于血证的系统专著。直至清末，两位杰出的四川医家杨凤庭和唐宗海才集前贤之所得，遵循《内经》《伤寒论》的理论原则，对血证进行了深入的钻研和探讨，并结合他们自己的临床经验，分别撰成了《失血大法》和《血证论》两部著名的血证专著，填补了这方面的空缺。

川派“血证学说”以杨西山、唐宗海为主要代表医家。杨西山与唐宗海分别撰成的《失血大法》和《血证论》对血证的病因病机、治疗方药在理论上作了完整系统的阐述，其中有不少发明与发挥，建立了一套关于血证论治的完整理论和治法方药体系，奠定了中医治疗出血性疾病的基础。

一、学术源流

就学术渊源而言，川派“血证学说”的形成，主要与两个方面的影响有关。包括医学典籍奠定了血证理论基础及历代医家论治血证思想的影响。

（一）医学典籍奠定血证理论基础

成书于春秋战国时期的医学典籍《黄帝内经》为川派血证理论奠定了理论基础。《内经》中虽没有血证之称，但其对血液的形态、生成、生理病理及脏腑、血脉、气血等之间的关系有较深的认识。针对出血现象的阐述，《内经》首奠其基，《灵枢·百病始生篇》曰："起居不节，用力过度，则络脉伤，阳络伤则血外溢，血外溢则衄血；阴络伤则血内溢，血内溢则后血。"又曰："凝血蕴里而不散，津液涩渗，著而不去，而积皆成。"指出了经脉损伤、离经之血部位不同，其表现也不同。在出血分类方面，《内经》包罗了诸多出血现象，如衄血、咳血、唾血、溲血、便血等，为后世对出血性疾病的研究奠定了基础。《内经》将血证的病因病机概括为气虚和血热两方面。《难经》在《内经》基础上发展了有关对出血的认识，如"脾主裹血，温五脏"。首次提出了脾有统摄血液，勿使外溢的生理功能。为后世川派医家对许多出血性疾病可从脾而论、从脾而治等提供了理论依据[1]。

唐宗海在《黄帝内经》"男女异同论"的基础上，明确否定了"男子血贵，女子血贱"的观点，提出男女唯一不同是女子有月经，男子无月经，并阐述了其机制是"所主不同，升降各异"，而"义出《内经》，非创论也"。又如血液化生的原理，唐氏亦宗《内经》之说。除此之外，唐宗海还在临床实践中广为发挥《内经》义理，他根据《素问·调经论》"血气者，喜温而恶寒，寒则泣不能流，温则消而去之"。提出"童便能止血，此《内经》咸走血之义"，"血者喜阴而恶寒，寒则涩而不流，温则消而去之"[2] 的观点。

张仲景对血证的论述为后世川派医家治疗血证提供了参考，张仲景于其所著《金匮要略》中论述了血证治疗方药及鉴别的相关内容。《金匮要略·惊悸吐衄下血胸满瘀血病脉证治》对近血和远血的鉴别即选方进行了阐述，该篇还对吐衄下血的病因病机、治疗禁忌及预后作了相关论述。张仲景根据《内经》"血实者宜决之，结者散之"的理论，提出了"瘀血当下之"。关于瘀血脉症的论述，则首见于《金匮要略》："病人胸满，口燥，但欲漱水不欲咽，无寒热，脉微大来迟，腹不满，其人言我满，为有瘀血。""病者如热状，烦满，口干燥而渴，其脉反无热，此为阴伏，是瘀血也，当下之。"[3]

唐宗海推崇张仲景，主要体现在将仲景之理、法、方、药融入《血证论》的辨治处方之中。如在治疗吐血证时，唐宗海认为："仲景治血以治冲

[1] 吴晓勇. 血证证治源流考 [J]. 辽宁中医学院学报，2004，6 (6)：444－445.
[2] 唐宗海. 血证论 [M]. 北京：人民卫生出版社，2005：27－28.
[3] 吴晓勇. 血证证治源流考 [J]. 辽宁中医学院学报，2004，6 (6)：444－445.

为要，冲脉丽于阳明，治阳明即治冲也。阳明之气，下行为顺。今乃逆吐，失其下行之令，急调其胃，使气顺吐止，则血不致奔脱矣。此时血之原委，不暇究治，惟以止血为第一要法。”[1] 又如，血证用攻下法也以仲景所创急下存阴法为依据。唐氏认为：“血证火气太盛者，最恐亡阴，下之正是救阴，攻之不啻补之矣。”[2]

此外，唐氏论述痢症便脓者，亦师仲景之法。

《血证论》一书中仲景小柴胡汤出现60余次。其他如炙甘草汤、泻心汤、肾气丸、黄土汤、白头翁汤、麦门冬汤等，均为唐氏治疗血证的常用处方，其他时有根据仲景方剂之意而定方，如治便血脏毒者，仲景以赤豆当归散主之，唐氏则用解毒汤。唐氏取仲景方之义，认为“取防风、枳壳等疏理其气，即赤豆芽义也；取大黄，赤芍等滑利其血，即仲景用当归之义也”。诸如此类师法仲景，注重方义，灵活辨治的事例，不胜枚举。

（二）历代医家论治血证思想的影响

宋金元明清时期著名医家血证理论对川派“血证学说”的影响亦不容小觑，唐宗海在撰写《血证论》时，也撷取各家之说。唐氏常常在一个问题上比较各家之说的优劣，再加以自己的评价。如他赞同高士宗和朱丹溪对唾血的论述，加以自己的心得。他说：“高士宗曰：‘偶然唾血，一哈便出者，不药可愈，谓其血近胃，如先血后便，为近血一般，故不药可愈，吾谓亦宜少用清味之药，可服甲己化土汤，加银花、竹茹、莱菔汁。’丹溪又谓唾血皆属于肾，是混唾、咯为一证，而以肾血之来，其路最深，其证最重，用保命生地散治之。吾谓先唾痰水，唾久然后唾血者，此血来路远，其证深，可用丹溪法治之。然亦有丹溪法所不能治者。”

经过学习同邑医家杨西山的《失血大法》后，唐宗海认为此书“未能精详，以之治病，卒鲜成效”（《血证论·原序》）。由于可以学习的血证专著未能精详，唐氏决定“寝馈于《内经》、仲景之书，触类旁通”，对治疗血证方

---

[1] 唐宗海. 血证论［M］. 北京：人民卫生出版社，2005：23－24.
[2] 唐宗海. 血证论［M］. 北京：人民卫生出版社，2005：31－33.

法吸收陈修园、王清任、杨西山诸医家的经验，以不断丰富自己的理论内涵和治疗手段。

总之，川派中医唐宗海对其他医家观点的继承，是抱有所取有所不取的态度。唐氏学习各家而不泥古法，或继承，或改良，或批评，或创新，既体现了其理论研究的深度，也展示其临床经验的独到。

二、医家与论著

川派中除杨西山、唐宗海两位最具代表性医家之外，杨明均、李明富等医家对“血证学说”有所继承总结与进一步发挥。

（一）杨凤庭

杨凤庭（1711—1785），字瑞虞，号西山，四川省新都县人。乾隆间名儒，人称“西山先生”。杨西山精于医道，故常为人诊治，且每每应手取效。由于他所遇到的血证甚多，遂撰成《失血大法》一书，并于书中提出了血证本虚标实的基本病机和血证病位重在肝脾的新见解。

《失血大法》成书于清乾隆二十四年（1759），刊于1855年。该书首言血证的病理机制和辨证施治方法，次论其与虚劳和痨瘵的关系，其论失血以吐血为主，兼涉咳血、咯血、溺血、便血。辨证中尤重脏腑虚损不足，选方用药多采撷前人而又有所发挥，同时提出他个人的独特见解，认为：“失血一证，大抵由于肝不藏血，脾不统血。肝不藏血则阴虚生火，脾不统血又阳虚生痰，此火与痰本从虚生，而不可独治火清痰也。”从而提出了本虚标实的基本病理和重在肝脾的主要病位。在治法上他独树一帜，杨氏多以甲己化土汤（芍药甘草汤）作为基础方，然后根据“气逆者调之，血热寒之，血寒温之，血滞行之，血逆降之，血脱固之，气虚补之，气脱收之，脏虚填之，上之下之，扶之抑之”的原则开列了十多个作为示范的加药法，于临床辨证，较为得体。书中还记载了他按照血证的发病特点，从脏腑辨证出发，运用古方的一些临床经验，并扼要讨论了虚劳和痨瘵。

（二）唐宗海

唐宗海（1846—1897），癸酉年六月，其父骤得血证，遍查各书未及医方。时杨西山《失血大法》为血证不传之秘，唐宗海为疗父病求得一览并加以研究。其父六年后殁，不久妻又得血疾。唐宗海亲制方剂，使妻痊愈，其后治疗其他血证，十愈七八，从此医名大振，诊者不绝。甲申年（1884）著《血证论》。光绪十五年（1889）己丑科中二甲进士授礼部主事。同年，宗海奉母赴京，将《血证论》示于当世，医者咸折服，霎时名噪京城，诊者盈门。

《血证论》八卷，卷一为总论，分述阴阳水火气血论、男女异同论、脏腑病机论、脉证生死论、用药宜忌论、本书补救论；卷二论述血上干证治，诸如吐血、呕血、咯血、唾血、咳血等血证 14 条；卷三为血外渗证治，诸如汗血、血箭、血痣等 7 条；卷四为血下泄证治，诸如便血、便脓、尿血等 6 条；卷五为血中瘀血论治，诸如瘀血、蓄血、血鼓等 5 条；卷六为失血兼见今诸证，有痨瘵、咳嗽、发热等 40 余条；卷七与卷八，编列本书应用的方剂 200 余个，并附以方解。《血证论》是有关血证治疗的专著，尤其是在《血证论·吐血》中提出的治疗血证的“止血、消瘀、宁血、补血”四法，成为通治血证之大法。可见《血证论》集血证诊治之大成，弥补了此前血证理论和临床证治的空白。

（三）杨明均

杨明均（1938—），四川省郫县人。成都中医药大学教授、博士生导师，享受国务院特殊津贴专家，四川省名中医。1962 年毕业于成都中医学院医学系，留校从事医疗、教学和科研工作。1980—1985 年任成都中医学院附属医院副院长，1987 年任成都中医学院附属医院血证研究室主任，被聘为主任医师。1993 年任中医内科博士研究生导师，兼任国家卫生部新药审评委员会委员，国家中医药管理局全国血证急症协作组组长、中医药科技评审委员，四川省中医药高级技术职务评审委员，中华中医药学会内科分会副主任委员、中医血证专业委员会主任委员，四川省中医药学会副会长、内科专业委员会主任委员，《中药新药与临床药理》和《中国中医急症》编委，《四川中医》副主编。作为全国协作组组长，组织拟定了中医血证急症诊疗规范，开展了协作攻关，研制出治疗咯血、吐血、肌肤出血等急症的中药新药制剂7个。自1984年以来，先后两次被评为国家中医药管理局急症工作先进个人。作为课题负责人，先后承担了国家攻关项目及省（部）厅（局）等各级科研课题17项，研究方向以血证临床及基础研究为主。代表性的基础研究课题有："脾不统血证候特异性的临床及试验研究"（国家"七五"攻关项目），"紫癜脾不统血证试验研究"（国家中医药管理局课题），"瘀血出血证候特异性的临床及实验研究"（四川省科委课题）等。分别获省部级科技成果一等奖3项，二等奖3项，三等奖7项。参与了成都中医药大学临床药理基地建设工作，参加了卫生部组织的中药新药临床研究指导原则、中药新药有关法规、技术要求的制定，率先进行了中药新药的开发研究。主研的风热清口服液、一清胶囊、糖脉康颗粒、喘泰胶囊、心元胶囊等9个项目获得国家新药证书和生产批准文号。还为多家知名药厂研制的20余种新药进行临床试验的组织和实施，如地奥黄芪注射液、银黄含片、太极通天液、康弘松龄血脉康等。主要的专著有《血证要览》《临床中医内科学》等。先后在《中医杂志》等刊物上发表学术论文20余篇。从1980年起，协助董建华等倡导并积极开展中医学术建设。先后参与组织多次全国性学术会议，参加拟定中医病历书写格式、中医内科疾病证候诊疗标准、中医病证名规范等。

（四）李明富

李明富（1939—），云南省玉溪市人。成都中医药大学中医内科学教授、博士生导师，享受国务院政府特殊津贴专家。其祖父、父亲均为当地颇有声誉的中医。因家学渊源，幼承庭训，对中医学具有浓厚的兴趣及深厚的感情。从7岁起，放学回家之时，即可按照处方后拣药，并借以初识多味中药的药性。于1953年10月至1956年7月在昆明医学校读书，毕业后保送至成都中医学院学习，为首届六年制本科生，学习期间曾聆听著名中医学家李斯炽、吴棹仙、邓绍先、卓雨农、蒲湘澄等名师教诲，于1962年9月毕业后留校从事中医内科学的教学、医疗、科研工作及学校的行政管理工作。1983—2000

年任成都中医学院院长 17 年。2010 年 4 月退休后，仍一直坚持临床工作。曾任中国药典委员会委员，国家中医药管理局中医药工作专家咨询委员会委员，中华中医药学会理事，《中华大典》编纂委员会委员，《医药卫生典》主编，全国高等中医院校教材编审委员会委员，中国老年学学会中医研究委员会副主任委员，四川省学术和技术带头人，四川省中医药学会副会长，四川省老年科学技术工作者协会常务理事。

李明富 1962 年毕业论文为《瘀血论》（成都中医学院 20 世纪 60 年代曾收入中医科研资料印刷交流），1977 年初发表《瘀血学说及活血化瘀治则》，主编及参编《中医文献活血化瘀专辑》《实用中医内科学》（获 1988 年国家科技图书出版一等奖）、全国统编教材《中医内科学》（第 5、第 6、第 7、第 8 版）、《中医内科学》（高等中医院校教学参考丛书，获 1992 年教育部普通高等学校优秀教材特等奖）、《长江医话》（校注）、《景岳全书》（获 1993 年四川省科技进步奖）《中国名老中医学术经验集》《中医内科学》（全国高等教育自学考试指定教材）、《中医内科学自学辅导》（卫生部全科医师培训规划教材）、《社区常见病症的中医药照顾》《中国药膳食疗研究丛书》《中华人民共和国药典临床用药须知・中药卷》《中医内科学》（第 2 版）（高等中医药院校教学参考丛书）、《实用中医内科学》（第 2 版）、《中华大典・医药卫生典・医学分典》之《内科总部》等 20 余部。完成省部级科研课题 10 余项，获奖 8 项；申请专利 1 项。

三、理论建树

（一）调血以甘，强调从肝脾治血

杨西山在其著作《失血大法》中首先对缪仲淳“宜降气不宜降火，宜行血不宜止血，宜补肝不宜伐肝”的治吐血三法的创见加以肯定，认为“失血之人，肝已大虚，木枯火焚，若不重加滋补，救其枯槁，补肾生肝，如熟地黄、当归、阿胶、鹿胶、鹿角、酸枣仁、甘草之类，概咒不用，而惟用柴胡、青皮、枳壳、芩、栀等伤伐肝木之气，肝风愈鼓，血愈不藏”。然后，提出他个人的独特见解，说道：“失血一证，大抵由于肝不藏血，脾不统血。肝不藏血则阴虚生火，脾不统血又阳虚生痰，此火与痰本从虚生，而不可独治火清痰也。”从而提出了本虚标实的基本病理和重在肝脾的基本病位。在治法上他独树一帜，与众不同，如其所言：“余之治法，凡失血初起，先责重肝脾，盖脾阴虚而肝火易生，木胜而脾气受克，气上脉急，阴虚生热，宜以甘缓之，以酸苦收之，降之。先用甲己化土汤（即《伤寒论》芍药甘草汤），白芍药五钱，炙甘草二钱，白芍能敛阴而泻肝火，酸以入肝，苦以下逆也；甘草泻心即泻火之源，而兼缓肝之急，补土之虚。”也正是基于对血证的基本病位在肝脾，而基本病理在本虚标实的认识，西山先生将甲己化土汤列为治血之基本方，此后在辨证的基础上进行化裁，变化颇丰。

（二）强调血证与水火气血、脏腑功能的密切关系

唐容川深入研究《黄帝内经》《难经》及仲景之书，结合自身实践，对水火气血的关系、血证的病因、病机以及诊断等进行了独特的理论探讨。唐氏对于血的生理功能以及运行情况的论述，多从阴阳水火气血立论。唐氏于《血证论·阴阳水火气血论》中称“人之一身，不外阴阳，而阴阳二字，即是水火，水火二字，即是气血，水即化气，火则化血”。他认为水火气血相互维系，相互资生制约，提出气水同病、同治和血火同病、同治的思想。此外，他认为调气是治疗血证的关键，提出“治血必治气”。又认为常见的血证不外两大类，一类是血液溢于体外，如吐血、咳血、鼻衄、唾血等；一类为各种瘀血、蓄血等。血证的发生与脏腑有着密切的关系，又与人身气机运行、火热协迫、瘀血阻滞等有关。具体而言，影响血证出现的主要病机，除脏腑功能失常之外，还应注意以下三个方面。一者气机阻逆，血随气行，多见血证。二者火热炽盛，迫血妄行；三者瘀血阻络，血失常道。因此，唐氏对血证病机的探讨，重视脏腑，抓住气滞、血瘀、火热之间的关系。在脏腑病机中，除结合气滞、气逆、血瘀、火热之外，又重视气虚不摄的方面，使血证病机归纳得十分得当，为该病的正确治疗奠定了基础。

（三）重视脾阴，提出治血证四法

唐容川治疗血证时重视脾胃，他认为人身之气虽根于肾中，但需依赖脾

胃水谷之精微下输于肾，而后才能化气而升清降浊，并突破世人仅重视脾阳之偏见，创立脾阴学说。唐氏认为脾阴与脾阳，相互依存，相互为用。故一改前人崇尚温补脾阳的治疗观点，善以润燥、益血之法滋补脾阴，认为血证当补阳者，十之二三，当补阴者，十之八九，体现了脾阴论的独特学术思想。

唐氏治血施方用药皆以脾胃为主，并在此基础上提出了“止血、消瘀、宁血、补虚”治血四法。内涵极其丰富，被后世医家遵奉为“通治血证的大纲”，视为准绳，广泛运用于内、外、妇、儿科，足见其对后世的影响是相当深远的[1]。其将止血列为第一法，提出对出血性疾病必须进行有效的止血，才能挽救生命。唐宗海在书中写道“存得一分血，便保得一分命”以及“血之原委，不暇就治，唯以止血为第一要法”。这便是为何列为首法的理论根据。唐宗海认为，止血之后体内必有瘀血，瘀血留于体内日久就会产生其他的变证，为了防止瘀久生变，因而将消瘀列为治血第二法；止血、消瘀后，要想有效防血止后再有反复，要从根本治疗，必须用药安之，故宁血是治血第三法；用好以上三法方可完全止血。但如因失血对机体造成的虚损状态不能得到有效纠正，仍可引起一系列病症，故补虚以扶正固本为治血第四法。这样就能调整全身状态，从根本上进行治疗，达到根治血证的目的。

唐宗海的治血四法，是根据疾病发展过程中不同阶段的病理基础而拟订的。需要说明的是，唐宗海提出的四法并不是四种具体的治疗方法，而是四个治疗大纲，因为在每一个治法下面都有许多具体的治疗方法和方药。[2]

（四）创建“瘀血学说”，广泛运用“活血化瘀”治则

瘀血学说及活血化瘀治则是中国医药学伟大宝库的重要内容之一，近60年来，活血化瘀治则的研究，一直是国内外医学界长盛不衰、较为活跃的领域。李明富在整理前辈医学理论的基础上，在全国首次系统整理瘀血理论文献并形成完整的瘀血学说，为活血化瘀理论的发展做出了突出贡献。

李明富瘀血学说的主要内容包括瘀血的含义、形成原因、临床诊断依据

---

［1］ 盛维忠. 中医内科名著集成·血证论［M］. 北京：华夏出版社，1997：841－927.

［2］ 蔡林，张蜀，廖伯年，等. 唐宗海《血证论》治血四法初探［J］. 河南中医，2011，31（12）：1376－1377.

及活血化瘀疗法等。对于瘀血的含义，李氏将其概括为淤积不行、污秽不洁和已离经脉（而停积于体内）的血液。形成瘀血的原因则包括外伤、出血、情志、外邪及正虚。临床诊断要点有症状特点、瘀血体征、疾病史、治疗史，在确定诊断为血瘀的前提下，还应进一步四诊合参，辨明寒热虚实。

近年来，李明富还将瘀血及活血化瘀理论用于急性脑出血、冠心病、糖尿病的研究中，提出了许多有重要价值的病机学和治疗学观点，丰富发展了这几类难治疾病的病机理论和治疗理论，有效地指导着临床治疗。

第七节 天癸-冲任学说

中医妇科学是中医学重要组成部分，它是以中医特有的学术思想为指导，结合女性特殊生理、解剖，辨治妇科疾病的一门临床学科。其中，冲任学说为中医妇科特色辨证理论之一，冲任二脉隶属于奇经八脉，调节并蓄积十二经脉之气血，与肝肾等脏腑以及女子胞、脑等奇恒之腑关系密切，生理病理相关。而“肾-天癸-冲任-胞宫”中医女性生殖轴学说是中医防治妇女生殖健康障碍的中心理论。中医女性生殖轴学说发展至今，不只在调经、助孕、安胎上起着重要的指导作用，在中医妇科临床、实验及教学的发展也发挥着重要作用。

川派妇科代表性医家刘敏如提出了“脑-肾-天癸-冲任-胞宫生殖轴”理论，杨家林提出了月经产生的重要环节为“肾气-天癸-冲任-胞宫轴”的全新理论。以上论点经过不断地充实与丰富，在论治月经不调、崩漏、闭经、绝经前后诸证、不孕症等方面发挥了重要的指导作用，形成了川派妇科系统的学术特色和临证思辨特点。

一、学术源流

川派妇科“天癸-冲任学说”的形成，学术渊源有三，主要包括中医经典中对肾气、天癸、冲任、胞宫的具体论述，四川历代医家妇科学术思想的影响及现代医学对女性生殖的神经-内分泌调节生理认识的启发。

（一）中医经典中对肾气、天癸、冲任、胞宫的具体论述

早在《素问·上古天真论》即提出："女子七岁肾气盛，齿更发长；二七而天癸至，任脉通，太冲脉盛，月事以时下，故有子……七七任脉虚，太冲脉衰少，天癸竭，地道不通，故形坏而无子也。"[1] 肾为先天之本，元气之根，其藏精，主生殖，开窍于二阴。据肾阴阳转化说：月经出现周期性的藏泻，是肾阴、肾阳转化，气血盈亏与变化的结果。经后期血海空虚，肾阴滋生，阴中有阳，此时表现为"藏而不泻"；经间期，是肾阴精发展到重阴转阳的转化时期；经前期，是肾阳增长，阳中有阴，肾阴阳平衡中阳的功能渐趋充旺时期；行经期，是"重阳则开"阶段，阳气的转化中推动经血的排出，子宫表现为"泻而不藏"，除旧生新，表现新的周期。总而言之，肾气在月经产生的机制中起主导和决定性的作用[2]。另外，肾之经络与冲任二脉相交，与任脉交会于"关元"，与冲脉下行支相并而行。

对天癸进行论述的医家甚多，如明·马莳《黄帝内经素问注证发微》说："天癸者，阴精也。盖肾属水，癸亦属水，由先天之气蓄极而生，故谓阴精为天癸也。"明·张景岳《类经》说："天癸者，言天一之阴气耳，气化为水，因名天癸，其在人身，是为元阴，亦曰元气。人之未生，则此气蕴于父母，是为先天之元气；人之既生，则此气化于吾身，是为后天之元气。第气之初生，真阴甚微，及其既盛，精血乃王（旺），故女子二七天癸至，天癸既至，在女子则月事以时下……"说明天癸源于先天，藏之于肾，受后天水谷精微的滋养，是维持胞宫行经的物质基础[3]。

《黄帝内经》为最早记载冲任与女子疾病的中医古籍，初步奠定了冲任学说与中医妇科发展的理论基础。《内经》云："冲脉、任脉皆起于胞中，上循脊里，为经络之海……循腹上行，会于咽喉，别而络唇口。"而对于冲任的

---

[1] 杨上善．黄帝内经太素［M］．北京：人民卫生出版社，1965：23.

[2] 哈甫拉，王进．肾气-天癸-冲任-胞宫生殖轴与月经的关系浅谈［J］．新疆中医药，2005，23（6）：4.

[3] 哈甫拉，王进．肾气-天癸-冲任-胞宫生殖轴与月经的关系浅谈［J］．新疆中医药，2005，23（6）：4.

生理方面论述："肾气盛，天癸至，任通冲盛，月事以时下，故有子。"《素问·上古天真论》中有"冲脉为病，女子不孕"的记载。而《素问·骨空论》述："任脉为病，女子带下瘕聚。"《内经》以冲任二脉作为妇科生理、病理诊治的纲领。明清时期，冲任学说渐趋成熟，李时珍全面总结了明代以前的奇经八脉，对于冲脉名称含义，《奇经八脉考》中述：冲为"冲要气""冲上"之意。《奇经八脉考》对任脉的起源记载："任脉起于会阴，循腹而行于身之前也，为阴脉而主承任，故曰阴脉之海。"《奇经八脉考》对冲脉、任脉的循行中述："冲任二脉并于足阳明、少阴之间，循腹上行至横骨，夹脐左右各五分。"明末清初的傅山在《傅青主女科》记有"用巴戟、白果以通任脉；扁豆、山药、莲子以卫冲脉"。《妇人大全良方·博济方论》中述："妇人病有三十六种，皆由冲任劳损所致也。"至清代著名医家叶天士极为重视奇经八脉理论，在《临证指南医案》中对奇经八脉的腧穴、脉法、证治功能进行了探讨，并列举了治疗奇经八脉的药物和方剂。故从二经脉之循行并其精血的功能上说明冲任二脉是月经产生机制中的一重要环节[1]。

胞宫一词，始见于《女科百问》："热入胞宫，寒热如疟。"它又名女子胞，为奇恒之腑。它的功能不同于一般脏腑，亦泻亦藏，藏泻有时，在肾气旺盛，天癸成熟，冲任通盛，血溢胞宫时，即月经来潮，是女性体现性周期的标志。

（二）四川历代医家妇科学术思想的影响

川派"天癸-冲任学说"理论源自中医经典中对肾气、天癸、冲任、胞宫的具体论述，与川蜀中医妇科的发展及历代医家妇科学术思想的影响亦密不可分。

在妇产科专书方面，现存最早的是唐代四川成都人昝殷所著《经效产宝》及四川青神人杨子建所撰《十产论》。对川派妇科影响较大的医家颇多，他们为川派妇科"天癸-冲任学说"的形成奠定了坚实的基础。

昝殷，唐大中年间（797—859），成都人，官医博士，精于妇、幼科。著有《经效产宝》《食医心鉴》《导养方》各3卷。其中，《经效产宝》一书

[1] 刘铁平．古代中医名家冲任学说思想研究［D］．哈尔滨：黑龙江中医药大学，2012．

言简意赅，先列医论后述方药，尤详产胎病症，治疗上重视调理气血，补益脾肾，其中很多观点至今仍为临床所沿袭并奉为纲领，其对四川中医妇科乃至整个中医妇科的发展意义非常，影响深远，实可称为中医妇科的奠基之作。

杨子建，名康侯，号退修，生卒年不详，北宋眉州青神（今四川青神县）人。精熟《内经》《难经》，并旁及百科，著有《难经续演》《护命方》5 卷和《通神论》15 卷等。杨氏尤精妇产科，在其临床实践中，因感其世收生者少精良妙手，而致痛伤难产，产妇无命，胎儿横遭夭折，乃于其临床经验基础上，参阅前人有关妇产科学说，编著了《十产论》。书中针对异常胎位提出了行之有效的转胎治疗手法，领先西欧近 500 年。

程从美（1789—？），别号志阳子，清代医家，四川新都人。作者自述“十六岁时，身弱失血，历二十一载，百医不效，因潜心习医”。程从美 22 岁时以医为业，道光元年（1821）33 岁时“瘟疫大行，按运而调治，活人甚众”。程氏苦心研习妇产科四十余年，参考前代胎产诸法及亲身临床经历，著《胎产大法》2 卷。

此外，至清朝乾隆年间，四川什邡县人朱音恬，习儒通医，以医济人，所著《医理元枢》14 卷，其中《妇科辑要》据病证对历代女科名家的论述加以分类整理，并对经、带、胎、产等常见疾病予以阐述。清咸丰七年（1854），四川江津名医陈洪春撰《新刊经效妇科》；神泉（今四川安县塔水镇）人刘文华著《保产金丹》。唐宗海所著《血证论》，尤其是《血证论·吐血》中提出的治疗血证的“止血、消瘀、宁血、补血”四法，成为通治血证之大法，对于妇科出血性疾病的治疗产生了重大影响，至今仍然指导临床。曾懿汇集前人验方，结合自身经验，著有《妇科良方》。

（三）现代医学对女性生殖的神经-内分泌调节生理认识的启发

现代医家基于《素问·上古天真论》中对女子生殖生理的描述，并结合自身的临床经验，提出女性生殖轴的概念，并形成了不同的认识。在 1982 年全国首届中医妇科学术研讨会上，罗元恺首次提出了肾气、天癸、冲任、胞宫构成的生殖轴为调节女性生殖功能核心的理论，女性生理最主要的特点是月经与妊娠，阐述女性生理机制中月经、妊娠与肾气、天癸以及冲任盛衰的密切关系，对妇女生长、发育、生殖及衰老产生的作用，构建了女性生殖轴的理论雏形。

二、医家与论著

晚清至现代是巴蜀中医妇科的成熟及鼎盛时期，这一时期四川中医妇科名家辈出。川派中的“天癸-冲任”学说主要包括刘敏如的“脑-肾-天癸-冲任-胞宫生殖轴”理论与杨家林的“肾气-天癸-冲任-胞宫轴”理论。其中，王渭川、卓雨农、唐伯渊等川派中医妇科名家，对中医妇科学术理论的发展和临床疗效的提高都发挥了重要作用。此外，以曾敬光为代表的其余川派中医妇科医家亦对该理论有所认识及阐述。

（一）卓雨农

卓雨农（1906—1963），据四川省地方志记载，卓家先辈于康乾时期入川，在成都创办了著名的“广益号”酱园铺（图4-10）。先祖卓秉恬，清代咸丰年间人也，官至武英殿大学士，建相府于成都棉花街。卓雨农之父卓翰

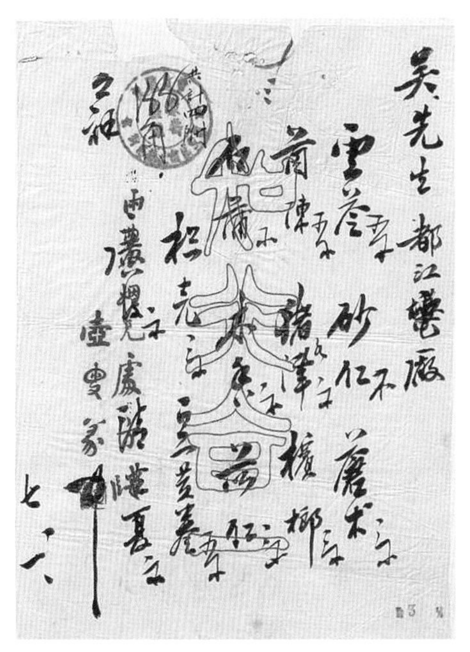
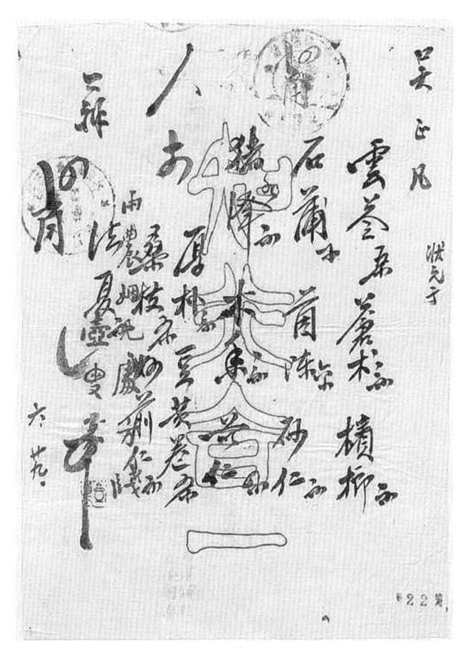

图4-10　卓雨农处方

屏援儒入医，以仁术为业，悬壶川蜀。卓雨农不及弱冠便由其父授以岐黄之术，熟读《内经》《难经》《伤寒论》《金匮要略》等经典古籍。聪慧机智，刻苦用功，加之对中医悟性极高，触类旁通，精研内、妇、儿各科，对妇科尤有造诣。17 岁便开始行医济世，18 岁参加四川省中医资格考试，名列前茅，颇具才气。其后更是以少年英才悬壶济世于蜀中，声名远扬，誉载蓉城，举城上下无人不知，从而有“卓半城”之雅誉。时人有诗赞曰：“锦官丝城棉花街，三代荣封卓秉恬。更喜家风传久远，名医名宦名酱园。”

卓氏是中医妇科界著名的老前辈，家学渊源，根基深厚，经验丰富。卓氏重视“妇女以血为主，并以血为用”的生理状况；对妇科疾病的论治，重在调气血、养肝肾、和脾胃；具体施治时要补而不滞、滋而不腻、温而不燥、清而不凝、行而不破、涩不留瘀，非常注意照顾妇女经孕产乳的生理特点而辨证用药；临床用方精而不杂，通过世代家传和个人长期实践的磨砺，形成组方药味少、用量轻、价低廉的特点。晚年，卓氏根据其世代治疗妇女疾病的秘传和自己几十年的临床经验，参以各家妇科文献资料，以月经、带下、妊娠、产后、杂病等各种疾病为主要内容选方用药，力求简便有效，并依中医理论加以综合整理，1961 年将其临床经验写成《中医妇科治疗学》，由四川人民出版社出版。

（二）王渭川

王渭川（1898—1988），号鲁同，江苏丹徒县人。幼时由祖父启蒙，学习中医（图 4－11）。后祖父去世，跟随祖父门生袁桂生和何香叶学医，抗日战争爆发后迁入四川万县行医，坐诊时病患极多，可谓是门庭若市。王渭川 1956 年调至成都中医学院担任金匮、医史、妇科学教师，后担任附属医院妇科主任，常年从事妇科

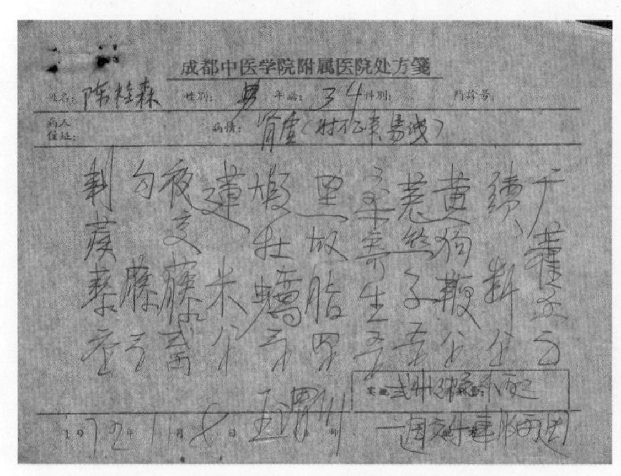
成都中医学院附属医院处方笺

图 4－11　王渭川处方

教学、妇科疾病的诊治及研究。由他指导的学生可谓是人才济济，如刘敏如、杨家林等。其妇科代表著作为《王渭川妇科治疗经验》，还担任了《中医妇科学》（人民卫生出版社，1986）顾问。在书中提出了治疗妇科疾病的温、清、攻、补、消、和等六法及妇科病常用治疗四大方系。并自创了银甲丸，开发了银甲口服液，至今仍在妇科临床广泛使用。

王渭川曾师从恽铁樵等人，受到了“中西医汇通学派”的影响。在临床治疗时比较推崇中西医结合治疗的方式，尤其在治疗妇科痉病、血晕、小便不通等急症时更是如此，同时针对许多西医诊断明确的疾病提出了中医的诊治方法，取得了较好疗效。较有特色的为王老谓之“肥胖症伴黑色素沉着”的治疗，此种疾病为西医学皮质醇增多症，具体表现为多囊卵巢综合征、库欣综合征等疾病。先生认为病人有黑色素的沉着，而“肾主黑”，故病人多有肾阴肾阳的改变，主要可分为三型，即脾肾阳虚型、阴虚阳亢型、气虚痰湿型，并分别列有治疗验方，在临床治疗上取得了很好的疗效。

（三）曾敬光

曾敬光（1918—2010），1939 年毕业于四川国医学院。为“中华民国”中央赈济委员会中医救济医院、成都新中医救济疗养院医生。1941 年以后在双流县中兴镇开业行医，同时拜本乡名中医李虞封为师。1957 年调入成都中医学院妇科教研组任教，曾担任卫生部高等医药院校中医专业教材编审委员会委员，四川省高等学校职称评审委员会中医中药评审组成员，四川省中医学会理事及中医妇科委员会主任委员。1986 年退休后仍继续指导研究生。

曾氏作为新中国成立后中医妇科学科的创建者之一，花费了大量精力对历代综合性中医古籍和妇科古医籍进行发掘与整理。她对女性解剖、生理、病理等妇（产）科学基础理论的建立和科学化、系统化倾注了大量的心血和智慧，对月经病、妊娠病、产后病、妇科杂病及带下病的临床论治具有重大指导意义，尤其是她潜心钻研《内经》等古典医籍后经过不懈探索而创立的“冲任学说”至为宝贵。

（四）刘敏如

刘敏如（1933—），女，四川成都人，第二届国医大师，主任中医师，教授，博士生导师。1962 年毕业于成都中医学院，1973 年任成都中医学院妇科教研室及成都中医学院附属医院妇科主任，1983 年受聘为副教授、中医妇科学硕士生导师。1986 年受聘为教授、中医妇科学博士生导师。为国家教育部及国家中医药管理局重点学科成都中医药大学中医妇科学术带头人。1991 年受聘为国务院学位委员会评议组成员，1991—1999 年兼任四川省中医药管理局副局长。1992 年以来分别在马来西亚、新加坡驻诊，在意大利都灵大学医学院、巴黎针灸学年会、泰国传统医学学术研讨会、美国西雅图等地进行学术交流。2002 年至今，被香港人才输入计划作为中医高级人才受聘于东华三院东华医院、香港大学中医药临床教研中心任顾问中医师。曾任世界传统医学联盟学术委员、四川省科协常务理事、四川省海外联谊会常务理事、北京中医药大学及广州中医药大学客座教授、香港大学中医药学院顾问委员会委员。2014 年被评为第二届国医大师。

刘敏如耕耘医学五十余年至今，以其充沛的精力、敏锐的洞察力、精湛的医术坚持在中医教学、科研、临床第一线，取得了突出的成绩，获得了多项奖励，曾被评为四川省先进科技工作者、优秀教师、四川省首批名中医、四川省学术和技术带头人。2007 年被推选为中华中医药学会首批中医妇科名医。刘敏如在继承川派中医妇科前辈的学术及临床经验的基础上，十分注重本学科的学术建设和医、教、研的现代化，深入开展中医妇科理论与临床研究，运用现代科学技术方法开展肾主生殖的系列研究，同时注重扩大川派中医妇科在国内外的学术影响及学术地位，为本学科成为中医妇科硕、博士点，扩大川派妇科的知名度做出了很大贡献。刘敏如培养博士、硕士研究生众多，且多为单位或部门学术骨干。

（五）杨家林

杨家林（1937—），女，四川乐山人，主任中医师，教授，博士生导师，第二、第四批全国老中医药专家，首届四川省名中医，享受国务院政府特殊津贴。为国家教育部及国家中医药管理局重点学科、国家中医临床重点专科成都中医药大学附属医院妇科学术带头人之一。1962 年毕业于成都中医学院，留校从事中医妇科临床、教学、科研工作五十余年，在长期的医疗实践中，勤求古训，博览医经，潜心钻研，不断探索，积累了丰富的临床经验。其学术思想远源先贤，近师名家，治疗用药重视辨证，善用名方。在前辈中医名家的影响下，在临证早期即具备了扎实的中医功底，逐渐形成了自己独特的学术风格和用药特色，尤其对月经疾病、子宫肌瘤、盆腔炎、绝经后骨质疏松、外阴营养不良等疾病的治疗进行了深入研究，取得重要成果，总结出验之临床，效者恒多的方药并研制成中药新药，为广大妇科病人解除了痛苦。杨家林具有较高的学术造诣和影响力，其医术和学识在省内外，乃至国内外病人和同行中均享有较高声誉，远道慕名求医、求学者络绎不绝。

三、理论建树

（一）重视肾、冲任与女性生理的相关性

1. 提出肾乃生殖之根，培元首重在肾

卓雨农强调，肾气盛衰是女性生长发育和生殖盛衰的根本。肾为先天之本，为人体生长、发育、生殖的根本，又为冲任之本，胞脉系于肾，肾与胞宫关系密切。肾精、肾气及肾中阴阳的盛衰对胞宫的生理和病理改变都有重要的影响。女子生殖功能的成熟和衰退，皆取决于肾气的盛衰。肾在女性月经和孕育中起着主导作用。肾藏精，肾气旺盛，则精充血足，天癸渐至成熟而泌至，任通冲盛，月事以时下；反之肾气衰弱，则精虚血少，冲任枯竭，经断形坏而无子。女性月经、胎孕的生理活动与肾有着密切的关系，所以在辨治妇科疾病时应重视肾脏，培补先天。

2. 提出冲、任、督、带四经，与经、带、胎、产相应

卓氏认为，冲任督带与女性生理密切相关，其中尤以冲任二脉最为重要。冲脉为总领诸经气血之要冲，十二经的气血皆归于冲脉，女性脏腑气血充盛，血海满盈，下注胞宫而为月经。任脉，即妊养之义，精血津液皆属任脉总司，主一身之阴，又与胞宫相连属。故冲任二脉之气通，方能促成月经和胎孕。

又督脉为阳脉之海，与冲任二脉皆出于会阴。带脉起于季肋，环腰一周复止于季肋，约束全身上下行之经脉，冲、任、督三脉，均有经脉与之相通，受其约束。冲任二脉皆起于胞中，而胞宫为气血交汇之所。在脐下胞室之中，男为丹田，女为血室，皆由肝肾所司，其上居阳明，于中焦受气取汁，应冲任二脉以下合癸水（戊土与癸水相合），男女皆然。男子重气，血从水化而为精；女子重血，气从水化而为经。任督二脉循环往复，调节并维持阴阳平衡，气血通畅，保持月经的潮止有度。冲任督带各司其职，共同调节和维持女性的正常生理功能；经、带、胎、产诸疾，必伤及冲任督带诸脉方可致病。

（二）创立“冲任学说”

冲任与女性月经、胎孕的关系，历代皆有记载，入奇经八脉之药亦有文字可查，但深化、丰富冲任的内涵，则首推曾氏。曾敬光创立的“冲任学说”明确提出，冲任实指与女性生殖生理有关的组织、器官，冲任损伤实指女性生殖生理功能的失常或器质性病变，调理冲任的目的是恢复女性正常的生殖生理活动，选方用药应根据冲任病变的虚、实、寒、热，或补益冲任，或滋养冲任，或调理冲任，或疏通冲任，或温冲任散凝寒，或凉冲任清血热。因此，“冲任”实为女性特殊生殖解剖与生理的代名词，“冲任损伤”实为妇科疾病的基本病机和最终病位，这正是妇科病有别于其他临床各科之处。

1. 首倡冲任损伤是妇科病的最终病位

曾敬光首先明确提出“冲任损伤是妇科病的主要病位”“病因只有在直接（不当的手术、暴力外伤、异物等损伤胞宫）或间接（肾肝脾病变的影响）损伤冲任二脉的情况下，才有可能发生经、带、胎、产等妇女特有的疾病”等观点，进而指出，妇女病位在冲任二脉，源于肾肝脾三脏，治宜补肾、调肝、健脾和胃、调理冲任，四法之中又以补肾调冲任为主，以此指导临床，善用归肾丸、左归丸、右归丸、一贯煎、四物汤、逍遥散、龙胆泻肝汤、四君子汤、归脾汤、举元煎等古方，并随症配以调冲任之品。临床常用的补冲任的药物如巴戟天、菟丝子、仙茅、淫羊藿、覆盆子、肉苁蓉、鹿角胶、紫河车等；养冲任的药物如枸杞子、山茱萸、制何首乌、熟地黄、阿胶、龟甲胶、鳖甲、女贞子、桑椹等；理冲任的药物如香附、乌药、木香、橘核、荔枝核、王不留行、槟榔、枳壳、三棱、莪术等；通冲任的药物如红花、桃仁、丹参、川芎、红泽兰、凌霄花、五灵脂、水蛭、虻虫、土鳖虫等；温冲任的药物如吴茱萸、桂枝、肉桂、艾叶、小茴香等；清冲任的药物如牡丹皮、地骨皮、生地黄、赤芍、黄芩、黄柏、黄连、栀子、知母、芦荟、龙胆等。

2. 以冲任功能失调概括月经不调的病机

曾敬光认为，月经失调是妇科疾病的重要组成部分，其期、量、色、质的异常往往与脏腑、气血之虚、实、寒、热交错出现。对月经不调的证型，曾氏以病位为主，通过归纳病因病理及临床特征，概括为冲任不固、冲任不盛、冲任失调、冲任阻滞四证，以此统领月经不调诸证，从而对临床见证繁多的月经不调及教材上月经不调6个病证的19个病因病机分型起到了执简驭繁的作用。曾氏认为，冲任不固证为月经提前、经量过多的主要病机，治宜固冲调经。冲任不盛证为月经后期、月经量少的主要病机，其伴随症状常为虚证，治宜补养冲任。冲任失调证为月经先后无定期的主要病机治宜调理冲任。冲任阻滞证亦为月经后期、月经量少的主要病机，其伴随症状常为实证，治宜通调冲任。曾氏对月经不调诸证的治疗，首先依据月经期、量、色、质的变化来确定属冲任不固，或不盛，或不调，或阻滞的哪一证型；再引入脏腑辨证、气血辨证和八纲辨证推究血气之寒、热、虚、实（瘀）；最后依据全身兼证和舌脉细辨肾肝脾之虚实，以确立治法，选定方药，并随证化裁。这种提纲挈领的研究思路和方法，使月经不调从纷繁复杂的传统分型论治上升到突出病机、病位和病性的类型论治，实为研究月经不调病证的宝贵经验，为后来治学者所推崇和效法。

3. 强调冲任失调是发生妇科疾病的重要环节

冲任督带与女性生理密切相关，其中尤以冲任二脉最为重要。冲脉为总领诸经气血之要冲，十二经的气血皆归于冲脉。任脉，即妊养之义，精血津液皆属任脉总司，主一身之阴。冲任二脉通盛，方能促成月经和胎孕。卓雨农认为，冲任督带各司其职，共同调节和维持女性的正常生理功能，伤及冲任督带诸脉方可导致经、带、胎、产诸疾的发生。曾敬光明确提出“冲任损伤是妇科疾病的最终病位”“致病因素只有在直接或间接损伤冲任二脉的情况下，才有可能发生经、带、胎、产等妇女特有的疾病”的观点，进而指出妇女病病位在冲任二脉，源于肾肝脾三脏，治宜补肾、调肝、健脾和胃、调理冲任，四法之中又以补肾调冲任为主。曾敬光强调冲任在妇科疾病发病和治疗中的重要作用的观点，一直影响着川派以后各医家。杨家林提出冲任九病和治冲任六法，她认为，冲任受病常见于冲任未充、冲任损伤、冲任不固、冲任血虚、热扰冲任、冲气上逆、冲任不调、冲任阻滞和任脉湿热9种表现。历代医籍对妇科的治疗大法虽重视调理冲任，但治法上多重肾、肝、脾、胃。而杨家林认为，补肾、肝、脾、胃之药是治疗冲任的用药基础，养肝肾、健脾胃是益冲任之源，入冲任药能直达冲任，故治肝肾不等于治冲任。对此，在曾氏的基础上提出“补冲任（温补、滋补和养血补冲）、固冲任、调冲任、理冲任、安冲任、温冲任”六法。谭万信认为，月经的产生、调节与冲脉和气血密切相关，冲任二脉对月经的来潮和闭绝有着重要的作用。陆华秉承卓雨农“调气血、养肝肾、和脾胃”，以及刘敏如“辨基本病机”的学术思想，在中医、中西医治疗功能失调性子宫出血、闭经、多囊卵巢综合征、不孕症等方面进行了系统的实验及临床研究，同时结合临床开展了中医药对女性生殖轴调控的研究，建立了“神经-内分泌-免疫-循环”生殖调控综合评价体系及中西医调治方案。

（三）首先提出“脑-肾-天癸-冲任-胞宫生殖轴”理论

在1982年全国的第一届中医妇科学术研讨会上，罗元恺教授发表《肾气、天癸、冲任与生殖》一文，提出了女性生殖轴——“肾气-天癸-冲任-子宫-条轴”。刘敏如在此基础上补充了“脑”的地位和作用，进而完善和发展了这一妇科新理论，在《中医天癸古今论》中，她率先提出了“脏腑、经络、气血作用于胞宫是产生月经的生理基础”，“脑、肾、天癸、胞宫是月经产生与调节的主要环节”，创新性提出“脑-肾-天癸-冲任-胞宫生殖轴”，主要调节女性有关生殖的功能，是女性有关性周期的调节和生殖之作用功能的重要主导。

刘敏如认为，中医学理论的精华和特点之一是“肾”的理论。“肾是发动元阳，滋生元阴，蒸腾肾气的重要脏器”，“肾是阴阳之本，元气之根，五脏六腑之本”“肾主生殖”。肾气即精气，寓元阴元阳。肾气滋生的“天癸”，含有多种精微，其中有主司生长、发育、生殖之精微，所以肾主生殖的作用主要由天癸的生理消长来体现。“肾脑相通”“心肾相济”“肝肾同源”“脾肾相资”，以肾为根本，共同维持着机体动态的阴阳平衡，主司着人体的各种生理功能。刘敏如认为，补肾在男子以阳为纲，阳主动、主泄，其形在外，以阳刚之气为表，故男子重在不伤阳气，时当扶阳，但“扶阳必配阴”；在女子以阴为本，阴主藏，主守，其形在外，以阴柔之质为态，故女子重在不伤阴血，时当育阴，但“育阴当涵阳”。“五脏之伤，穷必及肾”，故她在调节女性生殖功能时重视补肾气、填肾精，并提出了“补肾气法”为男女更年期相关疾病的治疗大法。

除此之外，刘敏如认为崩漏虽可概括为热、虚、瘀，但因果相干，气血同病，多脏受累，势必气阴两虚而崩漏日益加重，反复难愈；她还强调崩漏虽有在气、在血、在脏、在经的不同，但其根本在肾，病位在冲任，变化在气血，表现为子宫非时下血，或为崩，或为漏，或崩漏并见。在崩漏的论治上，应本着“急则治其标，缓则治其本”的原则，谨守病机，参合临床见症，采取“塞流、澄源、复旧”大法论治，并主张以气阴双补、固肾贯彻治疗始终，组成生脉二至止血汤，后成为崩漏止血的新药。塞流固本、理血固本法，刘敏如习用生脉散合寿胎丸为基础方，临证喜加女贞子、墨旱莲等加大补肾阴之力以固本；澄源固本，刘敏如习用上下相资汤为基础，在气阴双补的基础上，取相生为补之法，以补肾为君，佐以补肺之药，子母相资，上下兼润，资血之源，安血之室；复旧调经则根据素体情况及不同年龄阶段选用通脉大生丸或大造丸或滋水清肝饮、归脾丸等。

（四）提出“肾气-天癸-冲任-胞宫轴”全新理论

杨家林根据《素问·上古天真论》中关于月经的产生与肾、天癸、冲任、胞宫间的密切关系的相关论述，于 1983 年明确提出“肾-天癸-冲任-胞宫轴”的概念，认为肾气充盛是月经产生的原动力，而其他各脏在月经产生的环节上只是间接因素。即“肾-天癸-冲任-胞宫”是月经产生的主轴，脏腑、气血、经络的活动是月经产生的基础。这一论点开启了中医女性生殖轴调控研究的先河，使中医妇科生殖轴调控理论在 20 世纪 80 年代即具雏形，并指导临床沿用至今，不断充实与丰富，在论治月经不调、崩漏、闭经、绝经前后诸症、不孕症等方面具有重要的指导作用。

除此之外，杨家林通过理论探索、发展创新，在女性生殖轴中医理论基础上，提出了冲任九病和治冲任六法，特别是在临床治疗月经不调、崩漏和闭经中具有重要的指导意义。妇科疾病的主要病机是冲任损伤，病变主要在冲任二脉，而历代医籍对妇科的治疗大法虽重视调理冲任，但治法上多重肾、肝、脾、胃。杨家林认为，补肾、肝、脾、胃的药是治疗冲任的用药基础，养肝肾、健脾胃是益冲任之源，源盛则流自畅，而入冲任药能直达冲任，故治肝肾不等于治冲任。对此，在曾氏的基础上杨家林提出了“补冲任（温补、滋补和养血补冲）、固冲任、调冲任、理冲任、安冲任、温冲任”的冲任治疗六法。其中补冲任、固冲任为虚证而设；安冲任用于热证、实证；温冲任则可用于实证或者虚证，实者治以温散，虚者治以温补；调冲任用于证在虚实之间；而理冲任则用于气滞血瘀、冲任阻滞之重证、实证。

第五章

百年医道

川派中医百年来的发展始于清光绪年间（约1901）邓月坪在成都首创中医办学起，后1936年李斯炽办学，1956年和1957年成都中医学院及其附属医院在四道街分别成立，1966年四川省中医研究所开始筹建，一直延续至今，已逾百年。

百余年来，川派中医立足四川人民的健康，紧跟时代步伐，发扬川派优势，以文化为传承的基始，积极转变教育模式，培养高质量医生，传承精华，守正创新，敢为人先。不仅率先提出了系统中药学、中医感染病学、中医养生康复学、中医食疗学等诸多系统理论，丰富和完善了中医学理论和学科体系，还在管理制度方面开创了多项全国第一，如第一个召开振兴中医大会，率先在全国以党委、政府的名义提出『振兴中医』的口号，第一个成立有独立管理职能的省级中医管理机构，第一个出台地方性中医药法规等，起到示范带头作用，影响全国中医发展。在政府、医院、家族、学会等各方的支持和共同努力下，对川派中医开启全面研究，川派中医得以持续发展。特别是『川派中医药源流与发展』系统研究工程的开展，首次系统研究并厘清了四川中医药各学派和流派的渊源及发展现状。近百年来，川派中医在继承和发展的过程中，以流派学术思想为依托，建成了一大批国家级重点学科和专科，产生了一大批名院、名科、名药和名医，进一步铸就了四川『中医之乡』『中药之库』的铭牌，为建设中医强省打下了坚实基础。

第一节 流派传承

川派中医在近百年来的传承过程中，以秉承四道的本土文化和汇纳百川的移民文化为基始，坚持传承精华、守正创新，积极办学传薪，培养人才，提出一系列新理论新学说，并在中医药管理制度方面率先垂范，开创多项全国第一，为流派的持续传承发展创造有利的政策环境，堪称典范。

一、文化是传承的核心

（一）本土文化，秉承四道

四道街位于成都市中心，是四川现代中医药事业的重要发祥地。清朝时期，四道街名为“联升胡同”，是当时八旗最高等级的正黄旗居住地，不少大宅院依次排列、花园池塘错落其中，可谓成都城内环境优美的地方之一。自清朝末年新繁著名医家巫燡在四道街开办医馆起，中医在此的传承与发展已有百余年历史，并逐渐形成了川派中医的“四道文化”。

1936 年，以李斯炽为代表的蜀中名医在成都创办“中央国医馆四川省分馆国医学院”（习称“四川国医学院”，隶属于“中华民国”中央国医馆四川分馆），开四川中医现代教育之先河。四川国医学院始终以振兴中华民族传统医学为己任，在艰苦卓绝的环境中坚持办学，培养中医药人才 1000 余人，这些人后来大多数都成为新中国成立后中医药行业的领军人物，是川派中医发展的不朽功臣。1950 年，在四川国医学院办学的基础上，在四道街成立成都中医进修班，1954 年改名成都中医进修学校。1956 年，在周恩来等党和国家第一代领导集体的亲切关怀下，国务院批准在我国东南西北各建一所中医药高等院校。由于四川素有“中医之乡”“中药之库”的美誉，加之四川国医学院的办学基础，成都被定为全国最早的四所中医药高等院校选址之一（另外三所分别在北京、上海和广州）。1956 年 9 月 1 日，在成都中医进修学校的基础上，成都中医学院在四道街 20 号举行了开学典礼，李斯炽被国务院任命为首任院长，原四川国医学院培养的学生许多都成为大学的师资骨干。1957 年 3 月，又在四道街 18 号组建了独立编制的成都中医学院附属医院，设置病床 50 张，开设有内、外、妇、儿、正骨、痔漏、眼、针灸等临床科室，并同时有检验、放射、外科等西医临床和现代医技科室。

1966 年，四川省卫生厅受人民政府指示，在四道街 20 号筹建“四川省中医研究所”（图 5－1）。傅灿冰、杜琼书、陆干甫、蒋慧均、鲍光奕、杨莹洁等一大批全国中西医名家汇聚于此。由于历史原因，筹建工作一度受挫，于是来自各地的医学名家们暂时并入已开办于此的成都中医学院附属医院，为众多慕名而来的病人诊病。四道街成为当时成都乃至全川闻名的中医诊疗基地。如今，极具四川民居特色的大楼矗立在四道街 20 号，原来的省中医研究所已发展成为国家三级甲等中医医院——四川省第二中医医院（四川省中医药科学院中医研究所/针灸经络研究所）。1985 年，在四道街建立了四川省中医药研究院（正厅级事业单位）。1991 年，四川省中医药研究院才从四道街 20 号迁移至现在的办公地——成都市人民南路 4 段 51 号，同年建立了四

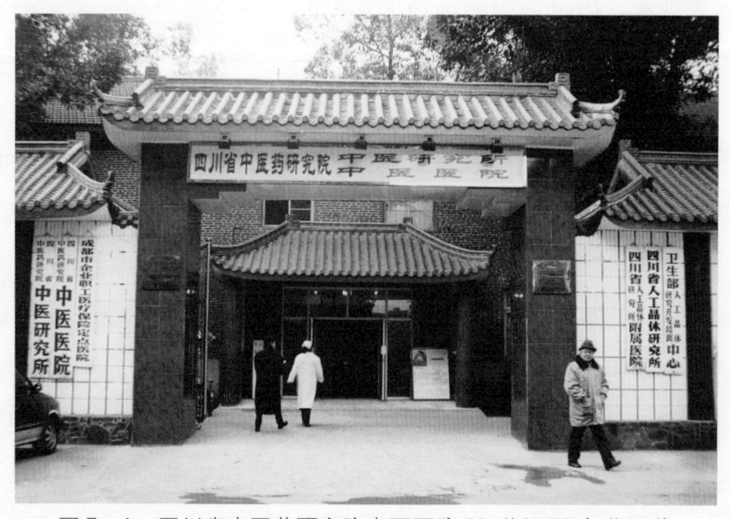

图 5－1　四川省中医药研究院中医医院 20 世纪 70 年代旧貌

川省中医药研究院附属医院（即现在的四川省中西医结合医院）。可见，中医院不仅在四道街落地生根，还在成都各地开枝散叶。

百年的风雨历程，百年的传承发展，四川中医逐渐形成了“仁心济世之道、执中守一之道、科学理性之道、川味特色之道”的“四道文化”。

1. 仁心济世之道。是川派医家在临床工作中以高尚的医德情操济世救民。除日常诊疗过程中赠医施药，在瘟疫、战乱和自然灾害发生时更是挺身而出。如1892年，川中霍乱流行，仅省会成都日死八千人，人心惶惶，很多医生因惧怕被传染，不敢医治。正在成都尊经书院求学的萧龙友，年仅22岁，置个人生死于度外，挺身而出，约同当地中医陈蕴生先生，沿街巡治，甚至在街头支起大锅，熬煮汤药，免费发放，用中草药救治了大量濒死病人，使疫情得到了控制。人们称赞萧龙友为“万家生佛”。1932年成都霍乱再次流行，李斯炽等组成“壬申防疫队”（1932年为农历壬申年），由私人出资，制成“防疫避瘟丹”“甘露午时茶”等药，深入旧皇城坝、御河街等发病率最高的地区免费治疗病人。1933年四川军阀混战，李斯炽又发起成立“四川国医工会”救护队，救治巷战受伤的难民。同年，红四军所在的通、南、巴地区疫病流行，蒲湘澄与其父组织了19人的“医疗救济大队”，为百姓和红军义诊送药，直至疫情缓解。1934年，蒲辅周开办“同济施医药社”，请名医免费为贫困者诊病、捡药。1945年成都麻疹流行，蒲辅周经常涉水到御河边和城墙边为病人免费诊治。1958年温江地区流行钩端螺旋体病、2003年SARS暴发、2005年四川发生人感染猪链球菌病、2008年汶川大地震、2013年雅安大地震、2019年底新型冠状病毒肺炎疫情暴发等，疫区和灾区一线都有四川中医人的身影，以中医药疗法积极救治病患伤员、防疫减灾，彰显仁心济世之道。

2. 执中守一之道。是指近代四川中医学的分科逐渐明细，医家们开始在从事全科的基础上专攻某一学科，开始专科化、专一化发展。如邓绍先专攻伤寒，人颂“邓伤寒”雅号，是我国高等中医院校的《伤寒论》教育的开拓者；凌一揆专攻中药，创立了系统中药学，成为我国高等中医药教育《中药学》的奠基人。又如文琢之专攻外科，唐伯渊、卓雨农专攻妇科，陈达夫专攻眼科，熊雨田专攻喉科，黄济川、曹吉勋专攻痔瘘，胡伯安、肖正安专攻儿科等。到了现代，一些学派的名师更是精于某一类病证的研究。专科化、精细化的发展，有助于深化对疾病的认识，提高临床疗效，对提升专科学术优势和学派的知名度都有重要意义。

3. 科学理性之道。是指现代川派中医十分注重科学实证，以科学理性的态度对待中医、研究中医。如医经学派李斯炽特别强调科学地、辩证地对待中医理论继承工作，反对迷信古人，强调不可盲目崇拜古医籍，必须经过临床检验方可取用。关于如何继承经典医籍中的基础理论和临床经验，李斯炽提出四点要求：一是注意古书中的片面提法，二是注意书中的错误之处，三是要明白古籍中某些记载过于简单，四是注意古书中的错误字句。针灸学派梁繁荣通过多学科研究方法，率先证实了经穴效应存在特异性，率先将循证医学的理念和方法与针灸学融合，创建了以针灸证据为核心的循证针灸研究方法体系，在国际上产生了影响。眼科廖品正、段俊国整合中西医理论，利用代谢组学技术平台，首次提出糖尿病视网膜病变阳虚病机，阐明了“气虚涉阳，阴损及阳”是糖尿病视网膜病变气阴两虚病机的必然转归。“糖尿病视网膜病变气阴两虚是基本病机，阳虚是关键病机”这一科学理论的提出，突破了传统中医对糖尿病局限于气阴虚的认识，为提高中医在阻断或延缓糖尿病视网膜病变进展过程中的防治作用提供了客观依据。据此成功创制全球首个糖尿病视网膜病变中药新药“芪明颗粒”，使糖尿病性视网膜病变终点事件发生率降低 7％以上，“芪明颗粒”被 2020 年版《中国药典》收录。2019 年，四川成立了全国首个省级中医药循证医学中心，旨在为四川省的中医药特色优势提供有效、可靠的循证医学证据。

4. 川味特色之道。即四川中医在百年来的传承发展过程中，始终坚持紧紧抓牢四川特色。例如，伤寒学派杨殿兴等编著的《伤寒论读本》和《四川名家经方实验录》，以简明精要、临床实用、川味特色著称；扶阳学派巫燡、卢崇汉等传承并发扬辛温发散温阳逐寒的学术思想，使“火神派”思想在全国独树一帜；温病学派宋鹭冰、张之文等立足于巴蜀的地理气候特点，将《瘟疫学》经典理论应用于现代传染病的防治，初步形成了新的疫病防治体系；儿科学派王静安根据四川的地理气候特点，结合四川小儿喂养和体质特点，提出“湿、热、炎、毒”病因病机新学说，并据此创制出清凉丹、吹口丹、咽炎宁等效验新方；医经学派李克淦根据四川地区多湿热的特点，论述养阴不碍湿、除湿不伤阴等法甚为透彻，深化了阴虚湿热证的论治；中药学派凌一揆、彭成等主持进行“川产道地药材系统研究”。这些既是川派中医的特色，更是优势。

四道街作为四川现代中医药事业的重要发祥地，诞生了四川第一所中医药高等学府、第一家省级公立中医医院、第一家省级中医药科研机构。无数中医先贤、名医大家积淀的“四道文化”底蕴厚重，是川派中医传承发展的精神力量。川派中医在四道街已经传承与发展百余年，福泽四川人民百余年，必将继续造福于中华民族，造福于全人类。

（二）移民文化，汇纳百川

“自古文人多入蜀。”古往今来，在四川休养生息的杰出人士彬彬辈出。何宇度在《益部谈资》中曾说道：“蜀之文人才士，每出，皆表仪一代，领袖百家。”由于四川在历史上曾经历了元与明末两次人口大流失，今之川人多为外省移民的后代。清末《成都通览》曾记录：“现今之成都人，原籍皆外省人。”成都如此，整个四川（含今重庆市）大致也如是。清朝时期的湖广填四川、1937 年抗战全面爆发以后的人口内迁、新中国成立以后的南下干部与三线建设，大批文人、医家入川，东北、中原、湖广、江南等地的文化与巴蜀文化逐渐融合，造就了川人和川派中医多元包容、开拓创新的性格。可以这么说，四川就是一个典型的汇纳百川、包容华夏文化的移民省份。

近百年来，一大批外省籍医家在巴蜀大地传道授业、救死扶伤，群贤毕集，促进了各地医家与四川本土医家间的学术交流，有力推动了川派中医学术的发展。如浙江沈绍九于光绪年间随祖父入川定居成都，清末民初年间悬壶成都 40 余载，誉满蜀中。1905 年，沈氏在成都首创送医送药的医馆；1912 年，首创四川中医记事处方改用阳历之举。何仁甫的先辈曾是蒙古特呼尔氏，康熙年间随军迁居成都。民国年间，何仁甫在传承家族骨伤科熔蒙、满、汉传统及武学为一炉的基础上，积极汲取西医学之长处，将何氏骨科流派开派于成都。抗战时期，江苏江阴承淡安、南京张简斋、镇江王渭川、无锡张锡君、上海秦伯未、河北郑怀贤、辽宁关吉多，湖北龚去非、胡光慈等名医大家为避战乱，先后入川。承淡安西迁入川后，在成都开办针灸讲习所，同时在四川国医学院、德阳国医讲习所等处任教，传授针灸之术，直到1949年才返回苏州。秦伯未、张简斋分别在永川和重庆开设医馆，带来了孟河医派的学术思想。王渭川入川后定居万县（今重庆市万州区），自办诊所十余年，并在万县卫生学校担任医史教学工作。1956年调入成都中医学院任教，成为新中国第一代四川中医妇科名家（巴蜀妇科流派）的代表。张锡君毕业于无锡国学专门学院和江苏省国立医政学院，新中国成立前迁居四川，曾于重庆开办诊所，后任重庆市中医院院长等职，成为川派中医儿科学派的著名医家。郑怀贤与其妻刘纬俊于1938年在成都槐树街、光华街开设骨伤科诊所，1958年创建新中国第一所体育医院——成都体育学院附属医院（今四川省骨科医院），1960年创办运动保健系和运动医学研究室，开中国中医运动创伤学教育先河及体育院校开办医学专业先河，成为郑氏骨科流派的开创者。关吉多是辽宁辽阳人，先后就读于天津中国医学传习所、中国医学讲习所和北京华北国医学院，师从针灸专家吴采臣和来守一，得其治疗抽风之真传。1937年入川后，先后供职于成都市第一人民医院中医门诊部和成都中医学院针灸教研组，1971年开始癫痫病的系统治疗研究，1980年成功研制无烟灸条，为川派中医针灸学派的著名医家。龚去非是湖北黄陂人，于抗战时期由汉口迁居万县，拜川派名医冉雪峰为师，创办万县第一联合诊所，成为川派中医内科冉氏“一融三合”流派的代表性传承人。胡光慈是湖北江陵人，曾拜师当地名医冷再兴学习三年，后入南京中央国医馆中医特别研究班深造，学成后悬壶武汉。1938年为避战乱举家入川，于重庆开设诊所，以治小儿疾病闻名山城。新中国成立后任重庆中医进修学校校长，主持创编了四川省第一套“中医进修讲义”和“中医函授讲义”，是川派中医儿科学派的著名医家。

随着四川高等中医药教育及中医医院的发展，来自全国各医学院校的优秀毕业生先后被分配到四川工作，带来了当地的学术思想，为川派中医注入了新的活力。如曹吉勋是山东乳山人，1949年毕业于中国医科大学外科系，1956年调入成都中医学院，任附属医院外科负责人，创立肛肠科。后在黄济川痔漏医院跟随黄济川学习传统中医技艺，发明腰俞穴麻醉，改良“明矾压缩”和“枯痔散”疗法，创造性地提出肛周脓肿“一次性切开挂线”疗法，成为济川肛肠流派代表性传承人。孙同郊是上海人，1953 年毕业于江苏医学院（今南京医科大学），1956—1957 年在中国中医研究院学习中医内科，1959 年在南京中医学院学习温病学，后调入泸州医学院（今西南医科大学）工作，是孙氏中西医结合肝病流派的开创者。李明富是云南玉溪人，1956 年于昆明医士学校毕业后保送至成都中医学院学习，后留校工作，对川派中医内科活血化瘀学说的发展做出了贡献。吴康衡是江苏宜兴人，1956 年毕业于江苏医学院，1962 年入成都中医学院高级西医学习中医研究班并结业，是吴氏中西医结合学术流派的开创者，也是川派中医儿科学派的著名医家，在学术上多有创见，提出了“泛精气神学说”“七纲辨证法”等新见解。邓中甲是江苏江阴人，1970 年毕业于北京中医学院，“文化大革命”期间在四川泸定县，1979 年调至成都中医学院工作，成为陈氏五脏治法方剂流派的代表性传承人。梁繁荣是湖南安化人，先后就读于湖南中医学院和中国中医研究院，硕士毕业后调入成都中医学院工作，1991 年拜杨介宾为师，成为巴蜀针灸流派的代表性传承人。这些来自全国各地的优秀医家，入川后将他们在各地所学的临床经验和学术见解与四川当地的实际情况相融合，丰富和发展了川派中医的学术思想。

海纳百川，有容乃大。纵观川派中医的发展史，即是一部不断吸收、融合而代有创新的发展史。近百年来，在汇纳百川的移民文化熏陶之下，四川医家思想开放，努力学习各种书本的、他人的、医学的及非医学的知识。他们中的许多人儒、释、道、医互通，中西医学互通，医药与其他行业互通，使川派中医在传承发展过程中，不仅保持了川味传统特色，还具有开放兼容、中西汇通、开拓创新的特质，也充分体现了中华传统文化“和而不同”的思想。

二、守正是传承的精髓

（一）家族发展

在中医学校开办之前，传统的中医教育以师徒形式进行，通过跟师临证，将基础理论、临床经验和诊疗特色传授给徒弟。由于疗法的独特，中医诊疗经验往往不轻传外人，于是形成了父传子、子传孙的家族式发展，久而久之形成了许多中医专科和中医世家。近百年来，四川中医在传承与发展过程中形成的一些知名家族和流派有：医经流派李氏家族（李斯炽—李又斯、李克光、李克淦—李继福等），扶阳流派卢氏家族（卢铸之—卢永定—卢崇汉），内科流派蒲氏家族（蒲国祯—蒲显聪—蒲辅周—蒲志孝等），儿科流派胡氏家族（胡良元—胡启厚—胡伯安—胡天成等），儿科流派寇氏家族（寇煜光—寇成荣、寇素芳—寇恩培、寇岐培），杵针流派李氏家族（李春庭—李文焕—李仲愚—李素仁等），骨伤流派杜氏家族（杜自明—杜琼书—杜麒），骨伤流派何氏家族（何兴仁—何仁甫—何天祥、何天佐、何天祺等），骨伤流派陈氏家族（陈治策—陈和义—陈怀浦、陈怀炯、陈怀斌等），眼科流派陈氏家族（陈介卿—陈绂生—陈达夫、陈大泽—陈乃杨等），耳鼻咽喉科流派熊氏家族（熊吉之—熊雨田—熊大经）等。家族式传承保证了诊疗技艺和学术经验的倾囊相授、薪火相继。如今，这些家族或自办医馆（医院）悬壶济世（如成都多家何氏骨科医院、成都寇小儿中医馆等）；或加入政府举办的公益性医院（如四川省人民医院的熊小儿、成都中医药大学附属医院的肖小儿等），成为专科的中坚力量。

（二）区域发展

区域发展是指川派中医在近现代的发展过程中，呈现出某些学派在一定区域集中发展的态势。成都历来是四川的政治、经济、文化和医疗中心，中医在发展过程中也呈现向中心城市集中的现象。如中医儿科近百年来在成都区域形成了知名的六大流派——王氏（王朴诚）儿科流派、胡氏（胡伯安）儿科流派、王氏（王静安）儿科流派、熊氏（熊梦周）儿科流派、肖氏（肖正安）儿科流派、寇氏（寇煜光）儿科流派。如中医骨伤科，则有杜氏（杜自明）骨科、郑氏（郑怀贤）骨科、罗氏（罗禹田）骨伤科、何氏（何仁甫）骨科、杨氏（杨天鹏）骨科等。新中国成立后，川派中医的发展更加繁荣与成熟。他们传承中医、弘扬国粹、潜心临床，彰显医技，多以家族传承，各具特色；精于临床，根于实践；教学育才，薪火传承；为中医药学的发展做出了贡献。

（三）师徒发展

流派纷呈，有赖师承。师承教育是中医传承的重要形式，也是形成流派的重要因素之一。由于学生具有浓厚的专业兴趣和扎实的基础知识，加之紧扣临床实际，可因材施教，缩短成才周期。师承授受，不仅培养了名医，而且对流派的形成和发展具有重要作用。近百年来，川派中医以师徒传承方式形成的知名流派主要有文氏（文琢之）外科流派、济川（黄济川）肛肠流派、徐氏（徐楚江）中药炮制流派、李氏（李孔定）内科医药兼擅流派等。

绵阳李氏（李孔定）开展的集体师带徒模式，在政府的支持下，将现代办学和师带徒结合，临床和药学结合，草药和官药结合，具有十分明显的特色，为川北培养了一大批中医药人才，至今仍然活跃在各个医院。

济川肛肠流派也具有明显的师带徒传承特色。该流派由黄济川及其弟子继承发扬四川龚氏肛门直肠病治疗经验、学术思想和医治理念所创立。黄济川（1862—1960）是我国著名中医肛肠病学专家、痔瘘泰斗，成都肛肠专科医院创始人，师从川南痔瘘名医龚心裕。黄氏在长期医疗实践中，摒弃“传儿不传女，传内不传外”的保守观念，广纳弟子，开课授教，以开放的姿态传承技艺，其学术团队逐渐发展壮大。黄济川将其60年治疗痔瘘的丰富经验撰成《痔瘘治疗法》一书，1955年由四川人民出版社出版，成为中国现代治疗痔瘘疾病的第一部专著。该书详细记录了“枯痔散”“药线挂线法”等绝技药物的制作方法，使“枯痔疗法”和“药线挂线法”在全国展开。流派主要传承人有周济民、曹吉勋、贺平、杨向东等。近百年来，经过黄济川及其几代弟子的努力，济川肛肠流派的临床技艺和学术思想得以有序传承和发展，成都肛肠专科医院作为该流派学术思想的主要传承地，已发展成为中国西部唯一一所集医、教、研、产为一体的国家三级甲等大肠肛门病专科医院。

三、办学是传承的保障

20世纪初至新中国成立以前，四川中医的教育由于未得到官方重视，一直举步维艰。但无数中医界的仁人志士即便是在战火纷飞的年代仍然以个人的力量积极摸索，转变教育模式，办学传薪，保证了四川中医后继有人、后继有术。自清光绪年间邓月坪在成都首创中医办学起，至中华人民共和国成立，四川各地一共创办了60多所中医学校，其中影响较大的如下：

（一）四川巴县医学堂

1905年，光绪皇帝迫于内忧外患，开始废除科举制度兴办学堂。经巴县（今重庆市巴南区）知县傅松龄同意，巴县“字水书院”改办为川东最早的中医学校——“四川巴县医学堂”，学制三年。学堂肇创之初，由巴县儒医刘焕彩任总理，遂宁秀才儒医唐德府任监学，长寿廪生陈蔚然任主考。时任重庆知府鄂芳对该学堂非常重视，除亲阅毕业生试卷外，还为学堂拨款、为品学兼优者颁发奖学金。学堂在得到知府的拨款后，改名“重庆官立医学校”，并开设“师范班”，学制五年，以专门培养精通医经典籍的“高级中国医士”为任。1912年，学堂委托“重庆医学研究会”领导，改称“重庆医学研究会公立医校”。后时局动荡，经费不足之际，恰逢该校王恭甫治愈内江大盐商李荣春之疾，李氏遂出资帮助办学，学校亦随之于1913年更名为“重庆商办医学校”。1914—1915年间，川滇军阀混战，学校又再次更名为“重庆存仁医学校”。吴棹仙、彭笃生、罗希贤、何益芬等30余人于1915年经考核，达到“高级中国医士”的标准，于师资班毕业。1915年（一说1916年）学校停办。

（二）四川国医学院

1925年，吴学海等在成都梨花街开办“益中医学讲习所”，分日班和夜班进行教学，学制一年。1929年，因苦于经费无着，乃求助当时西川道道尹黄仲权，在其资助下，讲习所改名“四川中医学院”，后又改名“四川医学院”，院址设于西川道公署内。1933年吴学海病逝，学院面临解散。为接收该院尚未毕业学生和青年中医，四川省国医馆（“国医馆”是1930年国民党设立的一个半官方学术团体，中央机构称“中央国医馆”，各省市一级都有“分馆”“支馆”，但国民党政府仅拨给少量经费。）和成都中医界共商对其改建，于1936年在何公巷（今石室巷）成立“中央国医馆四川省分馆国医学院”（习称“四川国医学院”），由四川国医分馆馆长、陆军医院院长蔡干卿任院长，李斯炽任教务长。后因办学经费不足，加上日机轰炸成都等原因，学院曾于1945年停课。1946年，在学院师生的恳请下，李斯炽出任院长主持工作，继续办学。1949年12月成都解放后，市卫生局接收该院。人民政府于1950年将其改组为成都中医进修班，1954年改名成都中医进修学校。

四川国医学院师资力量雄厚，汇集了医经专家李斯炽、伤寒专家邓绍先、医史学家孔健民、中药专家凌一揆，以及何伯埙、杨白鹿、易上达、王景虞、周禹锡、肖达因等一批蜀中名医。规定投考资格为高中毕业或具有同等学力，并有一定医药卫生基础知识者。学制先为三年，1945年改为本科四年，不仅研习中医典籍，还教授西医生理、病理、药理之概要知识，并且规定修完四年本科课程后还须临床“服务”（即实习）一年。为加强学术交流和扩大影响，学院还曾创办《医药改进月刊》《中和医刊》等刊物。四川国医学院是新中国成立之前四川省内办学时间最长、教学最为正规、培养学生最多的中医学校，且为抗日战争时期全国唯一存在的国医学院，但一直未能在国民政府教育部门立案是为其憾。著名中医药学家凌一揆、余仲权、戴佛延、曾敬光、彭履祥、李孔定、李介明、郭仲夫、王祚久等均毕业于该校，成为川派中医发展的中坚力量和不朽功臣（图5-2）。特别值得一提的是，四川国医学院提倡男女平等，招收女学生，郭贞卿、曾敬光等即是毕业于该校的著名川派女中医。

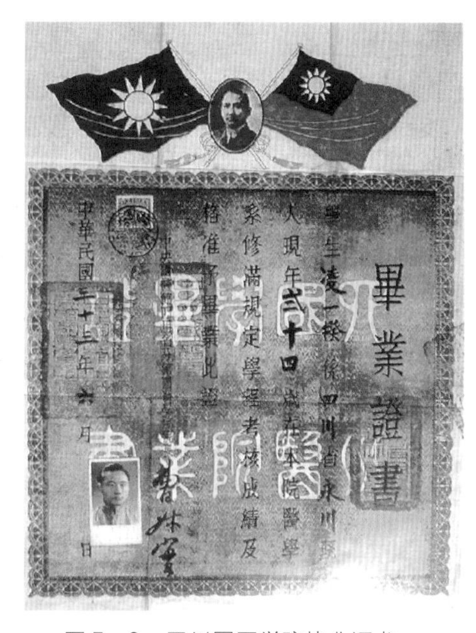
畢業證書
學生凌一揆係四川省永川縣
人現年弍十四歲在本院醫學
系修滿規定學程考核成績及
格准予畢業此證
中華民國三十五年六月 日

图5-2　四川国医学院毕业证书

（三）重庆市中医训练所

1943年，经重庆市教育局批准立案，“重庆市中医训练所”在重庆大阳沟学校内成立（后改迁夫子池内上课），张简斋任名誉理事长，李复光任所长。由于国民政府的歧视政策，要求不能称医学院校，故取名“中医训练所”。经国民政府高教部、考试院批准，重庆市中医训练所学生毕业后可取得医师考试资格。入学程度在高中毕业或行医5年以上经考合格者，限期两年毕业。共办学2期，每期招生约5人。抗战胜利后，始由吴棹仙接办，至1949年停办。方药中、文琢之、王福明、钟益生、黄家琪、邱鸿儒、余德渊、夏俊明、谢德生等名医大家均为该校毕业生。

（四）成都中医学院

新中国成立前，四川中医界的仁人志士在省内先后开办中医学校60余所，虽有部分得到官方批准，但均属于私立性质。直至1956年，在成都中医进修学校的基础上建立的成都中医学院（图5-3），四川才有了第一所真正意义上的官办中医高等院校，同时这也是我国最早创办的四所中医药高等学府之一。1995年，学院更名为成都中医药大学。历经65年的发展，学校已建设成为一所以中医药学科为主体，医药健康相关学科专业相互支撑、协调发展的特色鲜明的高水平中医药大学，是教育部、国家中医药管理局与四川省人民政府共建高校，国家“双一流”学科建设高校。学校是全国首批中医药学博士、硕士学位授权点，首批临床医学（硕士、博士）专业学位试点单位。培养了新中国第一批中医学、中药学本科毕业生和中医药硕士研究生，以及新中国第一位中药学博士、第一位五官科学博士、第一位中药学博士后

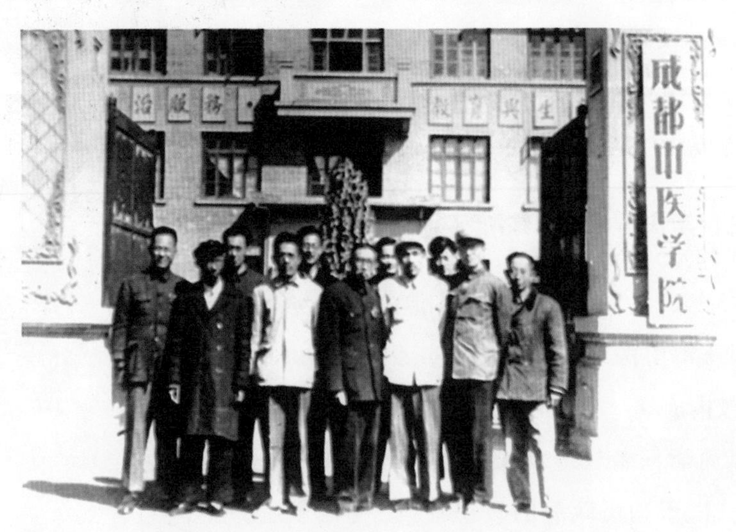

图5-3　成都中医学院院领导和教师与上海中医学院教务处领导合影

和第一位民族医学博士后。

（五）成都体育学院

成都体育学院始建于1942年，原名四川省立体育专科学校，1956年更为现名。1960年，成都体育学院创办了我国第一个运动医学系，开始为国家和省市运动队培养运动医学方面的医生。著名武术家、中医骨伤科专家郑怀贤带领开办的中医学专业以中医骨伤为特色和优势，是迄今全国体育类高等院校中唯一可授予学士和硕士学位的医学专业。该专业传承郑氏骨伤科精髓，推崇“衷中、参西、融体”，形成了“体医融合”的办学特色，在国内外具有较大影响。

百年来，四川中医积极转变教育模式，成立中医学校，使中医传承发生了质的变化，中医师的数量得到成倍增加，医师的素质得到普遍提高，为川派中医的继续传承和发展奠定了坚实的人才基础。

四、创新是传承的动力

近百年来，川派中医在传承精华的基础上与时俱进，不断开拓，在中医药理论、治疗技术和方法、科研方法以及中医药制度和管理方面都具有诸多创新，成为四川中医药发展的不竭动力。

（一）敢为人先醒得早

川人素来善于思考，勤于动脑，开创性、进取性和超前性意识强，向来有“醒（觉悟）得早”的谐称。受其影响，川派中医也表现为善于创新，勇于开拓，敢为人先，在学术界最早提出了一大批学术观点和学说，对中医学的创新发展具有重要意义。

成都中医学院医史教研室主任孔健民（1895—1959）早在1957年，即著成《中国医学史纲》，全书近20万字。对中国医学的起源、发展历史，历代重要医家和医药学著作、医事制度、中外医药交流等，都做了比较详细的阐析介绍。1988年，人民卫生出版社出版了经过李介明、孔祥序整理的《中国医学史纲》（图5－4），首届“国医大师”、知名中医邓铁涛为该书题序。

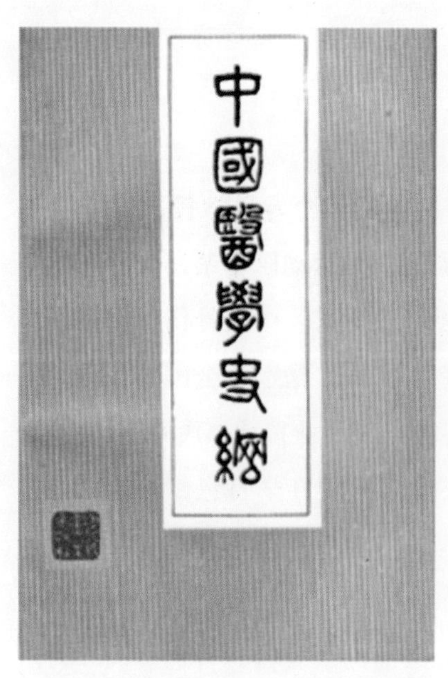

图 5-4　李介明、孔祥序整理的《中国医学史纲》

20 世纪 70 年代末，中医药专家凌一揆首先提出了建设“大中药学”的构想，1978 年以招收“中药学”的硕士研究生得以实现，“大中药学”中药专业人才培养模式正式形成。20 世纪 80 年代初，凌一揆进一步提出了建设“系统中药学”的新思路，1984 年以招收博士研究生时得以实现。在长期的教学实践中，基于中医中药密不分家、前店后厂、中药学的教学发展必须紧密指导临床实践的历史和现实，凌一揆又进一步提出了“临床中药学”概念，形成了现在的“中药性效学”流派。

四川首届“国医大师”郭子光 1988 年 12 月主编，成都中医学院印制的《中医养生康复学讲义》（图 5-5），率先提出了养生康复学的概念。现今知名养生专家马烈光是该讲义的协编。此后，马烈光继续在前人的基础上，总结凝练了中医养生学的系统理论和基本学科体系。其主编的《养生康复学》成为我国高等中医药院校第一部养生学规划教材。1985 年底，彭铭泉在成都同仁堂药膳餐厅、成都市中药材公司药膳科研小组的大力支持下，编辑出版了《中国药膳大全》，时任四川省委书记杨超亲自为本书题签和题词；继后，刘继林提出中医食疗学系统理论，其主编的《中医食疗学》《食疗本草学》等书，从学术的角度较为系统地阐述了中医食疗理论，包括食疗本草的发展、分类、采获与加工、性能与主治、配伍宜忌等内

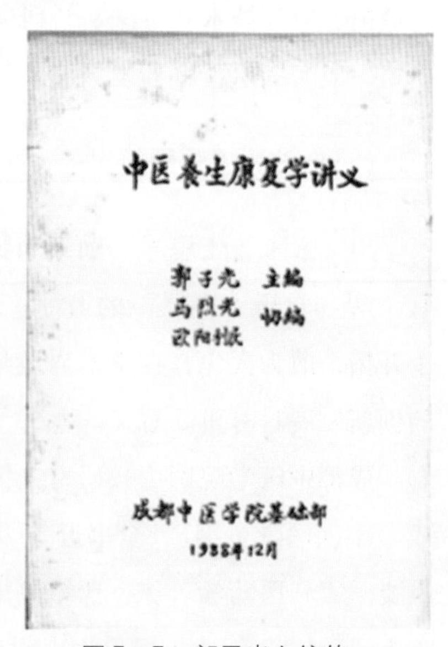

图 5-5　郭子光主编的《中医养生康复学讲义》

容。推动了中医养生康复流派的形成与发展。

温病学家张之文提出并建立中医感染病学，指导急性感染性疾病的防治。1998年在广州召开的全国中医临床基础学科建设研讨会上，他率先提出建立中医感染病学。2004年，其主编的专著《现代中医感染性疾病学》出版，以中医理论为基础，汲取现代研究成果，系统探讨和阐述感染性疾病的病因病机、发展演变、防治、常见症状等，促进了中医瘟疫病流派的发展。

陈潮祖是方剂五脏治法的开创者，学术思想集中体现在其《中医治法与方剂》一书中。该书首次系统地根据脏腑生理和脏腑病机，列述脏腑病证，据理立法，阐释方药，解析运用。这是以中医脏腑生理病理为切入点，理法方药环环相扣的独创论述模式，在中医治法和方论上填补了不少空白。

黄星垣是著名中西医结合临床学家，致力于中医治疗热性病和急症的研究，是中医急症学的开拓者，编撰有《中医内科急症证治》《中医急症大成》等专著，被誉为“新中国成立以来高举中医内科急症大旗的第一人”。由黄星垣牵头制定的“外感高热症诊疗规范”，是新中国第一个国家级试行标准化规范。1979年受卫生部中医司及全国中医学会委托，在重庆召开了首届全国中医内科急症学术交流会。会上黄星垣介绍了开展中医急症研究的体会，受到与会代表的好评。从此，中医急症研究工作在全国普遍开展起来。1983年，重庆建立了全国中医急症培训中心，由黄星垣担任主任，先后开办培训班15期，为全国各地培训了一大批中医急症学人才。

（二）振兴先声争第一

新中国成立以后，特别是党的十一届三中全会以来，四川在中医药事业的制度制定和管理方面率先垂范，在遵循中医药发展的客观规律基础上开创了多项全国第一，堪称典范。

党的十一届三中全会后，四川省认真学习贯彻《关于认真贯彻党的中医政策，解决中医队伍后继乏人问题的报告》（中发〔1978〕56号），开展了对老中医、老药工、老草药医、民族医及其带徒情况的调查和建卡工作。1980年8月，四川省召开中医和中西医结合工作会议，提出抓紧继承和总结名老中医学术经验、大力培养中医药人才、积极发展医教研基地3项工作要求，四川中医药事业重获新生，受官方认可和支持的师带徒工作开始进入常态化。

1984 年 2 月，中共四川省委、省政府主持召开四川省振兴中医大会，开全国同类会议之先河。时任中共四川省委书记杨汝岱、卫生部部长崔月犁、四川省政协主席杨超等领导出席会议并讲话。此次会议制订了《关于振兴四川中医事业的决定》，率先在全国以党委、政府名义提出“振兴中医”的口号，成立了有各级党政领导和计委、财政、卫生等部门领导参加的省、地（市、州）、县各级振兴中医领导小组，从而使中医事业发展和中医院建设工作纳入了政府和有关部门的议事日程。省政府批准将县城所在地集体所有制中医机构，一律更名为县中医医院。为此《健康报》于 2 月 14 日发表《把振兴中医工作推向全国各地》的社论，促进了各省、自治区、直辖市振兴中医工作会议的召开和振兴中医事业热潮的到来。1985 年 10 月又召开了全省各地市州振兴中医领导小组组长扩大会议。1985 年，卫生部授予四川省“振兴中医事业的先声”奖旗（图 5－6）。

奖给 四川省衛生厅
振興中医事業的先聲
中華人民共和國衛生部
一九八五年六月

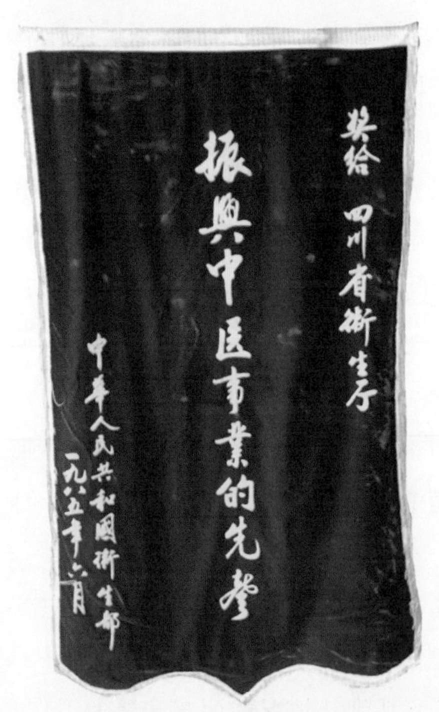

图 5－6　卫生部授予四川“振兴中医事业的先声”奖旗

1987 年 2 月，四川省中医管理局（现四川省中医药管理局）正式挂牌成立，负责全省中医行业的行政管理。这是全国建立的第一个有独立管理职能的省级中医管理机构，时任四川省卫生厅副厅长邓明仲兼任中医管理局局长。同年，成都和重庆两市卫生局中医科升格为中医管理局，省内其余地、市卫生局也陆续增挂中医（药）局牌子，配备分管中医工作的副局长，逐步形成了相对独立的中医药行业管理的各级行政机构。

1997 年 2 月，《四川省中医条例》颁布，这是全国最早出台的地方性中医药法规之一。2009 年 11 月，四川省人大对其第三次修订并更名为《四川省中医药条例》，为四川中医药在新的历史时期传承发展提供了地方性法规保障。2019 年 11 月，四川省人大根据同年召开的“全国中医药大会”精神，对《条例》进行了再次修订，自 2019 年 12 月 1 日起正式实施，成为全国中医药大会后最先修订并正式施行的中医药地方性法规。

1999 年 6 月，科技部、国家中医管理局等 5 部门和省政府在成都共建“中药现代化科技产业（四川）基地”，这是全国第一个由部省共建的国家中药现代化科技产业基地。

2004 年 2 月，四川颁布《四川省中医药管理办法》，这是全国第一部中医药行业的省级政府规章。

2006 年 10 月，中共四川省委、省政府召开全省中医药发展大会（图 5－7），提出由“振兴中医”向“发展中医药”转变，印发《关于加快中医药发展的决定》（川委发〔2006〕22 号），确定了建设中医药强省的总体目标。省政府还在全国首次开展“十大名中医”评选表彰，授予王成荣等 10 名同志“四川省首届十大名中医”称号。“十大名中医”的评选，有力地推动了四川省中医药人才队伍建设，进一步激发了全省中医药工作者传承创新发展中医药事业的信心和决心，进一步营造了中医药发展的良好氛围。

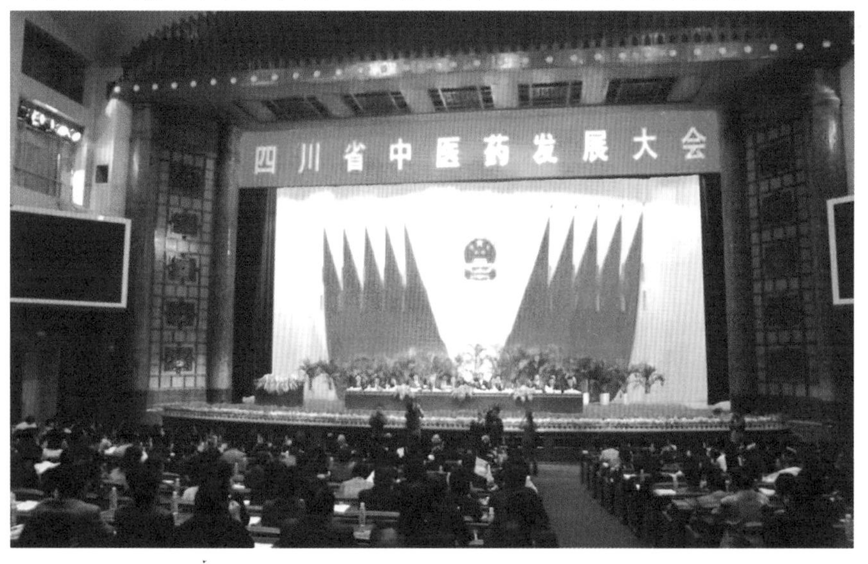

图 5－7　2006 年四川召开中医药发展大会，确定了中医药发展的总体目标

党的十八大以来，习近平总书记多次对中医药工作做出重要指示，四川省委省政府坚持“中西医并重，传承发展中医药事业”的方针政策，中医药发展迎来天时地利人和的大好时机。全省中医药系统坚持医药并举，事业、产业、文化“三位一体”协同发展，第一、第二、第三产业联动，国内国际互动的发展新模式，中医药工作高质量发展格局基本形成。国家中医药局多次肯定四川中医药工作，认为四川在中医药高位统筹、顶层引领、锐意创新等方面做了大量工作，在产业发展、能力提升、中西并重等方面形成了好的典型和经验，体现了中医药大省的作为和担当。

2015 年 8 月，四川成立推进中医药强省建设工作领导小组，由陈文华副省长担任组长。这是全国首个由省级政府成立的推进中医药强省建设工作领导小组。

2017 年 11 月，四川省中医药健康产业发展推进大会在成都举行。这是全国第一次举办中医药健康产业发展推进大会。大会共计签约项目 37 项，签约金额 605. 98 亿元。

2018 年 12 月，四川召开全省中医药产业发展推进会议，成立四川省中医药大健康产业投资有限责任公司，全面打造首个省级中医药产业大型市场运营平台。

2019 年 5 月，四川省中医药循证医学中心成立，这是全国成立的首个省级中医药循证医学中心。

2020 年 4 月，中共四川省委、省政府印发《关于促进中医药传承创新发展的实施意见》。这是在新冠肺炎疫情发生的大背景下，贯彻落实《中共中央国务院关于促进中医药传承创新发展的意见》的全国首个省级《实施意见》。

自《中华人民共和国中医药法》及其配套出台的《中医诊所备案管理暂行办法》正式实施以来，四川充分释放基层中医的活力。截至 2020 年 5 月 31 日，四川全省备案中医诊所 1573 所，数量居全国第一，成为全国中医诊所事业发展的排头兵。

在四川省委、省政府坚强领导下，在国家各部委和各级党委政府的高度重视及支持下，四川紧跟时代步伐，不断创新制度管理，勇争第一，使川派中医药事业在新时期不仅得到了恢复，还走出国门，实现了振兴发展。

五、发展是传承的命脉

发展是中医药的希望所在、命脉所在。只有发展，中医药才能保持旺盛的生命力，实现其宝贵价值。百年来，川派中医积极发挥特色优势，立足疗效求革新，围绕需求谋发展，在全面总结和深入研究学派名师的学术经验、丰富和完善学派学术思想、重大疾病防治、新药创制、技术攻关等方面均取得可喜成就。本节以学有源头、代有传人、传承发展为指导思想，对各流派的代表人物和主要传承人对各自流派的发展情况予以介绍。

（一）李氏医经流派

1. 传承概况

李氏医经流派是指成都中医学院首任院长李斯炽开创的以研究《黄帝内经》《难经》等中医经典为主的流派。流派主要传承人有李又斯、李克光、郭仲夫、李克淦、陈钢等，成都中医药大学中医基础理论教研室和内经教研室是该流派主要学术传承地。该流派在传承发展过程中主张重视传统，以《黄帝内经》为依，借鉴历代医家经验，提倡创新和活用古方，注重临床实用，在《内经》《难经》《太素》等经典著作的校注、阐释等方面成果突出，对李斯炽、李克光等先贤的学术思想和临床经验总结做了大量工作。尤其是新世纪以来，陈钢等人通过实验研究，深化了“肝藏血”理论的内涵，而李继明等人则正致力于成都老官山汉墓出土文献的研究。

2. 代表人物

李斯炽（1892—1979），名煐，1915 年毕业于成都高等师范学校（现四川大学）理化系，留校任助教（图 5－8）。早年师从成都名医董稚庵，尽得其传。因有感于医道衰微，且慨于国民党政府扼杀中医，遂立志以振兴祖国

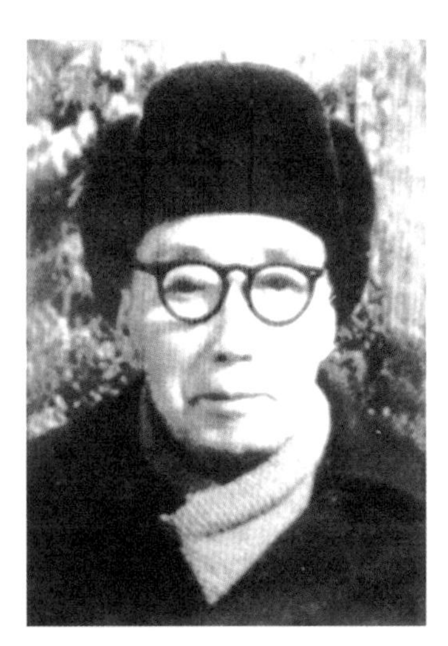

图 5－8　李斯炽像

医学为己任，乃辞去所有教职，一心以医为业。积极参加反对“废止中医提案”的斗争，倡导并组建医药学术团体，创办中医刊物，举办国医学院，被国务院任命为成都中医学院首任院长。李氏致力于中医人才培养，亲自编写金匮、内经、中医内科等课程的教材并担任主讲。善于用现代科学知识诠释中医医理，内容深入浅出，培养了一大批中医人才，为我国现代中医药高等教育事业的发展做出了重要贡献。1957 年，主持了中医治疗肺脓肿的专题研究，著“治疗肺脓肿的初步报告”一文，率先在全国报道了用中医药治疗这一急重症的疗效，其治法及方药至今仍被广泛采用。李氏从事中医诊疗工作六十余年，以善治内科杂病闻名，尤以治肝病最为擅长。发表“内经琐谈”等论文 12 篇，著有《内经类要》等著作 9 部。1978 年，被授予我国第一批中医教授职称。

郭仲夫（1929—1994），名城金，15 岁时师从温江名医郭甫卿习医。1958 年参加成都中医学院师资班学习，继后留校担任李斯炽助手。郭氏毕生从事《内经》的教学和研究，对阴阳、五行、人与自然、六淫、运气、养生等理论的研究尤为深入。发表“《内经》养生学的基本观念”“内经一得”“从天文、气象的角度看中医五行说”等学术论文 10 篇。主编《内经选讲》《运气学概论》《黄帝内经讲解》，并作为副主编承担了卫生部重点科研“《黄帝内经太素》整理与研究”的工作。参编《中医古典著作选编》《中医学基础》《内经选读》等著作 3 部。郭氏强调学习研究《内经》应注意四大联系，即联系相关经文、联系后世医学、联系临床实践、联系各家注解。

李克光（1922—），李斯炽第三子，1939 年高中毕业后即开始随父学医，颇得真传。1948 年毕业于四川大学农学院，1949 年起开始悬壶为医。1956 年被聘为四川医学院（现四川大学华西医学中心）教师。1963 年调成都中医学院工作，先后任教研室主任、学院副院长等职。1985 年调任四川省中医药研究院院长。作为医经流派的代表性传承人，李克光在《黄帝内经太素》的校注方面贡献尤为突出。从 1985 年起，历时 10 年，主持完成了《太素》的校注和语译。李克光不仅对《内经》有较高的造诣和独到见解，还对《金匮要略》的研究颇深，参与多部《金匮》教材的编写。发表“《太素》杨注研究”“《内经》五运六气述要”等学术论文十余篇。著有《中医学基础》《内经选读》《李斯炽医案》等多部著作。其临床用药轻灵，配方严谨。特别重视顾护胃气，或养阴，或益气，或开胃，或化湿，或抑木扶土，或养心健脾，总将护胃融入主要治法之中。以善治脾胃病、血症、老年病及疑难怪症闻名蜀中。

3. 主要传承人

李克淦（1930—），李斯炽第六子，1966 年随父习医，得其真传，整理其父的证治经验颇多，发表相关论文百余篇，代表性的有“李斯炽教授治疗‘中风’经验”“李斯炽医案二则”“李斯炽教授学术思想探要”“李斯炽老中医对阴虚湿热的治疗经验”等，是《巴蜀名医遗珍系列丛书·李斯炽医案206 例》和《李斯炽医案》第一、第二辑的主要整理者。由李斯炽口述、李克淦执笔的《五脏辨证论治歌诀》和《杂病论治歌诀》流传甚广。李克淦完善了李氏医经流派对疏肝法的认识，并深化了流派对阴虚湿热证的论治，其论述养阴不碍湿、除湿不伤阴等法甚为透彻。

陈钢（1955—），1982 年考取成都中医学院中医基础理论（内经）专业研究生，师从李克光和郭仲夫，以肝藏血理论与临床、《黄帝内经》学术思想为研究方向，从“肝藏血”研究小柴胡汤为基础治疗血证，对柴胡止血液做了大量实验研究，丰富了《黄帝内经》“肝藏血”理论，发表“李斯炽教授《素问玄机原病式探讨》的学术特色”等论文 110 余篇，出版《黄帝内经讲解》等著作、教材 20 余部。

李继明（1958—），李斯炽之孙，自幼随祖父及父亲学习中医，长期从事中医古籍文献及中医文化研究。撰写李斯炽传记《中华中医昆仑·李斯炽卷》，发表相关研究论文有“李斯炽学术思想抉要”“李克光学术思想述略”“蜀医对《难经》研究的历史成就与贡献”“老官山汉墓医简的种类和定名问题探讨”等。

4. 学术特色

（1）治阴虚湿热证，用不腻不燥药。李氏医经流派对湿热兼夹阴虚证的论述颇为精当，对其成因、临床表现、治则治法、用药等均有详细阐述。李氏认为湿热兼夹阴虚的成因有二：一是素禀阴精不足而后感受湿热，二是湿热久羁伤及阴分。提出“补阴而不腻，除湿而不燥”的治疗原则。补阴宜选用石斛、玉竹、麦冬、玄参、百合、沙参、川贝、丹参、莲子、女贞子、墨旱莲、白芍、天花粉等，而熟地黄、何首乌、阿胶、龟胶等滋腻厚浊之品应摒除不用。除湿应选用甘寒、甘凉之品，如栀子、地骨皮、知母、白薇、芦根、西瓜翠衣等，或选用甘平、甘淡之品，如茯苓、豆卷、薏苡仁、泽泻、猪苓、车前子、滑石、通草、甘草梢等，取“甘以润之”之意，而黄连、黄芩等苦寒之品虽可清除湿热，但易伤阴，不宜使用。

（2）气机贵在通畅，调气首重疏肝。李氏善用疏肝理血，认为人身最重要者莫过气血，气血调和则百脉通畅，治病当以调理气血为先，总结出“调气当以疏通肝气为主”。

（3）重视五脏辨证。李氏认为不管是卫气营血辨证、三焦辨证，还是六经辨证，都只是划分出疾病的各传变阶段，最终还是离不开脏腑，脏腑辨证是其他辨证方法的基础，五脏辨证是脏腑辨证的核心，因此主张中医临床应以五脏辨证为主。

（4）养生先养心。李氏认为养生包括养心和养形，今人多注重养形，而首务应当在于养心。养心的最高境界就是《黄帝内经》所云“恬淡虚无”。对于如何做到“恬淡虚无”，李氏指出三点：一是要不为物欲所惑，不为名利所蔽；二是不为外界所动；三是培养健康有益的兴趣爱好。李氏主张养生首务在养心，但也不忽略养形，认为养形应注意两点：一是不可服药养生，“无病不服药”应是中医的重要原则，这一思想对于“保健品”泛滥的今天仍有现实指导意义；二是不可以工作为借口经常熬夜，应当顺应自然。

5. 代表著作

《金匮要略新诠》，李斯炽著，四川国医学院讲义，内部刊物。

《内经类要》，李斯炽著，四川国医学院讲义，内部刊物。

《中医内科杂病》，李斯炽著，成都中医进修学校讲义，内部刊物。

《医学三字经简释》，李斯炽著，四川人民出版社。

《黄帝内经太素校注》，李克光、郑孝昌主编，人民卫生出版社。

《黄帝内经太素语译》，李克光、郑孝昌主编，人民卫生出版社。

《黄帝内经讲解》，郭仲夫主编，光明日报出版社。

《李斯炽医案》（第一辑），成都中医学院主编，四川人民出版社。

《李斯炽医案》（第二辑），李克淦整理、李克光校正，四川科学技术出版社。

《中华中医昆仑·李斯炽卷》，李继明编著，中国中医药出版社。

《中国百年百名中医临床家丛书·李斯炽》，李继明编著，中国中医药出版社。

《巴蜀名医遗珍系列丛书·李斯炽医案206例》，李斯炽著、李克淦整理，中国中医药出版社。

《川派中医药名家系列丛书·李斯炽》，李国臣编著，中国中医药出版社。

（二）巴蜀伤寒流派

1. 传承概况

巴蜀伤寒流派历史悠久，由有“活伤寒”之称的邓绍先开创。从20世纪30年代起，该流派学术发展代有传人，为巴蜀地区乃至全国的伤寒学说传播、传承都发挥了重要作用。成都中医药大学伤寒教研室是该流派主要学术传承地，主要传承人有戴佛延、顾大德、陈治恒、郭子光、苏学卿、傅元谋、杨殿兴、刘杨、徐姗姗等。近百年来，该流派在传承发展过程中始终坚持“重视传统，精于临床”，注重理论性与临床性、思维性与创新性、四川地区地域性的有机结合，充分体现了《伤寒论》的经典特色、传统特色和川味特色。

2. 代表人物

邓绍先（1898—1971），名续成，因自幼体弱，在工业学校读书之时便开始自学中医，后得谢勋吾老中医的指导而精进（图5－9）。20世纪30年代初，开始在成都市中西顺城街、玉泉街行医，医名日盛。1956年调入成都中医学院工作。长期从事《伤寒论》的研究和教学，曾担任全国中医院校《伤寒论》师资培训班一、二、三期的主讲

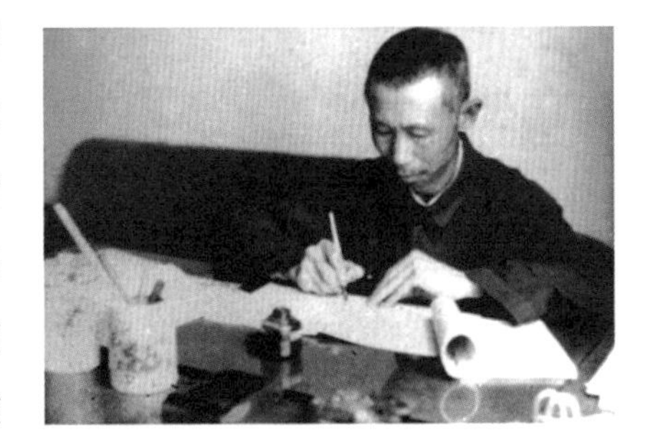

图5－9　邓绍先像

（图 5－10），是全国著名的《伤寒论》专家，有“邓伤寒”“活伤寒”的美誉。著有《伤寒论释义》《伤寒论要义总述》《猩红热之研究》。主持了全国中医院校试用教材《伤寒论讲义》的编写工作，为我国高等中医教育《伤寒论》课程建设和师资培养做出了重要贡献。

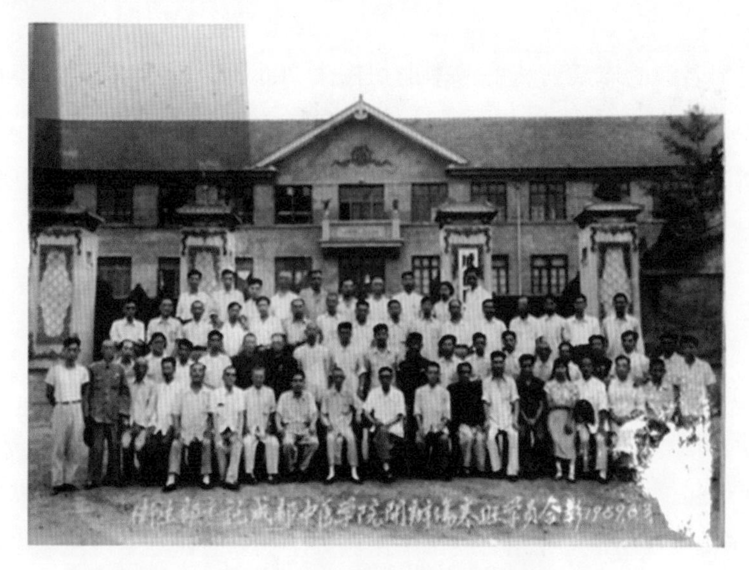

图 5－10　1959 年受卫生部委托开办全国伤寒师资班合影

陈治恒（1929—2017），1945 年起随伯父陈心良习医，1953 年考入重庆中医进修学校，1956 年又以青年中医身份考入成都中医学院，1960 年提前毕业留校任教。陈氏师从邓绍先，长期从事《伤寒论》教学和科研工作。发表“运用仲景方的体会”“关于《伤寒论》三阴三阳的探讨”等学术论文十数篇。点校整理的《许叔微伤寒论著三种》获四川省中医管理局科技进步三等奖。陈氏秉承邓绍先治伤寒首在明理和重在六经气化之说，坚持六经气化不能离形言气，讲伤寒务要理用结合，研究仲景之学必须落实到临床应用上才有意义。为了明伤寒之理，他精究经旨，穷源溯流，疏发论中本义，揭示六经实质。倡导经方有“三用”，即正用、借用、变用，扩大了经方的应用范围。临证时以“两本三枢”为指导，强调对疾病要追踪病史，明辨始因，详察标本，分期论治，提倡以局部病变为中心结合全身情况进行辨证论治，并结合西为中用，微观辨证，融辨病论治与辨证论治为一体，形成了独特的风格。

郭子光（1932—2015），著名中医各家学说专家，伤寒专家，中医康复学科的开创者，全国首届“国医大师”。1956 年考入成都中医学院，1960 年提前毕业留校工作，从事中医内科、伤寒、各家学说、养生康复等课程的教学、临床及科研工作。主编《现代中医治疗学》《伤寒论汤证新编》《日本汉方医学精华》等教材、著作共近 20 部，参编著作 20 余部，发表“少阴病格阳证的治疗探讨”“从病机角度探讨《伤寒论》的六种治法”“中国古代的康复医学”等论文 160 余篇。作为巴蜀伤寒流派的代表人物，其最突出的成就是提出“病理反应层次”为六经方证的实质，主张创立六经辨证论治新体系，作为发展伤寒学说的远景目标，把仲景学说的发展推向新阶段。临证重视脉理，习用经方，尤其擅治心脑血管、血液和肺肾慢性疾病，被誉为“伤寒达人，奇症克星”。郭氏还最早提出创立“现代中医康复医学”的框架设想，在全国率先开掘中医康复学科领域，并对中医学发展的战略思想做了大量的学术性探讨。

3. 主要传承人

（1）傅元谋（1943—），于 1979 年师从彭履祥、戴佛延攻读硕士研究生，其间得顾大德、陈治恒面训。毕业后留校工作，致力于以《伤寒论》为代表的中医理论与临床研究，以六经证治规律为研究方向，参与编写《日本汉方医学精华》《许叔微伤寒论著三种》《伤寒学》《中医四部经典解读——伤寒论读本》《四川名家经方实验录》等专著。发表“关于《伤寒论》研究专著中的两大体系”等多篇论文，指出在《伤寒论》研究专著中，存在着朱肱的《类证活人书》和张志聪的《伤寒论集注》这两大体系，展现了《伤寒论》研究中承上启下、不断发展的传承关系，在国内外相关学术研究中具有开创意义。

（2）杨殿兴（1955—），1977 年恢复高考后首届成都中医学院中医学专业毕业生，毕业后留校工作。1985—1986 年在上海中医学院伤寒论硕士研究生班学习，师从伤寒名家柯雪帆。1991 年被遴选为陈治恒的学术继承人，跟师侍诊 3 年，尽得其传。杨氏对陈治恒的学术思想及临床经验进行了认真总结，发表一系列文章，代表性的有“陈治恒教授治疗妇科经验举要”“陈治恒运用经方治疗疑难病症举隅”“陈治恒教授学术思想举要”“重抓两本巧运枢机——陈治恒临证治验浅析”等。其主编的流派代表作《中医四部经典解读——伤寒论读本》和《四川名家经方实验录》是本流派的标志性成果，既是学习经典著作的普及读本，又是简明实用的工具书，独具川味特色。杨氏还与其导师陈治恒共同推动和倡导“以局部病变为核心的辨证论治”思想，撰著《走进中医数字时代——中医辨证论治规律研究》。近年来，杨氏以研究、发掘、弘扬川派中医药为己任，是唱响川派中医药的倡导者和坚定实践者。他致力于中华医药史和川派中医药源流与发展研究，组织全省专家编撰了大型专著《川派中医药源流与发展》和“川派中医药名家系列丛书”，集四川中医药文化历史和发展现状之大成，填补了四川中医药学派发展整理的空白，颇具权威性、代表性和影响力。

4. 学术特色

（1）明确六经，奠定基础。从邓绍先编著全国第一本高等中医院校《伤寒论讲义》始，对六经进行了明确的定义，采用和综合了历代伤寒注家的学术观点，倡导综合学说，观点平正，开创了六经学说的新纪元，为历版高等中医院校教材所沿用。历代中医学家对《伤寒论》六经实质的认识，议论纷纭，见解不一。有人以经络来解释，有人以脏腑来解释，有人以气化来解释。邓氏认为，这些看法，各有一定道理，但又不够全面。认为六经联系着整个五脏六腑，它们之间有着不可分割的相互关系。气化，又是脏腑经络生理功能活动的表现；气化的正常与异常，在一定程度上说明生理或病理的现象。也就是说，气化离开了脏腑经络，就失去了物质基础；脏腑经络离开了气化，就反映不出其功能活动。因此，脏腑、经络、气化三者之间，是息息相关的，不能孤立或片面地强调一面来解释六经的实质，而是必须联系起来认识。《伤寒论》的六经，就是根据六经所系脏腑经络的病理机制进行的辨证论治，换句话说，就是根据人体抗病能力的强弱，病势的进退缓急等各方面的因素，将外感疾病演变过程中所表现出的各种证候，进行了分析综合，归纳其证候特点，病变部位，损及何脏何腑，寒热趋向，邪正盛衰等，作为诊断治疗的依据。这一学术观点也是巴蜀伤寒流派的核心，并被众多伤寒学家所认同。

（2）善用经方，正借变用。《伤寒论》中明确指出：“病皆与方相应者，乃服之。”即辨证论治的理、法、方、药的一线贯通，“证”是辨，“方”是治，只有辨证与论治达到高度的统一，才能临床取效，这是应用经方的真谛！强调学习经方，其根本的目的有二：一是学会临床运用，临床上若能做到“病皆与方相应者”则效如桴鼓。二是学会举一反三，活学活用，学会经方的组方规律，圆机活法，灵活变通。强调经方的正用、借用和变用，所谓“正用”，就是该方证体现了《伤寒论》中最典型、最基本的用法。如桂枝汤证，正用是太阳中风证（又称太阳表虚证），用于表卫不固，营卫不调的汗出恶风，鼻鸣干呕症，用桂枝汤解肌祛风，调和营卫，是辛温解表的轻剂。所谓“借用”，就是中医的“异病同治”，借用该方体现的治法以及方证所反应的病机，用以治疗正用之外的病症，体现了病症不同，但其致病机制相同，用相同的方药治不同的疾病。所谓“变用”，就是方证病机基本相同但兼夹症状有所不同，根据具体病症表现，在经方原方的基础上进行药物的加减变化，用于不同的变证，正所谓“观其脉症，知犯何逆，随证治之”。

（3）发展创新，明辨局部。以陈治恒及其高徒杨殿兴为代表的传承人在辨证论治中不断发展创新，提出“以局部病变为核心的辨证论治”思想。在病、证的局部与整体认识上，认为“病有定而证无定，病不变而证常变”。“病”多是局部病变的反应，辨病侧重于分析局部病变；而“证”则是整体的、综合的、动态变化的过程，辨证侧重于把握全身整体。辨病论治侧重局部器官的改变，采用针对性较强的药物直接作用于病灶，改善局部病损情况。辨证论治侧重于人的整体调节，重视调动机体内部的抵抗力和提高机体的适应性，从而达到“阴平阳秘”，两者各有其长。而病变的局部与全身整体情况，有时表现为协调统一，有时表现为相互对立，如何在治疗中统一协调两者的关系？对此提出了“以局部病变为核心的辨证论治”，融辨病论治与辨证论治为一体。一方面注意围绕病变的局部（局部有两方面含义，一是中医所指的局部，如心下痞、下利、头痛等；一是指西医的诊断，如肾炎、肝炎、冠心病等），或施与专药，或辨病论治。陈氏精于中医传统的辨证论治，但认为辨证论治还可以结合微观进行分析研究，宏观综合与微观分析并重，将学科之间的优势、特色互补。在临床诊治中既重视西医化验检查，将之作为诊断参考，又不囿于西医检查诊断，而是西为中用，始终用中医的理论去分析、判断和立法处方。如咳血病人，常借助西医检查手段，借以弄清是由支气管炎、支气管扩张所引起，还是肺结核、肺癌所导致，帮助明确诊断。对于肝炎、肾炎等慢性病的无症状期，更是重视西医生化指标，借助化验。另一方面始终密切注意全身整体情况，辨证沦治。大大提高了治病疗效，且可重复性强，形成其治疗疾病的独特风格。“以局部病变为核心的辨证论治”思想深化了中医理论，赋予了辨证论治新的内涵。检查，使中医有证可辨，将辨证论治引向微观化，西为中用，发展中医。

（4）详察标本，分期论治。根据仲景“汗下先后，缓急有序，标本分治”法则，在临证之际，标本缓急，法度谨严。如对慢性支气管炎、肺气肿、肺心病的治疗，陈治恒认为：实喘责之于肺，虚喘责之于肾。因此治疗上，发作时重在治标，治标重在肺；平时治本，治本重在肾。若咳喘甚，痰涎多，则根据病人脉证，辨证论治，重在治标。寒证可选用小青龙汤、苓甘五味姜辛汤、射干麻黄汤等；热证可用麻杏石甘汤、清金化痰汤、清气化痰丸等；痰涎盛者，多用瓜贝二陈汤、枳桔二陈汤等。不偏寒热者，则用止嗽散加减。待痰涎少、咳喘平后，则选用自拟新定蛤蚧散（百合、枸杞子、蛤蚧、川贝母、核桃仁等）炼蜜丸嘱病人长服，以调补肺肾，重点治本。

（5）重抓“两本”，巧运枢机。陈氏善于运用“两本三枢”的理论在临证时作为指导，认为无论病从外来，或自内生，或内外相引而发，不少都涉及“两本”，特别是各种慢性疾病尤为多见，谓“培肾气即固先天之本，调脾胃即资后天之本”，每于疑难病中抓住“两本”而屡获佳效。又因脾胃为人体上下升降之枢，少阳为三阳之枢，少阴为三阴之枢，三者与人体气机的升降出入关系至大，因此，陈氏重视斡旋气机，调理枢轴，这也是他在治疗危重症时能化险为夷、转危为安的常用妙法之一，诚可谓善握枢机之人。

5. 代表著作

《伤寒论讲义》，邓绍先主编，人民卫生出版社。

《古方医案选编》（上、中、下三册），戴佛延主编，成都中医学院刊印。

《许叔微伤寒论著三种》，陈治恒点校，人民卫生出版社。

《伤寒论汤证新编》，郭子光、冯显逊编著，上海科学技术出版社。

《日本汉方医学精华》，郭子光主编，四川科学技术出版社。

《中医四部经典解读——伤寒论读本》，杨殿兴、傅元谋主编，化学工业出版社。

《四川名家经方实验录》，杨殿兴等主编，化学工业出版社。

《川派中医药名家系列丛书·陈治恒》，杨殿兴主编，中国中医药出版社。

（三）郑卢扶阳流派

1. 传承概况

郑卢扶阳流派是指由清末四川名医、著名伤寒学家郑钦安创立，卢铸之为代表的医学流派，因理论上推崇温扶阳气，临证擅用姜、桂、附等热药，又被称为“火神派”。四川是扶阳流派的发源地和兴盛地。百余年来，该流派在云贵川一带广为流传，并代有传人，如秉承真传的弟子卢铸之等一门三代，均以“卢火神”著称于世；移居云南的吴佩衡、上海的祝味菊等，以“吴附子”“祝附子”之名独步医林。卢火神扶阳中医馆是该流派主要学术传承地，主要传承人有卢铸之、吴佩衡、卢永定、范中林、祝味菊、卢崇汉、唐步祺、刘力红等。

2. 代表人物

（1）郑钦安（1824—1911），名寿全，早年学医于刘沅先生，对《伤寒论》领悟尤深，深得仲景立法垂方之义，强调真阳的重要作用，治病立法重在扶阳，形成独特的理论体系。24 岁行医于蓉城，以重剂热药屡愈疑难大病，被尊称为“姜附先生”“郑火神”“火神派首领”。所著《医理真传》《医法圆通》《伤寒恒论》三书，被后世奉为扶阳流派开山之作。

（2）卢铸之（1876—1963），1890 年起师从郑钦安习医 11 年之久。1908 年在成都开设“养正医馆”，并举办“扶阳医坛”，主讲中医四大经典和郑钦安三书，传授扶阳思想，进一步提出了“病在阳者，扶阳抑阴；病在阴者，用阳化阴”的治疗主张。著有《郑钦安先生医书集注》《金匮要略恒解》《本经药性配合阐述》等著作。并撰有“附片之用法”“心脏病论治”“水肿论治”“感冒论治”等文。

3. 主要传承人

（1）卢永定（1905—1985），卢铸之长子。从父学习郑钦安学术思想多年，传播与实践扶阳医学，为当时巴蜀名医。在卢铸之去世后，永定先生于20世纪60年代到80年代初期继续开办“扶阳医坛”，其学而受益之弟子众多。著有《卢氏医学心法》《卢氏临证实验录》等。

（2）唐步祺（1917—2004），祖父蓉生公以医闻世，私淑郑钦安。唐步祺幼承庭训，习郑氏之学，1941年毕业于四川大学。后游学于吴棹仙之门，听学于卢永定先生的“扶阳医坛”，继问难于任应秋、范中林。精于《伤寒论》与郑钦安学术，擅长经方治病，善用大剂姜、桂、附，用药精简，量重而准，屡起沉疴。民间誉为“唐火神”。毕生致力于郑钦安医学著作的阐释研究，历时15年将郑氏三书阐释完成，并统一体例，合为一本，定名为《郑钦安医书阐释》，成为研究、传承扶阳派的重要文献。

（3）彭重善（1931—），1950年入伍从军，1969年因病退伍，得表叔卢永定（卢铸之的姐姐是彭重善的祖母）救治而愈，由此因缘而于1970年拜师于门下，成为卢永定的正式门徒，寒暑不辍15年，直至师殁。著有《郑钦安卢铸之医学讲授》一书，使得更多人受益并步入郑卢医学之道。

（4）卢崇汉（1947—），卢铸之之孙，国家中医药管理局“钦安卢氏医学流派传承工作室”学术带头人，发表“郑钦安先生学术思想研究”“著名医家卢铸之先生学术思想研究”“论卢氏运用附子的指导思想”“扶阳安髓止痛汤治疗阳虚阴火牙痛217例”“扶阳温通汤治疗痛经206例”“扶阳思想的理论核心与运用”等多篇论文，著有《扶阳讲记》《扶阳论坛》等多部著作。为继承和发展祖父开办的“扶阳医坛”，更广泛地交流扶阳学术思想，卢崇汉倡导中华中医药学会举办国家级的“扶阳论坛”。作为“扶阳论坛”的主席，在2007年和2008年的两届“扶阳论坛”做主题演讲，在与会者中引起了强烈反响，其倡导扶阳的理念已为越来越多的医家所接受，影响远播海内外。其著作已被美国、加拿大的学者翻译成英文，取名为《中医复兴之路》一书出版发行。自2007年广西南宁召开首届“扶阳论坛”在行业内外引起强烈反响后，已先后在南宁、北京、上海、成都、合肥成功举办了6届。对扶阳流派的源流、学术思想、用药经验、辨证治疗技巧等进行深入研究，不断掀起回归经典，运用经典的学习热潮。2008年，国家中医药管理局批准成立“钦安卢氏医学流派传承工作室”，2009年11月，该工作室的教学基地

"卢火神扶阳中医馆"在成都揭牌，为扶阳理念在中医界的传播起到积极作用。

4. 学术特色

扶阳流派以"阴阳为纲，辨析万病""阳主阴从，肾阳为本""扶阳固本，擅用姜附""精辨寒热，别具特色""法尊伤寒，活用经方""药后反应，了然于心""阳回阴存，阳回津生""阳回之前，少夹滋补""阳复之际，滋阴扶正"为特色，其学术思想可参阅本书第四章第一节"扶阳学说"。

5. 代表著作

《郑钦安医书阐释》，唐步祺著，巴蜀书社。

《郑钦安卢铸之医学讲授》，彭重善主编，中国中医药出版社。

《扶阳讲记》，卢崇汉著，中国中医药出版社。

《扶阳论坛》，卢崇汉、李可等著，中国中医药出版社。

《卢氏临证实验录》，卢崇汉主编，上海科学技术文献出版社。

《卢氏药物配合阐述》，卢崇汉主编，上海科学技术文献出版社。

（四）巴蜀温病流派

1. 传承概况

巴蜀温病流派是指宋鹭冰开创的以瘟疫和湿热病研究见长、在温病理论传承发展与感染性疾病防治中倡寒湿一统、重温热辨治的流派。成都中医药大学温病学教研室和成都中医药大学附属医院感染科是该流派主要学术传承地，主要传承人有张之文、赵立勋、杨宇、江秀成、冯全生等。近年来，流派传承人立足于巴蜀的地理气候特点，结合温病学学科的特色及优势，传承《瘟疫学》经典理论，将瘟疫的相关辨证思想及诊疗经验作为旗帜，应用于现代传染病的防治，把握现代中医感染病学的学术发展方向，初步形成了中医疫病防治新体系。

2. 代表人物

（1）宋鹭冰（1905—1985），曾肄业于四川省外国语专门学校，后自学中医而谙通岐黄。自1933年起，在三台、重庆等地开业行医。1941年，曾任战时内迁三台的东北大学特约医师。新中国成立后，曾担任三台县实验联合诊所（现三台县中医院）主任。1956 年调成都中医进修学校，后转入成都中医学院任教。于内、妇、儿各科疾病均有丰富经验，尤其擅长治疗外感热病、心血管疾病和老年病，对钩端螺旋体病的中医药治疗有开创性成就。并将温病学与伤寒论融为一体，创立了外感热病学说。著有《温病学讲义》和《中医各家学说讲义》，晚年主编《中医病因病机学》和指导《景岳全书》的点校。其制定的“活力苏”“虫草王浆饮”等抗衰老验方，经过研究后，已由药厂投产，广为应用。

（2）张之文（1937—），1963 年毕业于成都中医学院并留校工作，以擅长治疗温病著称，对温病学说研究至深。张氏率先倡导温疫学说的研究，1980 年发表著名论文“温疫学说探讨”，强调以其指导急性传染病的防治，对后世防治急性传染病产生了积极影响。主张将瘟疫学说作为一门学科加以建设，开设瘟疫学课程，主编特色教材《瘟疫学新编》。提出各科感染或炎症性疾病与中医外感热病和温病相关，率先提出建立中医感染病学，扩展了温病学领域，突出了温病学新特色。2003 年参与四川省中医药防治 SARS 方案的起草与修订，2005 年主持制定人感染猪链球菌病防治方案，2008 年汶川大地震和 2013 年雅安芦山地震后，及时参与指导地震灾后防疫方案的制定，2019 年新型冠状病毒肺炎疫情发生后又第一时间拟定《疑似新型冠状病毒感染轻症居家中医调理方案（建议）》，为应对突发公共卫生事件的防治做出了突出贡献。公开发表学术论文近 80 篇，出版《现代中医感染性疾病学》等专著 21 部，不少研究成果被收入教材，尤其是温疫学派等研究成果对现代温病学理论的发展发挥了重要奠基作用，为温病学科建设和人才培养做出了突出贡献。2017 年，我国政府首次在全国范围内评选表彰国家级名中医，张之文荣膺首届“全国名中医”殊荣。

3. 主要传承人

（1）杨宇（1953—），长期从事温病学教学工作，主编、副主编多部《温病学》教材。在科研方面，围绕“肺与大肠相表里”脏腑相关理论及其治法，以及温病学“主客交”理论与脏器纤维化的相关性开展实验研究，发表“温病各家之说与流派”“《温病条辨》对黄连的取舍”等学术论文 120 余篇。

（2）冯全生（1971—），为全国第三批老中医药专家学术经验继承人，师从张之文，是中华中医药学会“全国首届中医药传承高徒奖”获得者。长期从事温病与感染病的研究，尤其在传承与发展流派有关瘟疫学说、传染病治疗的理论和实践、病毒性肝炎证候生物学研究等方面取得显著成果。发表“张之文治疗咳喘的经验”“张之文教授治疗慢性肾病经验”“张之文运用加味麦门冬汤治疗咳嗽经验”“张之文教授辨治发热思路管窥”“试论中医感染病学的建立”等论文160余篇，主编《病毒性肝炎的中西医结合防治研究》《温病名家张之文》《川派中医药名家系列丛书·宋鹭冰》等专著，及多部《温病学》教材，并将张之文的特色教材《瘟疫学新编》发展为“十三五”创新教材《瘟疫学》。

4. 学术特色

（1）寒温一统，存异求同。把伤寒和温病统一在中医外感热病学的体系下，破除寒温之争，主张融会贯通、兼采众长，活用伤寒学术思想，灵活化裁伤寒方药，吸收现代中医工作者的研究成果，建立新的外感热病学体系，甚至中医感染病学，是巴蜀温病流派最突出的特征。

（2）瘟疫症治，源清流洁。宋鹭冰在经历1958年四川温江地区钩端螺旋体疫情后，陆续发表了诸如“中医治疗钩端螺旋体病的理论和方法”“温病和温疫的关系”“温病的新感和伏气问题”“温病概论”“温病学的形成、发展和展望”等论文，从理论和实践的层面初步理清了温病学的理论渊源。此后张之文持续将温疫理论深刻化，如其发表了“《温疫论》对温病学说形成和发展的影响”“谈温病学的继承与发展”“温病学面临的挑战及对策”，后又组织专家编写了《瘟疫学新编》，并撰写论文“传承瘟疫学理论——构建中医疫病防治新体系”，从理论的层面系统的研究古代医家对于急性传染病的认识和治疗，并在此基础上构建新的中医疫病防治新体系。

（3）辨治湿热，开拓创新。薛生白的《湿热条辨》，是中医学史上第一部论述湿热性温病的专著。该书以水湿三焦辨证为纲，第一次系统地论述了湿温的辨证施治，但同时代享有盛誉的叶天士也提出卫气营血辨证思想。赵立勋认为叶氏卫气营血辨证同样适用于薛氏湿温辨证，故以叶氏重点突出邪气传变的辨证思想为纲，重新编排了薛氏条文，类分为湿热郁阻卫表、湿热郁阻气分、湿热深入营血、湿热病后调治、湿热病变证及类证五个方面，具体阐述了湿热的卫气营血发病规律，治疗策略，防治思路。其后的杨宇、冯全生等对湿热学说进行了进一步的发挥，并应用于呼吸系统、消化系统、病毒性肝炎等传染病防治，在临床和基础研究中取得成果，如研究显示慢性乙型肝炎巴蜀地区最具代表性的证候为脾胃湿热证，初步发现了该证型的生物学标志物。

5. 代表著作

《温病学讲义》，成都中医学院主编，医药卫生出版社。

《成都中医药大学特色教材·瘟疫学新编》，张之文主编，中国中医药出版社。

《张之文温病学讲稿》，张之文著、冯全生整理，人民卫生出版社。

《瘟疫学》，冯全生主编，中国中医药出版社。

《巴蜀名医遗珍系列丛书·宋鹭冰60年疑难杂症治验录》，程式、何德鲤整理，中国中医药出版社。

《川派中医药名家系列丛书·宋鹭冰》，冯全生、郭尹玲主编，中国中医药出版社。

《病毒性肝炎的中西医结合防治研究》，钟森、冯全生编，四川科学技术出版社。

（五）中药性效流派

1. 传承概况

中药性效流派由著名中药学专家凌一揆开创，成都中医药大学药学院是该流派主要学术传承地，主要传承人有李祖伦、张廷模、彭成、王建、秦旭华、刘贤武等。经一代又一代的辛勤耕耘，围绕中药“品、质、性、效、用”，开拓思维，大胆实践，以临床安全、有效、合理使用中药为目的，以中药基本理论及临床应用为核心，从中药基本理论、中药信息资源挖掘与利用、中药不良反应基础与临床三方面展开了研究。在学科建设模式、理论创新、教材建设、人才培养等方面，该流派一直居全国领先地位，发挥了很好的辐射、示范和带头作用。

2. 代表人物

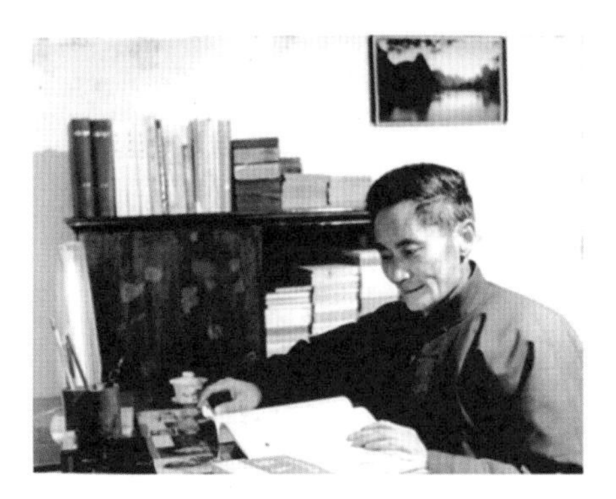
图5－11　凌一揆像

（1）凌一揆（1925—1992），全国著名中医药专家，中药学高等教育与“系统中药学”创始人（图5－11）。1944年于四川国医学院毕业后留校任教。1946年和1947年，先后创办《中国医学》和《中国医学月刊》并兼任主编。1948年回老家永川行医。1954年与友人合作建立联合诊所（今重庆市永川区中医院前身）。成都中医进修学校成立后，他受聘到该校任教，并担任教务主任。1956年调成都中医学院工作，在学科建设和教材建设方面贡献巨大，不仅是成都中医学院的建院元老，也是新中国中药学高等教育的开路先锋。1959年在全国率先开办中药学本科专业，初步奠定了中药学一级学科的基础。提出“中药研究工作必须与中医临床经验相结合”的“医药结合”思想。从1975年开始主持《中国药典》中川药部分的编写，并主持“川产道地药材系统研究”和“解表方药研究”“四川省中药资源调查”等多项重大课题。发表“对中药十八反、十九畏的文献考察”“四川中药概况”等论文20余篇。著有《中药学讲义》《神农本草经讲义》等著作多部。

（2）雷载权（1928—2016），出身于中医世家，因患病而专志学医。1952年任内江市东兴医院中医内科医生。1954年考入成都中医进修学校。1956年，调入成都中医学院，从事中药学教学、科研及临床工作。1995年，其主编的规划教材《中药学》，统一按功效分类，并对中药功效的基本含义、分类、历史沿革、与性能的关系、局限性等方面进行研究，从而形成了比较完整的临床中药功效理论体系。雷氏积极开展了中药继承整理研究，主要项目有：协编《四川中药志》，撰写了137味药物的“医疗用途”部分；担任卫生部药典委员，为《中国药典》1977年版、1985年版、1990年版完成了所承担部分内容的编写、考证及审核稿工作；主编《实用食疗方精选》及《中华临床中药学》。发表“略谈下法”“下法在急腹症方面的应用”等论文19篇。

3. 主要传承人

（1）李祖伦（1943—），1987年博士毕业于成都中医学院，师从凌一揆，是新中国培养的第一位中药学博士。李氏协助导师在国内率先提出构建“系统中药学”的学科建设模式，并促进了二级学科的分化和构建；继承并发展了导师“中药药性理论核心观”的认识方法和认知模式，开展了“本草学对‘气·味’——药中精微物质认识的研究”以及“中药寒热属性的内在规律研究”等课题，较为系统地探讨了中药四性、五味理论及“气味”的关系；对川芎、川牛膝、川白芷等多种川产道地药材开展了系统研究并获奖。

（2）张廷模（1944—），1978年考入凌一揆门下，成为他首届硕士研究生。张氏传承了川派临床中药专家能医能药、理论基础深厚、实践经验丰富的优势，发展了一系列流派学术思想。如首次提出补泻、润燥也属于中药性能范畴，提出区分性能与性状的必要性与文献依据，提出药性“三性说”的合理性，剖析“一物二气”说，药物归经与临床辨证定位理论的相关性，归经与引经、基于法象药理学的升降浮沉和基于药效学的升降浮沉的联系与区别等。首次提出功效理论是中药基本理论的核心，对中药七情及配伍关系的相对性提出了新见解，其主编的《临床中药学》已经连续再版三次，学术意义重大，具有创新性。

（3）王建（1959—），女，受凌一揆导师“系统中药学”学术思想的影响，提出了“中药药性整体”学术观，主张基于功效分类、按“质—效—性”路径开展中药“药效整体”的研究，获得科技部973课题资助；结合病人口服部分中药产生的胃肠胀痛不适等副作用，提出了“药源性胃肠靶器官毒性”学术观，并采用炮制与配伍手段，干预药源性胃肠不良反应，探明了其机制。发表“中药药性理论的研究与思考”“中药功效分类的药性表达规律研究”等论文近200篇，主编《中药学》《临床中药学》《川派中医药名家系列丛书·凌一揆》等教材和著作多部。

（4）彭成（1964—），在凌一揆系统中药学的基础上，首次提出中药创新药物“方病证、药病证、有效部位与病证、有效成分与病证”的研究发现模式，从理论和技术上将中医药学、生物医学、动物实验知识技术融为一体，构建了独具理论体系与技术方法的综合性新兴交叉融合学科——中医药动物实验方法学。彭氏还提出并构建了有毒中药“毒性物质基础-毒作用机制-控毒方法体系”的安全性评价模式，建立了中药毒理学新学科。发表“论系统中药学的科学内涵”“试论中药药理动物模型”等论文500余篇，主编《系统中药学》《中国临床药物大辞典》（中药饮片卷）等多部教材与专著。

4. 学术特色

（1）创建大中药学，形成专业人才培养模式。凌一揆提倡建立当代的“大中药学”和与之相适应的人才培养模式，是将传统中药发展为现代中药学的开拓者和奠基人。1959年，凌氏在成都中医学院建立起全国首个中药学专业，招收本科生。此后，他在中药学学科课程设置、教材建设、教学形式和方法等方面倾注了大量心血，强调培养中医药人才必须“早实践、多实践”的理念。在他的带领下，成都中医学院药学系形成了知识结构包括文史哲基础、专业知识、自然社会科学知识、科学能力四方面的中医药人才培养模式。在全国率先组建了中药标本室、药圃、药用植物园，并于1960年开始峨眉山药用植物高山实习，1961年开始中药鉴定课前实习和川产道地药材产地实习，1962年开始炮制制剂课间实习，从而初创课程体系和实践教学体系，形成了我国中药本科人才培养体系的雏形。20世纪70年代末，凌一揆首先提出了建设“大中药学”学科的构想，80年代初又进一步提出了建设“系统中药学”的新思路，得到全国同行专家认同。此后，我国中药学科建设的思路几乎是按“系统中药”模式进行。

（2）潜心科研，重视中药的临床应用。雷载权深研临床用药规律，尤其对下法、补法以及温病卫气营血的制法遣方颇有研究，硕果累累。雷氏认为，寒下有缓急之异，泻下与理气并投，泻下应攻补兼施；阳虚者，宜补而兼温，阴虚者，宜补而兼清，不忘阴阳互济；血虚可补气，气虚不用血药；补五脏不忘整体，注重脾肾；顿虚不可荏苒，渐虚不能速；并开展了葛黄汤、石膏汤、凉膈散、神犀丹等解毒方药机制研究。

（3）提炼功效，建立临床中药体系。20世纪50年代末，由凌一揆、雷载权等编著的中医学院试用1版教材《中药学讲义》，已将中药功效贯穿其中。60年代初，第2版教材《中药学讲义》，对中药学功效分类又进行了重新调整。以后各版教材基本沿用第1、第2版教材的方法。近年来，由雷载权主编的《中药学》，改变了前 5 版教材中药功效分类不完整的弊端，将“外用药”分为“解毒杀虫燥湿止痒药”和“拔毒化腐生肌药”两章，从而使《中药学》教材，真正在中药功效分类体系下统一。并对中药功效的基本含义、分类、历史沿革、与性能的关系、局限性等方面进行了研究，从而形成了比较完整的临床中药学功效理论体系。

（4）精研药性，阐明中药奏效原理。该流派对中药药性理论进行了深入系统的研究，尤其对四气、五味、升降浮沉、归经、五脏苦欲补泻的概念、标定依据、历史沿革、临床作用原理几个方面进行了研究。如认为寒热药物病证的作用具有选择性，同一药性药物具体作用特点和部位不同；应性味合参，加强中药五味标准化的研究，通过现代化学、药理、临床的研究，在实践中建立更为客观的五味理论。

（5）洞悉配伍，遣方用药讲究法度。雷载权认为，遣方用药务求精专，随证配伍应有法度。他根据自己 50 年的临床实践，系统总结前人的用药经验，对中药寒热配伍、反佐配伍的基本含义、目的、特点、作用进行了系统研究。如近代医家多认为反佐配伍即寒热相佐，而雷氏认为中药反佐配伍是指与主要药物作用特性相反的少量反佐药物，能协调主要药物发挥疗效，治疗病性或病变趋于单一病证，而呈相反相成作用的配伍方式。

5. 代表著作

《中药学讲义》，凌一揆著，成都中医进修学校讲义，内部刊物。

《中药学》，凌一揆主编，上海科学技术出版社。

《中华临床中药学》，雷载权、张廷模主编，人民卫生出版社。

《临床中药学》，张廷模主编，中国中医药出版社。

《中药功效学》，张廷模主编，人民卫生出版社。

《川派中医药名家系列丛书·凌一揆》，王建主编，中国中医药出版社。

《中华道地药材》（上、中、下三册），彭成主编，中国中医药出版社。

《中国临床药物大辞典》（中药饮片卷），彭成、黄正明主编，中国医药科技出版社。

《系统中药学》，彭成主编，中国中医药出版社。

《中药药理学》，彭成主编，中国中医药出版社。

《中药毒理学》，彭成主编，中国中医药出版社。

（六）蒲氏内科流派

1. 传承概况

蒲氏内科流派是以被誉为“一代宗师”的蒲辅周为代表的流派。该流派强调治病求本，擅用八法，尤其擅长治疗流行性乙型脑炎、流行性脑脊髓膜炎、腺病毒性肺炎等温热病。蒲氏的学术思想和临床经验传承门人众多，主要分为四类：一是新中国成立前的入室弟子，如薛崇成、郑松君等；二是新中国成立后组织安排的学生，如高辉远、薛伯寿等；三是个人上门拜师求教，自认其门人者，如李兴培、何绍奇等；四是子女传承，如蒲志孝等。

2. 代表人物

蒲辅周（1888—1975），原名启宇，出身于四川省梓潼县长溪乡一个世医之家（图5－12）。祖父蒲国祯和父亲蒲显聪都是精通医道、名闻乡里的医生。15岁起随祖父习医，18岁便悬壶于乡里。1955年，卫生部中医研究院成立，奉命调京工作。长期从事中医临床、教学和科研工作，精于内、妇、儿科，尤擅治热病，熔伤寒、温病学说于一炉，经方、时方合宜而施。在几次传染病流行时，蒲氏辨证论治，独辟蹊径，救治了大量危重病人，为丰富、发展中医临床医学做出了重要贡献。周恩来总理称赞他“高明的医生，又懂辩证法”，实为川派中医大师。发表“从治疗乙型脑炎的临床实践体会谈中医辨证论治的优越性”“鼻塞、流清涕证治”等论文十余篇，晚年由其门生整理出版了《蒲辅周医案》《蒲辅周医疗经验》《温病述义》等著作。

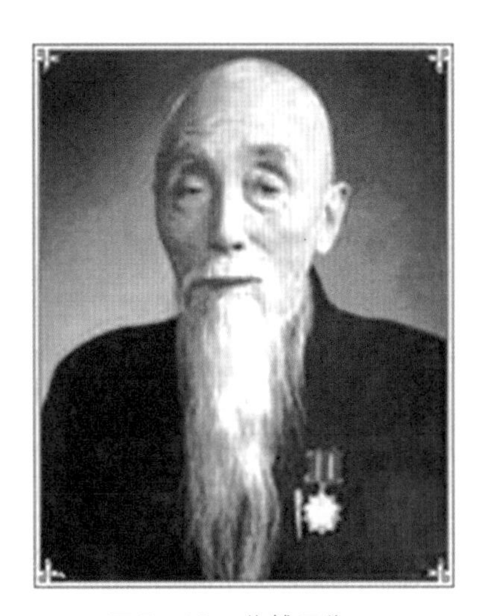

图5－12　蒲辅周像

3. 主要传承人

（1）李兴培（1939—），1962年于成都中医学院毕业后，至新疆医学院二附院从事医教研工作迄今。李氏十分尊崇蒲氏，自学钻研蒲辅周学术思想和临床经验，研究蒲学成就十分突出。发表“蒲辅周老大夫用药经验初步探讨”“蒲辅周老大夫学术思想初步探讨”“蒲辅周学术渊源及其治学态度”等论文百余篇；主编和参编《蒲辅周研究》《中国中医理论暨临床经验》《危重疑难病症中医治疗进展》《医方妙用》等专著16部。

（2）蒲志孝（1941—），蒲辅周之子，蒲氏中医第四代传人，蒲辅周学术研究会会长，全面继承了蒲氏衣钵，发表“蒲辅周老中医医疗经验琐谈”“蒲辅周医疗经验拾遗”“蒲辅周医话十则”“蒲辅周轶事”等论文。蒲志孝致力于传承与发展蒲氏内科流派学说对肝病的论治，发表“论肝”“对乙肝辨证论治的中西医结合再认识”“对慢性乙型肝炎辨证论治的重新认识”等论文，发展了“肝气虚”和“肝阳虚”理论。主编《蒲辅周家传中医录》《川派中医药名家系列丛书·蒲辅周》等著作。

（3）何绍奇（1944—2005），四川梓潼人，青年时期在梓潼跟随蒲氏门人学医，后在乡、区、县医院工作十余年。1974—1978年任梓潼卫校、绵阳卫校教师。1978年考入中国中医研究院首届中医研究生班，毕业后留院任教，主讲《金匮要略》《中医各家学说》等课程，并从事内科临床工作，对脾胃病、风湿病和心血管疾病颇具心得。1994—1996年应欧洲中医进修培训中心邀请，赴荷兰工作。1997—1998年被聘为北京医科大学药物依赖研究所研究员，从事中医药戒毒的研究。2003年到香港浸会大学中医药学院任教。著有《读书析疑与临证得失》，任《中国大百科全书·中医卷》副主编、病证分支主编，《现代中医内科学》主编。发表“蒲辅周先生用甘草心法管窥”“蒲辅周前辈之医路体会”等论文88篇。

4. 学术特色

（1）擅用八法，多有发挥。蒲氏内科流派强调治病求本，擅用八法，主张“汗而毋伤，下而毋夺，温而毋燥，寒而毋凝，消而毋伐，补而毋滞，和而毋泛，吐而毋损”。

（2）寒温统一，擅温热病。蒲氏认为伤寒与温病是始异（伤寒是寒邪侵犯太阳经，温病是温邪首先犯卫），中同（寒邪入里化热，证属阳明，治以白虎、承气，温病顺传气分，治亦以白虎、承气），终异（伤寒传入三阴，治宜温补，温病入营血，灼伤津液，治宜清润）。伤寒治以发汗解表，温病治宜透达取汗，两者均需顾及津液。20 世纪 50 年代，流脑、小儿腺病毒性肺炎等急性传染病比较猖獗，蒲氏根据温热病学的理论指导临床医疗，提高了治愈率，降低了病死率。

（3）重视岁时，辨治时病。蒲氏强调治病“必先岁气，毋伐天和”，认为各种不同气候环境会产生各种不同的发病因素，要注意自然气候和季节等对疾病发生、发展和转归的影响。如麻疹病，多发于春季，但其他三季也有发生，见症有所不同，治法亦有同有异，所同者，宜宣透；所异者，宜根据季节时令之暑湿燥寒而酌增苦辛或苦辛微温之品。1945 年近立秋，成都小儿麻疹流行。当时大雨连绵，街巷积水，病儿麻疹隐伏于皮下，医生用宣透无功。蒲辅周联系到其时多雨，热从湿化，因而用通阳利湿法，俾湿开热越，疹毒豁然而出，虽不宣透亦热退神清而愈。同道用之，亦皆应手。1956 年，石家庄市曾流行乙型脑炎，用清热解毒、养阴法治疗，治愈率达 90％以上，而次年北京流行此病时，用上述方法效果不显。蒲辅周从临床实践中发现，北京多年阴雨连绵，湿热交蒸，因此属暑湿偏盛，遂用杏仁滑石汤、三仁汤等化裁，通阳利湿，收到了良好效果。在对内伤杂病治疗中，他亦注意气候的影响，适当加入相应时令药，如其治周期性发热，就按季节灵活处方用药，暑天选用四妙丸加茵陈、青蒿、木瓜、荷叶等清热利湿，入秋后用五积散合四妙丸加味，祛寒除湿，以提高疗效。为配合季节，还注意用药的剂型。1963 年治疗金某心气虚痛（冠心病）一例，即冬用膏、夏用散，以与季节相适应，既考虑到疗效，亦方便了病人。

（4）明辨邪正，抓住本质。蒲辅周对治病必求其本这一中医治疗的基本原则深有研究，并对在辨证求本过程中应注意处理的几个关系做了阐述：一是邪正关系。他认为邪气为标，正气为本。在治病过程中，注意病人的正气情况，掌握扶正祛邪、祛邪养正的辩证关系。若只见病，单纯以祛除病邪为务而不顾正气，则失去治病求本的意义。例如，他曾治一急性肝炎病人，前医均只注意肝炎为病毒感染这个外邪的一面，以致中阳更伤，饮食日减，便溏完谷不化，神疲肢倦，月余卧床不起。蒲氏治以香砂理中汤加吴茱萸、草果健运脾胃，扶正祛邪，病人很快康复。二是病因和症状的关系。他认为病因是本，症状是标，所以治病必须寻求病因，对因治疗，才能达到痊愈的目的。如他曾治尿闭和尿失禁的两个病人，从症状看，两人是完全不同，但从病因病机分析，却都是中气虚弱，一是中气不摄以致尿液失禁，一是中气不运，尿闭不通。因此都从中气虚弱治，处以补中益气汤加减而愈，而不是见失禁就固涩，见尿闭就通利，此即中医异病同治之义。又如两心悸病人，虽主症均为心悸，但一例心悸而伴头晕，恶心、有痰、便溏，苔中心黄腻，脉滑，为痰湿夹胆火上扰心主之实证，便溏是脾弱之象，治宜先以温胆汤加味化痰湿，兼清胆热，加用资生丸兼调脾胃而愈；另一例心悸伴有出冷汗，下肢浮肿，大便溏，严重时出现心房纤颤，则属心气不足，兼有脾湿，偏虚证，治宜补益心气，温脾理痰，治疗亦以温胆汤化裁，但以党参易竹茹，随症加减而收效，明辨标本，治本而愈。

（5）重视后天，顾护脾胃。蒲辅周调理脾胃，既取法于李东垣之升脾阳，又效法叶天士而保胃阴，升降润燥，权宜而施，融李东垣和叶天士之长，用补中益气汤和益胃汤加减，亦常用补益资生丸，既避免参苓白术散之补而壅滞，亦无香砂枳实丸消导香燥之弊。在治病求本的同时，蒲辅周十分强调治病必先察脾胃之强弱。他认为外感病须助胃气，内伤病尤须重视胃气，因为卫气来源于中焦，胃气强者，卫气始固，玉屏风散用白术即本于此。因此每将调理脾胃作为外感病恢复期的治疗关键，治疗内伤时亦必须时刻不忘胃气这一根本原则。

（6）精通内科，兼擅妇儿。蒲辅周认为妇儿科与内科，只有见证的异同，而无本质的区别。由于妇、儿的生理、病理特性，妇女有经、带、胎、产，儿童有麻、痘、惊、疳，其余疾病基本与内科相同，因此，他在精于辨证的基础上，在妇儿科诊治上也有独到之处。

5. 代表著作

《蒲辅周医案》，高辉远等整理，人民卫生出版社。

《蒲辅周家传中医录》，蒲志孝、蒲永文著，人民卫生出版社。

《蒲辅周医疗经验》，中国中医研究院编，人民卫生出版社。

《蒲辅周医学经验集》，薛伯寿、薛燕星编著，北京科学技术出版社。

《蒲辅周研究》，李兴培主编，新疆人民出版社。

《川派中医药名家系列丛书·蒲辅周》，刘建、蒲志孝主编，中国中医药出版社。

（七）文氏外科流派

1. 传承概况

文氏外科流派，系指以文琢之为代表的中医外科学术流派。该流派学术思想始于清代四川佛家名医天映大和尚，后传于释灵溪上人，再传文琢之后，形成了有理论、有著作、有传承人、有产品、有学术梯队的学术流派。成都中医药大学附属医院皮肤科和四川省第二中医医院乳腺科是该流派主要学术传承地，主要传承人有严素芳、艾儒棣、刘颖、陈明岭等。近年来，流派传承人围绕教学模式、优势病种、特色病种等方面积极申报各级各类科研课题，从教学方法探讨、临床疗效验证、作用机制研究等方面丰富、完善和发展了文氏外科的学术思想。

2. 代表人物

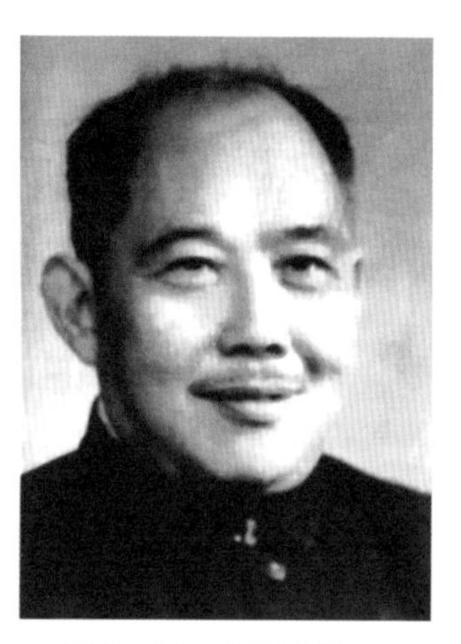

图 5－13　文琢之像

文琢之（1905—1991），以善治肿块、皮肤病及各种疑难杂症闻名（图 5－13）。10 岁拜入释灵溪上人门下，开始学习内外科和杂症治疗，以及各种效灵膏丹丸散的制作，尽得其传。8 年后出师，悬壶成都。1925 年又考入成都中医学校再进行系统学习，并跟随蜀中名医冯尚恩研习脉学 3 年。1957 年，调入成都中医学院任教。1963 年调入学院附属医院，创建中医外科，亲制各种丸散膏丹数十种，并配置了传统外科换药室，制作各种外用药物及药捻。1985 年的中医工作检查中，文琢之创建的外科外用药物 40 余种，居全国领先地位。发表“消核浸膏片治疗肿瘤观察包块 179 例疗效”等多篇论文。及至年过古稀，虽瘫痪多病，仍教导后进孜孜不倦。为将毕生经验传出，便以自己口述、徒弟记录的方式，最终整理出版《文琢之中医外科经验论集》一书。

3. 主要传承人

（1）严素芳（1934—），女，1971 年参加成都中医学院西医学习中医班，

1972年起师从文琢之长达8年，擅治乳腺病、各种疑难皮肤病、疮疡、脉管炎等。1976年总结文琢之的经验，发表论文“文琢之老中医治疗皮肤病临床经验”。1987年作为第一主研对乳块灵合剂治疗乳腺增生病进行研究，并获奖。其研制的制剂多达20余种，代表性的有乳块灵口服液、玉容袋泡剂、首乌健肤香露、地休洗剂、复方止痒霜等，创造了良好的社会效益和经济效益。

（2）艾儒棣（1944—），文氏外科流派学术带头人，全国著名中医外科、皮肤科专家，国家级教学名师，第二届四川省“十大名中医”。1965年，艾儒棣考入成都中医学院，毕业后留校工作，分配在中医外科教研室。1974年起跟随文琢之进行临床学习，1977年在校人事部门的主持下，正式成为文琢之的入室弟子。艾儒棣除跟师学习临床经验外，还潜心学习并掌握了丸散膏丹等中医外科特色药物的制作绝技。从1979年开始讲授丹药、黑膏药的实验课，从此30年不间断，使濒临失传的外科绝技如升丹、降丹、黑膏药等传统制剂得以流传。该课程已成为成都中医药大学中医外科学最具特色的课程，也是全国中医药院校唯一开设此类课程，深受历届学生好评。1987年，艾儒棣首次提出“活血药在带状疱疹治疗中用不嫌早”的观点，提出带状疱疹用活血化瘀药可减少疼痛发生。同年，首次提出红斑狼疮的基本病机是肾虚，并提出红斑狼疮要重建免疫平衡的观点。1995年，首次提出“银屑病进行期不宜用活血化瘀药”的观点。艾儒棣致力于文氏外科的发掘与传承，在其带领下，成都中医药大学成功创办中医外科本科专业，2002年中医外科学增列为博士点，2004年成为四川省重点学科，2006年成为四川省精品课程，2012年国家中医药管理局批复成立“四川文氏皮科流派传承工作室”。

（3）刘颖（1962—），女，四川省第二中医医院乳腺科主任，主任中医师，四川省拔尖中医师/四川省名中医，曾获四川省政府、省中医药管理局科技进步奖，四川省“巾帼建功”活动标兵。中华中医药学会中医外科分会、乳腺病分会专委会委员，四川抗癌学会乳腺癌专委会委员。1984年毕业于成都中医学院，师从严素芳，从事中医外科工作二十余年，继承发展了文派治疗乳腺病的经验，发表“川派中医外科大师文琢之学术思想治疗乳腺疾病应用探讨”等论文。继承文老经验，擅长火针烙口加药线引流治疗急性乳腺炎、乳腺脓肿，伤口小，愈合快，还能够让哺乳妈妈继续母乳喂养，应用该技术治疗非哺乳期乳腺炎，取得良好效果。传承基础上创新应用穴位埋线治疗乳腺增生、乳汁不足，减肥、皮肤疾病、月经不调及身体的调理等，在四川乃至全国都有一定的影响力。

（4）陈明岭（1967—），文氏外科第五代主要传承人，师从艾儒棣，提出对进行期寻常型银屑病要慎用活血药物，病—证—期三者有机结合进行辨治；对雄激素源性脱发，提出先天禀赋异常为其本，嗜食肥厚辛辣为其因，毛发失于濡养而致脱落为其果，湿热熏蒸及阴虚血瘀为发病关键，在治疗上重用化脂降脂及清热除湿解毒中药；对老年性皮肤瘙痒症，在传统养血润燥、祛风止痒的基础上，提出益气固表亦是改善皮肤透性屏障的关键环节，进一步丰富和完善了中医的气、血、津、液理论；对玫瑰糠疹，创新性地提出从温病卫、气、营、血进行辨治，对该病提出了未病先防、固护阴液、不可过用寒凉等学术观点。

4. 学术特色

（1）发掘古秘方，重视炼丹术。文氏外科流派虽源于释门，但非常重视炼丹术，重视丹药等外用药的应用。文琢之在探索白降丹的用法时，认为降丹腐蚀力强，且疼痛剧烈。为克服这一缺点，进行了艰苦的探索研究。文琢之曾得清末川西著名降丹“大乘丹”的俚歌，云：“一人圭，千人降，非也。大丹古，八七五。”其歌意之禅机颇费思考，经多方破译不得要旨，后文氏与外科名家张觉人老先生反复推敲，始悟其理：“一人”合并为“大”字，“千人圭”相合而为“乘”字，合起来为大乘丹之意。“降”指该丹药性质为降丹。“非也”是指古人对秘方多秘而不外传，往往以暗语传于后人，这里指该处方为八味药，“非”字八画即暗指药味的数量。“八七五”又是什么意思呢？大乘丹有多个处方，其中仅一方的全剂重量是八两七钱五分（合今日大约 270 克），这八七五即暗合该方药剂总重量。自此，大乘丹的神秘面纱被文氏揭开。濒临失传的大乘丹被发掘出来后，验之临床，虽其效彰彰，但其弊病是疼痛不可忍。为减轻大乘丹的副作用，文氏改进处方和制法，将方中白砒改为药性更为缓和之寒水石，并创新性地采取“先降后升”的方法来制取，以降法取其本，升法取其性。以此制出的大乘丹，疼痛之弊顿减，在临床上很受病人欢迎，一直沿用至今。大乘丹原方：水银、硝石、白矾、皂矾各45克，食盐60克，硼砂15克，寒水石（原方白砒）15克，硇砂7.5克。

（2）亲制丸散膏丹，传承传统制剂。文氏外科流派坚持继承和发扬中医外科优势，突出传统中医内容的发掘和继承。艾儒棣通过课堂讲授和实验操作相结合的方法，使濒临失传的外科绝技如红升丹、白降丹、黑膏药等传统制剂得以流传下来。长期坚持开设了国内中医药院校中仅有的中医外科绝技如白降丹、红升丹等制作实验，以及传统的外用药制备实验。经过近30年的不间断努力，为全省培养了一批掌握外科传统绝技的专门人才。临床时多用中医外科传统制剂来治疑难疾病，如治疗疮肿的金黄散，治疗慢性溃疡的七星丹、皮黏散，治疗带状疱疹的二味拔毒散等，同时开发新的药物，如生肌玉红软膏、蛇黄膏等，疗效颇佳。

（3）外科肿块，从痰论治。文氏外科流派针对有肿块的外科疾病，多从痰入手。文派认为，痰要形成肿块，是因气血运行的失常，导致气滞、血瘀、痰凝相互交结，则可发生有形之肿块。肿块可发于人身各处，外至皮肤、肌肉、骨骼，内及五脏六腑，无处不到，多数可称其名，亦有不可名者，故以怪病论之。其认为痰是形成肿块的基础，气血失常是痰形成的关键。治当见痰休治痰，当以顺气为先；理气为治病之本，治痰为治病之标。故治疗重点当疏肝理气、化痰散结、活血化瘀兼软坚消散。文氏据此创制了消核散，用于临床数十年效果显著。随后将消核散研制成消核片，用于治疗良性乳腺增生病、瘰疬、甲状腺瘤、脂肪瘤等多种肿块疾病。该方将气、血、痰三者合而治之。达到使其气血顺、痰涎散、肿块消的目的。消核片Ⅰ号方，由玄参、牡蛎粉、夏枯草、漏芦根、白花蛇舌草、半枝莲、淡昆布、淡海藻、郁金、木香、陈皮、乌药、甘草、浙贝母、白芥子、丹参等组成，凡乳腺增生症、甲状腺肿瘤、瘰疬、脂肪瘤、神经纤维瘤及良性包块、恶性肿瘤初期，均可使用。消核片Ⅱ号方，在Ⅰ号方基础上加黄药子、刺猬皮、地榆、槐花等，用于痔疮、直肠息肉、直肠癌等病。

5. 代表著作

《文琢之中医外科经验论集》，文琢之口述、艾儒棣整理，科学文献出版社重庆分社。

《中医外科特色制剂》，艾儒棣主编，成都中医药大学自编教材，内部刊物。

《中医外科药物学》，艾儒棣主编，中国中医药出版社。

《川派中医药名家系列丛书·文琢之》，艾儒棣主编，中国中医药出版社。

《当代中医皮肤科临床家丛书·艾儒棣》，陈明岭、艾华主编，中国医药科技出版社。

《川派中医药名家系列丛书·艾儒棣》，艾华、陈明岭主编，中国中医药出版社。

（八）巴蜀妇科流派

1. 传承概况

巴蜀妇科流派历史悠久，晚清至现代是该流派成熟及鼎盛时期，成都中医药大学附属医院妇科是该流派主要学术传承地。以卓雨农、王渭川、唐伯渊、王祚久、曾敬光等为代表的第一代四川中医妇科名家，对四川乃至全国中医妇科学学科的创立和发展影响深远，形成了巴蜀妇科流派的学术思想体系。以刘敏如、杨家林等为代表的第二代妇科名家，通过继承发展、科研创新、培养学术继承人，促进了巴蜀妇科流派的全面发展，并取得丰硕的研究成果，进一步完善了巴蜀妇科流派学术理论体系，使流派特色更加鲜明。以谭万信、陆华、魏绍斌、张庆文、吴克明、曾倩、谢萍、彭卫东等为代表的第三代妇科名家，通过不断深入的临床和实验研究，进一步深化了学科的建设内涵，形成了明确的研究方向，使巴蜀妇科流派学术队伍更加壮大，理论体系更加完善。

2. 代表人物

（1）卓雨农（1906—1963），幼年随父习医，对妇科尤有造诣（图 5－14）。17 岁便开始行医济世，因疗效显著，声名远扬，有“卓半城”之雅誉。1951 年就职于成都市第一人民医院，1957 年调成都中医学院工作，任附属医院副院长

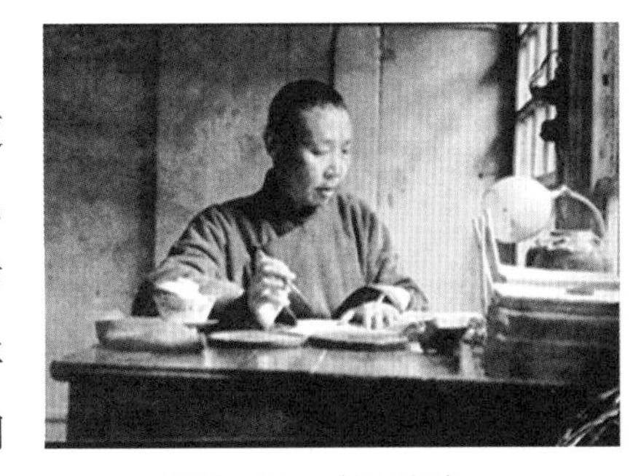

图 5－14　卓雨农像

兼妇科教研室主任。主编了全国高等医药院校试用教材《中医妇科学》（第1、第2版）和统编教材《中医妇科学讲义》，为我国高等中医药教育中医妇科学的教材建设做出了重要贡献。所著《中医妇科临床手册》，是新中国成立后中医妇科学领域第一部专著，书中的证治方药大多是他个人心得。晚年根据世代治疗妇女疾病的秘传和自己几十年的临床经验，参以各家妇科文献资料，以月经、带下、妊娠、产后、杂病等各种疾病为主要内容，选方用药力求简便有效，并依中医理论加以综合整理，草为手稿。2016年，“巴蜀名医遗珍系列丛书”项目组将该手稿整理为《卓雨农中医妇科治疗学——世代家传妇科疾病诊治精要》一书出版。

（2）王渭川（1898—1988），号鲁同，江苏丹徒县人。1916年拜祖父门生袁桂生、何叶香为师，寒暑五易，始悬壶乡里。1924年参加恽铁樵等主办的“中医函授”和“诗词函授”，修习深造，学识日臻，先后在湖北麻城、汉口等地行医。1938年日寇入侵，避乱入川，客居万县，自办诊所十余年，医名日盛。1953年起在万县卫生学校担任医史教学工作，编写了《中国医学发展史概况》教材。1956年调至成都中医学院任教，1962年调至学院附属医院任妇科主任。发表“子痫前驱目血”“产后痢”“银甲丸治疗慢性盆腔炎”“我应用虫类药的体会”等论文20篇。有《王渭川临床经验选》《王渭川妇科治疗经验》《金匮心释》《王渭川疑难病症治验选》《红斑狼疮的中医治疗》5本医著传世。其主要科研成果“银甲合剂”和“银甲丸”，于1962年被卫生部推广应用。

（3）唐伯渊（1900—1981），原名祖渊，21岁中学毕业后拜投名医沈绍九门下，1930年开业行医，1935年开办“两仪医馆”。1964年调成都中医学院，任妇科教研组主任。1975年会同同门杨莹洁整理和出版了其师理论和临床的总结——《沈绍九医话》，平时则少有著述，病案亦多散佚。虽名重一时，却淡泊名利，平易近人，诲人至诚。

（4）曾敬光（1918—2010），女，1939年于四川国医学院毕业后以医为业，1953年又考入重庆中医进修学校深造。1956年调成都市第一人民医院工作，被指定为卓雨农的助手，开始专攻妇科。1957年随卓雨农调成都中医学院任教。曾氏作为新中国中医妇科学学科的创建者之一，对历代综合性中医古籍和妇科古医籍的发掘与整理花费了大量精力，对女性解剖、生理、病理等妇（产）科学基础理论的建立和科学化、系统化倾注了大量心血和智慧，对妇科月经病、妊娠病、产后病、妇科杂症及带下病的临床论治具有重大指导意义，尤其是她经过不懈探索而创立的“冲任学说”至为宝贵。

3. 主要传承人

（1）刘敏如（1933—），女，第二届“国医大师”。1962 年毕业于成都中医学院后留校工作。刘氏在继承巴蜀妇科流派前辈的学术思想及临床经验的基础上，十分注重本学科的学术建设和医、教、研的现代化，深入开展中医妇科理论与临床研究，运用现代科学技术方法开展肾主生殖的系列研究，同时注重扩大川派中医妇科在国内外的学术影响，为本学科成为国内最早的中医妇科硕、博士点，扩大川派妇科的知名度做出了很大贡献。20 世纪 80 年代初，刘氏首次提出“盆腔疼痛证”中医病名并做了系统介绍，早于 90 年代末期西医“慢性盆腔疼痛症”的提出。发表“有关痛经病机的辨证及讨论”“对崩漏有关问题的讨论”等论文数十篇。主编《中医妇产科学》《实用中医妇科学》等专著。

（2）杨家林（1937—），女，第三届四川省“十大名中医”。1962 年于成都中医学院毕业后留校工作，师从王渭川、卓雨农和唐伯渊。杨氏在继承川派中医妇科前辈的学术思想及临床经验的基础上，十分注重本学科的学术建设、专科建设、学术传承和后继人才的培养，深入开展了中医妇科理论与临床研究，以及月经不调、子宫肌瘤、盆腔炎的中药新药研究，并取得了 3 个中药新药证书，1 个中药新药临床试验批文。为扩大川派中医妇科在国际的学术影响，曾赴美国、加拿大、法国、以色列等国讲学 6 次，并在美国俄勒冈东方中医学院为美国第一届中医博士班授课并指导临床，帮助培养出妇科博士 5 人，为川派中医妇科的人才培养，扩大川派中医妇科在国内国际的学术影响做出了突出贡献。发表“中药补肾养血治疗卵巢早衰 54 例”“子宫肌瘤的中医治疗”等论文近 40 篇，著有《中国现代百名中医临床家・杨家林》《妇科专病中医临床诊治》等。

（3）谭万信（1946—），师从刘敏如，针对产后“多虚多瘀”的病理生理特点，提出了“产后正气易虚，易感病邪，易生瘀滞”的观点，并成功研发了“产泰”，推动了产后“补虚化瘀”调理从个性到共性、从理论到临床的跨越。谭氏还发展了子宫内膜异位症的论治，认为血瘀是本病病因基础，“瘀血阻滞，不通则痛”，故疼痛是其主要见症，瘀甚积而成癥是其病理进程的重要环节，治宜“活血化瘀，软坚散结，消癥止痛”，对化瘀止痛片进行了深入研究，丰富和发展了巴蜀妇科流派活血化瘀法的运用。

（4）魏绍斌（1957—），女，“杨家林名老中医传承工作室”负责人。魏氏在前辈治疗妇科痛症经验的基础上予以创新，提出了女性慢性盆腔疼痛病症的共性病因病机理论，认为盆腔炎性疾病后遗症、子宫内膜异位症、子宫腺肌病、痛经等妇科痛症，瘀血阻滞是其基本病机，导致瘀血形成的原因有气滞、寒凝、湿热、气虚、肾虚等，为妇科痛症的辨证治疗提出了执简驭繁的证治思路和治疗方法。并在此基础上结合四川地域饮食特点，以湿热瘀结立论治疗女性慢性盆腔疼痛病症，提出了“清湿化瘀、行气止痛”的基本治疗大法，常用中药内服配合直肠给药、中药封包外敷或中药熏蒸、穴位敷贴，研制了治疗慢性盆腔疼痛病症的系列院内制剂。主编《川派中医药名家系列丛书》中的三本——《王渭川》《王祚久》《杨家林》。

（5）陆华（1964—），女，结合临床开展了中医药对女性生殖轴调控的研究，建立了“神经-内分泌-免疫-循环”生殖调控综合评价体系，研究结果形成具自主知识产权的“接绪疗法”并成功转让；围绕“生殖结构—生殖激素—生殖循环—生殖温度”四个生殖关键条件，开展了中医药对性腺外性激素调控、对生殖血管闭锁调控、对未成熟卵母细胞及卵巢组织细胞冷冻复苏干预、对全能干细胞及胚胎干细胞诱导分化为生殖细胞干预等方面的研究，为中医妇科学的现代化研究及应用奠定了良好基础。

4. 学术特色

（1）结合地区特点，以“湿、热、虚、瘀”论治。巴蜀妇科流派根据四川地区气候特点，认为湿邪多居病因之首，湿热证在月经失调、带下病、妇人腹痛、癥瘕等各种病中均占有较大比例，并据此制定妇科病治湿五法：健脾益气升阳除湿法、清热利湿法、调气止痛清湿法、滋阴清湿法和补肾除湿法。因虚和因瘀，或虚瘀并见致病也为巴蜀妇科流派医家所共识，因虚常由脾肾气虚，气血两虚，多见于月经失调、不孕症相关疾病；因瘀常与肝经郁滞、湿热之邪交结为病，或以虚实夹杂之证出现，多见于与妇科癥瘕和痛证相关疾病。

（2）强调冲任失调是发生妇科疾病的重要环节。巴蜀妇科流派认为冲任督带与女性生理密切相关，其中尤以冲任二脉最为重要。有关学术思想可参阅本书第四章第七节“天癸-冲任学说”。

（3）肝脾肾同治，气血并调。肝脾肾脏腑功能失常，气血失调是导致妇科疾病的主要病机，二者关系又十分密切，妇女经、孕、产、乳无不以肝脾肾功能正常，精血充盛、气血通调为本，故巴蜀妇科流派各名家均重视调补肝脾肾，通调气机，调补气血。

（4）重视共性病机，异病同治。在中医辨证论治过程中，不同疾病在其自身发展过程中出现了病位相同、病性相近、病因同源、病势吻合的状态，为认识疾病提供了共同规律，为临床治疗疾病提供了方便，也是辨证治病根本所在。王渭川认为湿热下注，蕴结下焦是带下病、癥瘕、慢性盆腔炎共同的病机，可选用具有清热解毒除湿、活血化癥散结功效的“银甲丸”异病同治。杨家林常用四逆散加减治疗多种妇科痛症，如痛经，盆腔炎性疼痛，经行乳房胀痛等。刘敏如认为凡气阴不足者，多用生脉散为主方加减，凡各病主证表现为湿热者，常用三仁汤加五味消毒饮。魏绍斌提出瘀血阻滞是女性慢性盆腔疼痛病症的共性病因病机，有助于妇科痛症的辨证治疗。

（5）善用综合疗法，内外合治，辅以食疗。针对妇产科疾病常用综合疗法，内治与外治相结合，重视食物疗法在相关疾病中的应用，亦是巴蜀妇科流派的治疗特色。王渭川治疗子宫脱垂病人，除内服辨证中药外，常配合“蛇床子洗方”煎水外洗，同时配合“王孟英坐药”坐入阴道内。临证还善于药食同治，如治疗产后乳汁不行属于气血俱虚型，常以通乳散加花生米、猪蹄同煎炖服，以补气血，通乳汁。刘敏如曾跟师王渭川，认为中医学“食药同源”甚具特色，力推产褥复旧和催乳的食疗保健方，临床治疗每获良效。魏绍斌针对女性慢性盆腔疼痛病症，常用中药内服配合直肠给药、中药封包外敷或中药熏蒸或穴位敷帖，研制了直肠给药的系列制剂，并将多种中医外治疗法用于妇科临床治疗。曾倩在临证中，在给予病人口服中药的同时，常配合使用耳穴、灌肠、封包、针灸等中医传统特色疗法以增强疗效。谢萍则开展多联疗法（中药内服、针灸、运动疗法）对妇科恶性肿瘤放化疗后生存质量的影响研究。

5. 代表著作

《中医妇科临床手册》，卓雨农著，四川人民出版社。

《中医妇科治疗学》，卓雨农主编，四川人民出版社。

《卓雨农中医妇科治疗秘诀》，卓雨农著，四川科学技术出版社。

《王渭川妇科治疗经验》，王渭川著，四川人民出版社。

《中医妇科临床精华》，王祚久、王启明编著，四川科学技术出版社。

《中医妇产科学》，刘敏如主编，人民卫生出版社。

《实用中医妇科学》，刘敏如、欧阳惠卿主编，上海科学技术出版社。

《中国现代百名中医临床家·杨家林》，杨家林著，中国中医药出版社。

《巴蜀名医遗珍系列丛书·卓雨农中医妇科治疗学——世代家传妇科疾病诊治精要》，卓雨农著，中国中医药出版社。

《川派中医药名家系列丛书·卓雨农》，曾倩主编，中国中医药出版社。

《川派中医药名家系列丛书·王渭川》，魏绍斌主编，中国中医药出版社。

《川派中医药名家系列丛书·曾敬光》，朱鸿秋主编，中国中医药出版社。

（九）王氏儿科流派

1. 传承概况

王氏（王静安）儿科流派由四川省首届“十大名中医”王静安所开创，成都市第七人民医院中医科和成都市第一人民医院（成都市中医医院）中医儿科是该流派主要学术传承地，主要传承人有刁本恕、郑家远、黄映君、王泽涵等。近年来，流派传承人全面继承王静安的学术思想，特别是在草药运用、熏洗、推拿、敷贴等内外合治疗法方面成效突出。

2. 代表人物

王静安（1922—2007），9岁起开始学医，先后师事蜀中名师廖有庚、李辉儒、白子熔、周秉良、何伯埙，学习中医经典著作、中药炮制技术和丸散膏丹制作工艺，并兼修书画（图 5－15）。后又受业于王文志、邓治平、邓冲阳，广求真知，博采众长。满师之后，先后开设“济群诊所”和“友联诊所”。1955 年考入成都中医进修学校，毕业后被分配到成都市卫协中医门诊部工作，担任内儿科医生。20 世纪 50 年代，又直接参与了成都市中医医院的筹备与组建工作，并长期担任儿科主任，被誉为“王小儿”。发表“宣肺化湿汤治疗小儿湿热型咳嗽 142 例”“中医儿科疾病的综合治疗体验”“中药外治法在儿科的运用”等论文近 20 篇。其《静安慈幼心书》《王静安临证精要》和《王静安医学新书》三部著作是留给世人的宝贵遗产。

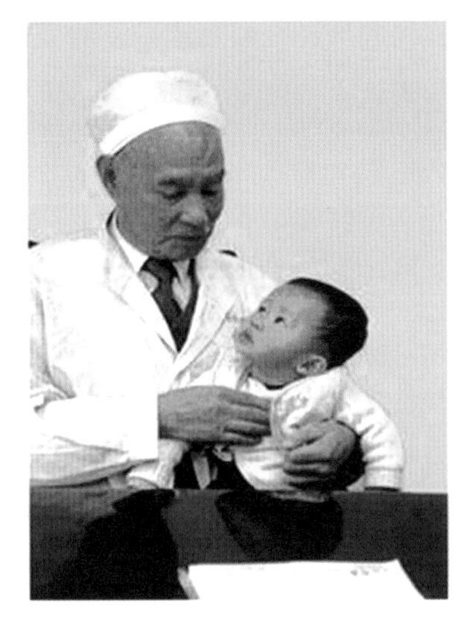

图 5－15　王静安像

3. 主要传承人

（1）刁本恕（1941—），自 1991 年起，作为王静安的首批“高徒”，开始跟师学习，直至王老逝世。他在全面继承老师经验的同时，又融合自己已有的知识，加以整合提高，逐渐形成了一整套具有王静安儿科流派特色的刁氏学术思想。他系统整理、总结、分析老师的学术思想和临床经验，编印了《王静安学术思想临证经验承传研究论文集》，两次召开王静安学术经验研讨会。受王氏儿科思想影响，刁本恕临证尤其重视保护患儿脾胃，少用壅补、蛮补药，多用醒脾芳化药助脾运化，治疗儿科常见病、疑难病，或从脾胃入手，或以脾胃善后，总不忘和胃醒脾，提出了咳喘厌食同源同治等新观点，为儿科临证提供了新思路。草药运用方面，刁本恕出于蓝而青于蓝，从儿科到内科、妇科，以及肿瘤病的防治，常根据需要选加数味草药，以增疗效。特别是在接受王静安内外合治思想基础上，刁本恕将外治之法发挥到极致，提倡中医多元疗法，融推拿、针刺、刺络、钟罩灸、灯火灸、敷贴、耳穴压丸、熏洗、熏蒸、食疗、药枕、香囊、熨拭、外搽等多种治疗方法于一体，临证合理选用，常常提高疗效。

（2）郑家远（1947—），于 20 世纪 80 年代起跟随王静安系统学习中医儿科临床，全面继承了王静安的学术经验，擅长以流派经验治疗外感高热、急慢性支气管炎、哮喘、心肌炎、腹泻、腹痛、泌尿系统感染、呕吐、婴幼儿黄疸、湿疹、水痘等儿科常见病和疑难病。发表“王静安主任医师治疗小儿病毒性心肌炎经验”“王静安主任医师宁肺止咳汤治疗小儿咳嗽——附150例临床观察”等论文14篇。

（3）王泽涵（1954—），王静安之子，继承了家父的宝贵经验，特别擅长治疗遗尿病、消化道疾病、高热，以及小儿推拿按摩和小儿疾病预防，并对骨科的常见病及疑难病有一定的独特见解。其代表性学术论文有“王静安治疗小儿咳嗽初探”“王静安诊治小儿腹痛经验——附186例临床报告”等，并参与《王静安医学新书》的编著。

（4）黄映君（1960—），女，1985年毕业于成都中医学院，2002—2005年作为第三批全国老中医药专家刁本恕学术继承人，是王氏流派第三代传人。作为国家“十五”攻关课题“王静安学术思想经验传承研究”成员，协助课题负责人完成研究。撰写了“王静安‘内外合治法’在儿科运用举隅”“王静安外治学术思想治疗小儿急症临床思路”等多篇论文，参与《王静安学术思想经验承传研究论文集》《王静安临床经验学习班论文集》《四川省中医儿科骨干学习班论文集》编辑工作。其“刁本恕学术思想学术经验研究”被评为优秀毕业论文，并被收入《薪火传承集·第三批全国老中医药专家学术经验传承精选》。

4. 学术特色

（1）学宗温病，兼融各家，创“湿热炎毒”。王氏儿科在用药上以温病学说为宗，多用辛凉。在继承温热、湿热学说的基础上，结合四川地域特点以及当今小儿饮食习惯，王静安创造性地提出“小儿多湿热炎毒”的病因病机学说。他认为四川盆地阴雨多，阳光少，湿气偏重，此为外因。现今多独生子女，过食肥甘厚味或恣食生冷，且多好逸恶劳、多坐少动，都会致使脾胃受损，湿邪内生，此为内因。“毒者，邪气蕴结不散之谓也。”若内外合邪，湿郁化热，互相胶结，病势缠绵，病难速已，则成邪毒，于是形成“湿—热—毒”的因果关系链。王氏将“湿热炎毒”学说运用于儿科临床，提出以除湿清热与抗炎解毒的治疗方法为应用体系。其所创制效验新方，如清凉丹、吹口丹、咽炎宁等，皆为清热解毒之剂。可见“湿郁化火、火重成炎、火烁成毒”这一学术观点，具有广泛的适应性。

（2）用药求稳，力主轻灵，勿伤胃气。王静安崇尚叶天士之说，药多平淡轻灵。认为遣方用药不可弄险逞怪，不可偏激壅塞，不可霸道强攻，药量也不可过重，过重则药过病所，亦克伐正气，损伤胃气，反而有害。用药以“和”为贵，以“稳”为要，多用轻灵之品，既不损伤正气，又能灵动气机，煎成汤剂后，药味清淡，苦味不甚，更无怪味异味，患儿乐于接受，因此常于平淡之中见神奇。

（3）精研药性，辨证求准，用药精当。对于用药，王氏强调：一草一木如一兵一卒，必须熟悉其产地、性味、归经、升降沉浮、开合补泻、大毒小毒无毒以及炮制后的药效等，只有对药了如指掌，才能用兵如神。因此，王氏从选药到剂量上都十分考究。具体用药经验可参阅该流派代表著作。

（4）解苦去疾，草药鲜药，不失地宜。运用草药、鲜药治疗儿科疾病，也是王静安临证特色之一。具体用药经验可参阅该流派代表著作。

（5）传承创新，化裁成方，自立新方。王氏结合相关理论和临床经验，对历代古方加以改进提高，创制了大量临床上行之有效的著名方剂。其著作《王静安临证精要》中选载方剂 80 余首，而他自拟处方多达 47 个。如“宣肺化痰汤”治疗小儿顽固性咳嗽，“退黄汤”治婴幼儿黄疸，“温经消液汤”治疝气，“五花饮”治天行赤眼，“清热涤痰定喘汤”治喘，“白薇散”治淋，“二马白头翁汤”治泄等，经临床验证均有较好的疗效。

（6）小方脉科，内外合治，提高疗效。为解决小儿服药难的问题，提高疗效，王氏在继承前辈医技基础上，结合多年临床经验，创制形成了一套适合小儿的特色外治方法，如小儿推拿、熏洗、敷脐法、熏鼻法、泡洗敷法、吹鼻法、贴脐法、浸洗法、涂擦法、糊状紧束法等。认为小儿脏腑娇嫩，腠理疏松，气血反应灵敏，运用外治法取效更易。这些外治法的具体临床运用方法可参阅《王静安临证精要》。

5. 代表著作

《静安慈幼心书》，王静安等著，四川科学技术出版社。

《王静安临证精要》，王静安著，四川科学技术出版社。

《王静安医学新书》，王静安、王泽涵、王雪梅著，成都时代出版社。

《王静安学术思想临证经验承传研究论文集》，刁本恕主编，四川省名医诊疗室名医工作室、成都市第七人民医院内部刊物。

《巴蜀名医遗珍系列丛书·王静安50年临证精要》，王静安著，中国中医药出版社。

《川派中医药名家系列丛书·王静安》，刁本恕主编，中国中医药出版社。

（十）胡氏儿科流派

1. 传承概况

胡氏儿科流派，是指原成都中医学院附属医院儿科主任胡伯安开创的中医儿科流派。成都中医药大学附属医院儿科是该流派主要学术传承地，主要传承人有胡天成、吴力群、徐正莉、胡波等。近几十年来，流派传承人在传承和发展过程中不仅注重发扬胡伯安的学术思想和宝贵经验，并博采诸家之长，师古而不泥古，化裁古方，创立新方，执简驭繁治疗小儿肺系和脾胃系等常见病、多发病，以及多动症、抽动症、过敏性紫癜等现代儿科疑难疾病。吴力群、徐正莉作为胡天成培养的博士研究生，分别将胡氏儿科的学术思想带到北京和广州，促进了胡氏儿科学术思想在全国的传播和发展。

2. 代表人物

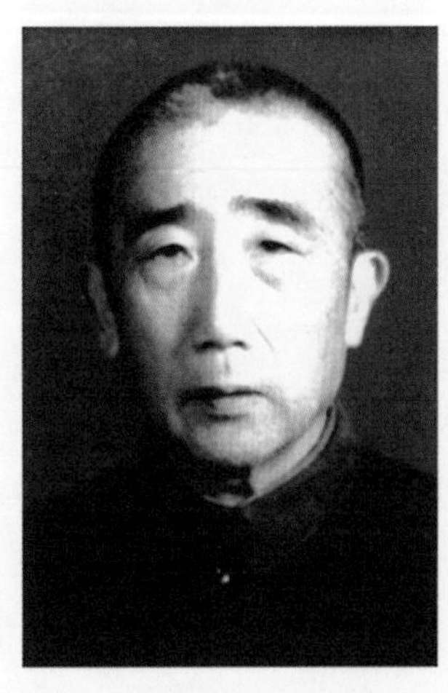

图5-16　胡伯安像

胡伯安（1901—1973），字光普，12岁起随父学医，至20岁起自行开业，新中国成立前即为眉山一方名医（图5-16）。1951年受命负责筹建“眉山县中心卫生院国药部”，承担门诊管理和工作。1956年奉调成都中医学院，先后任附属医院内儿科副主任和儿科主任等职。胡氏认为“阳常有余热病多，存阴退热和为贵”，临证“宗脏腑病机议病，法钱乙五脏辨证，四诊合参重望诊，尤重望舌察咽喉，妙用成方善化裁，药味精炼效力宏”；提倡“精诚治病救人命，身体力行当真医”。发表“治疗小儿腹泻269例”等论文，是胡氏儿科流派的开创者。

3. 主要传承人

（1）胡天成（1942—），胡伯安长子，1967年毕业于成都中医学院，2013年被授予第二届四川省“十大名中医”称号。2014年国家中医药管理局批准建立“胡天成全国名老中医专家传承工作室”。在治疗脾胃疾病方面，根据其父经验，精炼古方，进行剂改，研制了治疗脾气虚弱、脾阳不运之健脾增食片；治疗胃阴不足、阴虚胃热之益胃冲剂等系列制剂。他用补中益气、健脾升清法治疗“重症肌无力（睑废）”；用益气化痰、泻肺逐水法治疗“肺炎合并心衰”；用通里攻下、行气化瘀法治疗“中毒性肠麻痹”；用涌吐导痰法治疗“哮喘持续状态”；用温补脾肾法治疗“肠菌群失调腹泻”；用清热化湿、止血化瘀法治疗“肺含铁血黄素沉着症”等疑难危急重症有独到见解和显著疗效。凡此种种，进一步凸现了胡氏儿科流派的特色。

（2）吴力群（1965—），女，胡天成培养的博士研究生，现任北京中医药大学东方医院儿科主任、儿科教研室主任。主编参编《中西医结合儿科学》和《中医儿科学》等多部教材。在临床推广应用胡天成治疗小儿外感咳嗽、厌食症以及“从血论治”小儿多发性抽动症经验。通过“养血祛风法对慢性抽动障碍鼠多巴胺系统相关基因表达影响的研究”“养血祛风法对慢性抽动障碍突触可塑性及递质影响的研究”等科研课题，探讨养血熄风汤治疗多发性抽动症的作用机制，使胡天成“从血论治”多发性抽动症的学术观点和经验得以传承发扬。

（3）徐正莉（1970—），女，胡天成培养的博士研究生，现任南方医科大学中西医结合医院儿科主任、南方医科大学中医药学院儿科教研室教学组长。参编《中西医结合儿科学》等多部教材。承担多项科研课题，总结了胡天成治疗小儿咳嗽、厌食症及运用黄连导赤散、黄芩滑石汤和“从血论治”小儿多发性抽动症的经验。发表的论文“苇茎宣痹汤治疗COPD急性期40例”和“润燥清热祛瘀法在COPD的运用”，拓展了导师治疗湿热咳嗽和燥热咳嗽的经验，传承弘扬了胡氏儿科流派学术思想。

4. 学术特色

（1）审病诊疾，强调望舌，重视咽喉。胡氏儿科在审视儿科疾病时首重望诊，除望神色形态外，特别强调望舌，认为“病是苔之根，苔为病之征”，临证宁舍切脉亦不忘望舌。强调舌体、舌质、舌苔三者既要分看，又要合看，并应结合唇色综合判断。在望舌之后，必定察看咽喉。

（2）遵古不泥，辨证求准，治病求本。胡氏儿科临床强调辨证求准，治病求本，认为辨证准确无误是论治之先决条件。谓：病有标本缓急，症有千差万别，人有老少强弱，临证之际，尤应详察。孰标孰本，何缓何急，务必分清，不可一概而论，总宜求本而治。

（3）熟谙阴阳，谨守病机，补泻有度。胡氏儿科认为“心无热不惊，肝无风不动”。小儿体属纯阳，神气怯弱，阴液不足，心肝热甚则易见壮热、惊惕、昏迷、抽搐等肝风心火交相煽动之证，故心肝病变多热多实，治宜清热定惊，平肝祛风。胡氏常以钱仲阳导赤散、泻青丸为基础方，酌情加入黄连、牡丹皮、白芍、蝉蜕、钩藤、牡蛎等，大便不通者加生大黄通腑泄热。小儿之疾，固多实证，然虚证亦常有之。盖小儿脏腑娇嫩，脾常不足，肝常有余，肾常虚。肝之有余实肾之不足，故补肾阴，平肝阳，滋水涵木是胡氏常用的治则，常以六味地黄丸加减治疗肝肾不足、阴虚阳亢之病，疗效卓著。此外，胡氏亦重视培补脾肾。如治疗小儿久泻、暴泻，泻下无度，滑脱不禁，脾虚及肾，火不生土者，每以桂附理中汤温补脾肾而收功。治疗小儿五迟、五软、小儿麻痹后遗症等，均以培补脾肾为主，或佐益气补血，或佐涤痰开窍，或佐活血化瘀，或佐疏经活络，或佐强筋壮骨而取效。治疗惊风后余症，常用扶正祛邪，攻补兼施之法。补以滋养肝肾、益气补血、调理脾胃为主，攻以逐痰化瘀为主。

（4）成方化裁，古为今用，曲尽其妙。胡氏儿科既遵从传统理论，又主张推陈致新。认为厌食之为病，似积非积，似疳非疳，其治疗非“攻积”“消疳”所宜，而应调理脾胃，否则反损冲和之气。遵循“脾为阴土，喜燥而恶湿，得阳则运；胃为阳土，喜润而恶燥，得阴则和”之理，博采众方，精心化裁自制了“香砂健脾汤”和“连梅益胃饮”，治疗脾胃虚弱，脾阳不运和胃阴不足，阴虚胃热之厌食症，疗效满意。胡伯安创制的治疗痰热咳嗽的新制六安煎、治疗燥热咳嗽的润肺饮、治疗小儿皮肤病的消风解毒汤等方，至今仍为成都中医药大学附属医院儿科临床所常用。

5. 代表著作

《苏沈内翰良方校释》，胡天成等校释，四川科学技术出版社。

《胡天成儿科临证心悟》，胡天成著，人民军医出版社。

《川派中医药名家系列丛书·胡伯安》，胡波主编，中国中医药出版社。

《川派中医药名家系列丛书·胡天成》，周江主编，中国中医药出版社。

（十一）巴蜀针灸流派

1. 传承概况

巴蜀针灸流派是以吴棹仙、蒲湘澄为代表的针灸医家开创的集教学、临床和科研于一体的学术流派。成都中医药大学针灸推拿学院是该流派主要学术传承地，主要传承人有蒲英儒、梁繁荣、杨运宽、李瑛、曾芳等。近百年来，该流派在传承发展过程中，在秉承吴棹仙子午流注针法的基础上有所发挥，更注重于按时择经择穴与择时针灸治疗两方面，对子午流注针法予以简化，更贴合临床实际，并创新运用耳针、制作皮肤滚针、扩大铺棉灸的运用。尤其是进入新世纪以来，以梁繁荣为代表的传承人，致力于针灸穴位研究、针灸方法学创新、针灸临床水平提高和针灸国际化，用新技术推动针灸发展。

2. 代表人物

（1）吴棹仙（1892—1976），名浦（图5-17）。1905年在“四川巴县医学堂”学习。1908年，升入“重庆官立医学校”师范班深造，得针灸专家许直乃针法秘传。吴氏致力于中医学术之生存与发展，于1932—1950年间，先后创办了“巴县国医学舍”“重庆市国医传习所”“国医药馆”“重庆中医院”“巴县国医学校”“苏生国医院”“中华医药科学讲习所”等机构。1954年被聘为重庆中医进修学校教师，继被委任重庆市第一、第二中医院院长。1955年底，以特邀代表身份参加全国政协会议，向毛泽东主席献《子午流注环周图》。1956年，被聘为

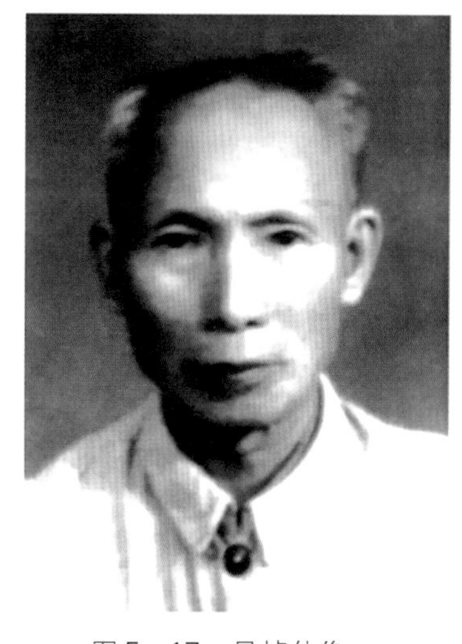

图5-17　吴棹仙像

成都中医学院医经教研组教师及针灸教研组主任。善于运用子午流注、灵龟八法的理论，按时开穴进针，同时辨证施针，采用不同的针刺深度和手法。著有《子午流注说难》《医经生理学》《医经病理学》《灵枢经浅注》等书。

（2）蒲湘澄（1900—1961），字有吉，出身中医世家，16 岁习易医天文地理，20 岁游川陕甘鄂，拜名师学艺，尤精于针灸。1940 年，协助其父在家乡办慈善医社，研制了治霍乱的济世丹，治疮疡的白云丹及复明如意丹。1938—1946 年，在射洪、绵阳、广元、剑阁等地，举办针灸传习所、国医讲习所共 15 期。1954 年受聘于成都中医进修学校。1956 年任成都中医学院针灸教研室主任。1958 年获卫生部颁发的“继承和发扬祖国医学方面成绩卓著”金质奖章及奖状。蒲湘澄毕生致力于中国针灸事业，特别是针灸教育和临床事业，为四川乃至全国针灸事业的传承和发展做出了杰出贡献。主要著有《中医实验谈》《青囊句解》《经方述义》及《验方集锦》，并主编《针灸学》《针灸学讲义》等教材。撰文有“子午流注学说”“五运六经学说”“灵龟八法学说”“针灸对哮喘和失眠的处理”等，惜未出版，皆作为内部交流使用。

（3）杨介宾（1929—2007），四川省首届“十大名中医”。早年随父杨术全临证习医，精研医典，深得中医要旨。1947 年即悬壶桑梓，名噪乡里。1950 年参加金堂县卫生工作者协会，并在联合诊所工作，后被聘为金堂县人民医院中医师。1956 年被选送到成都中医进修学校学习，1958 年考入成都中医学院师资班，1959 年以优异成绩毕业，留校执教。在此期间拜入吴棹仙、蒲湘澄门下，系统学习了中医经典理论和历代名家著述，并精研针灸、子午流注和灵龟八法等，尽得二位大师的真传。发表“经络辨证病机分析举隅”“针刺治疗口眼㖞斜”等论文近百篇。所著《杨介宾临床经验辑要》一书，是研究巴蜀针灸流派临床经验的重要文献。

3. 主要传承人

（1）杨运宽（1948—），作为第一批全国名老中医药专家学术经验继承人，师从杨介宾。杨运宽在系统全面继承杨介宾学术经验的同时，结合自身临床实践，总结出一套行之有效、便于推广的临床经验，其中“杨氏贴棉灸”尤具特色。主持国家“十一五”科技支撑计划重点项目课题“不同针灸方法治疗带状疱疹优势方案筛选的临床研究”，国家自然科学基金课题“艾灸促进 DM 性 ED 大鼠海绵体 RhoA/Rho 信号调控通路机制研究”，国家中医药管理局临床诊疗技术研究和整理项目课题“杨氏贴棉灸治疗神经性皮炎临床 RCT 研究”等 7 项课题，并作为主研参加国家中医药管理局课题“艾条灸至阴穴转胎的验证性研究”等 4 项。其课题研究的治疗带状疱疹的方法已经形成了“针灸治疗带状疱疹操作指南”和不同针灸方法治疗带状疱疹优势筛选方案，出版《常见病中西医最新诊疗丛书·带状疱疹》等 6 部著作。

（2）梁繁荣（1956—），师从杨介宾，第三届四川省“十大名中医”。作为 973 项目首席科学家，通过多学科研究方法，率先证实了经穴效应存在特异性，并发现其具有相对性、循经性和条件性等规律；发现经穴效应特异性与穴位状态有关，其特异性效应在病理状态时被激活；发现针刺引起胶原纤维形变，进而通过 TRPV2 离子通道引起肥大细胞脱颗粒，是针刺激发经穴效应特异性的关键始动信号；发现穴位局部组胺、腺苷等含量增高，是穴位效应产生的部分物质基础；发现针刺穴位信号的中枢整合及对疾病关键代谢产物的影响具有显著的靶向特征。率先将循证医学理念和方法与针灸学融合，创建了以针灸证据为核心的循证针灸研究方法体系，在国际上产生了巨大影响。梁氏带领团队围绕中医针灸文献研究、临床研究、机理研究三大主要方面，率先创建了针灸古今文献数据整理挖掘方法、循证针灸学理论体系与方法、针刺神经影像学研究方法、针灸代谢组学研究方法和针灸表观遗传学研究方法等系列针刺现代研究方法，受到了全球 27 个国家 142 个单位的关注和引用。不仅有效地提升了针灸研究水平，促进了新兴交叉学科的形成，更促进了针灸研究从以经验为核心的研究模式向以证据为核心的研究模式的转变，为整个传统医药的现代研究提供了重要方法学借鉴。梁氏创新针灸科研方法，发展了巴蜀针灸流派的学术思想，为传统医学现代研究提供成功范例，推动了传统针灸的现代化发展。

4. 学术特色

（1）重视经络和脏腑气血的关系。巴蜀针灸流派认为人体生理活动不离气血，因而用针灸治病的主要机制就是通过经脉穴位来调节人体的气血，使之畅达和平。从经络病机入手，从人体脏腑经络相关的生理功能推测和阐释疾病的病因病机与转归，创立了经络病机学说。

(2) 强调针灸治病特色，着眼于“治神”。注重“气至而有效”“气至病所”的观点，着眼于“治神”。认为“治神”有两方面含义：一是医者聚精会神，慎守针下之气而勿失；二是病者静心意守病所，在医者施针时专心致志，用意念引导经气到达病所。二者密切配合，经气则能随意念循经直达病所，即“神行则气行”，也就是“意念感传”之法。

(3) 临床讲究选穴配方。巴蜀针灸流派在选穴配方方面积累了丰富的经验，如蒲湘澄在《内经》“以手按之，立快者是也”的基础上发展了“按穴病除为真”的取穴方法。并且十分重视辨证选穴的原则，尤其注重循经取穴的方法。杨介宾在临证非常讲究选穴配方，素以配方严谨、选穴精专、运巧制宜著称。主张用正统的配穴方法，善用担截配穴法和同名经配穴法。

5. 代表著作

《子午流注说难》，吴棹仙著，四川人民出版社。

《吴棹仙医经经义》，吴棹仙编著、房明东校订，四川科学技术出版社。

《杨介宾临床经验辑要》，杨介宾著，中国医药科技出版社。

《常见病中西医最新诊疗丛书·带状疱疹》，杨运宽等主编，中国医药科技出版社。

《针灸学》，梁繁荣主编，中国中医药出版社。

《针灸数据挖掘与临床决策》，梁繁荣、任玉兰主编，巴蜀书社。

《经穴特异性研究与应用》，梁繁荣主编，人民卫生出版社。

（十二）杜氏骨科流派

1. 传承概况

杜氏骨科流派起源于杜氏家传骨伤科，著名中医骨伤科专家杜自明继承家族衣钵，以少林伤科为基础，在一些有一技之长的拳师或民间正骨医生的门下虚心求教，对不同流派的正骨技法，做到兼收并蓄，逐步独立成派。四川省第二中医医院骨科是该流派主要学术传承地，主要传承人有杜琼书、何洪阳、李先樑、杜麒等。近百年来，各代传承人继承沿用杜氏推拿十二法、杜氏正骨八法配合传统中医治疗手段，开展了众多慢性损伤类疾病的中西医结合研究，对杜氏秘方进行系统整理、研究，开发出十余种院内制剂，成功申报成都市青羊区非物质文化遗产。

2. 代表人物

(1) 杜自明（1877—1961），满族，幼习武，随父习正骨（图5－18）。宗少林派武功，以弄拳、击剑、舞刀见长，尤擅猴拳，每日坚持“易筋经十二段”的锻炼。1902年开始以行医为业，以杜门拳师和正骨医师驰名成都。对不同流派的正骨技法兼收并蓄，丰富和提高了自身医学理论和正骨理伤技术。将自己长期临床实践所积累的伤科手法归纳为理筋手法与正骨手法两大类，根据临床实际需要选择运用。1955年奉调入京，在中医研究院担任内外科研究所骨科主任，培养了多名正骨人才。发表了“正骨按摩治疗肘关节挛缩的观察”等学术论文。1959年，由他口述，弟子整理，出版了《中医正骨经验概述》一书。1960年拍摄了《杜自明正骨经验》科教电影片，还编写了《扭挫伤治疗常规》和《增补少林十二式》两本很有价值的资料。

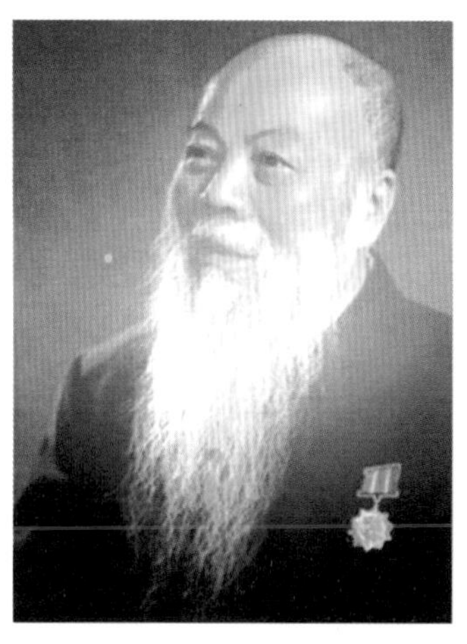

图5－18　杜自明像

(2) 杜琼书（1915—1994），女，满族，1931年于成都女子师范学校毕业后即随父杜自明习医，尽得杜氏骨科真传。在60年医疗实践中，不断丰富和发展杜氏骨科，将传统的杜氏正骨四法发展为牵、按、卡、挤、分、旋、端、靠八法。这套接骨方法讲究轻柔、顺势，不施暴力，避免加重损伤。八法的组合、顺序不同，又可以演变出众多独特的复位方法，使杜氏骨科在学术界的地位进一步提升。

3. 主要传承人

(1) 何洪阳（1947—），完善和发展了杜派推拿手法，提出推拿手法应按着力部位分类，并将其分为摩擦类手法、按压类手法、复合类手法、牵拉类手法，并首次提出应将滚法归为按压类手法。提出推拿手法五要素：手形、着力部位、力度、方向、速度，并通过手形、着力部位、力度、方向、速度等展示了每一种手法的要旨，体现了中医推拿手法辨证施治、调整阴阳平衡的学术境界。提出推拿手法的五类治疗效应：温热效应、泵压效应、牵拉效应、类针刺样效应、松弛效应。研创“温养筋脉”的骨伤推拿疗法，以柔和的力度、深透的热感、缓慢的速度、柔韧的内劲形成了独特的手法。发表“杜氏理筋手法初探”等论文35篇，主编《骨伤推拿》。

（2）李先樑（1948—），对杜氏手法进行了深入研究、继承整理。主持多项科研课题，其中腰突康颗粒剂治疗腰椎间盘突出症的临床和实验研究、痛风贴治疗痛风性关节炎的临床和实验研究、杜氏手法治疗椎动脉型颈椎病的疗效评价和手法规范化研究、颈椎病（神经根型）“五联”综合治疗方案的循证及临床评价研究获省级科技成果奖/进步奖，研制4个杜氏骨科相关医院制剂。发表“地震伤员小夹板固定治疗”等学术论文20篇，主编《实用推拿治疗》。

（3）杜麒（1937—），副主任医师，杜琼书长子，1955年杜自明奉调北京时，年少的杜麒随外祖父一起入京，为本流派第三代传人。1994年批准为杜琼书学术经验继承人，现为四川省中医药管理局“杜氏流派工作室”负责人，成都第一骨科医院名老中医馆终生名誉顾问。杜麒倡“守和”保持机体平衡。以“养气血、养筋骨”为目标，起居有常、劳逸适度、饮食有节，使人体筋骨康健而养骨。坚持“调气血、调筋骨”，整体辨证、内外兼治、筋骨并重、防治结合，恢复病人自体平衡。撰有“浅谈第五蹠骨基地部骨折与踝关节扭伤的鉴别诊断与临床体会”，“颈部牵引意外的发生机制与处理”等论文，整理了《杜氏正骨经验探稷》。

4. 学术特色

（1）诊察结合，按摩为要。杜氏骨科认为诊断骨伤，除了利用X线摄片获得确诊外，望诊和按摩法也是诊断的主要方法。如筋病不能伸，骨病不能屈，畸形、瘀血、肿胀等情况者可以通过望诊观察出来。而另一方面，由于按摩时医者之手触及患部，也是一个诊察的过程。

（2）整体论治，三官并用。治疗之前，先要辨清证候和伤情的轻重，然后根据证候来决定治疗方法，结合病人的体质强弱以及精神状态，整体考虑辨证施治。在骨折整复术中，根据不同的伤状，创立了牵、卡、挤、靠等手法，使移位或驾迭的骨折断端对口起来，再捏挤平整，最后敷药用夹板靠紧，不让断端再有移动，以免再度错位变形。复诊时，仍须注意骨缝是否对正，倘发觉骨缝仍有凹凸不平，再用牵、卡、挤手法，以达到平整为止。断口对得平整，愈合就快，而且愈后良好。治疗骨伤，杜氏除手法整复，外敷接骨散以外，并内服药物。在中医理论指导下，内服药在正骨临床上，同样起到活血、散瘀、止痛、消肿、促进骨痂生长的作用，它和手法、固定、体功操练相辅相成，缺一不可。主张运用手法治疗过程中，必须手、眼、心三官并用，集中精力，不可分散，做到得心应手，而后灵活应用施治。总的来说，心作主意，手作引导，然后体会病之所在。在治疗过程中，既要大胆又要细心检查和施用手法。

（3）修身养性，主张练功。杜派崇尚练功，强调练功时注意澄清思虑，调整呼吸，肌肉放松，端正姿势，持之以恒，长期练习，宽舒衣着，节制饮食，环境清静，空气畅通。并根据不同时节、不同气候选定不同的练功方法。

5. 代表著作

《中医正骨经验概述》，杜自明口述、中医研究院内外科研究所骨伤科整理，人民卫生出版社。

《杜自明段胜如正骨按摩经验合集》，杜自明、段胜如著，学苑出版社。

《骨伤推拿》，何洪阳主编，科学技术文献出版社。

《实用推拿治疗》，李先樑、陈学忠编著，天地出版社。

《川派中医药名家系列丛书·杜自明》，吕宗蓉主编，中国中医药出版社。

（十三）郑氏骨科流派

1. 传承概况

郑氏骨科流派是我国现存的武医结合传承的典范，系郑怀贤融会李耳庆、孙禄堂、魏金山、李芳宸等武术大家的太极、形意、八卦、飞叉、剑术、棍术等武术技巧，中国民间正骨、推拿、按摩、针灸等传统方法，以及清末太医院骨科医术精髓独创而成的骨科体系，包括骨伤、筋伤、运动创伤等内容，武医结合、自成一派。成都体育学院运动医学系和四川省骨科医院是该流派主要学术传承地，主要传承人有张希彬、牟希瑾、常振湘、杨礼淑、张世明、叶锐彬、陈如见、王英、虞亚明、刘波、张先发等。近百年来，各代传承人较为全面地传承了郑氏学术思想和临床诊疗技能，初步形成了全面涵盖理论与临证经验的学术体系，并通过临床带教、院校培养等途径持续传承与弘扬。尤其是在中医运动创伤学、运动性疲劳与恢复方面的成就突出，使郑氏骨科得以进一步完善与拓展。2009 年，郑氏骨科成功申报“四川省非物质文化遗产”。

2. 代表人物

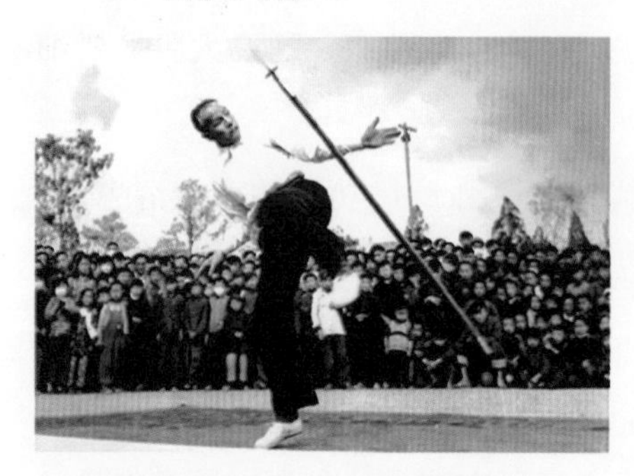

图 5－19　郑怀贤像

郑怀贤（1897—1981），河北安新县人，现代伤科名医和武术家（图 5－19）。少年时代拜师多名武林人士学习武术和医术，青年时期拜孙氏太极创始人孙禄堂为师，学习太极、形意、八卦和医术，在上海等地任教并开业行医。1936 年随中国代表前往柏林参加第十一届奥运会，表演武术、飞叉等绝技。1937 年到南京“中央陆军军官学校”（习称“黄埔军校”）任教，后因日寇侵华，迁居入川。1938 年，与其妻刘纬俊在成都开设骨伤科诊所。1958 年创建成都体育学院附属医院，1960 年创办运动保健系和运动医学研究室。郑氏对中医骨伤科造诣颇深，人称“骨伤圣手”。归纳出 12 正骨手法、13 推拿手法、55 个经验穴位，首创运动按摩。著有《伤科推拿术》《伤科诊疗》《运动创伤学》等。病人上至周恩来、贺龙、王震，下到黎民百姓，医德高尚，医术精湛，堪称一代武医宗师。

3. 主要传承人

（1）杨礼淑（1941—2016），女，主要传承郑氏骨科正骨推拿手法和针灸、经验穴。运用中医传统手法治疗骨折、软组织损伤、颈肩腰腿痛方面具有独到之处，擅长中医正骨、推拿手法，主张治伤不离法，正骨必先摸、认，整复手法必须正确且稳准有力。推拿强调“整体观念、辨证施治，连线带面连贯不断，继承与发扬并重”的观点。主持小儿肱骨髁上骨折断端旋转移位的临床研究，摸索出一套治疗小儿肱骨髁上骨折的中医整复治疗手法，降低了肘内外翻畸形的发生率。

（2）张世明（1943—），四川省首届“十大名中医”，较为全面地传承郑氏骨科体系，并逐步形成了自己的学术思想和见解。擅长运用正骨手法、推拿按摩、中药、针灸、练功及理疗等多种手段综合治疗骨科疾病。强调医易哲理辩证思想，做到证病结合、局部与整体结合、主证与兼证结合进行辨证。主张以解剖生理、病理、运动生物力学理论和中医基础理论为指导进行辨证、辨病结合论治，综合疗法治之，积极恢复最大运动机能。对各种运动创伤伤因伤机进行中医辨证辨病分析，率先带领同仁在中国系统地开展中医为主、中西医结合的运动创伤理论与防治研究，以及运动性疲劳的中医分型与恢复方法研究，丰富了中医运动医学内容。四川省骨科医院建有“十大名中医张世明工作室”，以推进郑氏中医骨科学、中医运动创伤学学术技术传承。

（3）陈如见（1952—），传承和发展了郑氏骨科中西医结合治疗骨伤和运动创伤疾患学术思想，紧密结合现代医学技术，提高复位手法技巧，拓宽手法复位在治疗骨折中的应用范围。提出用提按手法和 X 线电视监视下经皮撬拨整复难复位性股骨颈骨折，改进内固定方式，形成适用于股骨颈骨折特点的内服外用中药的院内制剂。

（4）虞亚明（1956—），发展了郑氏骨科对运动创伤治未病和骨伤治未病的内涵，建立了四川省运动创伤和骨伤治未病中心，主编《川派中医药名家系列丛书·郑怀贤》《郑怀贤伤科经验》《中医药与运动医学》等专著，发表“郑氏正骨中立夹板治疗老年桡骨远端骨折 182 例”“郑氏正骨手法治疗儿童肱骨髁上骨折的临床研究”“郑氏正骨手法复位小夹板外固定治疗肱骨近端三部分骨折”等论文。

（5）王英（1956—），女，主要传承郑氏骨科正骨手法和伤科外用药水，精于儿童骨科诊治，尤擅长诊治儿童肱骨髁上骨折、肱骨远端骨骺骨折、儿童肱骨髁间骨折、尺桡骨骨折，肱骨外科颈骨折等疑难病症。在传承郑怀贤学术经验的基础上，积极创新，首创“三维旋转整复法”，针对儿童的特点设计了“上肢多功能牵引复位固定器”等多项特色技术和设备，取得国家专利技术 11 项，有力推进了郑氏中医骨科学尤其是儿童骨科学的学术技术传承和发展。

4. 学术特色

（1）武医结合，整体论治。郑氏骨科认为中华武术和中医学同根同理，拳术有内外家之分，中医伤科亦有内外治之别，武术与正骨、按摩时的功与力有共同的准则，习武与养生都讲求法于自然。郑氏骨科扩展了内外同治的思想，不仅包括了外伤肢节、内伤气血的整体辨证观，还纳入了内外治法的整体施治观，更重视基于生理解剖层次的分层统一观。

（2）动静结合，筋骨并重。在伤病治疗中讲求动静结合，骨伤治疗以静为主，软组织损伤治疗以动为主，动静相宜，形神共养。郑氏骨科不仅继承了骨伤治疗中筋骨并重的理念，而且坚持和拓展了筋伤诊治的筋骨并重思想。筋骨并重理念不仅体现在接骨续筋的操作中，还贯穿于骨折治疗的全过程，并且在软组织损伤的治疗中重视筋骨与肌肉的辩证关系。

（3）病证结合，四诊合参。将中医辨证与西医辨病相结合，既能体现全身气血阴阳的盛衰强弱，又能反映局部的病理变化，不拘泥于损伤的分期论治。将中医“望闻问切”和西医“视触叩听”四诊发展为伤科“望问摸认”四诊，强调四诊各有所长，不能互相代替，临证必须四诊合参。

（4）审因论治，人治为本，功能至上。将病因辨证作为认识和治疗伤科疾病的根据，具体包括问病求因和辨证求因两方面。在疾病治疗过程中强调以人为中心，认为医疗技艺是医疗技术的人性化恰当选择。强调功能至上，不管是骨折的处理，还是软组织损伤的治疗，都以恢复功能为主要目的。

（5）扶正祛邪，内外为常，创制新药。郑氏骨科将“扶正为根、祛邪为重、内外为常”作为伤科总的治则，对骨折的治疗以接骨理血为要旨，行气活血贯穿始终；对新鲜筋伤以消瘀为治则，助之以行气、活血、通经、攻下、清凉等法，而陈旧性筋伤以祛邪为治则，常用泻实、通经、软坚、破积等法；对劳损的处理以扶正为主，补益、温经为其常用。郑氏骨科约有100种药物，由郑怀贤与其妻刘纬俊共同研制，弟子予以传承改进，包括11种剂型，其中舒活灵（国家中药保护品种）和伤科活血酊已分别成为四川光大药业和太极集团的拳头产品。

5. 代表著作

《伤科诊疗》，郑怀贤编著，人民体育出版社。

《伤科按摩术》，郑怀贤编著，四川人民出版社。

《运动创伤学》，郑怀贤编著，四川人民出版社。

《实用伤科中药与方剂》，郑怀贤、冉德洲主编，四川科学技术出版社。

《郑怀贤伤科经验》，虞亚明等编著，四川科学技术出版社。

《中国骨伤科学》，张希彬、张世明主编，四川科学技术出版社。

《运动系统疾病》，叶锐彬、程杰主编，四川科学技术出版社。

《川派中医药名家系列丛书·郑怀贤》，马建、虞亚明主编，中国中医药出版社。

（十四）陈氏六经眼科流派

1. 传承概况

陈氏六经眼科流派源于西昌名医陈介卿，由著名中医眼科学家陈达夫完善其学术思想和临床特色并传承发展，迄今已传承五代。流派以《中医眼科六经法要》为核心学术著作，以六经统脏腑分眼证，独具一格。成都中医药大学眼科学院是该流派主要学术传承地，主要传承人有陈大泽、罗国芬、邓亚平、廖品正、陈翠平、王明芳、夏运民、曾庆华、周华祥、郑燕林等。从1975 年开始，该流派传承人从学术研究、临床总结、人才培养等不同角度传承、发扬陈氏六经眼科流派精髓，并运用实验研究的方法探讨六经眼科学说的理论实质，特别是在眼科重大疾病研究、相关新药研发方面取得了重大成果。近年来在内眼组织六经结合理论指导下开展中医眼诊的理论研究及检测设备开发方面，受到科技部的高度重视和大力支持，有望取得新的突破。

2. 代表人物

陈达夫（1905—1979），名大泗，幼承庭训，随侍祖、父临诊有年，终登岐黄之堂奥（图 5－20）。1953 年，达夫先生集三代深研《伤寒》之心得及眼科六经辨证临床经验，撰成《眼科直述》一文。1956 年奉调成都中医学院工作，创建附属医院眼科。应教学之需，1957 年本《眼科直述》撰成《六经眼科讲义》，运用于中医眼科学课堂讲授。1959 年撰写《西医学眼内部组

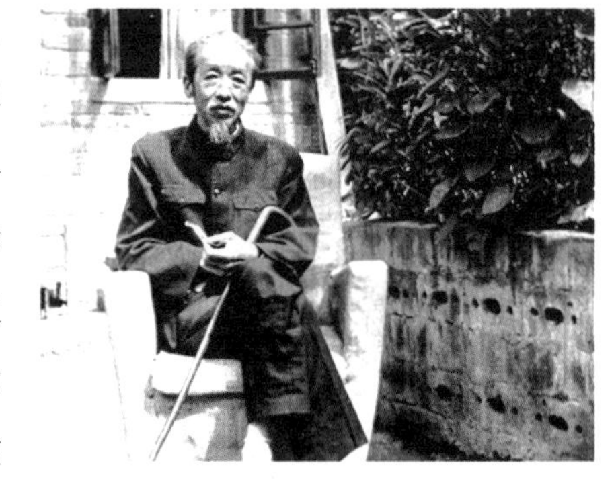

图 5－20　陈达夫像

织和内经脏象的结合》，1962 年改写成《中西医串通眼球内容观察论》，创立内眼结构与六经相属学说，为认识内眼疾病另辟蹊径，丰富了眼科六经辨证理论，并为当今眼科领域中西医结合做出了突出贡献。达夫先生凭借深厚理论造诣及丰富临床经验，对历代纷争不断的眼科八廓学说也提出了独特见解，将其重新给予配位并纳入六经辨证内容，从而使六经、脏腑、五轮、八廓有机融合。自《眼科直述》成文后，再历二十年之殚精竭虑，稿易十数，终于成就《中医眼科六经法要》一书，使中医眼科六经辨证理论创新得以完备。

3. 主要传承人

（1）罗国芬（1938—），陈达夫长媳，长期跟随陈达夫从事中医眼科临床、教学及科研工作，对陈氏眼科学术思想、临床经验有全面而深入的理解。发表“眼科名家陈达夫”“陈达夫治疗小儿热性病所致皮质盲的经验”等学术论文 7 篇。为有助于《中医眼科六经法要》的推广，积多年心血著《六经法要释义》和《陈达夫中医眼科临床经验》，参编《著名中医学家的学术经验》，书中均始终贯穿着六经辨证的理论和临床应用的方法，并结合现代医学理论，阐述了中西医结合内眼结构与六经对应的关系。将陈达夫治疗葡萄膜炎的经验进行全面研究，制成专方“补肾明目口服液”一直沿用至今，为中医药治疗葡萄膜炎开辟了新途径。

（2）廖品正（1938—），女，四川省首届“十大名中医”，第三届“国医大师”，四川省教学名师，全国劳动模范，国家“人民教师”奖章获得者。1964 年毕业于成都中医学院，其后即师从陈达夫，学习陈氏眼科六经学说和内眼组织与脏腑经络相属学说。尤其擅长治疗内障眼病，注重“阴阳和抟”，力主“矫枉不可过正”。主持、承担国家、部省级科研项目 10 项，获四川省科技进步一等奖。所研究国家新药“芪明颗粒”获国家新药证书。主编《中医眼科学》等教材和专著 8 部，发表专业论文 50 余篇。

（3）邓亚平（1932—），女，1954 年毕业于华西大学医学院，至四川省人民医院从事眼科临床工作，1962 年调入成都中医学院附属医院眼科，师从陈达夫。主攻中医药治疗内障眼病，在临床中擅长活用活血化瘀法治疗眼科疑难病证。邓氏是四川中医眼科实验研究开拓者，在国内率先建立了眼底出血动物模型，并在此基础上成功研发了首个治疗视网膜静脉阻塞的中药新药

“眼血康口服液”。

（4）王明芳（1939—），女，第三届四川省“十大名中医”。1963年于成都中医学院毕业后即师从陈达夫十数年，对其六经辨证理论和内眼组织与脏腑经络相属学说领会尤深。在出血性眼病方面造诣精深，见解独到，在国内率先提出了出血性眼病的“四期划分”理论，并相继研制出了针对不同分期的四种专病专药，均获得良好疗效，对突出中医药在出血眼病方面的特色优势，发挥了重要作用。先后开展科研课题11项，均获科技进步奖；发表论文40余篇；主编、参编出版专著16部。

（5）周华祥（1958—），师从廖品正、王明芳、罗国芬、和中浚等研究中医眼科理论、临床技能和眼科文献多年。2007年，经政府有关部门批准，进入“四川省首届十大名中医廖品正工作室”，系统学习四大经典和陈氏中医眼科六经理论。主持陈达夫中医眼科流派工作室工作，整理研究陈达夫眼科六经理论，积极开展陈氏眼科流源学术传承。将陈氏“黄斑属脾”“瘀血化水”“胃虚血瘀”等眼科理论和陈氏经验方运用于临床治疗糖尿病视网膜病变、葡萄膜炎等眼科重症。先后开展科研课题9项，获四川省科技进步特等奖等13项，发表论文34篇，主编、参编出版专著13部。

（6）郑燕林（1962—），女，作为继承人参加第二、第三批四川省老中医药专家学术经验继承，分别师从廖品正和王明芳，开展中西医结合防治眼底病，特别是防治增生性玻璃体视网膜病变和眼底血管性病变实验、临床研究并获得多项重要成果。提出新生血管性视网膜疾病与肝脾肾功能失调相关的理论，治疗宜采用络虚通补、活血理气及辛味通络之法。

4. 学术特色

（1）重视整体，强调内科为本。从脏腑、经络、气血等整体角度理解眼病发生、发展机制并拟定防治方案。

（2）师法仲景，创立眼科六经。将《伤寒论》六经辨证思想运用于眼科，创立眼科六经辨证理论，以六经统脏腑、别目病，八纲辨证贯穿始终，六经分证结合卫气营血理论，以五轮八廓证候循六经、别脏腑，按伤寒六经传变归纳眼病转归。

（3）融汇诸家，探索八廓诊法。重新考订八廓名称、四正四隅方位与六腑的对应关系，并加以详细解释说明，使之成为具有临床实用价值的学术理论。

（4）串通中西，完善内眼辨证。对内眼结构与脏腑经络的关系做了大胆的探讨，建立了内眼结构与六经相属学说，开辟了内眼疾病辨证论治的新方法，确立了多种内眼病的治疗总则和方药。

（5）深究玄府，丰富开通治法。将眼科六经辨证与玄府理论结合起来，广泛运用玄府学说指导眼科临床，积极探索玄府治疗各种疑难眼病的方法并取得成功。

（6）研制专方，活用经方时方。使用葶苈大枣泻肺汤治疗气轮肿胀，麻黄附子细心汤治疗寒邪直中之暴盲，旋覆代赭汤加减之视物颠倒、视正反斜以及改良驻景丸治疗内障等，不仅提高了临床疗效，也凸显了陈氏六经眼科流派的临床特色。

5. 代表著作

《中医眼科六经法要》，陈达夫著，四川人民出版社。

《陈达夫中医眼科临床经验》，罗国芬编，四川科学技术出版社。

《中医眼科学》，廖品正主编，上海科学技术出版社。

《中医眼科学》，曾庆华主编，中国中医药出版社。

《中国现代百名中医临床家丛书·邓亚平》，谢学军主编，中国中医药出版社。

《廖品正眼科经验集》，李翔主编，中国中医药出版社。

《川派中医药名家系列丛书·陈达夫》，周华祥主编，中国中医药出版社。

（十五）南派藏医

1. 传承概况

藏医药历史悠久，在发展过程中形成了南北两派。四川甘孜州是南派藏医的故乡和传承发展中心。近百年来，南派藏医在四川的传承和发展取得可喜成绩，先后涌现出唐卡·昂翁降措、忠登郎加、杨宝寿等一大批著名藏医药专家。目前，甘孜州已建成藏医医院（或中藏医院）20 家（其中州级 1 家，县级 18 家，民营 1 家），创建国家级重点专病专科 4 个，藏医药研究所

4 家，中藏药企业 14 家，药材野生培育和人工种植企业 50 余家，药用动物养殖企业 1 家。2006 年，国务院批准甘孜州南派藏医药列入首批国家非物质文化遗产目录，标志着南派藏医药发展到了一个崭新的历史阶段（图 5－21）。

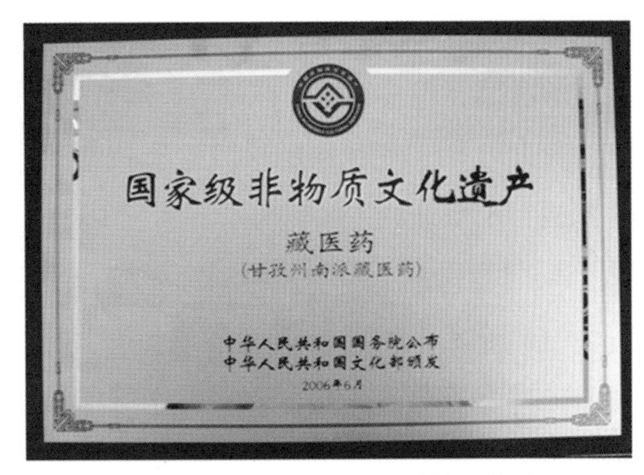

国家级非物质文化遗产
藏医药
(甘孜州南派藏医药)
中华人民共和国国务院公布
中华人民共和国文化部颁发
2006年6月
图 5－21　2006 年甘孜州南派藏医药列入首批国家非物质文化遗产目录

在藏医籍保护整理方面，甘孜州德格印经院作为全国重点文物保护单位，已整理出了德格印经院典籍目录。在国家中医药管理局和四川省中医药管理局的大力支持下，四川对德格印经院藏医典籍进行了系统的发掘、整理工作，已陆续整理出《四部医典》《晶珠本草》等 100 余部藏医典籍。随着这些经典著作的面世，其所承载的南派藏医药优秀学术思想和经验将得以有利传承。

在人才培养方面，甘孜州卫生学校于 1980 年在德格设立藏医部，为南派藏医在四川的现代化教育打开了局面。2017 年，经省、州教育主管部门批准，成立甘孜州德格县藏医学校，成为培养南派藏医药人才的专门基地。成都中医药大学于 1994 年开展藏医学专业专科教育，2001 年开始招收藏医学本科生，2007 年开始招收藏药学本科生，现已成为拥有本、硕、博培养资格的多层次藏医药人才培养中心。2013 年，西南民族大学开始招收藏药学本科生。现代学校培养出来的藏医医生分布在藏区各级医院，成为推动南派藏医发展的骨干。

在藏药研究方面，1998 年，治疗类风湿关节炎的“然降多吉”胶囊的研究开始进行，历时 16 年，于 2014 年获得国家药监局新药证书和生产证书。这是第一个以现代中药新药研究方法研制的有效南派藏药，填补了四川省无国药准字号藏药新药的空白。为积极推进藏药产业化进程，专家们根据南派藏医药自身的特点和市场需求，筛选出了降血脂的“藏溶脂胶囊”、润肠通便的“藏彤脂胶囊”、抗高山反应与抗辐射的“藏苏脂胶囊”作为食品和旅游保健产品，获得食品批准文号，为南派藏药产品多元化发展、加快南派藏医药产品的研究开发和走向市场探索了新的途径。2014 年，包含大量南派藏药材的首部《四川省藏药材标准》制订发行，标志着四川的藏药现代化研究取得重大进展。2020 年，四川省药品食品监督管理局对《四川省藏药材标准》进行了修订。

2. 代表人物

（1）唐卡·昂翁降措（1930—2008），藏族，主任藏医师，全国第一、第二批继承名老中（藏）医药专家学术经验指导老师，首届“四川省名中（藏）医”。自幼跟师学习藏医药知识，1959 年参加工作，擅长治疗胃肠、肝胆、妇科疾病及某些疑难杂症。多次主持指导并成功加工生产名贵母本藏药“佐塔”及名贵“仁青系列”藏药。发表科研论文 20 余篇，并参与了全国中等专业学校藏医药专业教材《妇产科学》（1987）、《中国民族民间秘方大全》（1992）及《中国民族药膳大全》（1994）的编写。

（2）忠登郎加（1945—），藏族，主任藏医师，全国第一、第二批继承名老中（藏）医药专家学术经验指导老师，首届“四川省名中（藏）医”。1956 年起先后师从康巴地区佛学高僧、藏医学家扎珠和堪布·降央西绕学习佛学及藏医药知识，1970 年始又先后投入著名藏医学家嘉威多吉和噶玛哎顿门下更加系统地学习《四部医典》各部内容，并在洛桑曲扎门下系统学习了藏药的识别、配方、炮制、制剂等知识。1982—1988 年先后担任了甘孜卫校和四川省藏文学校的藏医学教学工作，其间在甘孜卫校八美藏医部学习并参加了“佐塔”的研制。1988 年调入甘孜州藏医院工作。1993 年主持了甘孜州藏医院的“佐塔”生产，是目前国内少数熟练掌握“佐塔”生产技术及配制工艺的名老藏医专家之一。发表“胃病的诊治”“《四部医典》的起源”“康巴藏医的诊疗特点”等十余篇学术论文，尤其擅长治疗心脑血管疾病。

3. 主要传承人

（1）邓都（1962—），藏族，主任藏医师，西南民族大学药学院教授，成都中医药大学民族医药学院兼任教授，西藏自治区藏医院藏医药口述历史研究项目特邀专家，藏医药基本名词术语标准课题组成员。主要从事藏医药、天文历算的理论研究与人才培养工作。主持国家社科基金项目 1 项，作为子课题负责人参与国家社科基金项目 1 项。发表“甘孜南派藏医药”等藏医学、天文历算等相关藏学的学术论文10余篇，主编、参编专著与教材10余部。其主编的《南派藏医药》第一次从客观角度、比较系统地整理了南派藏医有关理论、学术、治病方法等相关内容，《藏医药词典》是四川藏区内第一部藏医药学工具书。

（2）降拥四郎（1964—），藏族，1984年毕业于甘孜州卫生学校，师从唐卡·昂翁降措、忠登郎加等名老藏医专家，1995年又考入成都中医药大学藏医大专班学习三年，是全国第二批中（藏）医药专家学术技术经验继承人。在甘孜州藏医院工作期间，他带领研发的藏药院内制剂溶脂胶囊和红景天胶囊，是全省乃至全国藏医院院内制剂的典范。2011年作为特殊紧缺人才被引进成都中医药大学民族医药学院工作，2013年起担任硕士研究生导师。作为国家藏医适宜技术推广项目首批专家成员，承担“藏医放血疗法治疗痛风病研究”的推广工作。作为课题主研人员，完成国家中医局课题6项、省中医局课题4项、州科技局课题5项。参与并完成了“甘孜州南派藏医药”国家级非物质文化遗产项目的申报，以及《四川省藏药材标准》（2014年版）的编撰。

（3）江吉村（1972—），藏族，1991年毕业于甘孜州卫生学校，1995考入成都中医药大学藏医大专班学习三年，长期从事藏医药临床、教学、科研、制药、管理等工作，现担任全国人大代表、甘孜州藏医院副院长，是当前国内藏医药界最年轻的主任医师。作为第三批全国老中（藏）医药专家忠登郎加的学术经验继承人，江吉村全面掌握了导师关于各种藏药制剂的生产工艺和名贵藏药原料“佐塔”的炼制技术，完善了“佐塔”及“仁青系列”名贵藏成药的生产技术，提高了藏药制剂的科技含量和疗效。总结了多种疑难疾病的独特疗法，擅长诊治早期消化系统癌症及中风、瘫痪等疾病。发表“藏医‘正布朗波’（风湿性关节炎）的理论探讨及诊治经验谈”“藏医药古籍文献《医学甘露滴》学术价值浅析”“藏医诊疗慢性浅表性胃炎方案探析”等学术论文10篇。其编写的《藏西医结合临床实用手册》是国内首部藏西医结合临床实用书籍。

4. 学术特色

（1）古籍文献资源丰富，准确定位《四部医典》并推广使用。德格印经院等藏传寺庙和文化圣地保存了大量藏医药经典古籍，版本流传广泛，意义深远。南派刻制了首部《四部医典》印刷版，编著了各类《四部医典》注解书，在确立《四部医典》的正式版本、揭示历史真实、完善理论体系、提升学术价值等方面，具有诸多新突破。

（2）临床诊疗实践性强，形成了独特的藏医诊疗方法。南派医家更注重临床诊疗的实践性，与北派更注重病理生理学有所不同。南派善于使用当地特色藏药材，研制独特的藏药。擅长治疗因热性导致的瘟热疫症，对治疗胃炎、胃溃疡、肝炎、胆囊炎、肝硬化等热性疾病有独特的疗效，对寒热交错、"三因"失调引起的风湿、类风湿、中风、瘫痪以及高原性心肺疾病等临床效果也颇为显著。并且还特别擅长藏医传统特色外治疗法，如放血、火灸、罨熨、药气蒸、涂擦、手法推拿、针刺、泻脉等。

（3）对藏药品种、药性认识深刻，创制诸多独特方剂。南派对植物药为主的藏药进行了广泛深入的研究，编撰了多种药物学理论专著，在药物原材料的辨识、药性的认识及合理使用方面有许多独到之处，促进了藏医本草学的迅猛发展。南派还创制了诸多独特的方剂，如七十味珍珠丸、佐珠达西、鼻烟药粉、妇科妙方、佐塔德子玛、栋佐等，不仅提高了临床疗效，还促进了藏医方剂学的发展。

（4）对金属类藏药炮制加工方法独特，在"佐塔"炼制方面贡献巨大。"佐塔"堪称"藏药药王"，藏药中的"宝中之宝"，是所有名贵藏药不可或缺的药引子。它的珍贵不仅在于原材料的独特，更在于其传统的炮制方法。它是一种用水银洗炼八珍与八铁而制成的特殊药剂。八珍，即珊瑚、玛瑙、猫眼石、绿松石等；八铁，指黄金、白银、铜、铁、铅等。凡加有"佐塔"成分的药，则在前面冠以"仁青"的前缀，藏医在遇到严重疾病时必用"仁青"系列药，该类药对各种急慢性消化系统疾病及心脑血管疾病疗效显著。但由于社会历史因素，能熟练掌握佐塔炼制技术的人越来越少，技术濒临失传。经南派多位大师多方取经学习、精心研制，此项技术得以恢复和传承，对整个藏医学界领域产生了极大影响。

（5）重视与其他民族医学的交流。南派还积极吸取中医药理论技术，如司徒·却吉迥乃（也译作司徒·曲吉迥勒）曾赴内地学习中医诊脉及天花治疗技术，广泛吸收中医药知识及先进经验。以达莫洛绒曲扎为主的南派医家们则促进了藏医学在蒙古地区的传播。

5. 代表著作

《南派藏医药》，邓都主编，四川民族出版社。

《藏医药词典》（藏文），邓都编著，四川民族出版社。

《岭麦扎西崩医学精选》（藏文），邓都主编，四川民族出版社。

《医学甘露滴》（藏文），江吉村主编，四川民族出版社。

《藏西医结合临床实用手册》（藏文），江吉村著，民族出版社。

第二节 川派中医研究概况

20世纪80年代起，以陈先赋、赵立勋为代表的学者开始对四川中医的学术发展进行初步梳理，为当代川派中医的研究奠定了基础。2012年起，四川组织100多名专家开始“川派中医药源流与发展”系统研究工程，出版大型研究专著《川派中医药源流与发展》，首次系统研究并厘清了四川中医药各学派和流派的渊源及发展现状。在政府、医院、家族、学会等各方的支持和共同努力下，对川派中医开启全面研究，川派中医得以持续发展。

一、先贤奠基

新中国成立以后，在党和政府的重视和支持下，中医科研院所和高等院校逐渐开始了对中医药科研事业，对四川中医流派和名医学术思想的研究，涌现出了一大批著作，为川派中医的全面研究奠定了坚实的基础。如陈先赋、林森荣编著的《四川医林人物》，1981年由四川人民出版社出版。该书收载历代四川医家传记上千人，记其生平事迹及其学术思想。附有医家画像、文献图片等40多幅，是一部经典的医学专门人物人名工具书。赵立勋主编的《四川中医药史话》，1993年由电子科技大学出版社出版。该书全面反映了四川中医药学的起源、形成和发展轨迹，拓宽了四川医史文献研究的领域，弥补了四川医史文献研究的某些空缺。其内涵深度丰厚，是一部全面研讨四川医史的优秀专著。该书时空跨度大，为溯本求源，上追于西周及春秋时期，下及于新中国成立之前，凡四川境内的医事活动均有记叙、分析、评论与考证。史料详实，说理充分，对四川医药史实的发掘、整理的功绩不可磨灭。李明富主编的《成都中医药大学中医学家专集》，2001 年由人民卫生出版社出版。该书按“医事传略”“学术思想与经验”“论著目录”3 个部分，以详实可靠的材料和通俗易懂的文字反映了成都中医药大学李克光等 12 位著名中医学家的学术精华。其副主编的《长江医话》，2015 年由北京科学技术出版社出版。该书收集了包括四川、重庆在内的长江流域八省一市的中医医家撰写的千余篇医话，祖述内难，继承传统，师法古人，匠心独运，于临证有所遵循，有所教益。

二、厘清源流

为了进一步发掘四川中医的历史，真实反映四川中医的特色，充分发扬四川中医的优势，四川在“理清历史源流，理顺传承脉络，突出地方特点；发扬传统，正本清源，继承创新，唱响川派”文化精神引领下，从 2012 年开始，进行了“川派中医药源流与发展”系统研究工程，列入四川省中医药管理局“十二五”重大科研项目。2016 年，杨殿兴、田兴军主编的研究成果《川派中医药源流与发展》由中国中医药出版社出版发行（图 5－22）。全书分上下两篇。上篇“概述”，分“中医之乡”和“中药之库”2 章，主要介绍汉代至中华民国时期四川的医、药学家及其学术（技术）代表著作、学术（技术）特色等，以及川产道地药材、中药产业等内容。下篇“学术传承”，分“医经学派”“伤寒学派”“温病学派”“医方学派”“中药学派”“内科学派（内伤杂病）”“外科学派”“妇科学派”“儿科学派”“针灸学派”“骨科

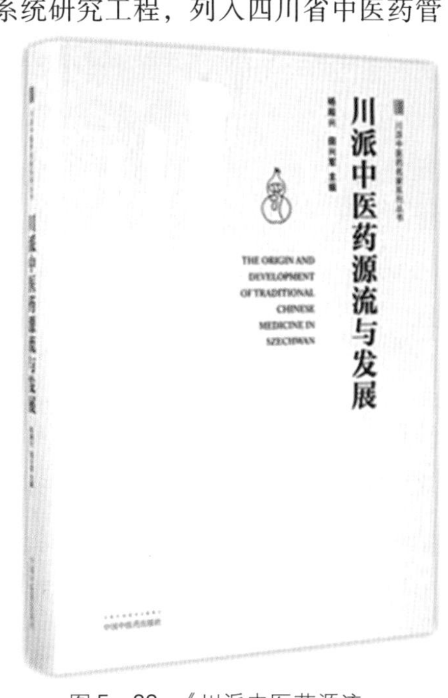

图 5－22 《川派中医药源流与发展》书影

（推拿）学派”“五官科学派”“道医学派”“养生学派”和“中西医结合学派”15章，以介绍近现代四川中医药传承、发展中形成的45个流派为主，概述其学科的著名学派（流派）、学派名师、学术（技术）特点、传承发展，以及没有列入学派的四川知名中医药学家的学术思想和贡献。此外，还设附篇“独特的民族医药”，分“藏族医药”“彝族医药”“羌族医药”3章，梳理了四川三个主要少数民族医药的发展历史、著名医家及其代表著作和学术特点。该书是“川派中医药名家系列丛书”的总集，是综合反映四川中医药历史渊源、学术发展源流、学派形成壮大、学派目前发展状况的大型综合性学术专著，不仅对中医药流派研究和医史文献研究具有重要参考作用，还对中医药理论创新、掌握名家学术思想和提高临床技能均有重要价值，兼具学术性、权威性和实用性。

“川派中医药源流与发展”系统研究工程的开展，首次系统研究并厘清了四川中医药15个学派、45个主要流派的历史渊源、学术发展源流、学派形成壮大、学派目前传承发展状况，整理了有史以来四川中医药的各个临床学科、基础理论、医经典籍、中药学和四川主要少数民族医药的不同学术流派、不同传承类型的医药学家600余名，总结了他们的学术著作、临床特色、科研成果、独特的治疗方法和丰富的学术思想，集四川中医药文化历史和发展现状之大成，填补了四川中医药学派发展整理的空白，为后世川派的研究和发展奠定了坚实的基础。

三、全面研究

2016年，在国家中医药管理局、四川省中医药管理局、四川省中医药科学院、成都中医药大学等的支持下，马烈光总主编的“巴蜀名医遗珍系列丛书”由中国中医药出版社出版。该套丛书是对川派中医学派医籍整理的重要补充，汇集了陈达夫、江欣然、李孔定、李斯炽、李仲愚、彭宪彰、冉品珍、宋鹭冰、王静安、王廷富、王渭川、吴棹仙、熊寥笙、余仲权、卓雨农和龚氏三代（龚益斋、龚治平、龚桂烈）共计18位现当代巴蜀名医的珍贵遗著、文稿，集成21部分册，将他们早年曾出刊发表过但如今已难觅其踪，或从未正式刊出的稿本、抄本，或家传私藏从未面世公开过的珍贵文献资料出版发行，展现了巴蜀中医的别样风采，对全面研究川派中医各流派临床经验和学术思想具有重要价值。

为加强四川中医流派的保护和宣传，推动四川中医流派持续发展，省中医药管理局于2017年启动了川派工作室推荐遴选工作，拟在全省评选一批疗效显著、特色鲜明、优势突出的四川中医药流派工作室。经过严格的遴选，共有16个候选单位符合挂牌条件。2019年5月，省中医药管理局印发《关于公布四川中医药流派工作室名单的通知》，同意授予郑氏骨科流派、巴蜀温病流派等16个流派“四川中医药流派工作室”称号（表5－1），并将孙氏肝病流派等15个流派列入“四川中医药流派工作室”建设单位（表5－2）。

表5－1　四川中医药流派工作室名单

序号	代表性传承人	依托单位	流派工作室名称
1	张世明、虞亚明	四川省骨科医院	郑氏骨科流派工作室
2	卢崇汉、卢玮	成都中医药大学、成都卢火神扶阳中医馆	钦安卢氏医学扶阳学派工作室
3	张之文、杨宇、冯全生	成都中医药大学	巴蜀温病流派工作室
4	胡天成	成都中医药大学附属医院	四川胡氏儿科流派工作室
5	廖品正、段俊国、王明芳	成都中医药大学	陈达夫中医眼科流派工作室
6	杨殿兴、傅元谋、刘杨	成都中医药大学	巴蜀伤寒学术流派工作室
7	刘方柏、余国俊	乐山市中医医院	乐山三江伤寒流派工作室
8	沈其霖、袁晓鸣	绵阳市中医医院	李孔定中医药流派工作室
9	杜麒	四川省第二中医医院	杜氏骨伤流派工作室
10	王明杰、黄淑芬、杨思进	西南医科大学附属中医医院	川南玄府学术流派工作室
11	陈怀炯、陈怀斌	雅安市天全县中医医院	天全陈氏骨科流派工作室
12	雷勇	阿坝州若尔盖县藏医院、藏医药研究所	夏萨藏医药学流派工作室
13	杨向东	成都肛肠专科医院	心裕·济川医学流派工作室
14	周奉皋、曾一林、唐小波	成都骨科医院	杨天鹏骨伤科流派工作室

续表

序号	代表性传承人	依托单位	流派工作室名称
15	梁超	成都中医药大学附属医院	四川冉氏脾胃病流派工作室
16	钟强	四川省中西医结合医院	冉氏内科流派工作室

表 5-2 四川中医药流派工作室建设单位名单

序号	代表性传承人	依托单位	流派工作室建设单位名称
1	汪静	西南医科大学附属中医医院	西南医科大学孙氏肝病流派工作室
2	彭树林	乐山驳骨堂骨科医院	峨眉僧医驳骨疗法流派工作室
3	汤一新	乐山市中医医院	嘉州中医滋脾流派工作室
4	寇恩培、寇岐培	成都武侯寇小儿中医门诊部	四川寇氏儿科流派工作室
5	曹舸飞	绵阳市骨科医院	绵阳彭氏骨伤科流派工作室
6	钟友鸣	乐山市市中区中医医院	乐山钟氏骨伤流派工作室
7	杨桦	雅安市中医医院	杨氏骨科流派工作室
8	陆希	四川省第二中医医院	川派陆氏中医工作室
9	钟森	成都中医药大学附属第二医院筹建处	道医养药文化流派工作室
10	谢晓龙	眉山市中医医院	谢氏正骨流派工作室
11	何本祥	成都体育学院附属体育医院	成都郑氏骨伤流派工作室
12	周智罡	西昌王氏骨科专科医院	西昌王氏骨科流派工作室
13	泽多	石渠县藏医院	居麦旁流派工作室
14	彭暾	德阳市人民医院	德阳伤寒剑南流派工作室
15	唐锡明	巴中骨科医院	巴中唐氏骨伤流派工作室

2019 年 5 月，中共四川省委宣传部、四川省中医药管理局、四川省教育厅联合印发《关于实施中医药文化传承发展工程的意见》。《意见》不仅涉及中医药文化的传承发展，还提出将分阶段实施中医百部经典工程，建立古籍文献数据库；收集整理古代川派名医名著古籍，编纂出版四川医籍全书；开展近现代川派名医学术思想与经验整理研究；实施中医药继承性人才培养工程和川派中医药传承人保护计划等。

2020 年 4 月，中共四川省委、省政府印发《关于促进中医药传承创新发展的实施意见》。涉及健全中医药服务体系、强化中医药在健康四川建设中的独特作用、推进中医药全产业链发展、加强中医药人才队伍建设、推进中医药传承与开放创新发展、改革完善中医药管理体制机制六大板块，囊括22条相关细则。

不仅省委、省政府积极出台相关政策，对川派中医药的研究和发展给予支持与鼓励，各学派所依托的家族、医院，以及中医药学会等非政府组织也给予大力支持，在学派医籍整理及著书立说、理论提炼、特色临床经验和技术、传承人培养、实验研究、临床研究、推广流派学术思想与技术等方面都开展了大量工作。例如陈氏家族对祖传秘方、验方用药进行了研究、优化、筛选，并对传统剂型进行了改进，开发出多种骨伤科中药制剂品种和剂型，并由大全县中医医院取得了院内制剂批准文号；卢氏家族倡导中华中医药学会举办“扶阳论坛”，对扶阳流派的源流、学术思想、用药经验、辨证治疗技巧等进行深入研究，为扶阳理念在中医界的传播起到积极作用；儿科学派刁本恕两次召开王静安学术经验研讨会，全面研究王静安儿科流派学术思想，编印《王静安学术思想临证经验承传研究论文集》；成都中医药大学附属医院开展“川派中医名家文琢之的学术思想及临床经验研究”，通过历届四川省中医外科学术会议平台推广流派技术；2017年8月，四川省中医药学会启动“川派中医薪火传承工程”，提出千人培养计划和示范门诊建设，推动川派名家学术思想在基层的推广和应用；2017年12月，四川省中医药信息学会主持录制大型中医药专题片《川派中医薪火传承工程》；2019年6月，由四川省中医药学会主办、四川省骨科医院承办的第一届武医结合专业学术交流大会在成都举行；2019年9月，由中华中医药学会主办，中华中医药学会学术流派传承分会、四川省中医药学会、成都中医药大学承办的“中华中医药学会学术流派传承大会暨2019年中医药学术流派传承发展成都论坛”在蓉举行；2020年9月，四川省中医药学会成立流派传承专委会，并召开首届川派中医药论坛，积极探索新时代背景下中医药学术流派传承发展的新思路、新方法。成都中医药大学在培养硕博士研究生的过程中也从文献整理、动物实验、临床观察等多途径对各流派开展全面深入研究，形成的硕士学位论文有“四川天真按摩流派的整理研究”（2007），“四川中医骨伤科主要学术流派郑派学术思想及治疗经验的总结（运用郑派推拿手法配合针灸治疗腰椎间盘突出症的临床研究）”（2010），“川蜀中医妇科流派研究”（2011），“川蜀中医妇科流派再研究”（2013），“川派中医养生源流与发展”（2014），“川派名医黄济川‘连栀矾溶液’保留灌肠预防痔病 PPH 术后吻合口增生狭窄的临床观察”（2018）。博士学位论文有“四川中医养生流派研究”（2016），“四川文氏皮科流派治疗慢性湿疮临床疗效及作用机制研究”（2019）等。

在政府、医院、家族、学会、学校等各方的支持和共同努力下，为川派中医的全面研究打下坚实基础，对凝聚川药、川方、川医、川人的川派中医药传承力量，夯实中医药学根基，增强中医药事业持续发展内在动力，厚植中医药学术创新进步基础，都具有重大现实意义和深远历史意义。

四、持续发展

发展是命脉，只有持续发展，川派中医才会不断迸发出勃勃生机。在今后的发展过程中，川派中医将致力于理论体系建设、文化建设和优势学科建设，扩展大品种中药研究、有效方剂和技术的基础与临床研究，加强传承人培养、国内外交流合作等工作。

（一）加强理论体系和文化建设

深入挖掘巴蜀地区特色易学、经学、文化对中医药理论的影响和科学化研究，加强各流派独特理论的提炼与基础研究，对当代川派中医临床经验总结的理论进行提升，真正实现中医规律的科学解释。全面加强川派中医药文化资源保护传承、研究阐发、宣传普及和融合创新，深刻阐述川派中医药文化的独特魅力，支持具有四川特色的中医药项目申报联合国教科文组织非物质文化遗产名录和国家级、省级非遗目录，加强中医药非物质文化遗产的保护。

（二）加强川产道地药材研究和开发

四川自古中药资源丰富，素有“中药之库”之美誉，拥有四个全国第一。①中药资源蕴藏量全国第一。第四次全国中药资源普查数据显示，四川现有中药资源 7290 种，是全国重要的中药材主产区之一。②常用中药材品种数全国第一。全国常用中药材有 363 种，四川有 312 种，占比 86%。③道地药材品种数量全国第一。四川共有道地药材 86 种，其中国家地理标志保护的中药材产品 31 个。④国家 GAP 认证数量全国第一。“十五”期间，四川正式启动了全国第一个中药现代化科技产业（四川）基地药材生产体系建设。截至目前，四川已有 16 个品种、24 个中药材基地通过国家中药材生产质量管理规范（GAP）认证。在今后的工作中，要完善四川中药产业资料库，培育和保护优势品种，加大对中药产业科技研发，提高中药资源的附加值和利用率，加强川产道地药材规模化、规范化、产业化的发展，进一步打响川药名声。

（三）加大有效方剂和临床研究

近百年来，川派中医各流派形成了一大批行之有效的、具有川味特色的方剂和治疗技术。要加快基于古方、名方、验方和秘方的传统医药新药、院内制剂研发和大品种二次开发，加强特色治疗技术的规范化整理和应用研究，进一步推广应用，提高和流派相关的中医优势病种的治疗效果。

（四）加强优势学科建设和传承人培养

通过拓展优势学科的学术继承人的范围，培养优秀人才团队，突破中医发展瓶颈。结合优势学科建设，以提高临床疗效为重点，推动中医药高校教育形式多样化，推动四川中医药发展。实施传承人培养计划，培养更多社会知名度高、深受病人爱戴的流派传承人。

（五）加强国内外交流合作

川派中医必须抓住“一带一路”“守正创新”“促进中医药创新发展”的机遇，在国内各地中医流派互相交流学习的同时，注重在国外、海外的推广，学术交流和互相学习；借鉴和吸纳现代医学的最新成果，对自身研究成果的推广和应用，要勇于打破学派和中西医界限，推动学派、学科优势集成与互补。

第三节 百年传承百花齐放

川派中医在近百年来的传承和发展过程中，形成了诸多特色鲜明的临床经验和学术观点，对中医学科的完善和发展具有重要价值，并形成了一批名院、名科、名药、名医，可谓百花齐放。

一、总结临床经验

总结中医临床经验是继承和发扬祖国医学遗产的重要方法之一。名老中医的临床经验是他们在长期医疗实践过程中与疾病作斗争的实践成果，把这些经验整理总结出来，不仅可以启迪同仁，提高治病效果，而且还可以补充丰富医学理论，促进医学理论发展。

近年来，四川中医各流派传承人在总结先贤名家的临床经验时，或从他们擅治的某个（类）病种着手，或从独具心验的诊法着手，或从总结辨证规律着手，或从独具特色的治法着手，或从用方用药经验着手，或从总结医论医话着手，产生了一大批著述，不仅使川派中医的临床特色和经验得以传承，还为现代中医学术事业的发展做出重大贡献。特别是对一些疑难疾病和重大疾病的防治经验，形成了一批行之有效的专病专方（药、穴位），更为祖国医学伟大宝库增添了一笔宝贵财富。古语有云："千方易得，一效难求。"川派中医代表性流派百年来形成了大量临床检验有效而且经得起重复的部分专病专方（药、穴位），以下可见一斑。

伤寒学派陈治恒以核桃树枝、山慈菇治疗鼻咽癌、直肠癌和乳腺癌等，可控制症状、帮助病人完成放化疗；以地牯牛治疗骨质增生，以灯盏细辛治疗高血压脑出血、脑血栓、脑栓塞后遗症等，以白胡椒治疗睾丸炎，以牛马藤治疗帕金森病和舞蹈病，以甘遂治疗腹水。江尔逊以甘露饮加减治疗扁平苔藓、复发性口腔溃疡；自制高效方“靖眩汤”（融经方小柴胡汤、泽泻汤和时方六君子汤、半夏白术天麻汤）治疗眩晕，一二剂眩晕息止。张君斗以四逆散加黄柏、牡丹皮治疗肠痈，疗效较大黄牡丹皮汤更安全可靠；以化斑汤加减配合“三宝”治疗乙型脑炎，治愈率超90％。龚志贤以乌梅丸治疗花翳白陷（慢性角膜炎、角膜溃疡）、眩晕（梅尼埃病）、胃脘痛（十二指肠球部溃疡合并憩室）、厥阴中风（持续低热）等病证。

医方学派陈潮祖以木香蜈蚣散治疗睾丸肿痛，四逆散合木香蜈蚣散治疗睾丸炎，冠心二号方（由川芎、赤芍、红花、降香、丹参组成）治疗冠心病、心绞痛，“定眩饮”（茯苓、泽泻各30 g，半夏20 g，白术15 g，人参、天麻各10 g，桂枝6 g）治疗梅尼埃病（眩晕），平胃散合五味消毒饮加减治疗慢性牙周炎。

内科学派李孔定认为鸡屎藤不仅可消食导滞，还有明显的镇痛作用，针对外伤痛、胆肾绞痛、胃肠疼痛、神经痛和骨折、手术后疼痛均有较好止痛效果。强调欲求佳效必重用至50～100 g。其效方“鸡猪煎（牙痛方）”以鸡屎藤100 g，鲜猪肉（肥瘦相兼）200 g。加水1500 mL，文火炖1小时许，汤内不放盐，吃肉喝汤，专治急性牙髓炎。以金水交泰汤（南沙参50 g，黄精、紫苏子、赤芍、黄芩、夜关门各30 g，制天南星、葶苈子、甘草各15 g，木蝴蝶10 g，沉香1 g为末冲服）治疗肺气肿、肺心病无外感者，证之临床，屡用屡验。陈绍宏以普济消毒饮治疗化脓性扁桃体炎；以龟鹿二仙胶合胶艾四物汤治疗血小板减少性紫癜、再生障碍性贫血；以甘草人参汤治疗上消化道出血，一般都在3天内止血；以中风醒脑口服液治疗中风，大幅降低了急性中风病人的致残率。

外科学派文琢之认为痰是肿块形成的基础，以疏肝理气、化痰散结、活血化瘀、软坚消散为法创制消核片治疗乳腺增生、瘰疬、甲状腺瘤、脂肪瘤等多种肿块类疾病。治疗慢性溃疡和陈旧性湿疹，用补中益气汤加清利湿热之品，佐以健脾解毒之剂，无不奏效。认为羌活鱼（四川特产，小鲵科两栖类动物，学名山溪鲵）治胃痛最有效，凡胃痛久不愈，草木之品无效时，加入羌活鱼一二条，可收立竿见影之效。治疗脱疽（闭塞性脉管炎）伴发风湿病及静脉炎，患处硬结疼痛者，用石凤丹、走马胎、过路黄三种草药内服。使用单味乌苓参治疗阳痿、早泄、遗精、肺结核，有特效，取其补肾、润肺、益气之功。治疗顽疮久不愈者，用巴豆 60 g 去外壳，布包，炖猪肉 250 g，服汤食肉去巴豆，顽疮易愈。以清凉膏（石灰澄清水与芝麻油各半而成）外用治疗烧烫伤及急性湿疹，效果显著。

妇科学派卓雨农用新鲜枇杷叶治疗妊娠恶阻辨证有热者，因“呕家不喜甘”，故不用蜜制枇杷叶而用鲜品，用前须将枇杷叶刷毛以免刺激消化道引发呕吐。王祚久用马鞭草 30 g 煎水去渣，温液坐浴治疗真菌性阴道炎；滴虫阴道炎用苦参蛇床合剂（苦参 30 g，蛇床子 15 g，土荆芥 12 g，明矾 9 g），上方用 3000 mL 水，煎沸浓缩后，先熏后坐浴；老年性阴道炎常用野菊花、紫花地丁、半枝莲、蛇床子、苦参各 15 g，煎液，先熏后洗。杨家林以大黄䗪虫丸为主方加减（土鳖虫 12 g，白芍 15 g，大黄、水蛭、桃仁、黄芩、地黄、蒲黄、枳实各 10 g，牡蛎 18 g）治疗子宫肌瘤；以寿胎四君芍甘汤（菟丝子、桑寄生、续断、白术、茯苓、白芍各 15 g，阿胶 10 g，党参 30 g，甘草 6 g）治疗胎动不安；以首乌左归饮加减（制何首乌 25 g，赤芍、白芍、山药、山茱萸、白鲜皮、紫荆皮各 15 g，当归、生地黄、熟地黄、茯苓、枸杞子、荆芥、白芷各 10 g）治疗外阴营养不良，有效率达 95.3%。

儿科学派胡伯安认为小儿皮肤病多因风、热、湿、毒相搏，郁结于腠理，发于肤表而成，遂自制了具有祛风、清热、除湿、解毒功效的“消风解毒汤”（金银花、连翘、牛蒡子、蝉蜕、白芷、黄柏、土茯苓、地肤子、白鲜皮）为基础方以通治皮肤病。对湿疹，则辅以外治。即将“消风解毒汤”煎熬后之药渣，加入适量艾叶、茶叶煎水外洗，内外兼治，收效甚捷。王静安以清宣导滞汤（石膏 15～60 g，白薇 30 g，青蒿 15～30 g，天花粉 9～15 g，桑叶 10 g，赤芍 6～9 g，柴胡 6～9 g，荆芥 9 g，黄连 3～6 g，山楂 9～15 g，神曲 9～15 g，槟榔 6～9 g，板蓝根 15～30 g）治疗小儿外感发热；以温中降逆汤（丁香、吴茱萸、黄连各 3 g，高良姜、豆蔻、广木香各 6 g，姜竹茹、紫苏梗、柿蒂各9 g，神曲15 g，赭石30 g）治疗小儿呃逆；以通锁方（生大黄、熟大黄各6 g，九制香附10 g，蜂蜜2匙）煎汤频服，治疗初生儿大便不通；以退黄汤（茵陈、车前草、金钱草、满天星、花斑竹各30 g，炒香附15 g，郁金12 g，栀子、紫苏梗各9 g，豆蔻、黄连各6 g）治疗新生儿黄疸；以加味升降散（枸杞子、菟丝子、片姜黄、僵蚕各15 g，瓜蒌壳12 g，熟地黄、补骨脂、车前子、泽泻各10 g，大黄6 g，蝉蜕5 g，通草3 g）治疗小儿脑积水（解颅）；以清镇汤（栀子、黄连各6 g，青黛、连翘心各10 g，牛黄0.5 g，牡蛎30 g，麦冬10 g，白芍15 g）治疗小儿急惊风。熊梦周以六月寒、青蛙草、矮茶风治疗小儿夜咳，以隔山撬、鸡屎藤治疗小儿食滞。寇煜光认为四缝穴是治疗小儿疳积的特效穴，针刺四缝穴具有消食健胃促进吸收的作用。

骨伤学派钟鹏以柴胡散治疗胸胁内伤，五积散治疗外伤，枳马散治疗痹证截瘫，活络散治疗筋伤，然铜接骨散治疗骨折延迟愈合，蜂蜜萝卜汁治疗血症，九分散治疗腰痛，坎离龙虎膏治疗风湿。何天祥以活血养骨汤（独活、骨碎补、狗脊各15 g，当归、延胡索、陈皮、郁金、白芷、肉桂、续断、筋骨草各10 g，牛膝6 g）治疗股骨头骨骺无菌性坏死。陈如见以加味补阳还五汤（黄芪60 g，党参、丹参各30 g，归尾15 g，地龙12 g，赤芍、川芎各10 g，桃仁、红花、水蛭、甘草各6 g）预防老龄人工髋关节置换术后下肢深静脉血栓，于手术后次日开始服用，每天3次，连服12天。

五官科学派的陈氏六经眼科流派陈达夫以改良驻景丸（枸杞子、菟丝子、楮实子、五味子、车前子、紫河车、寒水石、木瓜、三七、茺蔚子）治疗内障；以生蒲黄汤（生蒲黄、墨旱莲、荆芥炭、生地黄、牡丹皮、川芎、丹参、郁金）治疗眼底出血；以陈氏自制金水丸（山慈菇粉、玄参、白及、百草霜、升麻）治疗圆翳内障；陈氏息风丸（赤芍、紫草、菊花、僵蚕、玄参、川芎、桔梗、细辛、牛黄、麝香、羚羊角）治疗绿风内障；陈氏家传涩化丹（赤石脂、炉甘石、薄荷、僵蚕、麻黄、细辛、蔓荆子、紫草、龙胆、黄连、芦荟、草乌、空青石、珊瑚、琥珀、血竭、珍珠）治疗角膜翳障。陈乃杨以参芪降糖明目饮（黄芪、玉竹、丹参、川芎、生地黄、麦冬、天花粉、黄精、石斛、葛根）治疗糖尿病视网膜病变。熊氏耳鼻咽喉科流派熊大经以小柴胡汤加减治疗慢性咽炎，泻心汤加减治疗化脓性扁桃体炎，治疗变应性鼻炎只要不是肺经伏热者径用桂枝汤加味。

针灸学派廖方正采用“五心穴”以急救。五心穴即天心百会、地心涌泉（左右各一）、人心劳宫（左右各一），同时灸此五穴，有醒神开窍、回阳救逆之功，是廖氏惯用以醒神救逆的特效穴。周建伟创“任脉透刺法治疗尿潴留疗法”，取毫针从脐下1寸阴交穴进针，沿皮下顺任脉经透刺至曲骨穴，行捻转泻法，病人下腹、会阴及腰骶部出现明显酸胀感，持续操作5分钟，留针5分钟，重复3次后出针。杨介宾以三棱针治疗腱鞘囊肿：囊肿局部常规消毒后，术者左手固定囊肿，右手持一大号三棱针，对准囊肿最高点，迅速刺入，捻捣二三次，立即迅速出针，同时双手拇指和示指用力挤压肿块，务使囊内胶性黏液从针孔全部排出，酒精棉球擦净局部，垫以消毒薄棉，并用硬币贴于针孔，绷带加压包扎，操作简便，疗效甚佳。

二、凝练学术观点

总结名医临床经验，凝练学术观点，是当前中医学术流派研究的重点。近百年来，尤其是中医高等教育发展以来，川派中医各流派都涌现出一批特色鲜明的学术观点，今择其精华。

陈氏五脏治法方剂流派陈潮祖基于脏腑病机，首创以五脏为中心的辨证体系。陈氏首次提出以五脏为中心的病机分类模式，并系统论述了五大系统病变的辨证、治法及方药，使诸多疾病的病理变化和辨证论治规律系统化。首倡“五脏宜通”学说，拓展方理解析。“五脏宜通”在生理现象表现为气血津液均要通调于“肺脾心肝肾”五大系统，机体才能处于正常健康状态；在病理方面“运行五脏气血津液一有阻滞，即呈病态或死亡”。“五脏宜通”学说的提出不仅对中医基础理论的发展具有重要学术价值，对深刻而透彻地分析方剂组方原理，利于学者把握方剂配伍特点和临床应用要点，提高方剂学习的能力亦有重大意义。陈氏倡导“膜腠三焦”，从理论沿革、功能、病变规律、治法规律等方面阐明了少阳三焦的实质，提出少阳三焦乃由膜腠组成的有形有质之腑等创新性理论，并将少阳三焦的理论实质落实到具体的病理改变和治疗上，从流通的气血津液及固定的筋膜组织两方面论述少阳三焦的病变规律，提出相应的治法，为临床辨治少阳三焦疾病提供了有力依据及行之有效的方法，由此形成了独具特色的“膜腠三焦”说。陈氏重视“肝主筋膜”，认为“心系血管，肺系气管，脾胃肠管，肝系胆管，肾系输尿管、输精管、输卵管”等皆是由肝系筋膜构成。“五脏都由肝系筋膜构成的经脉管道将其连为一体，经遂发生病变，常见痉挛、松弛、破损、硬化、增生五类病变。”丰富和完善了《素问·痿论》所述“肝主身之筋膜”的内容。陈氏五脏治法方剂流派所提出的“五脏宜通”学说、“三焦膜腠”论和“肝主筋膜”说等，不但拓展了中医理论，对深化方解大有意义，而且可启发临床思路，创制行之有效的新方。

何氏骨科流派在长期的临床实践中，总结提出了“治骨先治肉”的理论。何氏骨科认为，肢体的创伤不外骨与关节、软组织的损伤，而软组织则包含了肌肉、血管、神经、肌腱、滑膜等，因此，何氏骨科把单纯的骨定义为“骨”，而其他组织则定义为“肉”。因“肉”是保护“骨”的，肢体损伤时必然是由外及内、由“肉”及“骨”的过程，所以伤“骨”必先伤“肉”。骨折迟缓愈合是指骨折经过治疗后，超过同类骨折正常愈合的最长期限，骨痂生长缓慢，骨折端无硬化现象，有轻度脱钙和骨髓腔仍通者。也就是说，骨折愈合的三个阶段即血肿机化期、原始骨痂期和骨痂改造期出现了障碍，即发生了瘀不去、新不生、骨不合的过程。何氏骨科认为瘀不去、新不生、骨不合均是因为“肉”的生理平衡被打破后未能得到根本修复，血不活，气不畅，则瘀不能去，骨不能合，必然出现骨折的迟缓愈合甚至不愈合。因此在治疗骨折迟缓愈合的过程当中，必先治“肉”，坚持以行气活血药物为主，接骨续筋药物为辅。内服方以当归、川芎、血通、桃仁、红花、没药活血行血，化瘀生新；木通、青皮、陈皮、香附疏肝理气，调畅气机；鸡血藤补血活血，舒筋活络；续断、骨碎补同补肝肾，强筋骨；甘草调和诸药。再结合药物外敷，共行活血化瘀、行气止痛、强筋壮骨之效，以达瘀去、新生、骨合，完成由迟缓愈合转化为正常骨愈合的过程。何氏骨科流派提出的“治骨先治肉”理论，不仅强调先“肉”后“骨”这一治疗的有序性，而且强调应注重软组织治疗，旨在体现“骨肉并重”的中医整体治疗思想，是对中医骨伤学理论的创新和完善，深化了中医骨科学的整体观和辨证思想。

何氏骨科流派还应用中医药学理论和生物力学原理，提出中医骨科“联合外固定理论”，丰富了中医骨科外固定研究领域。外固定作为治疗骨伤和某些骨病的重要措施之一，理应体现中医学的整体观，即治疗上不只是接骨续筋，尚需同时考虑骨以外组织伤的修复。而单纯用任何一种固定器具，对临床多数常见的骨伤来说都难以达到目的，因而创立“联合外固定理论”，实施联合外固定法。临床实施外固定时，针对具体伤情，因形制具（夹板、压垫、粘膏和绷带）和结合各单元（夹板元、压垫元、粘膏元和绷带元）的特殊功用，有主次地选择各单元组成联合外固定装置。以联合外固定装置的杠杆对应患部的内部杠杆，以各单元的外合力和以肌收缩为主的内应力，构成以损伤部位中心点为原点的三维坐标外固定力系，这就是联合外固定的主要含义。该理论的提出和成功实践，更有效地保持了患部相对固定和加大肢体活动度，明显提高了外固定“动静结合”的水平，完善了中医骨科外治理论。

既往临床对眼科血证（出血性眼病）按出血不同阶段的具体特征分早、中、晚三期进行论治。但三期论治方法比较笼统，不能真正全面清楚地揭示出血性眼病的发生发展规律，特别是对中晚期离经之瘀血成为第二病因，加重眼组织的损害而影响视力的论述尚少。对瘀血日久所形成的膜状物和机化灶缺乏有明确针对性的治疗方案。有鉴于此，陈氏六经眼科流派王明芳根据多年临床对眼科血证规律的观察和研究系列血证处方的体会，揣摩唐宗海《血证论》“止血、消瘀、宁血、补虚”四法立论之旨，提出“眼科血证四期论治理论”。出血期治以止血活血、瘀血期治以活血化瘀、死血期痰瘀同治、干血期扶正散结，在眼科血证的实验研究和临床治疗方面取得的成绩已获全国中医眼科同行认可。目前在全国出血性眼病的中医及中西医结合治疗方面，眼科血证四期论治理论具有重要的理论指导意义。

熊氏耳鼻咽喉科流派熊大经对于中医耳鼻咽喉科理论的贡献卓著，创新性地提出了“胆肺假说”“耳科玄府”“五度辨证”等学说。熊氏在 30 余年的临床、科研中总结提出“胆肺假说”，并据此形成“胆肺同治”“补肺泄胆”法，用以指导鼻窦炎的治疗。“胆肺假说”理论认为耳鼻咽喉分别与肾、肺、脾、胃关系密切，鼻为肺窍，耳为肾窍，咽为脾胃所主，喉为肺所主。

其中肺与鼻、咽喉的关系重大，医界众所周知。但胆与耳鼻咽喉密不可分，却未被足够重视，强调在五官诸窍的发病中，肺、胆失调起着重要的作用，尤其是鼻病的发生，看似表现在肺，实则与胆府病变大有联系。所以熊氏提出肝胆火热是鼻窦炎发病的根本原因，治疗当以清利肝胆火热为主，在临床上取得了很好疗效。以此主持研究出治疗鼻窦炎的中成药——鼻渊舒和鼻窦炎口服液，是我国最早也是目前最主要用于治疗急、慢性鼻窦炎的中成药，畅销海内外。“耳科玄府”理论认为，神机运转失常，是耳之玄府郁闭的重要病理改变。开通耳户玄府窍通，以畅通精气，耳窍得濡，则耳聋、耳鸣自止矣。轻重随郁结微甚而不同，轻则鸣重则聋，由此观之，开通玄府窍道是治疗耳鸣、耳聋类疾患不容忽视的重要法则。“五度辨证”理论是将鼻腔局部之外鼻、鼻甲、鼻道等局部检查可见的鼻的结构赋予辨证的内涵：外鼻、鼻尖及鼻前庭属脾土；天气入肺，下鼻甲、下鼻道最能感应天气之变化，故下鼻甲、下鼻道属肺；据《内经》所载，胆与窦窍密切相关，肺主鼻、胆主窦窍，窦窍开口于中鼻甲及其附近区域，故中鼻甲、中鼻道属肝胆；鼻顶紧接髓海，肾主骨生髓充养髓海，故鼻顶属肾；鼻内脆骨空虚处内藏“中血堂”，“中血堂”颇类今之利特尔氏区，该处血脉丰富，心主血脉，故心寄位于此处。如此一来，在病人全身辨证信息不足，医者辨证徘徊之时，借助观察局部的细微变化，可以提高辨证的准确性，提高临床疗效。“胆肺假说”“耳科玄府”“五度辨证”等学说的提出，大大丰富了中医耳鼻咽喉科理论。

传统理论认为灸法适用于寒证、虚证、阴证，尤以慢性病和阳气虚寒者为宜，热证禁灸。巴蜀针灸学派廖方正在总结前人“灸瘿法”的基础上，提出“热证也可灸”的理论，制定了以“乌龟灸”为主的灸法治疗甲状腺功能亢进症。该法沿用至今疗效确切，打破了“阴虚之证禁灸”和“微数之脉慎不可灸”的禁忌，补充和发展了灸法理论，为甲亢这一疑难病症尤其是对西药不敏感或过敏者，经手术或西药治疗后复发者提供了另一治疗途径。廖氏亦将灸法用于无名肿毒、带状疱疹、顽固性湿疹、痤疮、神经性皮炎、银屑病等皮肤病的治疗，以及强直性脊柱炎等自身免疫性疾病，也取得了意想不到的效果。

五输穴是临床运用最为广泛的特定穴之一，但其起井、溜荥、注输、行经、入合的脉气流注构成的五输循行，与十二经脉中手三阴、足三阳经在循行上的矛盾，成为经络腧穴学说中的难点。周建伟通过分析研究《内经》及以前相关文献，提出“五输-经别循行系统”理论，对这一难点问题做出了较好的诠释。该系统将四肢与头面五官躯干内脏密切相连，恰好完整体现了“根”“结”间脉气联系的实质性路径，是“远道取穴”临床应用的实质性理论基础，能更好地指导“远道取穴”的临床应用。

传统理论认为火针具有温助阳气、温经通络等作用，适用于阴证、寒湿等，火热之证不可用，且不能用于面部。黄蜀创新性地运用火针“以热引热”，首次采用火针疗法反治痤疮、神经性皮炎、慢性湿疹等火毒性、难治性皮肤病，并打破古人“面上忌火针”的禁忌，在提高难治性皮肤病临床疗效和控制复发等方面取得重大突破，拓展了火针的临床运用，丰富了中医热病学理论。

王明杰致力于玄府理论的系统整理与发挥，界定了玄府概念，初步构建起玄府学说理论体系的雏形。王氏认为玄府作为升降出入的结构基础，在人体各组织器官生命活动中居于重要的枢纽位置，不仅是气的道路门户，也是精血津液与神机运行通达的共同结构基础。玄府具有“分布广泛、结构微细、贵开忌阖”三特性，以“开通为顺，闭阖为逆”。将玄府病变归纳为气失宣通、津液不布、血行瘀阻、神无所用四类。首次提出开通玄府的系列药物，认为开通玄府药物按其作用方式，可分为直接通玄药与间接通玄药两大类。提出“开通玄府为治病之纲”，总结出开通玄府明目八法和通玄泻火、通玄润燥、通玄补虚、通玄达神等多种开通玄府的治法，发展了中医治疗学独具特色的治则理论。

三、完善学科建设

学术流派是不同学科理论产生的重要源泉，同时也是学科发展的动能之一。一个学术流派之所以能够形成和发展，是因为它所提出的理论或方法，是同时代的其他医学学派所没有的或不完全具备的，能够填补医学上的某个空白，即开拓了某一个新的领域。随着一个又一个学派的诞生，便有一种又一种新的医学理论得到创立。各流派的形成从学科内部、学术根本上促进了中医学的发展，使中医学各学科日臻成熟完善。川内中医药高等院校的国家级重点学科和医院的国家级重点专科的建成，就得益于其特色鲜明的学术流派思想。

1959 年，成都中医学院首次在全国开办中药学本科专业，使传统中药人才培养正式进入高等教育序列，成为我国中医药高等教育史上一个重要的里程碑。1988 年、2002 年、2007 年，成都中医药大学中药学三次被评为国家重点学科，是我国唯一三次荣获国家级中药学重点学科殊荣的单位。2002 年，临床中药学被批准为国家中医药管理局重点学科。2017 年，中药学成为国家“双一流”建设学科，为中药性效学派提供了强有力的学术支持。

陈氏五脏治法方剂流派陈潮祖基于现代方书及方剂学教材以“功效类方”定位欠明之局限性，另辟蹊径，创制了以五脏为中心的方剂配伍理论与应用。在流派传承人邓中甲的带领下，成都中医药大学方剂学成为国家中医药管理局重点学科。

巴蜀伤寒流派郭子光在长期教学、临床和科研中，提出创立“现代中医康复医学”的框架设想，在全国率先开拓中医康复学科领域。养生学派马烈光首创中医养生学科，成都中医药大学成为全国高等中医药院校首批开设中医养生学的高校。2015 年，成都中医药大学成立养生康复学院，这是我国高等中医药院校中最早成立的养生康复学院。目前，学院已将中医养生学建成国家中医药管理局重点学科。

巴蜀温病流派张之文首倡温疫学说研究，提出构建中医疫病理论体系，以温疫指导突发公共卫生事件的防治，成效显著；创新温病理论体系，倡导建立中医感染病学，对现代温病理论发展产生重要影响，奠定了成都中医药大学温病学学科在全国的重要地位，是国家中医药管理局重点学科。附属医院感染科已建设为国家中医药管理局传染病重点专科，国家中医药管理局中西医结合传染病临床基地，中医肝胆病学为国家中医药管理局重点学科。

妇科学派所编著的中医妇科专著和教材不仅对全国中医妇科的创立和发展影响深远，同时也使成都中医药大学中医妇科学学科和专科建设成绩丰硕。经过三代人的努力，成都中医药大学中医妇科学已建设成为教育部重点学科和国家中医药管理局重点学科。附属医院妇科为“十一五”“十二五”重点专科，国家临床重点专科。

五官科学派主要包括陈氏六经眼科流派和熊氏耳鼻咽喉科流派。该学派学术思想特色鲜明，其学术理论、学术队伍和研究成果在全国占有重要学术地位。成都中医药大学中医五官科学是该学派的主要传承地，现中医五官科学已建设成为国家教育部重点学科、国家中医药管理局重点学科。陈氏六经眼科流派以六经统脏腑分眼证，理论完备，学术独特，疗效显著。在该流派学术思想的指导下，成都中医药大学中医眼科学在国内眼科界奠定了重要的学术地位。附属医院眼科已建设成为国家中医药管理局重点专科、全国中医眼病医疗中心、国家中医临床研究（糖尿病）基地，耳鼻咽喉科也已建设成为国家中医药管理局重点专科。

针灸学派的理论体系和临床诊疗历来颇具四川特色。在李氏杵针流派李仲愚、巴蜀针灸流派吴棹仙、蒲湘澄、蒲英儒、杨介宾、余仲权、关吉多等著名针灸家的带领下，成都中医学院于 1960 年在全国首批开办针灸专业，经过 60 年学科发展和 30 年院系建设，针灸推拿学已建设成为教育部重点学科、国家中医药管理局重点学科。附属医院推拿科是西南地区中医推拿学科的开拓者和领路人，全国推拿学科的学术带头单位之一，已建设成为国家中医药管理局重点专科和重点学科。

郑氏骨科流派首创把中医骨伤科学与运动创伤学、运动医学紧密结合，率先系统开展中医药消除运动性疲劳与恢复研究，致力于防治运动伤病、提高运动机能水平，对常见运动创伤病因病机进行中医辨证辨病分析研究，将现代医学理论和诊断、治疗技术与郑氏骨伤科诊疗技术紧密结合，使“武医结合”成为运动医学的一个完整分支——中医运动创伤学。四川省骨科医院中医骨伤科学已建设成为国家中医药管理局重点学科，运动创伤科为国家中医药管理局重点专科。

中西医结合学派的孙氏肝病流派是川南地区著名的中西医结合治疗肝脏疾病的学术流派。该流派学术思想具有典型的西医影响，如病因病机的毒、瘀，治疗的解毒、化瘀等。西南医科大学附属中医医院肝病科是孙氏肝病流派的主要传承地，是国家中医药管理局临床（中医）重点专科，国家“十一五”重点专科肝病协作组成员单位。西南医科大学中西医结合临床已建设成为国家中医药管理局重点学科。蒋氏中西医结合急腹症流派以急性胰腺炎、肠梗阻为主的急腹症治疗为所在学科的支撑方向，四川大学华西医院是该流派的主要传承地，该院中西医结合临床已建设成为国家中医药管理局重点学科、卫生部国家临床重点专科。

在南派藏医学术思想的影响和推动下，成都中医药大学的民族药学已建设成为国家中医药管理局重点学科；甘孜州藏医院的风湿病科、脾胃病科和糖尿病科已建设成为国家“十一五”重点专病专科，藏医内分泌科被列为“十二五”重点专科建设项目。

四、推进中医强省

近百年来，四川中医流派在不断传承和发展过程中，逐渐形成了一批名院、名科、名药、名医，对提升四川中医药的影响力和整体实力、促进现代四川中医药事业发展和建设中医强省都有重要作用。

（一）一批名院

在开展中医高等教育之前，师带徒培养模式一直占据主导地位，通过师传徒、父传子的形式传承中医的理论经验及医疗技术，于是逐渐形成了一批家族式的医馆，到了现代又进一步发展为家族式专科医院。这些带有鲜明特色的家族式专科医院（医馆）世代相传，因历史悠久、疗效显著，在社会上享有盛誉。在四川各地，已形成的一批名院名馆主要有：西昌王氏骨科专科医院（王氏骨科流派）、雅安市天全县中医医院（陈氏骨科流派）、巴中骨科医院（唐氏骨科流派）、四川省骨科医院（郑氏骨科流派）、成都骨科医院（杨氏骨科流派）、四川何氏骨科医院（何氏骨科流派）、成都卢火神扶阳中医馆（扶阳流派）、武侯寇小儿中医门诊部（寇氏儿科流派）、锦江肖小儿中医门诊部（肖氏儿科流派）、青羊区熊小儿中医诊所（熊氏儿科流派）和成都市南桥中药店（王静安儿科流派）等。除了家族式医馆或专科医院，还有八一骨科医院（何氏骨科流派）、甘孜州藏医院（南派藏医）、成都肛肠专科医院（济川肛肠流派）等学派名院。这些医馆或医院的建立，为各流派临床经验和学术思想的传承和发展创立了稳定的传习环境，也为唱响川派中医，促进四川中医药事业的发展贡献了自身力量。

（二）一批名科

近年来，四川中医各流派除形成一批名院外，在一些综合性医院，以流派名师和学术为依托，还发展形成了一批知名专科，如成都中医药大学附属医院的眼科（陈氏六经眼科流派）、妇科（巴蜀妇科流派），四川省骨科医院的肢体伤科（郑氏骨科流派），四川省第二中医医院的骨科（杜氏骨科流派）、乳腺科（文氏外科流派），成都市第七人民医院的中医科（王静安儿科流派），四川大学华西医院的中西医结合科（蒋氏中西医结合急腹症流派），西南医科大学附属中医医院的肝病科（孙氏中西医结合肝病流派），甘孜州德格县藏医院的藏医外治科（南派藏医）等。这些专科作为各流派临床经验和学术思想的传承发展基地，学术氛围浓厚，临床技能过硬，临床疗效显著，对提升川派中医的知名度和影响力具有重要意义。

（三）一批名药

近百年来，川派中医在传承川药资源优势的基础上紧贴临床实践，不断开拓创新，逐渐形成了一批特色鲜明、疗效显著的中成药，深受病人好评。例如清末至民国年间，重庆地区有伍舒芳的万应寿世膏、狗皮膏、五毒膏等畅销西南、西北地区。熊长泰的灵宝丹、光明眼药、生肌拔毒丹、红毛膏、十全大补丸、黑锡丹；桐君阁的磁朱丸、化癥回生丹；天元堂的龟鹿二仙丸等。成都地区有同仁堂的灵宝丸、惊风丸、万应片；庚鼎药房的渴龙奔江丹、醒消丸、梅花点舌丹、金耗子屎、太乙紫金锭；天福堂的阿魏丸，满林春的金不换膏药，萧长兴的紫雪丹以及泰山堂的锡盒眼药等，不仅畅销国内城乡，有的还远销蒙古、朝鲜和东南亚。

新中国成立以后，重庆桐君阁不仅生产原有的犀黄丸、安宫牛黄丸、神效紫雪丹、虎骨大活络丹、定坤丹、局方至宝丹、化癥回生丹、苏合香丸这“八大金刚”名牌产品，还生产了天麻丸、一粒止痛丹、雄狮丸、嫦娥加丽丸、青蒿素片、穿龙骨刺片等新制名药。成都中药厂生产的玉泉丸、喉炎丸，四川中药厂的麝香舒活灵、消核片，重庆中药厂的麝香止痛膏，成都制药五厂的麝香壮骨膏（原名麝香虎骨膏），享誉海内外。临床中药学派凌一揆将自身多年的临床用药经验方创制成多个新制剂，如儿感退热宁口服液、痛经口服液、金朱止泻片、宁心益智口服液、三勒浆口服液等，其中三勒浆口服液是成都三勒浆药业集团的拳头产品。郑氏骨科流派郑怀贤与其妻刘纬俊共同验配调制有伤科药物20余种，主要是膏、丹、丸、散和搽剂，其中舒活灵（国家中药保护品种）、新伤药水（商品名伤科活血酊）分别为四川光大药业和太极药业集团拳头产品。巴蜀妇科流派王渭川创制的银甲丸，广泛用于下焦湿热所致的各类炎症，1995年经流派传承人杨家林研制开发中药新药“银甲口服液”，2003年更名为“妇康口服液”上市。

“十一五”以来，川内多家知名中药制药企业利用四川中医流派优势、中药资源优势和科技优势，致力于中药创新品种的研发和生产，对传承和发扬四川的中医药事业、保障人民生命健康做出了重大贡献。已上市的名药主要有地奥心血康胶囊（用于预防和治疗冠心病、心绞痛）、松龄血脉康胶囊（主治高血压和原发性高脂血症）、康复新液（治疗各种皮肤、黏膜损伤疾病）、脂必妥片和脂必泰胶囊（为国家中药保密品种，用于脾瘀阻滞，高脂血症及动脉粥样硬化引起的其他心血管疾病）、一清胶囊（清热解毒，国家中药保护品种，四川名牌产品）、地榆升白片（用于白细胞减少症）、诺迪康胶囊（益气活血，通脉止痛，用于胸痹、冠心病、心绞痛等相关心脑血管疾病的治疗）、抗感颗粒（儿童装）（专门针对儿童各型感冒及流行性感冒）、糖脉康颗粒（养阴清热，活血化瘀，益气固肾，用于2型糖尿病及其并发症）、古蔺肝苏（降酶保肝，退黄健脾，用于慢性活动性肝炎、急性病毒性肝炎）、鼻渊舒口服液（用于鼻窦炎、鼻窦炎属肺经风热者）、苍耳子鼻炎滴丸和软胶囊（用于风热型鼻疾，包括急、慢性鼻炎，变应性鼻炎）、洁尔阴洗液（用于妇科带下病类、皮科疾病）、参附注射液（用于阳气暴脱之厥证，以及冠心病、慢性心力衰竭、围手术期、肿瘤放化疗减毒等）、参麦注射液（用于休克、冠心病、病毒性心肌炎、慢性肺源性心脏病、粒细胞减少症等）、黄芪注射液（主治心肌炎、心功能不全、肝炎）、益母草注射液（用于防治月经不调、产后出血）、红花注射液（用于闭塞性脑血管疾病、冠心病、脉管炎）等。这些川字号名优中成药疗效突出，单品年销收入过亿元，有力地推动了传统医药行业和四川经济民生的发展。

除上市产品，依托各流派临床经验和学术思想研制的一些知名院内制剂，如四川省骨科医院的丁桂活络膏，何氏骨科医院的拔毒消炎散、强筋生骨散、川草止痛膏、牛木通痹膏，天全县中医医院的风湿骨刺膏、复方双乌化瘀膏（原名万应膏），华西医院的六合丹、胃炎合剂、海棠合剂，成都中医药大学附属医院的皮黏散、蛇黄膏、熊珍栓、香连金黄散、中风醒脑口服液、银葶清肺口服液、银甲片、视明注射液、益视片，成都肛肠专科医院的痔洗散、黄连痔疮膏、连栀矾溶液，成都市中西医结合医院的连硼吹口散（原名吹口丹），甘孜州藏医院的“仁青系列”制剂等，特色鲜明，价廉物美，深受病人青睐。

（四）一批名医

四川中医在传承和发展过程中形成了诸多学派，而学派在形成和完善发展过程中又培养了一批又一批的中医人才，因此可以说学术流派本身就是培养医学人才的教育单位。每个学派都有德高望重、博学多才的导师，他们既是名医，是学派的代表人物，同时又是医学教育家，其传承人矢志岐黄，深耕临床，后来也大多成为一方名士。

自 1998 年四川开展首届“四川省名中医”评选起，各流派诸多传承人获此殊荣。如医方学派陈氏五脏治法方剂流派邓中甲；伤寒学派江氏经方流派江尔逊、刘方伯，巴蜀伤寒流派陈治恒、郭子光；温病学派巴蜀温病流派张之文、杨宇，夔门郑氏温病流派郑惠伯；内科学派李氏医药兼擅流派李孔定、景洪贵、沈其霖，冉氏“一融三合”流派龚去非；外科学派文氏外科流派艾儒棣，济川肛肠流派杨向东；骨伤学派何氏骨科流派何天祥，杜氏骨科流派杜琼书，郑氏骨科流派张世明、常振湘、牟希瑾、杨礼淑、王英、虞亚明、张希彬，钟氏骨科流派钟友鸣；儿科学派王静安儿科流派王静安、刁本恕，胡氏儿科流派胡天成，肖氏儿科流派常克；妇科学派巴蜀妇科流派杨家林、刘敏如、陆华、魏绍斌；针灸学派巴蜀针灸流派杨运宽、梁繁荣、周建伟；五官科学派陈氏六经眼科流派林万和、邓亚平、王明芳、廖品正、王明杰，熊氏中医耳鼻咽喉科流派熊大经；中西医结合学派孙氏肝病流派孙同郊，王氏妇科流派王成荣，吴氏中西医结合流派吴康衡、吴巍；养生学派马烈光；南派藏医唐卡·昂翁降措、格桑尼玛、降拥四郎等。他们不仅是历届四川省名中医，还先后被国家中医药管理局遴选为各批次的全国老中医药专家学术经验继承工作指导老师。此外，李氏医经流派陈钢，江氏经方流派余国俊，夔门郑氏温病流派郑邦本、郑家本，李氏医药兼擅流派张耀，巴蜀妇科流派吴克明、曾倩，王静安儿科流派郑家远、刘宇，熊氏儿科流派熊膺明、肖挹，郑氏骨科流派郑先达、叶锐彬、陈如见、刘波、张先发、胡蓉江、李玉芳、杨强、彭树森，杜氏骨科流派何洪阳、李先樑，杨氏骨科流派周太安，何氏骨科流派何天祺，陈氏骨科流派陈怀炯，陈氏六经眼科流派陈翠屏、曾庆华、谢学军、陈乃杨，蒋氏中西医结合急腹症流派蒋俊明、黄宗文、夏庆，南派藏医杨宝寿等，也都是荣获“四川省名中医”称号的流派名医。

2006 年，四川省政府在全国首次开展“十大名中医”评选表彰，授予王成荣、张世明、陈怀炯、陈绍宏、廖品正、王静安、旦科、吴康衡、李孔定、杨介宾 10 名同志“四川省首届十大名中医”称号（图 5-23）。2014 年，冯志荣、艾儒棣、刘方柏、孙同郊、李培、陈天然、胡天成、钟以泽、曹吉勋、

加快发展中医事业
培育壮大现代中药产业
——四川省中医药发展大会

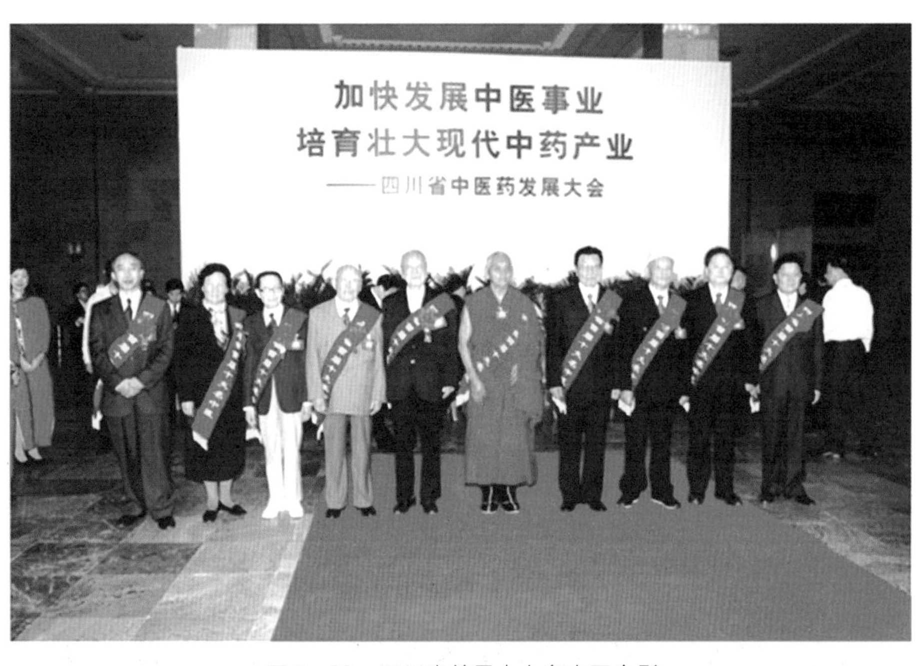

图 5-23　四川省首届十大名中医合影

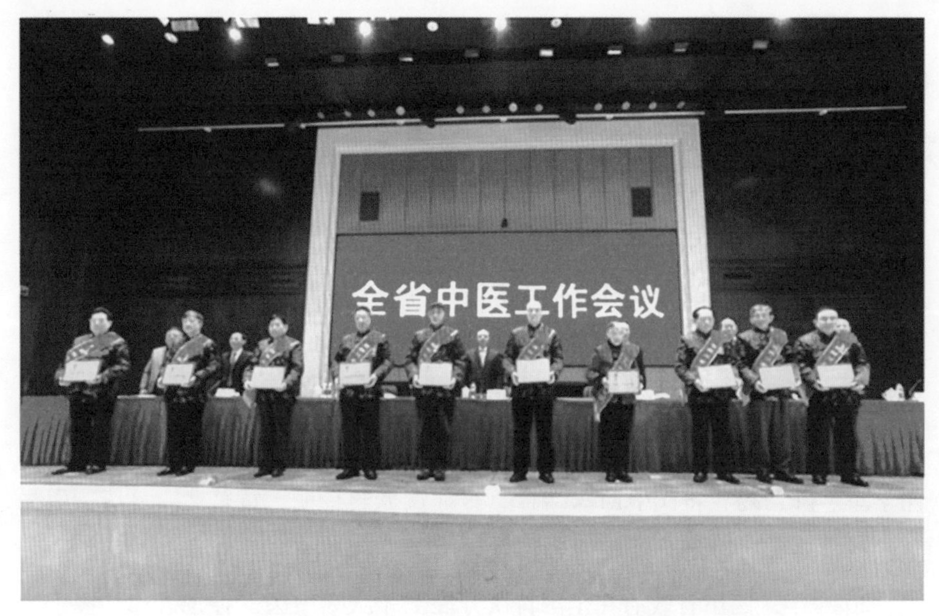

图5-24　四川省第二届十大名中医合影

熊大经10名同志被授予“四川省第二届十大名中医”称号（图5-24）。2018年，王明芳、王明杰、王晓东、李廷谦、杨家林、张毅、张晓云、祝之友、梁繁荣、雷勇10名同志被授予“四川省第三届十大名中医”称号（图5-25）。

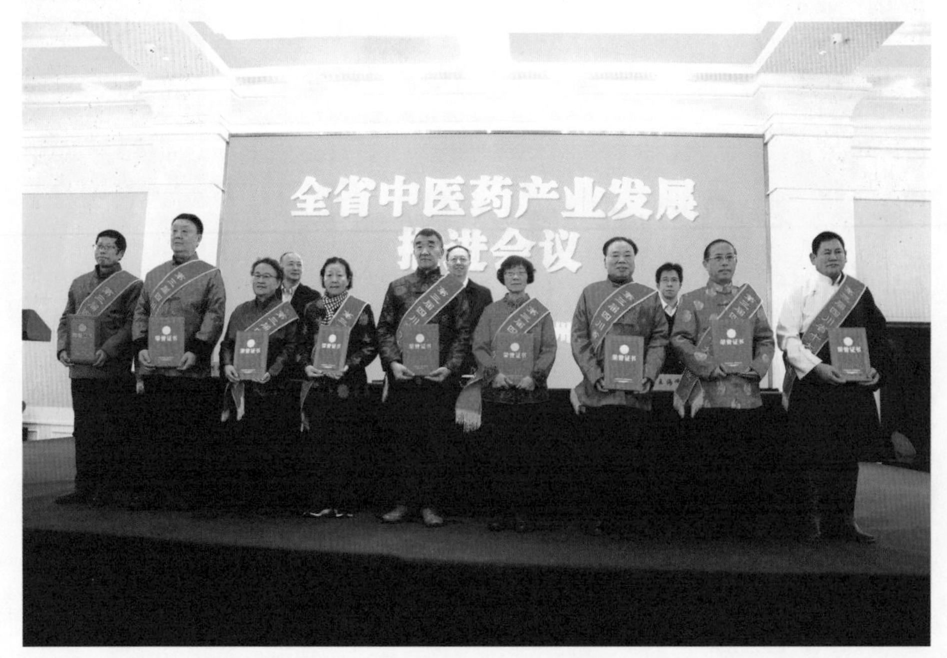

图5-25　四川省第三届十大名中医合影

2009年、2013年、2017年，国家人力资源和社会保障部、卫生部和国家中医药管理局先后举办了三届“国医大师”及首届“全国名中医”评选。四川郭子光、刘敏如、廖品正分别当选为首届、第二届、第三届“国医大师”，张之文、张发荣、陈绍宏当选首届“全国名中医”。

截至2021年5月，全省已拥有“国医大师”3名，首届“全国名中医”3名，三届“十大名中医”30名，四届省名中医461名。全省各市（州）评选出了本地“十大名中医”170名。中医药高级职称任职资格人员6000余人。高层次人才和名中医的不断涌现，不仅为人类健康事业做出了重要贡献，还为后人临床医疗、教学和科研提供了精辟的理论和宝贵的实践经验，进一步铸就了四川“中医之乡”“名医之乡”的铭牌。

五、结　语

百余年间，以新中国成立为分水岭，四川中医药事业经历了在艰苦中摸索前进和恢复振兴两大阶段，尤其是1978年改革开放以来，实现了历史性转折和跨越式发展，开启了从振兴到加快发展的恢弘历程。川派中医在继承和发展的过程中产生了一大批名院、名科、名药和名医。尤其是在遵循中医药发展规律的基础上，四川中医率先垂范，锐意进取，守正创新，在全国创造了多项第一：第一批成立中医药高等学府；第一个召开振兴中医大会，率先在全国以党委、政府的名义提出“振兴中医”的口号；第一个成立有独立管理职能的省级中医管理机构；第一批开展名老中医药专家学术经验继承工作；第一个出台地方性中医药法规；第一个颁布中医药行业省级政府规章；第一个建设国家中药现代化科技产业基地；已建成的通过国家GAP认证的中药材基地数量全国第一；第一个开展省级“十大名中医”评选表彰；第一个成立省级中医药循证医学中心；已开设的备案制中医诊所数量全国第一等，对全国中医药事业发展具有重要的示范和带动意义。“川派中医药源流与发展”系统研究工程的开展，厘清了四川中医药历史渊源、学术发展源流、学派形成壮大、学派目前传承发展状况，涌现出了一大批专著和论文，对总结名医临床经验、凝练学术见解、促进学科发展、壮大川派中医影响力和实力具有重要作用。“川派中医药名家系列丛书”和“巴蜀名医遗珍系列丛书”的出版发行，对传承弘扬、全面研究川派中医的临床经验与学术思想具有重要价值。

深入开展四川中医流派的研究，是四川建设中医强省工作的重要组成部分。省委宣传部“关于促进四川文化发展的实施意见”提出要发展川派中医，出版《四川历代医籍考》《四川现代名医传》等专著；中共四川省委、省政府2020年4月30日出台了“关于促进中医药传承创新发展的实施意见”；四川省政府2020年启动“川派经典传承项目”，投资2亿元，一大批建设项目上马。建设中医强省的号角已经吹响，川派中医需要进一步凝练流派的整体学术特色，提高临床水平，系统总结各个流派的临床经验，深入研究流派独具特色的学术思想，推进学术发展，开展具有重大影响的理、方、法、药的现代科学研究。四川中医人将在国家中医药管理局有力指导和省委省政府坚强领导下，继续锐意进取，加强川派中医精华挖掘和活态传承，坚持守正创新，推动四川中医药事业和产业融合高质量发展，让中医药“初心”与“使命”落地生根，让川派中医的“四道文化”发扬光大，为健康四川建设和中医药强省建设做出更大贡献。

参考文献

[1] 郭霭春. 中国分省医籍考 [M]. 天津：天津科学技术出版社，1984：2047-2147.

[2] 赵立勋. 四川中医药史话 [M]. 成都：电子科技大学出版社，1993：25-37，172-173.

[3] 杨殿兴，田兴军. 川派中医药源流与发展 [M]. 北京：中国中医药出版社，2016：4，8，33，62-73，171，568，592.

[4] 梁飞. 明清时期部分地区道地药材的方志文献研究 [D]. 济南：山东中医药大学，2010，5：12-15.

[5] 和中浚. 川派中医学术特色概论：中华中医药学会第十七次中医医史文献学术年会论文集 [C]. 中华中医药学会、第十七次中医医史文献学术年会，2015：175-179.

[6] 杨殿兴. 中华医药史话——诗情·画意·墨韵 [M]. 北京：中国中医药出版社，2016.

[7] 郑钦安. 郑钦安医书阐释 [M]. 唐步祺，阐释. 成都：巴蜀书社，2006.

[8] 陈先赋，林森荣. 四川医林人物 [M]. 成都：四川人民出版社，1981.

[9] 李强. 医匾索源及其修辞手法分析 [J]. 中医药文化，1986（1）：17-18.

[10] 鲍晓东. 杨凤庭《弄丸心法》及其医学思想 [J]. 中医文献杂志，2014（3）：14-18.

[11] 徐善元. 未刻本《失血大法》评价 [J]. 浙江中医学院学报，1980（2）：9-10.

[12] 张津男，杨文华. 《血证论》之治血四法浅析 [J]. 河北中医，2015，37（2）：

267－269.
[13] 竹剑平．蜀医齐秉慧学术思想初探［J］．成都中医学院学报，1984（2）：30－31.
[14] 陈代斌，罗红柳．仁心寿业，为善最乐——清代三峡名医王文选学术传承述要［J］．医史博览，2009（6）：21－24.
[15] 王林云，段晓华．浅论曾懿《古欢室医书三种》［J］．中医文献杂志，2017，35（3）：5－8.
[16] 辛夫．历代蜀医考（四）——韩懋与《韩氏医通》［J］．成都中医学院学报，1980（4）：65－66.
[17] 张茜．解析曾懿《中馈录》——兼论川菜菜系雏形的形成［J］．四川烹饪高等专科学校学报，2007（2）：11－13.
[18] 李润英．曾懿的《女学篇》概览［J］．教育评论，1990（4）：54－55.
[19] 汪剑．中国历代名家学术研究丛书——郑钦安［M］．北京：中国中医药出版社，2017.
[20] 王建．川派中医名家系列丛书——凌一揆［M］．北京：中国中医药出版社，2018.
[21] 闵志强．川派中医名家系列丛书——张廷模［M］．北京：中国中医药出版社，2021.
[22] 凌一揆．中药学讲义［M］．上海：上海科学技术出版社，1964.
[23] 张廷模．临床中药学［M］．上海：上海科学技术出版社，2017.
[24] 张廷模．中药功效学［M］．北京：人民卫生出版社，2013.
[25] 文琢之，艾儒棣．近百年来成都的中医学校［J］．成都中医学院学报，1981（2）：77－79.
[26] 杨守义．介绍重庆两所中医学校［J］．成都中医学院学报，1981（2）：79.
[27] 刘静庵．成都庚鼎药房［J］．成都中医学院学报，1982（4）：72－73.
[28] 唐王枢．重庆巴县医学堂的变迁［J］．成都中医学院学报，1986（1）：33－35.
[29] 孔祥序．建国以来四川省中医医院的建立和发展［J］．成都中医学院学报，1990（2）：44－47，50.
[30] 何天佐．骨科联合外固定法及其应用［J］．中国医药学报，1991，6（2）：46－47.
[31] 陈犁，江洪，吴桂华．中医急症研究领域的开拓者——记著名中西医结合专家黄星垣研究员［J］．中国中医急症，1993，2（1）：5－6.
[32] 林森荣．近代四川省著名中药老店堂与著名中成药［J］．成都中医学院学报，

1994（1）：37.
[33] 景洪贵，张耀. 李孔定学术经验举要［J］. 四川中医，1994（2）：1-3.
[34] 杨介宾. 针灸临证经验撮要（上）［J］. 四川中医，1996，14（3）：4-5.
[35] 盛亦如. 中国中医教育史研究60年［J］. 中华医史杂志，1996，26（3）：170-178.
[36] 廖正烈，杨殿兴. 抚今追昔论学缘，学有源头一脉承［J］. 成都中医药大学学报（教育科学版），2001，3（1）：78-79.
[37] 冯涤尘. 略论黄星垣对中医事业的贡献［J］. 中国中医急症，2001，10（1）：5-6，12.
[38] 冯涤尘，黄华. 浅谈黄星垣对内科急症的贡献［J］. 实用中医药杂志，2003，19（1）：53-54.
[39] 赵育刚. "治骨先治肉"在骨折迟缓愈合中的应用［J］. 四川中医，2005，23（1）：70.
[40] 高锋，费一轩. 李孔定教授用药点兵九味记［J］. 新中医，2010，42（5）：96-97.
[41] 邓都. 甘孜南派藏医药［J］. 中国藏学，2011（4）：138-145.
[42] 张丹，赖先荣，张艺. "藏彝走廊"民族医药保护与传承现状及对策研究［J］. 中南民族大学学报（人文社会科学版），2016，36（4）：34-38.
[43] 杨文娟，聂佳，俞佳，等. 南派藏医药的主要学术特色探析［J］. 时珍国医国药，2016，27（7）：1683-1684.
[44] 黄黄. 当代川派中医及其分支学派概述［J］. 中国中医药图书情报杂志，2019，43（2）：71-76.
[45] 上海中医学院. 中医年鉴1988［M］. 北京：人民卫生出版社，1988：296-297.
[46] 四川省医药卫生志编撰委员会. 四川省医药卫生志［M］. 成都：四川科学技术出版社，1991：652-659.
[47] 邓铁涛，程之范. 中国医学通史（近代卷）［M］. 北京：人民卫生出版社，2000：238-239.
[48] 宋兴. 陈潮祖临证精华［M］. 北京：人民卫生出版社，2013：36-72.
[49] 艾华，陈明岭. 当代中医皮肤科临床家丛书——艾儒棣［M］. 北京：中国医药科技出版社，2014：9，319.
[50] 邓都. 南派藏医药［M］. 成都：四川民族出版社，2016：1-324.

图书在版编目（CIP）数据

中医流派传承丛书. 川派中医 / 陈仁寿，王琦主编;杨殿兴，和中浚，张毅分册主编. — 长沙 : 湖南科学技术出版社，2022.5
ISBN 978-7-5710-1223-6

Ⅰ. ①中… Ⅱ. ①陈… ②王… ③杨… ④和… ⑤张…Ⅲ. ①中医流派—研究 Ⅳ. ①R-092

中国版本图书馆 CIP 数据核字(2021)第 189452 号

中医流派传承丛书 川派中医
名誉总主编：颜正华 周仲英
总 主 编：陈仁寿 王 琦
分 册 主 编：杨殿兴 和中浚 张 毅
出 版 人：潘晓山
策 划：陈 刚
责 任 编 辑：王跃军 兰 晓 何 苗
装 帧 设 计：谢 颖
出版发行：湖南科学技术出版社
社 址：长沙市芙蓉中路一段 416 号泊富国际金融中心
网 址：http://www.hnstp.com
湖南科学技术出版社天猫旗舰店网址：
http://hnkjcbs.tmall.com
邮购联系：0731-84375808
印 刷：湖南省众鑫印务有限公司
（印装质量问题请直接与本厂联系）
厂 址：湖南省长沙县榔梨街道梨江大道 20 号
邮 编：410100
版 次：2022 年 5 月第 1 版
印 次：2022 年 5 月第 1 次印刷
开 本：710mm×1000mm 1/16
印 张：25.25
字 数：378 千字
书 号：ISBN 978-7-5710-1223-6
定 价：119.00 元
（版权所有 · 翻印必究）